EOLC for ALL すべての人にエンド オブ ライフ ケアの光を

神経疾患の緩和ケア

編集

荻野美恵子　小林庸子　早乙女貴子　中山優季
成田有吾　野田涼子　服部万里子　花井亜紀子

南山堂

■ 執筆者一覧（執筆順）

荻野美恵子 国際医療福祉大学医学部 医学教育統括センター・脳神経内科 教授／
国際医療福祉大学市川病院 神経難病センター センター長

野田 涼子 北里大学病院 看護部

早田 榮 新磯地域包括支援センター センター長

大寺亜由美 国際医療福祉大学市川病院 リハビリテーション室 主任

植竹 日奈 国立病院機構 まつもと医療センター ソーシャルワーカー

小林 庸子 元 国立精神・神経医療研究センター病院 身体リハビリテーション部 医長

上出 直人 北里大学医療衛生学部 リハビリテーション学科 理学療法学専攻 准教授

荻野 裕 国立病院機構箱根病院 神経内科 副院長

髙橋香代子 北里大学医療衛生学部 リハビリテーション学科 作業療法学専攻 教授

松岡 陽子 北里大学病院 薬剤部 主任

黒山 政一 元 北里大学東病院 薬剤部 薬剤部長

高橋貴美子 札幌中央ファミリークリニック 所長

德永恵美子 国立精神・神経医療研究センター病院 看護部

宗形 妃鶴 海老名ほっとステーションかがやき

織田 千尋 国立精神・神経医療研究センター病院 身体リハビリテーション部 言語療法 主任

大川 延也 大川歯科医院 院長

中島チ鹿子 北里大学北里研究所病院 診療技術部栄養科 管理栄養士

二藤 隆春 埼玉医科大学総合医療センター 耳鼻咽喉科 准教授

鞆屋 健治 新戸居宅介護支援センター 管理者

中山 慧悟 国立精神・神経医療研究センター病院 身体リハビリテーション部

橋本 司 医療法人赤橙 訪問診療クリニック 六花 院長

大永 里美 北里大学病院 看護部 主任

瓜生 伸一 国立病院機構箱根病院 神経筋・難病医療センター 臨床工学技士

寄本 恵輔 国立精神・神経医療研究センター病院 リハビリテーション科 理学療法 主任

鈴木 康之 東京都リハビリテーション病院 泌尿器科 副院長

北山 通朗 岡山旭東病院 脳神経内科 部長補佐

難波 玲子 神経内科クリニックなんば 院長

新井　玉南　東京都立神経病院 看護科 主任

秦　　若菜　北里大学医療衛生学部 リハビリテーション学科 言語聴覚療法学専攻 助教

長嶋　和明　群馬大学医学部附属病院 脳神経内科 講師

花井亜紀子　国立精神・神経医療研究センター病院 看護部／医療連携福祉相談部 副看護師長

早乙女貴子　東京都立神経病院 リハビリテーション科 医長

植松　美帆　北里大学病院 臨床心理室 公認心理師 臨床心理士

櫛谷　美華　元 北里大学病院 臨床心理室 公認心理師 臨床心理士

花岡　尚樹　元 あそかビハーラ病院 ビハーラ室 院長補佐

成田　有吾　三重大学大学院医学系研究科 看護学専攻基盤看護学領域 名誉教授／
　　　　　　三重大学大学院医学系研究科 神経病態学 リサーチアソシエイト

中山　優季　公益財団法人 東京都医学総合研究所 社会健康医学研究センター 難病ケアユニット リーダー

柊中智恵子　熊本大学大学院生命科学研究部（保健学系）看護学分野 准教授

伊藤美千代　東京医療保健大学 千葉看護学部 看護学科 准教授

杉浦　　真　安城更生病院 脳神経内科 高齢福祉事業部長／老人保健施設あおみ 施設長

小泉　亮輔　北里大学病院 薬剤部 主任

高橋　洋子　公益財団法人 日本訪問看護財団立おもて参道訪問看護ステーション 所長

橋本　正明　公益財団法人 社会福祉振興試験センター 理事長

服部万里子　NPO 渋谷介護サポートセンター 事務局長

冨士惠美子　訪問看護ステーションななみ

岩木　三保　九州大学大学院医学研究院 保健学部門看護学分野 講師

田沼　祥子

須坂　洋子　帝京平成大学 ヒューマンケア学部 看護学科 講師

丹野　智文

青木　拓也　横浜新都市脳神経外科病院 リハビリテーションセンター

渡辺いつ子

序

　日本における緩和ケアは「がん」を中心に発展し，がん以外の疾患における緩和ケアの対応が非常に立ち遅れている状況にある．すでに 2002 年には WHO は「緩和ケアとは，生命を脅かす疾患による問題に直面している患者とその家族に対して，痛みやその他の身体的問題，心理社会的問題，スピリチュアルな問題を早期に発見し，的確なアセスメントと対処（治療・処置）を行うことによって，苦しみを予防し，和らげることで，クオリティ・オブ・ライフを改善するアプローチである．（日本ホスピス緩和ケア協会訳）」と定義しており，がんでなくとも全ての死に直面した疾患が病初期から対象であること，疼痛のみでなくあらゆる苦痛の緩和を対象とし QOL の向上が目的であることを明確にした．

　実際に世界保健機関（WHO）と世界緩和ケア連合（WPCA）が共同で発表した "Global Atlas of Palliative Care at the End of Life 2014" によると，終末期に緩和ケアを必要とする成人（15 歳以上）において主要 12 疾患に占めるがんの割合は 34.01 ％であり，全米ホスピス・緩和ケア協会（NHPCO）による 2013 年の集計（NHPCOs Facts and Figures Hospice Care in America 2014 Edition）でも，ホスピスケア受療者のうちがん患者は 36.5 ％で 60 ％以上は非がん疾患が対象となっている．中でも脳卒中を含む循環器疾患，認知症，呼吸器疾患の割合が多く，神経疾患も多いことがわかる．また，数は少ないながら神経難病においても様々な苦痛症状をきたすため，治癒は望めなくとも，少しでも QOL の向上をめざして行う治療およびケアは緩和医療・緩和ケアと捉えることができる．

　このように非がんの緩和ケアが非常に立ち遅れている現状を改善するためには，日本語で書かれた教科書が必要と考え，本書に取り組むことになった．すでに「心不全の緩和ケア」が 2015 年に南山堂から発刊となっており，「非がん性呼吸器疾患の緩和ケア（2017 年）」，「認知症の緩和ケア（2019 年）」が続いている．

　神経疾患は特に身体障害をきたすことが多いため，多職種がかかわることで QOL の向上を目指すことができる．そのため本書はそれぞれの項目に深くかかわる各職種の視点から記載することを試みた．他の職種がどのような視点で対応しているのか，職種間で共有できるように配慮した．チーム医療の実践に生かしてもらえれば幸いである．また，重複を避けるために職種と症候，疾患を表として構成したことも本書の特徴である．

　複雑な構成にご協力いただいた各執筆者の方々，多大な労力を割いていただいた南山堂編集部諸氏にこの場を借りて深謝いたします．

2019 年 6 月

荻野　美恵子

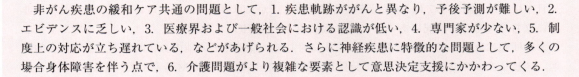
神経疾患の緩和ケアの特徴

　非がん疾患の緩和ケア共通の問題として，1. 疾患軌跡ががんと異なり，予後予測が難しい，2. エビデンスに乏しい，3. 医療界および一般社会における認識が低い，4. 専門家が少ない，5. 制度上の対応が立ち遅れている，などがあげられる．さらに神経疾患に特徴的な問題として，多くの場合身体障害を伴う点で，6. 介護問題がより複雑な要素として意思決定支援にかかわってくる．

1. 疾患軌跡ががんと異なり，予後予測が難しい

　一概にはいえないが，がんは死亡前平均40日で介護が必要となる．一方心不全などは増悪緩解を繰り返しながら徐々に悪化していく．また，難病や認知症は徐々に機能が低下していくなかで要介護状態が長く続き感染症などの合併症で亡くなることも多い．がんに比べ回復可能な病態を繰り返しながら終末期を迎えるため，いつが最後の増悪なのか，この感染症は治癒可能なのかを見極めることが難しい．そのため終末期の定義も難しくあいまいとなり，介入時期を逸しやすくなるという問題がある．

2. エビデンスに乏しい

　非がんの分野では終末期の定義も難しいこともあり，終末期に焦点をあてた治療介入による無作為比較試験RCTの報告は少ない．また，一部の疾患では欧米においてRCTの概念ができる前からオピオイドを用いた治療が行われてきており，経験的に有効であることが分かっているため，今更RCTを行うことは倫理的に問題がある．必要なエビデンスを積み重ねるのは今後の課題といえる．

3. 医療界および一般社会における認識が低い

　これまでの偏った緩和ケアの発展により，一般の方々はもとより医療者ですら緩和ケアといえば「がんの痛みをとるもの」と受け取っていることが多い．実は緩和ケアのなかでがんの占める割合は40％にも満たないと理解している医療者は少ないのではないか．また日本では麻薬に対するイメージが先行し，医療用麻薬であっても抵抗感を持っている患者や家族も多い．日本人の美徳かもしれない「我慢しなければならない」という思いや，本人および周囲の「がんなのだから痛くても仕方がない」という思い込みなどもあるかもしれないが，日本におけるがんに対する医療用麻薬の使用量は欧米先進諸国と比較して半分にも満たないという．がんですらこのような状況であるので，ましてや非がん疾患に医療用麻薬を用いることに対する抵抗感は強い．

　また，がんにおいては疼痛をきたすことが広く認識されており，「痛み」は一般人の理解も得やすい．一方非がん疾患の苦しみは必ずしも疼痛ではなく，呼吸苦であったりスピリチュアルペインであったりするため，「苦しみがある」という認識が得にくい．そもそも「緩和すべき苦しみを生ずる」という認識がないと，苦しみの存在に気が付かないということもある．例えばALSでも，1999年当時は苦しいのは仕方のないものとして対応していた．モルヒネを用いて苦痛緩和ができることを実感すると，実は緩和すべき苦痛はもっと早い病期から広い範囲で存在していたことに気づかされた．自分自身を振り返って，まず，医療者が患者の苦しみにもっと敏感になる必要があると実感した次第である．

4. 専門家が少ない

　非がん分野で緩和医療に専門に取り組んでいる人材はまだまだ少ない．日本緩和医療学会で初めて非がんの緩和ケアについてシンポジウムが持たれたのは2007年であった．神経内科領域はがん

を扱わないため，それまでオピオイドを使用する機会が少なく，十分な準備をした上で，こわごわ使用し始め，非常に安全で有効であることを報告した．薬物療法のみが緩和ケアではないが，肺がんや心筋梗塞で使い慣れているはずの呼吸器や循環器領域において，欧米では標準治療となっていたCOPDや慢性心不全に対するオピオイド使用を日本ではしていないと聞いて驚いたことを覚えている．そのころから一部の医療者が必要性を感じ，勉強会等を始め，試行錯誤しながら実践してきた．欧米で緩和ケアを学んできた医療者にとっては当たり前のことではあったが，日本においては若い学問である．そのため，実践経験のある専門家はまだまだ少ないのが現状ではなかろうか．

また，緩和ケアの専門家の多くは，「がんの緩和ケア」の専門家であり，非がん疾患の終末期についての経験は少ない．緩和ケアの研修会も「がんの緩和ケア」研修会である．しかし，本来緩和ケアが得意としている，意思決定支援やチーム医療などは疾患を問わず共有できるものである．今後は各非がん疾患の専門領域の医療者と緩和医療の専門家が協同して取り組むことで，palliative lagを解消できるのではないかと期待している．

5. 制度上の対応が立ち遅れている

診療報酬で認められるということは標準治療として認められたということである．また，国民皆保険の制度にあっては診療報酬で認められない医療を施行することは困難を伴う．現在，診療報酬上，緩和ケア病棟や緩和ケアチームの対象疾患はがんおよびAIDSであり，多くの医療用麻薬もがん性疼痛が保険適用の対象となっている．たとえ終末期にがん患者と同等の苦しみがあり，それがホスピスケアや医療用麻薬で緩和できる可能性があるとしても，実際にはそのような治療を行うことが難しい制度となっている．後述のようにALSにオピオイドを保険で使用できるようにするまでに，様々な努力を行った上で6年以上かかった．死を前にして苦痛のある患者に疾患による差があっていいわけはない．この単純明快な基本的人権を実現するためには，まだまだ非常な努力が必要であるのが実情である．

日本おいてがんに対する緩和ケアが手厚く対応されている背景には，がん対策基本法が制定されていることが大きい．近く循環器疾患対策基本法（仮称）が制定される可能性が高いということを受けて，2016年より緩和ケアチームの対象として「がん等」となり，循環器疾患を新たに対象とすることが示されている．しかし，各疾患ごとに基本法を制定することは現実的でなく，疾患で区切ることなく必要な対象に必要な治療が届くような制度が求められる．自身も含め緩和ケアに携わる者はそのような制度設計になるように働きかける必要がある．

6. 介護問題がより複雑な要素として意思決定支援にかかわる

身体障害が重度になれば生活上の様々なことを誰かに頼らざるを得なくなる．命にかかわる意思決定をする際にも，患者本人は周囲への介護負担や経済的負担なども勘案しながら決めている．患者の意思表示といえども，表示している選択がはたして患者の本心からの希望であるのか，慎重に確認する必要がある．また，必要な時点ですでに意思決定能力がない場合も多い．このような時にも，本人意思が不在のなかで介護負担として利害関係を持つことになる家族が代諾人となるなど，難しい状況となることもある．

以上のようにがんの終末期も難しい面が多々あると思われるが，非がんの緩和ケアも決して簡単なものではない．本書が日常診療の悩みに少しでも役にたつものであることを祈っている．

（荻野　美恵子）

目次

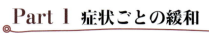

Part 1 症状ごとの緩和

1 四肢・体幹機能障害に伴う症状 …………………………………… 2

A. 筋力低下 ……………………………………………………………… 2
脳神経内科医の視点 2／看護の視点 3／介護の視点 4／
リハビリの視点 4／制度について 5

1. 上肢筋力低下 ………………………………………………………… 7
脳神経内科医の視点 7／看護の視点 8／リハビリの視点 9／介護の視点 10／
コラム：早期からのリハビリテーション 12

2. 下肢筋力低下，体幹筋力低下 …………………………………… 13
脳神経内科医の視点 13／看護の視点 14／介護の視点 21／リハビリの視点 22／
制度について 24／コラム：リハビリテーション職種が患者と時間を共有して 25

B. 固縮・無動による機能低下 ………………………………………… 27
脳神経内科医の視点 27／看護の視点 28／介護の視点 30／
リハビリの視点 31／制度について 33／薬剤師の視点 33

C. 痙性による機能低下 ………………………………………………… 35
脳神経内科医の視点 35／看護の視点 36／リハビリの視点 38／薬剤師の視点 41

D. 運動失調・不随意運動 ……………………………………………… 42
脳神経内科医の視点 42／看護の視点 44／介護の視点 45／
リハビリの視点 46／制度について 50

2 球麻痺に伴う症状 ………………………………………………………… 51

A. 摂食・嚥下障害 ……………………………………………………… 51
脳神経内科医の視点 51／看護の視点 53／介護の視点 55／リハビリの視点 55／
歯科医の視点 56／栄養士の視点 57／制度について 58／耳鼻科医の視点 60

B. 構音障害 ……………………………………………………………… 62
脳神経内科医の視点 62／看護の視点 63／介護の視点 64／
リハビリの視点 65／歯科医の視点 66／耳鼻科医の視点 67

3 呼吸筋障害に伴う症状 ………………………………………………… 70

A. 呼吸筋筋力低下 ……………………………………………………… 70
脳神経内科医の視点 70／看護の視点 72／コラム：患者が痰詰まりを起こしたら！！ 74／
介護の視点 75／リハビリの視点 75／MEの視点 79／薬剤師の視点 81

B. 呼吸器感染症 ·· 83

脳神経内科医の視点 83／看護の視点 84／コラム① 86／
コラム②：合併症で患者が亡くなることと，看護師が感じるジレンマ　87／
介護の視点 88／リハビリの視点 88／ME の視点 90／薬剤師の視点 90

C. 非侵襲的陽圧換気療法（NPPV） ··· 91

脳神経内科医の視点 91／看護の視点 93／介護の視点 97／
リハビリの視点 97／ME の視点 99

D. 気管切開による人工呼吸（TPPV） ······································ 102

脳神経内科医の視点 102／看護の視点 104／
コラム：患者・家族の思いや可能性を信じて退院支援すること 106／介護の視点 107／
リハビリの視点 107／制度について 109／ME の視点 110

4　自律神経系障害に伴う症状 ··· 114

脳神経内科医の視点 114／看護の視点 116／介護の視点 117／
薬剤師の視点 118／泌尿器科医の視点 118／コラム：性的な問題を巡って 119

5　各障害によって生じる苦痛症状 ·· 121

A. 疼痛，感覚障害 ·· 121

脳神経内科医の視点 121／看護の視点 124／介護の視点 125／
リハビリの視点 126／薬剤師の視点 127

B. 呼吸苦・呼吸困難感 ··· 129

脳神経内科医の視点 129／看護の視点 132／介護の視点 133／
リハビリの視点 134／薬剤師の視点 137

C. むせ込み，窒息 ·· 139

脳神経内科医の視点 139／看護の視点 141／介護の視点 142／
リハビリの視点 142／栄養士の視点 143

D. 流　涎 ··· 145

脳神経内科医の視点 145／看護の視点 147／
介護の視点 147／歯科医の視点 147

E. 排泄関連トラブル ·· 149

脳神経内科医の視点 149／看護の視点 151／介護の視点 154／
泌尿器科医の視点 155／薬剤師の視点 155

F. 皮膚関連トラブル ·· 158

脳神経内科医の視点 158／看護の視点 160／介護の視点 162／
リハビリの視点 162／栄養士の視点 165

G. せん妄 ··· 167

脳神経内科医の視点 167／看護の視点 169／薬剤師の視点 171

H. 精神的苦痛 ·· 173

脳神経内科医の視点 173／看護の視点 175／リハビリの視点 176／
薬剤師の視点 177／臨床心理士の視点 179／MSW の視点 180

I. スピリチュアルペイン 182
脳神経内科医の視点 182 ／コラム① 183 ／看護の視点 183 ／介護の視点 184 ／
リハビリの視点 185 ／臨床心理士の視点 186 ／
コラム②：不可逆的疾患から生じるスピリチュアルペインへの対応　〜同事の心〜 187

J. コミュニケーション障害 189
脳神経内科医の視点 189 ／看護の視点 191 ／介護の視点 192 ／
リハビリの視点 193 ／MSW の視点 196

Part 2 その他緩和的視点をもつべき事項

6 遺伝性疾患 198
脳神経内科医の視点 198 ／コラム：遺伝について相談されたとき 200 ／看護の視点 201 ／
介護の視点 202 ／MSW の視点 203 ／認定遺伝カウンセラー® の視点 203

7 病名告知 206
脳神経内科医の視点 206 ／看護の視点 210 ／介護の視点 211 ／
リハビリの視点 212 ／臨床心理士の視点 213 ／MSW の視点 214

8 協働意思決定 215
脳神経内科医の視点 215 ／看護の視点 216 ／介護の視点 218 ／
リハビリの視点 218 ／臨床心理士の視点 219 ／MSW の視点 220 ／
コラム：人の心は揺れ動くもの（延命はしないと決断したが・・・）220

9 もの・ひと・お金　そして　生きる場所〜社会資源について 223

10 就労支援 233
コラム：診断告知前後に主治医にお願いしたいこと／235

11 連　携 241
連携とは 241 ／院内連携 242 ／在宅（自宅）チーム内の連携 244 ／
回復期リハビリテーション病棟の立場から（主に脳卒中をイメージ）247 ／
コラム：治　験 248

12 看取りの場 251
脳神経内科医の視点 251 ／在宅医の視点 252 ／看護の視点 253 ／訪問看護の視点 254 ／
介護の視点 255 ／介護施設職員の視点 256 ／ケアマネジャーの視点 257

13 ビリーブメントケア 261
脳神経内科医の視点 261 ／在宅医の視点 262 ／看護の視点 262

14 医療者のこころのケア 265

15 災害への対応 269

脳神経内科医の視点 269 ／看護の視点 270 ／介護の視点 271 ／リハビリの視点 272 ／
ME の視点 273 ／コラム：災害時での周囲への伝え方 275

Part 3 疾患各論

I 筋萎縮性側索硬化症 278

脳神経内科医の視点 278 ／コラム①：脊髄性筋萎縮症の治療 279 ／看護の視点 280 ／
コラム②：ALS 患者の自律を考える 282 ／介護の視点 282 ／リハビリの視点 284 ／
コラム③：ALS（人工呼吸器装着）の訪問看護の実際 286

II パーキンソン病 291

脳神経内科医の視点 291 ／看護の視点 293 ／介護の視点 294 ／リハビリの視点 295 ／
コラム：患者にも一緒に治療を考えてもらおう 297

III 大脳皮質基底核変性症／進行性核上性麻痺 299

脳神経内科医の視点 299 ／看護の視点 300 ／介護の視点 301 ／リハビリの視点 301 ／
コラム：患者家族の声 302

IV 多系統萎縮症 304

脳神経内科医の視点 304 ／看護の視点 306 ／介護の視点 307 ／リハビリの視点 307

V 脊髄小脳変性症 310

脳神経内科医の視点 310 ／看護の視点 311 ／介護の視点 312 ／リハビリの視点 312

VI ハンチントン病 314

脳神経内科医の視点 314 ／看護の視点 315 ／介護の視点 316 ／リハビリの視点 316

VII 多発性硬化症 319

脳神経内科医の視点 319 ／看護の視点 320 ／介護の視点 321 ／
リハビリの視点 322 ／制度について 323

VIII 筋ジストロフィー 325

脳神経内科医の視点 325 ／看護の視点 326 ／介護の視点 327 ／リハビリの視点 328

IX 認知症 331

脳神経内科医の視点 331 ／看護の視点 332 ／介護の視点 334 ／
リハビリの視点 335 ／制度について 337 ／コラム：当事者の声 339

Ⅹ 脳卒中 ……………………………………………………………………… 342
脳神経内科医の視点 342 ／看護の視点 343 ／介護の視点 345 ／リハビリの視点 346 ／
コラム：一人暮らし 349

ⅩⅠ 神経感染症 ……………………………………………………………… 352
脳神経内科医の視点 352 ／看護の視点 353 ／介護の視点 354 ／リハビリの視点 354

ⅩⅡ その他の神経免疫疾患 ………………………………………………… 356
脳神経内科医の視点 356 ／看護の視点 357 ／介護の視点 358 ／リハビリの視点 359

索　引 …………………………………………………………… 361

職種別目次

脳神経内科医

1-A. 筋力低下 2
1-A-1. 上肢筋力低下 7
1-A-2. 下肢筋力低下，体幹筋力低下 13
1-B. 固縮・無動による機能低下 27
1-C. 痙性による機能低下 35
1-D. 運動失調・不随意運動 42
2-A. 摂食・嚥下障害 51
2-B. 構音障害 62
3-A. 呼吸筋筋力低下 70
3-B. 呼吸器感染症 83
3-C. 非侵襲的陽圧換気療法 (NPPV) 91
3-D. 気管切開による人工呼吸 (TPPV) 102
4. 自律神経系障害に伴う症状 114
5-A. 疼痛，感覚障害 121
5-B. 呼吸苦・呼吸困難感 129
5-C. むせ込み，窒息 139
5-D. 流涎 145
5-E. 排泄関連トラブル 149
5-F. 皮膚関連トラブル 158
5-G. せん妄 167
5-H. 精神的苦痛 173
5-I. スピリチュアルペイン 182
5-J. コミュニケーション障害 189
6. 遺伝性疾患 198
7. 病名告知 206
8. 協働意思決定 215
12. 看取りの場 251
13. ビリーブメントケア 261
15. 災害への対応 269
Ⅰ. 筋萎縮性側索硬化症 278
Ⅱ. パーキンソン病 291
Ⅲ. 大脳皮質基底核変性症／進行性核上性
　　麻痺 299
Ⅳ. 多系統萎縮症 304
Ⅴ. 脊髄小脳変性症 310
Ⅵ. ハンチントン病 314
Ⅶ. 多発性硬化症 319
Ⅷ. 筋ジストロフィー 325
Ⅸ. 認知症 331
Ⅹ. 脳卒中 342
Ⅺ. 神経感染症 352
Ⅻ. その他の神経免疫疾患 356

看護師

1-A. 筋力低下 3
1-A-1. 上肢筋力低下 7
1-A-2. 下肢筋力低下，体幹筋力低下 14
1-B. 固縮・無動による機能低下 28
1-C. 痙性による機能低下 36
1-D. 運動失調・不随意運動 44
2-A. 摂食・嚥下障害 53
2-B. 構音障害 63
3-A. 呼吸筋筋力低下 72
3-B. 呼吸器感染症 84
3-C. 非侵襲的陽圧換気療法 (NPPV) 93
3-D. 気管切開による人工呼吸 (TPPV) 104
4. 自律神経系障害に伴う症状 116
5-A. 疼痛，感覚障害 124
5-B. 呼吸苦・呼吸困難感 132
5-C. むせ込み，窒息 141
5-D. 流涎 147
5-E. 排泄関連トラブル 151
5-F. 皮膚関連トラブル 160
5-G. せん妄 169
5-H. 精神的苦痛 175
5-I. スピリチュアルペイン 183
5-J. コミュニケーション障害 191
6. 遺伝性疾患 201
7. 病名告知 210
8. 協働意思決定 216
12. 看取りの場 253
13. ビリーブメントケア 262
15. 災害への対応 270
Ⅰ. 筋萎縮性側索硬化症 280
Ⅱ. パーキンソン病 293

職種別目次　xiii

Ⅲ．大脳皮質基底核変性症／進行性核上性
　麻痺 ……………………………………… 300
Ⅳ．多系統萎縮症 ………………………… 306
Ⅴ．脊髄小脳変性症 ……………………… 311
Ⅵ．ハンチントン病 ……………………… 315
Ⅶ．多発性硬化症 ………………………… 320
Ⅷ．筋ジストロフィー …………………… 326
Ⅸ．認知症 ………………………………… 332
Ⅹ．脳卒中 ………………………………… 343
Ⅺ．神経感染症 …………………………… 353
Ⅻ．その他の神経免疫疾患 ……………… 357

訪問看護師

12．看取りの場 …………………………… 254

介護福祉士

1-A．筋力低下 …………………………………… 4
1-A-1．上肢筋力低下 ……………………… 10
1-A-2．下肢筋力低下，体幹筋力低下 ……… 21
1-B．固縮・無動による機能低下 ……………… 30
1-D．運動失調・不随意運動 …………………… 45
2-A．摂食・嚥下障害 …………………………… 55
2-B．構音障害 …………………………………… 64
3-A．呼吸筋筋力低下 …………………………… 75
3-B．呼吸器感染症 ……………………………… 88
3-C．非侵襲的陽圧換気療法（NPPV）………… 97
3-D．気管切開による人工呼吸（TPPV）…… 107
4．自律神経系障害に伴う症状 ……………… 117
5-A．疼痛，感覚障害 ………………………… 125
5-B．呼吸苦・呼吸困難感 …………………… 133
5-C．むせ込み，窒息 ………………………… 142
5-D．流　涎 …………………………………… 147
5-E．排泄関連トラブル ……………………… 154
5-F．皮膚関連トラブル ……………………… 162
5-I．スピリチュアルペイン ………………… 184
5-J．コミュニケーション障害 ……………… 192
6．遺伝性疾患 ………………………………… 202
7．病名告知 …………………………………… 211
8．協働意思決定 ……………………………… 218
12．看取りの場 ……………………………… 255
15．災害への対応 …………………………… 271
Ⅰ．筋萎縮性側索硬化症 …………………… 282

Ⅱ．パーキンソン病 ……………………… 294
Ⅲ．大脳皮質基底核変性症／進行性核上性
　麻痺 ……………………………………… 301
Ⅳ．多系統萎縮症 ………………………… 307
Ⅴ．脊髄小脳変性症 ……………………… 312
Ⅵ．ハンチントン病 ……………………… 316
Ⅶ．多発性硬化症 ………………………… 321
Ⅷ．筋ジストロフィー …………………… 327
Ⅸ．認知症 ………………………………… 334
Ⅹ．脳卒中 ………………………………… 345
Ⅺ．神経感染症 …………………………… 354
Ⅻ．その他の神経免疫疾患 ……………… 358

在宅医

12．看取りの場 …………………………… 252
13．ビリーブメントケア ………………… 262

制度

1-A．筋力低下 …………………………………… 5
1-A-2．下肢筋力低下，体幹筋力低下 ……… 24
1-B．固縮・無動による機能低下 ……………… 33
1-D．運動失調・不随意運動 …………………… 50
2-A．摂食・嚥下障害 …………………………… 58
3-D．気管切開による人工呼吸（TPPV）…… 109
Ⅶ．多発性硬化症 …………………………… 323
Ⅸ．認知症 …………………………………… 337

リハビリテーション職種

1-A．筋力低下 …………………………………… 4
1-A-1．上肢筋力低下 ………………………… 9
1-A-2．下肢筋力低下，体幹筋力低下 ……… 22
1-B．固縮・無動による機能低下 ……………… 31
1-C．痙性による機能低下 ……………………… 38
1-D．運動失調・不随意運動 …………………… 46
2-A．摂食・嚥下障害 …………………………… 55
2-B．構音障害 …………………………………… 65
3-A．呼吸筋筋力低下 …………………………… 75
3-B．呼吸器感染症 ……………………………… 88
3-C．非侵襲的陽圧換気療法（NPPV）………… 97
3-D．気管切開による人工呼吸（TPPV）…… 107
5-A．疼痛，感覚障害 ………………………… 126
5-B．呼吸苦・呼吸困難感 …………………… 134

5-C. むせ込み，窒息 ……………… 142
5-F. 皮膚関連トラブル ……………… 162
5-H. 精神的苦痛 ……………………… 176
5-I. スピリチュアルペイン ………… 185
5-J. コミュニケーション障害 ……… 193
7. 病名告知 ……………………………… 212
8. 協働意思決定 ………………………… 218
15. 災害への対応 ……………………… 272
Ⅰ. 筋萎縮性側索硬化症 ……………… 284
Ⅱ. パーキンソン病 …………………… 295
Ⅲ. 大脳皮質基底核変性症／進行性核上性
　　麻痺 ……………………………… 301
Ⅳ. 多系統萎縮症 ……………………… 307
Ⅴ. 脊髄小脳変性症 …………………… 312
Ⅵ. ハンチントン病 …………………… 316
Ⅶ. 多発性硬化症 ……………………… 322
Ⅷ. 筋ジストロフィー ………………… 328
Ⅸ. 認知症 ……………………………… 335
Ⅹ. 脳卒中 ……………………………… 346
Ⅺ. 神経感染症 ………………………… 354
Ⅻ. その他の神経免疫疾患 …………… 359

薬剤師

1-B. 固縮・無動による機能低下 ……… 33
1-C. 痙性による機能低下 ……………… 41
3-A. 呼吸筋筋力低下 …………………… 81
3-B. 呼吸器感染症 ……………………… 90
4. 自律神経系障害に伴う症状 ……… 118
5-A. 疼痛，感覚障害 ………………… 127
5-B. 呼吸苦・呼吸困難感 …………… 137
5-E. 排泄関連トラブル ……………… 155
5-G. せん妄 …………………………… 171
5-H. 精神的苦痛 ……………………… 177

歯科医

2-A. 摂食・嚥下障害 …………………… 56
2-B. 構音障害 …………………………… 66
5-D. 流涎 ……………………………… 147

耳鼻科医

2-A. 摂食・嚥下障害 …………………… 60
2-B. 構音障害 …………………………… 67

栄養士

2-A. 摂食・嚥下障害 …………………… 57
5-C. むせ込み，窒息 ………………… 143
5-F. 皮膚関連トラブル ……………… 165

泌尿器科医

4. 自律神経系障害に伴う症状 ……… 118
5-E. 排泄関連トラブル ……………… 155

MSW

5-H. 精神的苦痛 ……………………… 180
5-J. コミュニケーション障害 ……… 196
6. 遺伝性疾患 ………………………… 203
7. 病名告知 …………………………… 214
8. 協働意思決定 ……………………… 220
9. もの・ひと・お金　そして　生きる場所〜
　　社会資源について ………………… 223

臨床心理士

5-H. 精神的苦痛 ……………………… 179
5-I. スピリチュアルペイン ………… 186
7. 病名告知 …………………………… 213
8. 協働意思決定 ……………………… 219

臨床工学技士

3-A. 呼吸筋筋力低下 …………………… 79
3-B. 呼吸器感染症 ……………………… 90
3-C. 非侵襲的陽圧換気療法 (NPPV) ……… 99
3-D. 気管切開による人工呼吸 (TPPV) …… 110
15. 災害への対応 ……………………… 273

介護施設職員

12. 看取りの場 ………………………… 256

ケアマネジャー

12. 看取りの場 ………………………… 257

認定遺伝カウンセラー®

6. 遺伝性疾患 ………………………… 203

疾患×症状　対応一覧表 （表中の色の濃淡は関連度を表す）

症状　＼　疾患	筋萎縮性側索硬化症 (p.278)	パーキンソン病 (p.291)	大脳皮質基底核変性症/進行性核上性麻痺 (p.299)	多系統萎縮症 (p.304)	脊髄小脳変性症 (p.310)	
上肢筋力低下 (p.2)	脳神 看 介 リハ					
下肢筋力低下, 体幹筋力低下 (p.7)	脳神 看 介 リハ					
固縮・無動による機能低下 (p.27)		脳神 看 介 リハ 薬	脳神 看 介 リハ 薬	脳神 看 介 リハ 薬		
痙性による機能低下 (p.35)						
運動失調・不随意運動 (p.42)		脳神 看 介 リハ	脳神 看 介 リハ	脳神 看 介 リハ	脳神 看 介 リハ	
摂食・嚥下障害 (p.51)	脳神 看 介 リハ 歯 栄		脳神 看 介 リハ 歯 栄	脳神 看 介 リハ 歯 栄	脳神 看 介 リハ 歯 栄	
構音障害 (p.62)	脳神 看 介 リハ 歯		脳神 看 介 リハ 歯 耳鼻	脳神 看 介 リハ 歯 耳鼻	脳神 看 介 リハ 歯 耳鼻	
呼吸筋力低下 (p.70)	脳神 看 介 リハ ME 薬			脳神 看 介 リハ ME 薬		
呼吸器感染症 (p.83)	脳神 看 介 リハ ME 薬			脳神 看 介 リハ ME 薬		
非侵襲的陽圧換気療法 (NPPV) (p.91)	脳神 看 介 リハ ME			脳神 看 介 リハ ME		
気管切開による人工呼吸 (TPPV) (p.102)	脳神 看 介 リハ ME			脳神 看 介 リハ ME		
自律神経系障害に伴う症状 (p.114)		脳神 看 介 リハ 薬 栄				
疼痛, 感覚障害 (p.121)	脳神 看 介 リハ 薬		脳神 看 介 リハ 薬			
呼吸苦・呼吸困難感 (p.129)	脳神 看 介 リハ 薬					
むせ込み, 窒息 (p.139)	脳神 看 介 リハ 栄		脳神 看 介 リハ	脳神 看 介 リハ	脳神 看 介 リハ 栄	
流涎 (p.145)	脳神 看 介 歯	脳神 看 介 歯		脳神 看 介 歯		
排泄関連トラブル (p.149)	脳神 看 介 リハ 薬	脳神 看 介 リハ 薬				
皮膚関連トラブル (p.158)	脳神 看 介 リハ					
せん妄 (p.167)					脳神 看 薬	
精神的苦痛 (p.173)	脳神 看 リハ 薬 心理 MSW	脳神 看 リハ 薬 心理 MSW	脳神 看 リハ 薬 心理 MSW	脳神 看 リハ 薬 心理 MSW	脳神 看 リハ 薬 心理 MSW	
スピリチュアルペイン (p.182)	脳神 看 リハ 心理	脳神 看 リハ 心理	脳神 看 リハ 心理	脳神 看 リハ 心理	脳神 看 リハ 心理	
コミュニケーション障害 (p.189)	脳神 看 介 リハ MSW	脳神 看 介 リハ MSW	脳神 看 介 リハ MSW	脳神 看 介 リハ MSW	脳神 看 介 リハ MSW	

脳神：脳神経内科医　看：看護師　介：介護福祉士　リハ：リハビリテーション職種　薬：薬剤師

ハンチントン病 (p.314)	多発性硬化症 (p.319)	筋ジストロフィー (p.325)	認知症 (p.331)	脳卒中 (p.342)	神経感染症 (p.352)	その他の神経免疫疾患 (p.356)
		脳神 看 介 リハ				
		脳神 看 介 リハ				
			脳神 看 介 リハ 薬			
				脳神 看 介 リハ 薬		
脳神 看 介 リハ	脳神 看 介 リハ		脳神 看 介 リハ	脳神 看 介 リハ		
			脳神 看 介 リハ 歯 栄養	脳神 看 介 リハ 歯 栄養		
	脳神 看 介 リハ 歯 耳鼻	脳神 看 介 リハ 歯 耳鼻	脳神 看 介 リハ 歯 耳鼻	脳神 看 介 リハ 歯 耳鼻		
		脳神 看 介 リハ ME 薬				
		脳神 看 介 リハ ME 薬	脳神 看 介 リハ ME 薬			
		脳神 看 介 リハ ME				
		脳神 看 介 リハ ME				
	脳神 看 介 リハ 薬 泌尿					
				脳神 看 介 リハ 薬		
		脳神 看 介 リハ 薬				
		脳神 看 介 リハ 栄養		脳神 看 介 リハ 栄養		
		脳神 看 介 歯		脳神 看 介 歯		
脳神 看 薬	脳神 看 薬		脳神 看 薬	脳神 看 薬		
脳神 看 リハ 薬 心理 MSW	脳神 看 リハ 薬 心理 MSW	脳神 看 リハ 薬 心理 MSW	脳神 看 リハ 薬 心理 MSW	脳神 看 リハ 薬 心理 MSW		
脳神 看 介 リハ 心理	脳神 看 介 リハ 心理	脳神 看 介 リハ 心理	脳神 看 介 リハ 心理	脳神 看 介 リハ 心理		
脳神 看 介 リハ MSW	脳神 看 介 リハ MSW	脳神 看 介 リハ MSW	脳神 看 介 リハ MSW	脳神 看 介 リハ MSW		

歯：歯科医　栄養：栄養士　耳鼻：耳鼻科医　泌尿：泌尿器科医　ME：臨床工学技士　心理：臨床心理士　MSW：MSW

Part 1

症状ごとの緩和

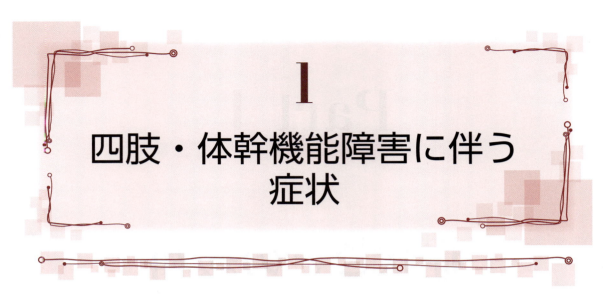

1 四肢・体幹機能障害に伴う症状

A. 筋力低下

医師は筋力低下の有無および程度を診察し，病気の進行を判断し，対処を考えることになる．

現在のわが国の医療では医師からの指示がないと他の専門職種は関わることは難しい．その意味で医師は他の職種ができることを把握し，そのようなタイミングを逃さずみきわめて紹介するのがよい．その際に最も重要なのは日常生活のどのような場面でどのようにお困りなのか，ということに関心をもって尋ねることである．

また，就労や家事など，どのような影響がでているかについて興味をもって聞くようにする．われわれ医療者が介入することで継続することができる場合もある．まず主治医が関心をもって聞き取る必要がある．

ポイント！ 病態と障害とその対処

筋力低下の原因部位として，大脳から脊髄前角に至る一次運動ニューロンによるもの，脊髄前角細胞から末梢神経につづき神経筋接合部に至る二次運動ニューロンによるもの，神経筋接合部，筋肉が考えられる．通常，末梢神経障害は遠位優位，筋疾患は近位優位である．

一次運動ニューロン障害の特徴としては**痙性麻痺**を生じるため，程度によってはリハビリテーションを行ったり抗痙縮薬を用いた方が動かしやすくなる．脳卒中や多発性硬化症など完全麻痺の場合 Wernicke-Mann の肢位をとり，拘縮をきたしやすい．**このため関節可動域を保つリハビリが必要**である．また痙性が痛みを伴うことがあり，このような場合も抗痙縮薬，メキシレチン，ボツリヌス療法などが有効である（詳細は1章-C「痙性による機能低下」〈p.35〉を参照）．特殊な病態として，**clumsy hand** を生じることがある．これは前運動領野の障害と推測されており，失行との鑑

別が難しいが，筋力は保たれ，指先の随意運動が緩慢で，細かい動作をスムーズにできない，「思うように動かせない」という状態となる．ときに筋萎縮性側索硬化症 amyotrophic lateral sclerosis（ALS）の発症症状として認めることがある．画像検査や生理学的検査などで異常を指摘できるものではないので，診察所見で判断する．

　二次運動ニューロン，末梢神経障害，筋疾患による筋力低下は**弛緩性麻痺**であり，筋萎縮を伴う．前角細胞近傍の病変では線維束性収縮 fasciculation を生じる．患者本人は自覚していない場合もあるが，強い場合は安眠の妨げとなることもあり，投薬が必要なときもある．抗痙縮薬，ジアゼパム，メキシレチンなどの投薬を行う．

ポイント！ 易疲労性に注意

　易疲労性をきたす重症筋無力症，筋萎縮性側索硬化症，多発性硬化症，脱髄性末梢神経疾患などは，たとえ瞬間的な筋力が保たれても**疲労の要素**があるので，日常生活の中で何が問題なのかをよく聞くようにする．特にトイレ動作（下着の上げ下げなどを含む），整容，更衣，入浴，食事などの動作は QOL に直結するので，よく確認し，適切な職種に評価および対処を依頼する．重症筋無力症では対症療法として抗コリンエステラーゼ薬を用いるが，筋萎縮性側索硬化症でも有効な場合がある．また，多発性硬化症の易疲労性には欧米で使用されている 3,4 アミノピリジンが治験中である．

ポイント！ 日常生活の把握と情報共有が大切

　神経疾患患者が神経内科を受診するまでの期間は患者によって大きく幅がある．専門病院に来院したときに病初期の患者もいれば，すでに症状が進行した状態にある患者も多い．看護師はそのいかなる過程においても，**日常生活状況を把握しアセスメントすることで患者にとってよりよい生活が送れるように**看護を提供していくことが求められる．

　情報収集の方法としては，医師・リハビリテーション職種・MSW・栄養士・薬剤師といった患者に**関わる医療者すべてとのカンファレンス**や，電子カルテであれば**画面からの読み取り**，患者や家族への直接的な聞き取りなどがあげられる．患者が地域でサービスを受けているのであれば，**地域からの情報**も重要なものとなる．それらの情報を患者に関わるすべての職種が共有し，初めて具体的かつ適切な医療が提供できる．

ポイント！ 疾患による特徴をとらえる：固定 vs 進行性，疲れによるもの vs 進行

　一般的に脳卒中では急激な筋力低下の後に症状が固定することが多い．そのため，患者は残された筋力で低下した筋力をカバーしながら日常生活を整えていく．このような疾患では，筋力を保つため意識して動くことも重要となる．一方，ALS，重症筋無力症，多発性硬化症，脱髄性末梢神経障害などは過剰なリハビリで症状が改善することは難しく，**翌日に疲れが残らないような日常生活を送ることが重要**である．このような疾患では，家族や看護師など周囲の者は患者に能力以上に動くことを強要してはならない．

　昨日できていたことが翌日にできなくなっている**喪失感は，誰より患者自身が感じている**ことである．また，前日の生活強度によってもできなくなることがある．症状の進行であるのか一時的な疲れからきているのかは，継続的に観察しなくてはならない．また，入院中は環境が整っているためできることも，退院後に継続してできるか

1　四肢・体幹機能障害に伴う症状　3

は自宅の生活環境に大きく左右される．そのため，入院中はもちろん外来受診場面においても，筋力低下をきたした患者がどのような生活環境にあるかをきちんと把握していく必要がある．

ポイント！ リハビリテーションとの関わり

特殊な機器が必要となった場合，リハビリテーションが導入されるよう医師や患者に働きかける．病初期であればリハビリテーションの必要性を感じていない患者も多いため，とにかくリハビリテーション室に行けるよう調整する．そこでは専門性に富んだスタッフが困難感に対する具体的な対応を患者とともに模索してくれる．**効果的にリハビリテーションを受けた患者はQOLが高まる**．また，神経内科疾患患者の経験が少ないリハビリテーション職種の場合，症状の進行を予測し先手を打ったアドバイスを依頼する．病期のどの段階においても，具体的アドバイス（自身で行わなくとも必要な部署への紹介でもよい）で患者のQOLは十分に向上することを看護師は常に肝に銘じておくことが必要である．

介護の視点

ポイント！ 本人の生活に対しての意向に沿った支援を

生活の場においては，支援の内容は個別性の高いものであり，患者・家族が病気と向き合い望む生活が実現できるように，在宅療養生活を支援するにあたり，疾患の特性や病状の理解はもとより，"患者・家族の生活に対しての意向"に沿った支援が求められる．

そのためには，病状，在宅療養生活上の留意点，心身の状態，本人の価値観や生活歴，家族との関係，介護者（家族）の状況，住環境，経済状況などを情報収集し，アセスメントを繰り返し，患者・家族，医療保健福祉の支援者が，共通の支援方針をもつことができる支援チームの形成が重要となる．

また，神経難病の患者は，在宅療養生活が長期にわたる場合が多く，症状の変化などにより生じる生活障害を，情報交換や担当者会議などで正確に把握して，介護保険制度にとどまらず時々の必要な支援につなげていくことも求められる．

リハビリの視点

ポイント！ 家族への指導

筋力維持のために，患者に身の周りの動作を自立して行ってもらうことは大切だが，一方で疲労の蓄積は筋力低下を助長しかねない．したがって，本人が疲労感を訴える動作に関しては，適切に介助を行うように家族へ指導する．また，患者自身でのセルフストレッチ実施が困難な場合には家族指導を行い，口頭や紙面，動画の記録を用いて説明をする．自宅でのトレーニングを定着させるためには，紙面を用いた方が有効である．また，自助具の使い方や設定方法，装具の取り扱い方法などを家族へ指導する際にも，写真やイラストを用いてコメントを付けるなどの工夫をした紙面を用いて説明を行うことが望ましい．

ポイント！ 予後や進行への質問への対応

リハビリテーションは患者と1対1で接する時間が多いため，予後や進行に対する質問を受ける場面が多い．よく聞かれる質問に対する応答の仕方を紹介する．

運動量に対して，発症・診断初期はリハビリテーションで筋力が回復，または維持できないかという質問や要望・期待が高い．できなくなることを認めたくない，仕

事，家事，日常生活活動 activities of daily living（ADL）を行わないと生活ができない，頑張って身体を動かし続けた方がよいとの思い込みのために生活上で，または自己判断で筋力トレーニングを強化しオーバーワークを起こしている場合が考えられる．疾患が難治であることを説明され，患者はそれを理解していても，できなくなったことに戸惑いや悲嘆をかかえていることが多い．そのため，患者の想いを傾聴した後に，オーバーワークを起こさないように大切に身体を使うことを説明する．

次に，疾患が進行したらどうするかという質問も多い．対応は主治医の説明・患者・家族の理解に合わせて，症状をプラスにとらえられる場合には進行した際に使用可能な代替手段（詳細は1章-A-1「上肢筋力低下」〈p.7〉を参照）を紹介し，今困っていることを1つでも解決しようということから長期的な方向の説明を行う．

制度について

身体障害者手帳

身体障害を事由にさまざまな福祉サービスを利用するときのパスポートのような役割をする手帳である．障害の程度により，1級から7級（7級まで等級認定はあるが，7級単独では手帳は交付されない）までの等級，公的交通機関利用時に介護者が必要かどうかについて1種と2種の区分がある．指定を受けた医師が作成した診断書・意見書を住民票のある市町村に申請する．手帳交付を受ければ，次のような制度を利用できる可能性がある．

- 補装具／日常生活用具（車いす，スプリングバランサー，意思伝達装置，吸引器，酸素飽和度測定器など）
- 公共交通機関料金・高速道路料金・タクシー運賃・NHK受信料などの各種減免・割引など
- 所得税・市県民税に対する所得控除，相続税に関する障害者控除，贈与税などの非課税など，税法上の優遇措置
- 移動支援，在宅生活の援助（ヘルパー，訪問入浴など），就労支援，施設入所などの福祉サービス

福祉サービスや受給資格は市町村によって異なる．サービス利用にあたって医師の意見書，診断書が必要な場合もあるので，医療ソーシャルワーカー，行政窓口と相談するとよい．難病患者であれば，身体障害者手帳，精神障害者保健福祉手帳，療育手帳がなくてもサービスを受けられるが，福祉サービスの対象となる疾患（難病）は，健康局長告示による指定難病とは異なる．難病患者への福祉サービス制度の運用は，おおむね，手帳を所持している場合に準じている市町村が多い．

ものの手に入れ方

少しずつ身体の自由が奪われていく中で，さまざまな道具が患者の機能を補い，支えることができる可能性がある．それらの道具の財源と手続きについて紹介する．

ポイント！ 財源

- 医療保険：治療用装具として治療に必要と認められた装具について適用になる．いったん全額支払って保険から払い戻しを受ける形（療養費払い）となる．
- 介護保険（レンタル）：ケアマネジャーに相談する．レンタル料金の1割または2割が自己負担となる（負担割合は所得による）．

- 障害者総合支援法による補装具給付：市町村に申請するが，更生相談所の判定や指定医の意見書などの手続きがあるので，病院のソーシャルワーカーに相談するとよい．給付費用の1割または自己負担限度額が自己負担となる．
- 障害者総合支援法による日常生活用具給付：市町村に申請する．医師の意見書が必要な場合もある．

　なお，障害者総合支援法は身体障害（身体障害者手帳），精神障害（精神保健福祉手帳），知的障害（療育手帳）に加え，難病患者を対象としている．医療費助成の対象となる331疾患とは別に359疾患が指定されており（2018年4月），診断を受けていれば（診断を受けていることの証明のしかたは市町村によってさまざまである），手帳の交付にかかる時間を待たずに利用できる．介護保険が利用できる場合は介護保険を先に運用する．

- 生活保護：治療用装具の場合は医療扶助の一部として生活保護費となるが，介護保険や障害者総合支援法の対象となる場合は，それらの制度を利用する（「他法優先」といい，生活保護制度よりも他の制度が優先される）．

ポイント！ 道　具

- 杖（T字杖）：介護保険では対象外である．身体障害者手帳所持者，障害者総合支援法による福祉サービスの対象となる難病患者の場合は，福祉サービス制度が利用できる．
- 杖（ロフストランド杖，4点杖など）：介護保険の場合はレンタルとなる．身体障害者手帳所持者，福祉サービスの対象となる難病患者の場合は，福祉サービス制度が利用できる．
- 車いす：介護保険の場合はレンタルとなる．介護保険で対応できない内容の場合で身体障害者手帳所持者，福祉サービスの対象となる難病患者の場合は，福祉サービス制度が利用できる．
- 電動車いす：車いすと同様である．
- 上肢・下肢装具：医療保険による治療用装具として支給される場合がある．
- ベッド：介護保険の場合はレンタルとなる（介護度による制限があるが，医師の意見などによって利用可能な場合もある）．障害者総合支援法では日常生活用具として支給される．福祉サービスの対象となる難病患者の場合も障害者総合支援法による支給が受けられる場合がある．
- エアマット：介護保険の場合はレンタルとなる．障害者総合支援法では日常生活用具として支給される．福祉サービスの対象となる難病患者の場合も障害者総合支援法による支給が受けられる場合がある．
- 吸引器，吸入器，酸素飽和度測定器：日常生活用具として身体障害，難病の対象であるが，市町村によって制度設定していない場合もある．酸素飽和度測定器は人工呼吸器レンタルや酸素濃縮器レンタルの一環として設定されている場合もある（この場合，レンタル費用は指導管理料を算定する医療機関の負担になる．3章-D「気管切開による人工呼吸（TPPV）」〈p.102〉を参照）．
- 簡易スロープ：介護保険の場合はレンタルとなる．障害者総合支援法では日常生活用具として支給される．福祉サービスの対象となる難病患者の場合も障害者総合支援法による支給が受けられる場合がある．
- 住宅改修：介護保険では手すりの取り付けや段差解消など小規模な住宅改修（事前にケアマネジャーに相談する）．障害者総合支援法による住宅改修や県，市町村事

業による援助がある場合もある．

それぞれ，市町村によってきまりや運用が違うので，医療ソーシャルワーカー，市町村窓口とよく相談する．

（脳神経内科医の視点：荻野美恵子／看護の視点：野田涼子／介護の視点：早田　榮／
　リハビリの視点：大寺亜由美／制度について：植竹日奈）

1. 上肢筋力低下

脳神経内科医の視点

ポイント！　障害とその対処

進行性の近位筋筋力低下の場合，徐々に手を挙げる動作がしにくくなり，**肩関節の拘縮をきたしやすい**．放っておくと**痛みにつながる**ので，たまのリハビリでケアしてもらうだけでは不十分であり，自分でも毎日努めて相対的に関節を動かすことをアドバイスする．握力および下肢の筋力が保たれているのであれば，手で机などを掴みしゃがむことで相対的に関節を動かす，臥位の状態で動かすなど，**具体的なアドバイスをする**（図 1-A-1）．食事動作などもしにくくなるので，**作業療法のオーダーを出し対処を依頼する**．

遠位筋筋力低下の場合，より日常生活に直結した障害をきたす．握力があっても指先の力やピンチ力がないと実際の日常動作には困ることも多い．筆談でコミュニケーションをとっていた場合など，代替手段の提案も必要となる．**さまざまな補助具を用いることで日常生活動作の助けになる**ので，作業療法の依頼をする．

> **声かけの例**
> 「とにかく関節を固くしないこと！」
> 「リハビリは自分で毎日しないとだめですよ．リハの先生には毎日どうすればよいかを教えてもらいに来てくださいね」

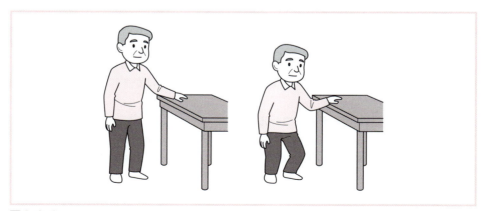

図 1-A-1

看護の視点

ポイント！ 👉 書　字
鉛筆よりボールペン，太めのマジックを使用する方が少ない力で書字が行える（図1-A-5 参照）．

ポイント！ 👉 食　事
食動作にどの位時間がかかるかを知り，1回の食事が20分以上かかるようなら何らかの介入が必要である．具体的な自助具についてはOTに介入してもらうが，食器の下にお菓子の箱などを置き，口までの距離を短くしたり，肘をつきながら食事してもよいことを伝える．

ポイント！ 👉 更　衣
片側の上肢に限定した筋力低下の場合，衣服の着脱は自身で行うことも多い．その場合，一般的に麻痺における更衣の注意点の他にもいくつかコツがある．例えば，被るタイプの衣服ではなく，一見ボタンと見える物でも中がマジックテープになっているものを着たりすることで，おしゃれを楽しみながら本人の着る苦労や介助者の援助する苦労を減らすことができる．また，援助する場合には両側の肘まで通してから最後に肩まで衣服を持ち上げると患者は苦痛が少なく，介助者は苦労が少なく介助できる．医療者は（入院中は特に）患者をパジャマのイメージで考えがちであるが，地域で暮らすその人を人としてとらえおしゃれができるよう配慮すべきである．

ポイント！ 👉 整容動作
洗髪に力が入りにくければ，食事動作のときと同様に肘をついた状態で洗髪ができるよう浴室内を整える．浴槽の縁に滑り止めシートを乗せ，その上に肘を乗せると滑りにくい．歯磨きの場合，電動歯ブラシを使用してもよいが，重さが増すのでマジックテープなどで歯ブラシを片手に固定し，もう一方でその手を支えて両肘を机につくと支える力が少なくてすむ．ドライヤーの使用の際も肘を洗面台について両手で支えて行ったり，ドライヤー自体を壁に固定し自身の立ち位置で風の当たる場所を変えていったりする方法がある．また，洗面台の周辺にハンガーラックのようなものを置き，上からループ状にした紐やタオルを下げてその中に腕を通すことで上肢の筋力が低下しても対応できることがある．

ポイント！ 👉 排　泄
トイレ動作においては，下着の上げ下げからトイレットペーパーで陰部を拭くことを含め上肢の動きは重要である．その場合，温水洗浄便座を使用することで陰部を拭く行為を代行できる．また，一般的に和服の下に使用する下着は足を開くだけでよい仕様となっており，下着の代用品となる．女性の場合は，自宅内ではムームーのようなワンピースタイプのものを着用して下着をはかずに過ごすことで解決できることがある．

ポイント！ 👉 ナースコール
患者が入院した場合，看護師は患者からのサインを受け取る方法としてナースコールを利用する．ナースコールはわずかに凹んだボタンを押して使用するものが一般的であるが，身体の一部のわずかな動きが残されている場合は，タッチセンサーやブレスコールで対応できる．特殊なナースコールがない施設の場合，ナースコールの凹みの上に小さな丸いボタンを置きテープで固定すると，指を少し動かすだけでコールを

押せることがある．いかなる手段を使っても困難である場合は時間でラウンドする方法をとるが，意思表示が限定されている状況で誰にも声をかけてもらえない恐怖を想像しなくてはならない．どのような方法を用いれば患者が安心して療養生活を送れるかを考え，看護師は安易にあきらめないことが必要である．また，在宅では乳児用のセンサーを使用し，離れた部屋でもモニターしたり呼んだりすることが可能である．

ポイント！ 体位の工夫

上肢に力が入らない状態で腕を下げた体位が持続すると，肩周辺への負担が大きく倦怠感は非常に大きなものとなる．しかし，三角巾などで吊ることはかえって逆効果であることを知っておかなければならない．坐位の状態では机の上に腕を乗せたり，下肢の上に大きな枕を置いてその上に手を乗せたりするなどして，肩への負担を軽減するよう工夫する．歩行時には前ポケットのあるトレーナーに手を入れたり，ウエストポーチの上に手を置いたりする．

ポイント！ 介助の工夫

立ち上がりや起き上がりなどに介助が必要になった場合，手を引っ張って起こすことは脱臼のリスクが高まる．その場合，抱えるように行うとより安全に介助できる．

リハビリの視点

ポイント！ 評価：筋力・関節可動域・ADL/IADL

神経疾患の症状や進行は個人差が大きく，多様な障害像をとる．筋力低下に伴う上肢動作の障害に着目すると，上肢挙上困難，口元や机上のリーチが困難，手の握りが困難，つまみ動作困難などがあげられ，このような動作の障害から障害像をとらえると代替手段の適応を考えやすい．進行のスピードは，定期的に握力やピンチ力測定を行い客観的に数値化して把握し，急速であるのか緩慢であるのかを判断する．ただし，筋力評価自体が，患者の負担になる場合もあるので，疲労に配慮して測定を行う．筋力低下を呈している部位は，不動により筋や関節構成体の軟部組織（関節包，靱帯など）が短縮してしまい，関節可動域制限が生じることが多く，疼痛の引き金となるため，制限が生じていないか定期的に評価する．

ADLに関しては，患者自身が筋力低下の進行に伴い，さまざまな代替的手段にて工夫していることが多いので，個別性を尊重しながら，具体的な手段を聴取する．リハビリテーション職種として関わる際には，進行を踏まえて，疼痛を出現させない安楽な方法であるのか，転倒の危険性がなく安全な方法であるのか，などの視点で評価する．手段的ADL instrumental ADL（IADL）では，特に進行初期の場合には仕事内容について聴取する．通勤方法や具体的な仕事内容を確認する．

ポイント！ 筋力低下により生じうるADL/IADL障害

最大筋力や筋持久力の低下を認める発症初期には，包丁の扱いにくさや布団が干せないなど，力作業を含む家事動作全般が困難となる．仕事では，これまでのように上手にキーボードがブラインドタッチできずに遅くなってしまったという訴えが出現する．また，上肢の遠位筋の筋力低下により，ペンの把持が困難となったり，箸の操作が困難となる．

進行によりさまざまなADL障害が出現する．例えば，食事動作では，スプーンが握りにくくなる，口元まで食物を運ぶことが困難になる，テーブル上の端まで手が届かなくなるなどの問題が出現する．整容動作では，歯磨きができない，爪切りに力が

入らない，ドライヤーが持てないなど，更衣動作では，ズボンやパンツが上げにくくなる，ボタンやチャックの操作が困難となる．入浴動作では，洗髪，洗体時に力が入らないなどの問題が出現する．また歩行が可能な時期において，転倒時に手で体を支えられないため，頭部から転倒してしまい，頭部外傷のリスクが高まる．本や新聞がめくりにくくなったり，テレビのリモコンが押せなくなるなどの問題も生じる．構音障害を伴う場合には，筆談が困難となり，著しいコミュニケーション障害を呈する．入院中の患者では，通常のナースコール操作が困難となる．

ポイント！👉 対応方法

筋力低下が出現している部位は，関節可動域を維持するために定期的なストレッチが必要である．特に肩関節は解剖学的に構造上，痛みが起こりやすい関節であるため疼痛緩和を目的とした定期的なストレッチが重要である．手指に関しては不動により浮腫が出現しやすく，浮腫が生じた関節は，容易に拘縮を起こすため，ストレッチの指導を行う．自身でのストレッチが困難な場合は家族指導を行い，家族や訪問でのリハビリテーションやマッサージを進める．また，手関節や手指を伸展位に保持する装具が適応となることもあり，OTが個々の拘縮の状態に合わせて装具を作成する．また，筋力低下が進行している部分に対しては，オーバーワーク防止のための道具の使用や，代償手段を考えることが重要である．福祉用具などの代償手段は表 1-A-1，図 1-A-2～6 を参照．

ポイント！👉 フォローアップ

ADL障害の代替手段として自助具や福祉用具などを紹介・導入した場合，その後のフォローアップが重要であり，適切に使用できているかチェックする．ストレッチなどの家族指導を行った場合にも，伝えた通りに実践できているのか，自己流になっていないかを定期的に聴取し，できていない場合にはその理由を確認しながら，生活の中でストレッチが定着するようにフォローアップすることが重要である．リハビリテーションの頻度は，疾患の進行が緩慢であれば，その間隔は長くてもよいが，進行が急速であれば，最低でも月1回程度が望ましい．

介護の視点

上肢筋力低下は日常生活に大きな影響があり，これまでの本人や家族の生活スタイルを変更することを余儀なくされる．

支援者は，上肢筋力低下の状態を理解した上で，居室，洗面所，トイレ，お風呂場，玄関，これまで調理をしていた方であれば台所など住環境を把握し，ADL行為において，困難が生じている点を確認し，なるべく家族の負担を軽減できる視点をもって，補助具の活用や動作の工夫などを，訪問看護師や訪問リハビリテーション（OT）などの専門家と相談をする．

在宅においては，療養の場であると同時に生活の場であり，本人も家族も支援を必要とするが，支援の受け入れに対しては必ずしも良好でない方もいることを理解した上で，生活上の支援の視点を記載する．

ポイント！👉 食　事

口に食べ物を運び入れる行為に対する疲労により，途中で食事をやめる方も多いため，安易な「もう少し頑張りましょう」の声かけはせず，摂食量を確認し，適切な自助具を使用することで自力で最後まで食べることができるのか，支援が必要であるの

表1-A-1　ADL障害とその代償手段の紹介

ADL障害	代償手段
リーチ困難	ポータブルスプリングバランサー（図1-A-2），エルゴレストアーム
箸の操作が困難	箸の自助具（図1-A-3）
ペットボトルの開閉が困難	ペットボトルオープナー（図1-A-4）
ペンが困難	太柄ペン（図1-A-5）
爪切りが困難	長柄爪切り（図1-A-6）

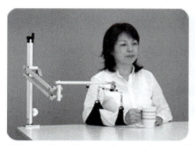

図1-A-2　ポータブルスプリングバランサー

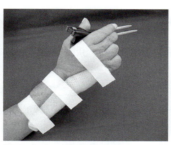

図1-A-3　箸の自助具

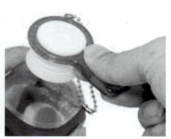

図1-A-4　ペットボトルオープナー

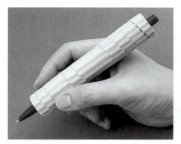

図1-A-5　太柄ペン

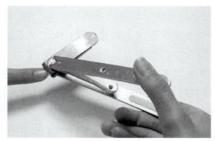

図1-A-6　長柄爪切り

かを見極めることが必要である．

ポイント！👉 排　泄

看護の視点を参照．衣類に関しては，柔らかい素材の生地や薄手のものにすることで，状態にもよるが，上げ下げが容易になる．

ポイント！👉 モーニングケア・整容

歯磨き，整髪，洗顔，化粧など，上肢を上げる動作は介護者が腕を支えることで，本人が自身で行うことを補助できる．

爪切り（介護職が可能な爪切りの条件：爪そのものに異常がない．周囲の皮膚に炎症や化膿がない爪），耳垢掃除などは，「やってもらうのが怖い」との声も多く，訪問看護師に依頼できるとよい．

ポイント！👉 更衣動作（特に被る衣類）・移動・移乗介助

看護の視点を参照．

1　四肢・体幹機能障害に伴う症状　11

ポイント！👉 ドアの開閉
握力の低下がある場合，室内のドアノブは握って回すものよりレバー式の方が開閉しやすくなる．

支援者の訪問時の入室には，キーボックスなどを使用する．もしくは出入りの場所を確認しておくことで本人の負担が軽減できる．

ポイント！👉 緊急時の通信手段
一人暮らしの方の場合は，受話器は重くて持てないため，大きなボタンを押す動作で緊急事態を発信できるように自治体の緊急通報システムなどを活用する．

早期からのリハビリテーション

他の疾患同様に，神経難病でも発症早期・診断直後からリハビリテーションチームが関わることは有効である．

関節可動域range of motion (ROM)や体力筋力の維持，補装具や福祉機器の導入，摂食嚥下障害への対応，呼吸リハビリテーションなど，予防的な効果を期待できることは多く，また，進行に即した対応を適時に行うことができる．そして，「今できることは何か」，というリハビリテーションの目的を説明・相談する中で，疾患との向き合い方を受け入れる，教育的な効果も大きい．

例をあげると，末梢優位の筋力低下による下垂足に対する短下肢装具の導入は，歩行量の維持による近位筋力維持・体力維持・足部や足関節の外傷の予防，活動範囲の維持による心理的・社会的効果も期待される．

しかし，早期リハビリテーションを受け入れるにはいくつかのハードルがある．

治療法はなくリハビリテーションの効果はないと説明されて，リハビリテーションの可能性を探さなくなってしまうことや，何もする気が起こらなくなって廃用と抑うつが進行してしまうことはよく経験する．神経難病の早期リハビリテーションの有効性について実践と理解を広めていく必要がある．

一方，「治療法はないがリハビリテーションは大切です」と説明されて，「リハビリテーションで症状を改善させたい・せめて現在の状態にとどめたい」，と強い筋トレなど機能訓練ばかりを求めてしまうこともよく経験する．リハビリテーションの目的を，「機能改善のため」のまま継続していると，できなくなっていくことの戸惑いや悲嘆に直面していくことになり，患者家族のみならず，スタッフも苦しむことになる．無理をしても動かし続けた方がいいとの思いのため，仕事・家事・ADLでオーバーワークとなっていることもある．オーバーワークと廃用の双方を回避し，適切な運動量と道具による補助をアドバイスすることが早期介入の役割の一つである．「日常生活の動きがリハビリ」という説明をすることは多いが，「罹患した神経や筋に無理をさせない」という言葉も受け入れていただきやすい．

疾患の性質や予後は説明されていても，呼吸リハビリテーション，コミュニケーション支援機器，装具や車いすの準備など，現在困っていないことに対してあらかじめ対応することを心理的に受け入れられないことはよく経験する．スタッフ側は，手続きや習得の時間を見越して準備をしたいと思うが，「まだ必要ない」，「それが必要な状態を考えたくない」，と患者家族の怒りや悲しみを引き出してしまうこともある．その場で役に立つことから対応していくうちに理解が得られることもある．ALSの呼吸リハビリテーションの早期対応を例にあげると，球麻痺型は喉に物が引っかかったときの対応から，上肢型は頸部筋群・肩甲骨・肩関節の可動訓練，下肢型は運動量低下による呼吸運動の減少の解消のための深呼吸・呼吸筋練習からであれば導入しやすい．コミュニケー

ション支援機器はスマートフォンやタブレットを使いやすくする，入力に疲れにくいいすを検討する，調理器具・PC入力・蓋あけ・リーチャー・ペンホルダーなど，現在困っていることを1つでも改善することに対応していく．

リハビリテーションは，症状の進行に対して，「よくならないならしなくていい」から，「役に立つ」，「楽になる」，「情報が得られる」に，結果的に自分の症状と向き合い適切なセルフケアにつながることが多い．難病のリハビリテーションの目的と方法を実践しながら伝えていくことが多い．

診断に関わる医療機関で意識的な早期リハ導入ができるような体制整備が望まれる．

(脳神経内科医の視点：荻野美恵子／看護の視点：野田涼子／介護の視点：早田　榮／
リハビリの視点：大寺亜由美／コラム：小林庸子)

2. 下肢筋力低下，体幹筋力低下

ポイント！ **病態と障害とその対処**

下肢筋力低下は移動能力に直結する．近位筋の筋力低下の場合には立ち上がりが難しくなる．日常生活動作ではベッドやいす，トイレでの立ち上がりなどに支障が出てくる．徒手筋力検査だけではわからないこともあるので，日常生活上で困る動作などがないかについて聞くとよい．遠位筋の筋力低下はつまずきやすくなることで気が付かれる．自分で思ったよりもつま先が上がらなくなるため，スリッパが脱げやすい，階段でつまずくなどの症状をきたす．体幹の筋力低下では起き上がりが難しくなり，歩いていると前傾姿勢になったり，円背になる．傍脊柱筋萎縮がある場合には呼吸筋の筋力低下をきたしやすい状態なので，注意して診察する．

それぞれの日常生活上の困り具合で対処が異なるが，医師はリハビリテーション職種と相談しながら，現状評価と補助具の導入を行うタイミングを逃さないようにする．このとき，易疲労性も考慮して対応を考える．また，筋萎縮性側索硬化症 amyotrophic lateral sclerosis (ALS) などの進行性神経筋疾患における筋力増強のためのリハビリテーションは，過剰になるとかえって筋力低下を増長してしまうので注意が必要である．おおよそ翌日まで筋肉痛が残るようであればやりすぎかもしれないと考えるとよい．

1) エピソード1

「駐車場から会社まで500 mぐらい歩くのですが，会社に着く頃にはつまずきやすくなってしまうんです」と聞いた．前脛骨筋の徒手筋力テストは正常だったが，バンド式の足関節装具をしただけで，楽に通勤することができるようになった．

2) エピソード2

「室内はバリアフリーだから大丈夫と思っていたら，道路から敷地内に入る5〜6段の階段が難関になってしまって」という話を聞いたので，スカラモービルを紹介した．当時K市では介護保険で借りることができたが，M市では扱っておらず自費でレンタルを開始した．その後，その患者さんの働きかけでM市でも同じ扱いになっ

た．これがなければ家の中だけの生活になっただろう．

3）エピソード3

診察室では気が付かなかったが，「なんだか歩いているとだんだん前かがみになってきてしまうので，リュックに少し重いものを入れてしょってるんですよ」と言われ，慌ててみてみると，背筋の筋力低下がみられた．呼吸機能検査はまだ正常だったが，その後急速に低下していった．

ポイント！ アセスメント

下肢や体幹に筋力低下がある場合，看護師は筋力低下のスケールよりも，その結果**日常生活における活動範囲にどのような制限が出ているかに注目する**ことが重要となる．例えば，下肢の遠位筋が低下すればちょっとした段差につまずくようになり，近位筋が低下すれば階段を昇ることが困難になる．体幹の筋力が低下すれば，布団からの起き上がりが困難になったり，肘掛けや背もたれのないいすに腰掛けることができなくなる．そのため，看護師は患者から自宅や職場，利用している施設などの**日常生活環境すべて**の情報収集を行う．そして，患者から得た情報をPTに伝え（リハビリテーションが導入されていない場合は医師にPTの依頼を進言し），筋力だけではなく生活に合わせた福祉用具を選択してもらうよう調整する．

病院によっては入院時に転倒転落アセスメントシート（北里大学東病院の例を**表1-A-2**に示す）を使用し，スクリーニングをすることで，リスクチェックをし安全な療養生活への適応を促進している．この場合，アセスメントは看護師だけではなく，PT・OT・STや医師などから必要な情報を得て，病状の変化に合わせて評価と修正を繰り返していく必要がある．筋萎縮性側索硬化症や重症筋無力症，多発性硬化症，脱髄性末梢神経疾患などの疾患は易疲労性を生じやすいため，病棟内のトイレなどの範囲では歩行が可能であっても，例えばリハビリテーションや院内の検査などである程度の距離を歩く場合や，筋電図検査や呼吸機能検査など検査自体に疲労を伴う場合，行きは歩行が可能でも帰りに歩行状態が悪化する可能性がある．在宅療養においては，外来受診における病院への往復行動だけでも，日常をベッド上で生活する患者にとってはかなりの疲労感を伴う．看護師はこれらの病態を理解した上で，患者の歩行状態や普段の労作時における状態の変化を常にアセスメントし予測して柔軟に対応していく．

ただし，入院中のスタッフはリスク回避傾向になるあまり，入院中の日常生活動作を制限しすぎてはならない．安易に安静度を制限することで，入院中にADLが低下してしまうことは多くの場面で見受けられる．そのため，常に退院後の生活を見据えた安静度をアセスメントしていくことが重要である．だからといって，危険性を省みず無理をして移動や介助を行えば，患者だけでなく介助者もろとも転倒の危険性が生じ，自宅での療養生活そのものが継続の危機にさらされることもある．患者と共倒れとならないよう，危険性についてしっかりとアセスメントした上で判断し，実際の生活に則したアドバイスをすることが重要となる．また，リハスタッフの同行訪問や訪問看護師に在宅療養のアドバイスを依頼することも有効である．

ポイント！ 歩行介助

付き添い歩行の場合，看護師は患者の横に並び患者に近い方の手でズボン背部中央

表1-A-2　転倒・転落アセスメントシート（入院時）

分類	特徴	スコア	入院時 ✓ /	記入方法
年齢	65歳以上	2	☐	入院時および48時間後には当てはまる欄にスコアを記入し，下記の合計点により看護計画等を立案する．
既往歴	転倒転落したことがある	2	☐	
感覚	平衡感覚障害あり	2	☐	
	聴力障害がある（障害・喪失，補聴器使用）	1	☐	
	視力障害がある（視野狭窄・白内障・緑内障・眼鏡使用）		☐	
運動	足腰の弱り，筋力の低下がある（加齢，床上安静後など）	3	☐	**合計点による危険度**
	しびれ感がある	1	☐	
	四肢に麻痺，骨・関節に異常（拘縮，変形）がある．跛行がある．		☐	危険度Ⅰ（0〜9点）転倒転落することもある
活動	認知力に問題があるが，自由に動ける	2	☐	
	車椅子・杖・歩行器を使用している	2	☐	危険度Ⅱ（10〜14点）転倒転落を起こしやすい
	ふらつきがある	3	☐	
領域	移動に介助が必要である	1	☐	危険度Ⅲ（15〜19点）転倒転落の危険が高い
	寝たきりの状態であるが手足は動かせる		☐	
	点滴やチューブ類がある		☐	危険度Ⅲ（20点以上）転倒転落の危険が非常に高い
	履物が滑りやすい		☐	
認識力	夜間譫妄，不穏行動がある．または認知症や徘徊がある．	4	☐	
	判断力，理解力，記憶力の低下又は見当識障害，意識混濁がある		☐	**看護計画立案：必須条件**
	ナースコールを押さないで行動しがちである	4	☐	＊危険度Ⅲ以上，または認識力にチェック有り
向精神薬	催眠安定剤	1	☐	
	抗精神病薬	1	☐	
	抗うつ薬	1	☐	
	抗不安薬	1	☐	
	抗てんかん薬	1	☐	**危険度Ⅱの場合は**
薬剤	鎮痛剤・麻薬	1	☐	カンファレンス等で必要と判断した場合，看護計画に進む．
	降圧剤・利尿剤	1	☐	
	化学療法剤	1	☐	
	抗パーキンソン剤	1	☐	
	血糖降下剤（インスリンを含む）	1	☐	**入院時の指導項目**
	下剤	1	☐	
睡眠	中途覚醒又は昼夜逆転がある	2	☐	ナースコール ☐
排泄	尿・便失禁がある	3	☐	ベッド柵 ☐
	頻尿がある又は，夜間トイレに行く事が多い		☐	ベッド調節 ☐
	トイレまで距離がある		☐	めがね ☐
	排泄介助が必要（コモード・車椅子トイレを使用等）	1	☐	履物 ☐
	膀胱内留置カテーテルを使用している		☐	
病状	貧血又は，起立性低血圧がある（薬剤性以外）	2	☐	**記事**
	38℃以上の熱がある		☐	
	手術後3日以内である	2	☐	
	病状・ADLが急に回復・悪化の時期（リハビリ開始・訓練中を含む）	1	☐	
患者特徴	目立った行動を起こしている	3	☐	
	何事でも自分でやろうとする（遠慮や抵抗感等）		☐	
	環境の変化（入院生活・転入・ベッド等）に慣れていない	1	☐	
合計点				
危険度				
看護計画：立案		☐ 有		
		☐ 無		
サイン				

1　四肢・体幹機能障害に伴う症状　15

のズボンのベルトを支持し，突然の膝くずれに対応できるようにする（パーキンソン病の場合は1章-B「固縮・無動による機能低下」〈p.27〉を参照）．患者がジャージやパジャマなどの伸びる素材を着用している場合，介助者がズボンの腰を掴むことで，ズボンが股に食い込み痛みを伴うため，介助ベルト（**図1-A-7**）を導入するとよい．そして，患者から遠い方の手で患者の手を下から支えると介助しやすい（**図1-A-8**）．

杖や歩行器を導入した場合も同様に，患者の横に立っていつでも支えられるようにする．

自宅で階段昇降が困難となった場合では，寝室とトイレや食堂などの日常的な生活空間が同じフロアに集約できると自力で行えることが増える場合があるため，家族に提案するとよい．

ポイント！ 移動介助

移動介助で重要なのは，看護師が**無理な姿勢で介助を繰り返すと**，看護師の腰背部痛を引き起こすだけではなく，**患者にとっても安全で安楽な移動介助とならないこと**を理解しておくことである．同様のことは介護者にも当てはまる．男性の介護者が自身の力に頼り，患者を抱えて持ち上げながら移動を行っている様子はさまざまな場面で見受けられるが，介護者が倒れてしまっては療養生活が成り立たなくなる．そのため，移動介助を行う場合，介護者はボディメカニクスを活用し無理な体位で行わないようにする．

筋力低下がさらに進行し歩行が困難となった場合，車いすなどの福祉用具が必要になる．移動介助のとき，看護師は患者のズボンを支持し介助しがちであるが，前述のように，やむを得ずズボンを支持し移動を行ったときは，必ずズボンを下から引っ張り食い込みを緩和するような配慮をする．

自宅内でいすや床からの立ち上がりが困難となった場合，昇降いす（**図1-A-9**）を導入することで少ない力で立ち上がることが可能となる．それにより，患者の立ち上がりにかかる体重移動が緩和され介助者の負担も軽減できる．

ベッドから車いすへの移動時に，骨折のリスクが高い場合やマンパワーの不足時にはスライディングボード（**図1-A-10**）や移動用リフト（**図1-A-11**）を導入すると安全に移動介助が行える．

車いすの肘掛けが取り外し可能であれば，スライディングボードをベッドと車いすの間に渡し，患者のいる側を高く調整し滑りながら移動することが可能になる（**図1-A-12**）．

移動用リフトには床走行式・固定式・据置式といくつか種類がある．それぞれにメリット・デメリットがあり，大抵の移動用リフトはリフト自体が大きいので場所を必要とする．リフト本体にレンタル料（介護保険適用）が発生すること，スリングシート（吊り具）は購入となる点に注意する．保管設置場所や経済的な問題など導入には大きな決断が必要となる．看護師は患者や家族が導入にあたっての判断材料が増え，イメージがしやすいように，病院や施設で体験や練習を行えるような機会を設けたり，日常生活への活用の仕方についてアドバイスしたりすることが重要な役割となる．

ポイント！ 体位調整

自力で体動困難となった場合は他者が体位変換を介助するが，ただ向きを変えるだ

16　PART 1　症状ごとの緩和

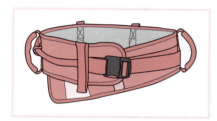

図 1-A-7　介助ベルト

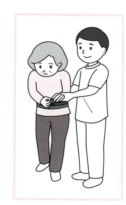

図 1-A-8

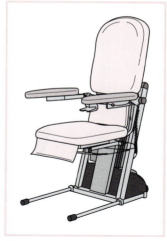

図 1-A-9　昇降いす

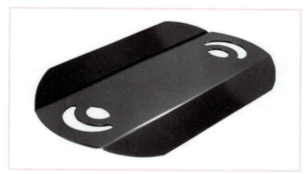

図 1-A-10　スライディングボード
エタックEボード，パシフィックサプライ株式会社

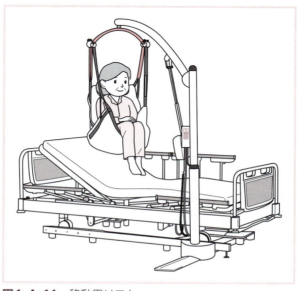

図 1-A-11　移動用リフト

1　四肢・体幹機能障害に伴う症状　　17

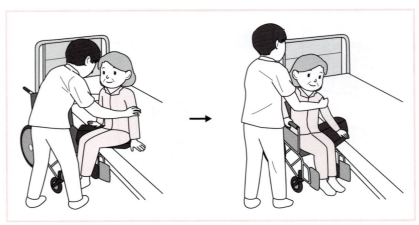
図1-A-12　スライディングボードを用いた移動

けでなく，拘縮予防のために体位変換のときを利用して上下肢のROM運動を取り込んだり，皮膚トラブルを予防し爽快感を与える目的から，衣類と肌との間に空気を通したりするとよい．

自宅では夜間の介助はほとんど家族が行っており，病院や施設のスタッフのように時間で交代がなされない．そのため，連日の断眠は家族の介護疲労へとつながる．自宅へ退院する場合，介護者の入眠時間（22時～翌6時頃まで）に体位変換を行わなくても可能か，エアマットなどを利用し皮膚トラブルや同一体位による痛みが生じないかなど，排泄介助や吸引などの他者が関わるすべての介助内容を評価し，必要十分な介護量を提案する．

ポイント！　排泄方法

おむつへの移行は精神的抵抗がある場合が多く，患者は身体機能が低下してもトイレでの排泄を希望する場合が多い．入院中は床上排泄を行っていても，自宅に帰ったらトイレの使用に戻る場合も多いため，転倒の危険性の低い方法を検討しておく必要がある．

トイレからの立ち上がりが困難な場合，手すりや昇降便座（図1-A-13）を導入すると立ち上がりが容易になる．また，シャワーチェアーの中にはトイレでの使用が可能なものもあり，ベッド上で下着を脱ぎシャワーチェアーに移動し，シャワーチェアーのまま移動しトイレに入ることで排泄が可能となる（図1-A-14）．

トイレまでの移動が困難になったら，ポータブルトイレを検討する．ウォシュレットタイプのポータブルトイレもあるため，導入の際に紹介するとよい．移動用リフトが導入されていれば，トイレ用スリング（図1-A-15）でポータブルトイレへの移動を行うことができる．ベッド上で下着を脱いでからポータブルトイレに移動し，排泄後はオムツを広げたベッドに戻ってから下着や洋服を整えると，立位補助をしながら臀部を清潔にすることで生じる転倒の危険性を低下させる他，温水洗浄便座での洗いもれや皮膚の観察にも対応できる．

さらに筋力が低下すると，ベッド上での排泄となる．一般的な方法としては尿瓶やオムツとなるが，スカットクリーン®やヒューマニー®といった自動採尿器（図1-A-

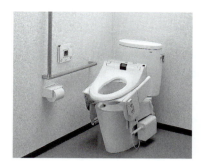

図 1-A-13　昇降便座

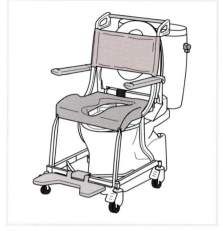

図 1-A-14　シャワーチェアー

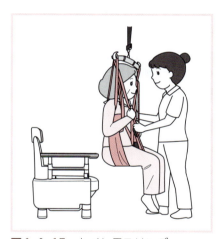

図 1-A-15　トイレ用スリング

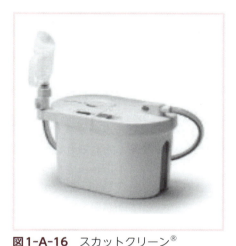

図 1-A-16　スカットクリーン®
(https://www.paramount.co.jp/product/detail/index/30/P0053279)

16）を使用するとおむつが濡れたことによる不快感を軽減することができる．また，男性であればエーフェックス®やコンビーン®や安楽尿器という選択肢もあるため，生活スタイルと動きの程度で患者に適したものを紹介するとよい．

ポイント！👆　入　浴

　浴室内は床が濡れているため通常よりも転倒のリスクが高まる．そのため，浴室内に滑り止めマットを導入し，浴室に入る箇所や浴槽に入る箇所，浴槽から立ち上がる箇所などに手すりを設置する．浴槽に入るときは一度浴槽の縁に座ってまたぐようにして入る方法を指導するとよい．浴槽底に吸着式のいすをセットすると浴槽からの立ち上がりがしやすい．浴室では裸であるためとっさのときや立ち上がり介助のときに掴むところがないが，入浴用介助ベルト（図 1-A-17）や着物用のひもなどを装着すると介助者はしっかりと支えることができる．浴槽内への出入りのリスクが高ければシャワーチェアーを導入し，脱衣所で裸になり座ったまま浴室に入る．また，移動式

1　四肢・体幹機能障害に伴う症状　　19

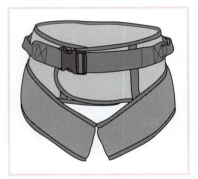
図1-A-17　入浴用介助ベルト

のリフトとネットを使用できれば自宅浴室でも入浴が可能である．
　自宅の浴槽を利用することが困難になった場合，施設や訪問入浴サービスを利用することを検討するが，精神的に抵抗を感じる患者は少なくない．しかし，入浴によって得られる皮膚や全身への効果，それによる爽快感は何物にも代えがたいものではないだろうか．そのため，患者がリラックスして入浴介助が受けられるように気配りをする．例えば，「昔から日本人は銭湯や温泉で裸の付き合いには慣れてますよね」，「昔のお殿様やお姫様はきっとこんな感じでお風呂に入れてもらっていたんだと思いますよ」，「外国のセレブはきっと今でもこんな風にやってもらっているんじゃないかしら」などの声かけの工夫や，好みの入浴剤や日本人ならではのゆず湯や菖蒲湯などの季節を感じられるものを取り入れたり，好みの音楽を流すなど入浴方法も工夫をする．そして，浴槽につかっている間や着脱時などにはタオルで全身を覆うなどの気配りをするなどして，患者が**入浴できてよかった**と思えるような入浴援助方法を模索していくことが重要である．

ポイント！　環境調整

　下肢の筋力低下から，布団からの起き上がりが困難となったり，立ち上がりや歩き出しに福祉用具が必要となった場合，電動ベッドの導入と同時に自宅の中でベッドの置ける空間を検討する．ベッドそのものの高さの変動が可能であれば，立ち上がり時に足底が着くぎりぎりの高さに上げることで，立ち上がりが容易になる．
　最近のエアマットは体重の入力を行うことで適切な空気圧を自動で設定でき，マット内の空気循環を行う他，寝返りが困難と感じている場合には時間で空気の圧が変動し密着部位を変動させる機能がある．また，端坐位をとるときには硬めに空気を保つといった調整ができる．病院の外来処置室にエアマットが導入されていれば，患者は受診時に使用感を試すことができる．自宅で使用する場合はレンタルでの使用を勧める（総論〈p.6〉参照）．

ポイント！　転倒対策

　注意して日常生活を送っていても，下肢や体幹の筋力低下と転倒は切り離せない関係にある．突然の膝くずれや，疲労感からバランスを崩して転倒するケースは多い．自宅においては，バリアフリーを施したり，立ち上がりや歩行するときに掴まれるように手すりを設置したりする．机やタンスなどの角が出ているものは，角を保護する

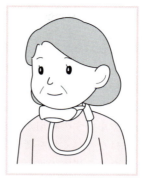

図 1-A-18 ヘッドマスターカラー®

ことでぶつかったときに大きなけがに移行しにくい環境を整えていくことが重要である．自宅で転倒するリスクがある場合は，転倒時にはどこに連絡するかを系統立てて指導しておく．頭部をぶつけた場合は硬膜下血腫などの危険性も生じるため，かかりつけの医師や訪問看護師にすぐに相談する．創傷や骨折などの外科的な処置が必要であれば，神経内科ではなくまずは外科や整形外科に受診する場合もあるため，かかりつけ医や訪問看護師などの相談できる医療者を決めておく．

ポイント！ 首さがりへの対策

筋萎縮性側索硬化症で頸部の筋力保持機能が低下した場合やパーキンソン病などで頸部が前屈してしまういわゆる首さがりの場合，ソフトポリネックを使用するとよい．ソフトポリネックは顎が軽く乗る程度の緩さに首に巻き付けマジックテープで調整する．気管切開をした場合でもヘッドマスターカラー®（図 1-A-18）を導入すれば，首さがりの状態に使用できる．ポリネックは頸部に使用するため汗や皮脂などにより汚染されやすいので，ガーゼタオルを巻いたりアームカバー（女性の日焼け予防で使用するようなもの）やレッグウォーマー（乳児が使用するようなもの）などをカバーとして用いたりすると，汚染されたカバーを外して洗濯することができる．

在宅生活において，まずは転倒を予防しADLの簡易性を高めるために，住宅環境の整備や状態に合わせた歩行補助具，特殊寝台の選定など環境整備が必要である．人的支援の導入に関しては，家屋状況，家族構成や本人の心身状態によっても必要となる時期は異なるが，日常生活を営む上で，体に負担をかけ過ぎず支障をきたさないためにも状態に合わせた介助量が必要であり，特に坐位・立位の姿勢保持，立ち上がり動作に困難を感じるようになったときには，人的支援（介護保険，総合支援法，自費）の導入を検討し，がんばりすぎない生活を考えていく．

ポイント！ 排　泄

上肢で体を支えることが可能な状態では，立位と便座坐位時の姿勢保持，立ち上がりの補助をすることで動作を簡便にし，転倒や転落を予防することを目的にトイレ内に住宅改修や福祉用具のレンタルで手すりを準備する．その際，両手が塞がれてしまうため，ズボンや下着の上げ下げを支援する介護者が必要となる．

立位保持が困難となった場合は，介助者（場合によっては 2 人介助）が全介助する．

ポイント！👉 入　浴

浴室と他のスペースがバリアフリーの環境にあれば，シャワーキャリーを利用することで，転倒リスクが高くなる浴室での移乗動作を回避できる．他には，訪問入浴や通所施設での入浴支援が利用できる．

ポイント！👉 移　動

在宅では，歩行器や車いすの利用が考えられるが，室内は用具の操作を安全に行えるように，動線上にはなるべく物を置かずに整頓しておく．また，車いすでの生活では摩擦力が強くなるため，居室のカーペットは毛足の短いタイプが望ましい．

ポイント！👉 車いすでの外出の方法

集合住宅などでエレベーターが設置されていない場合，介護保険の福祉用具レンタル適用の車いす用階段昇降機（スカラモービル®他）の利用は検討できる．ただし使用に際しては操作を適切に行うための研修があり適正が求められること，また要介護の認定区分（原則要介護 2 以上）など必要な条件があることに留意する．

室内からの移動を含めた外出では，介護タクシーの利用が考えられる．訪問介護員の資格を所持した職員が対応する．状況によっては二人体制で対応する．座面移乗，車いす，リクライニング車いすによる移送も可能である．

自治体により制度が異なるが，身体障害者手帳の所持あるいは，寝たきり高齢者等移送サービスなどの適用によりタクシー券の助成が受けられることがある．

ポイント！👉 その他

運動量の低下に伴い食事の内容にも変化はみられるが，体重の増加には十分な注意を払い，介護者の腰痛の発症など身体的な介護負担にも留意する必要がある．

リハビリの視点

ポイント！👉 評価：下肢・体幹筋力，関節可動域，歩行・バランス

筋力低下は，関節拘縮，歩行障害，バランス障害などを引き起こす原因となる．ただし，筋力低下の進行や起こる部位は，疾患の種類や個人によって異なる．したがって，筋力低下の進行の有無や部位，さらに ADL 動作への影響は必ず評価しなければならない．

評価の際には，1) 広範な評価，2) 客観的で経時的に比較可能な評価，の 2 点に注意が必要である．1) の広範な評価とは，体幹であれば屈曲・伸展・回旋の 3 種類の運動，下肢であれば股関節・膝関節・足関節の 3 つの関節の屈曲と伸展方向の運動，少なくともこれらすべての筋力と可動域を評価しておくことが望ましい．特に，体幹や股関節周囲などの近位筋と足関節周囲の遠位筋とで筋力低下の程度が異なる場合がある．広範に評価をすることで，どの部位に筋力低下があっても，早い段階で気が付くことが可能となる．2) の客観的で経時的に比較可能な評価に関しては，可能な限り徒手筋力検査法や角度計を用いて筋力や関節可動域を客観的かつ定量的に評価・記録しておくことが望ましい．さらに，筋力低下による歩行やバランスへの影響を評価する目的で，端坐位や立位の保持時間，Timed Up & Go (TUG) テスト，歩行速度（歩行時間）（図 1-A-19）などを評価・記録しておくことも有用である．客観的で比較可能な評価をしておけば，その経過から筋力低下の進行や ADL 動作への影響をある程度予測することが可能になる．

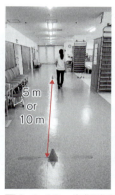 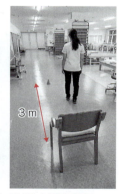

図1-A-19 歩行速度とTUGの測定風景
A：5mまたは10mの直線を歩くのにかかる所要時間を測定．「楽な速度」での歩行と「できるだけ速く」の歩行の2条件を測定する．
B：いすに座った状態から立ち上がり，3m歩き，またいすに戻って座るまでの時間を測定．一連の動作をできる限り速く行う．

ポイント！ 下肢・体幹筋力低下により生じうる ADL/IADL 障害

　下肢・体幹の筋力低下は，寝返りや起き上がりといった起居動作，立ち上がり動作，移乗動作，歩行動作といった日常生活を送る上で基本となる ADL 動作の障害を引き起こす．また，移乗動作や歩行動作の障害は，移動可能な範囲を制限し，結果として買い物に行ったり，通勤したりすることが困難となる．例えば，体幹の筋力低下は，寝返り動作の障害や坐位保持の障害を引き起こす原因になる．また，股関節や膝関節などの筋力低下は，立ち上がり動作や歩行動作などの障害を引き起こす原因となる．一方，足関節周囲の遠位筋の筋力低下だけであっても，歩行時のつまずきやバランス能力低下の原因となる．したがって，筋力低下のある部位とその程度を的確に把握することは，ADL/IADL 障害の原因を考える上で重要な情報となる．

ポイント！ 対応の例

　下肢・体幹の筋力低下に対しては，できる限り発症早期から対応することが重要である．リハビリでの対応策としては，1）運動療法による対応，2）福祉用具による対応の2つに大別できると考えられる．1）の運動療法に関しては，関節可動域訓練やストレッチを行うことで関節拘縮を予防すること，さらに筋力低下を予防・改善するための筋力トレーニングを指導することが重要である．ストレッチや筋力トレーニングは，週1回や月1回といった頻度ではあまり効果が期待できないため，患者自身で実施可能であれば自主トレーニングとして指導することも重要である．また，筋力低下を起こしている部位の関節は関節拘縮が起きやすいが，いったん拘縮すると改善させることが難しい．したがって，早期から予防的に関節可動域訓練やストレッチを実施・指導する．さらに，筋力低下により日常の活動量が減少すると，廃用性の筋力低下をきたす．廃用性の筋力低下を予防するためにも，筋力トレーニングは早期から実施・指導していくことが重要である．

　2）の福祉用具による対応については，装具，歩行補助具，車いすの使用が考えら

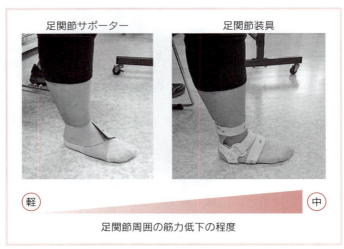

図1-A-20 体幹・下肢の筋力低下に対する装具の例

れる．機能障害やADL障害の原因が，進行性や不可逆性の筋力低下の場合や重度な筋力低下である場合，機能を代償するために福祉用具の使用を検討する．装具，歩行補助具，車いすにはさまざまな種類があり，それぞれに異なる特徴がある（図1-A-20〜22）．筋力低下の程度や部位に応じて，適切な装具，歩行補助具，車いすを選択するようにする．

ポイント！ 車いすに搭載されていると便利だと感じる機能

1）スイングアウト
フットレスト・レッグサポートが外に開いたり取り外したりできるので，車いすとベッドとの距離が近づくだけでなく，移乗のときに患者の足を巻き込みにくい．

2）アームレストの取り外し機能
立位時間があまり取れない患者で，スライディングボードを利用した介助方法を行う場合でも，重心の高さの移動が少なく移動介助が行える．

ポイント！ 住宅改修—先をみこして改修する？

住宅改修は介護保険，障害者総合支援法が対象とする他に県や市町村が高齢者などを対象とした住宅等整備事業を行っている場合がある．制度運用に関する優先順位や併用に関する制限，内容に関する制限などについて，市町村のそれぞれの窓口（介護保険担当，障害福祉担当，高齢者福祉担当など）に相談する．

住宅改修は1回に補助される金額の上限がある．また1度行うと介護保険や身体障害の等級が重度化しないと再度利用できない．そのため，ある程度今後を見通した改修を行っておいたほうが経済的には有利となることもあるが，住宅改修を相談する際に支援者と患者（利用者）のみているものが違うことがある．患者たちは「今」の不自由さを解決しようとするが，支援者たちは専門的な知識に基づいて「これから先」まで見越した改修を提案しようとするからである．今の不自由さがずっと同じなわけではなく，病状が進行してまた別の不自由さがやってくる．この現実を踏まえるとつい

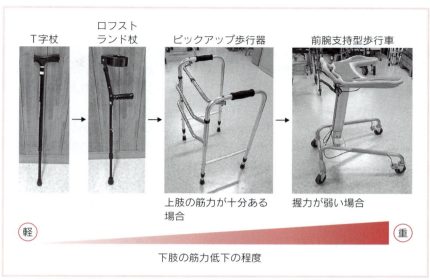

図 1-A-21 体幹・下肢の筋力低下に対する歩行補助具の例

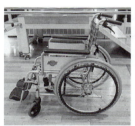
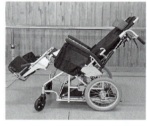
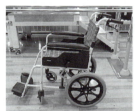
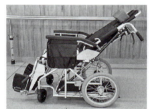

図 1-A-22 体幹・下肢の筋力低下に対する車いすの例

つい，せっかくの改修が無駄にならないように，と先を見越してアドバイスしたくなるのは当たり前だろう．とはいっても，患者たちの気持ち，これから病状が進行していくことを頭ではわかっていても認めたくない患者たちの気持ちを一緒に感じて，少し立ち止まることが必要なこともある．

 リハビリテーション職種が患者と時間を共有して

リハビリテーション職種は，患者と一定の時間を，近い距離で，直接触れ合うことで療法を行う．日常生活の改善を目指したアプローチの中で生活に関する会話を行うことも多い．そのため，

患者・家族からの心理面を含めた情報を受け取り，伝える機会が多い．主治医との面接では表出できなかったこと，聞けなかった質問をされることがある．病名や疾患の予後に関することなどが話題となる場合も多い．患者・家族から発せられるメッセージを受け取る，疾患に対する情報を受け取りたいというサインを受け取る，患者・家族に伝えたいことを話していただく，そしてときには危機やニーズの発見者になることもある．リハビリテーション職種がこのような役割を取りうることを多職種のチームで意識し，共有することが役に立つ．

リハビリテーションの時間は，コミュニケーション方法としていくつかの特徴がある．まず，会話がなくてもよい．体に触れることそのものが緩和となる．何が心地よいか，状態やニーズを知るための少ない質問に対して，必ずしも言葉ではなくとも答えを受け取ることができる．また，リハビリテーションの時間では，必ずしも決めることや目的を必要としない会話が生じやすい．ただ傾聴し，語りを引き出すという場面を作りやすい．聞いてもらうだけで楽になれば，また聞いてもらいたいと思う．相手を支持するように相槌を打つ，相手の話を最後まで聞く，相手と同じ土俵に立つ（感情レベルの話は感情レベルで受け止めるなど）に留意できるとよい．そして，会話に間を作りやすい．話し手は，自分のペースで，納得しながら話すことができる．

進行が急速で，医療的ケアや福祉サービスなどに関して自己決定しなければならない事柄に常に直面してしまう状態では，患者家族の気持ちを汲もうとすると，それに関する直接的な話題はお互いに先送りしたくなる．それでも，リハビリテーションの目標や提供するサービス内容について，何を改善させたいか，何を大切にしたいか，優先したいかについて相談し，一つ一つの解決を実感していただく中で，それらに目を向けることができるようになる経験をすることがある．時間をかけること，ともに時間を過ごすことに助けられる．

（脳神経内科医の視点：荻野美恵子／看護の視点：野田涼子／
介護の視点：早田　榮／リハビリの視点：上出直人／
制度について：植竹日奈／コラム：小林庸子）

B. 固縮・無動による機能低下

脳神経内科医の視点

ポイント！ 病態と障害とその対処

　固縮や無動をきたす代表的な疾患がパーキンソン病であるので，これらの症状はパーキンソン症状と呼ばれることもある．固縮は筋トーヌス（屈曲進展時の抵抗）の亢進であり，厳密には症状ではなく医師がとる所見であり，患者が直接自覚するものではない．多くの場合，固縮と無動の程度は相関するが，実際には運動障害の本質となるのは無動であり，無動ゆえに患者は動作がうまくできなくなる．パーキンソン病以外にも同様の症状を呈する疾患・病態があり，パーキンソン症候群と呼ばれる．パーキンソン病以外の神経変性疾患（進行性核上性麻痺，大脳皮質基底核変性症），脳血管障害，薬剤性疾患（主に抗精神病薬）などが含まれる．パーキンソン症候群では薬剤性を除き安静時振戦はみられないことが多く，鑑別診断に有用である．

　随意（自分の意思で動かす）運動の調節を行う系には錐体外路系，小脳系があるが，パーキンソン症状は錐体外路の障害で起こる．単純化していえば，運動を起こさせるアクセル役である中脳黒質神経細胞などの錐体外路系の障害により随意運動の開始，速度，大きさの調整ができなくなり，無動という状態になる．つまり，動作を「始めるのが難しくなる」，「動作が小さくなる」，「動作が遅くなる」のである．動作の開始の障害は「すくみ」と呼ばれる．特に歩行の開始時に足が出なくなるのを「すくみ足」と呼び，これは歩行が困難になる大きな要因である．歩きだしても小刻みで手を振らずにちょこちょこと歩く．関節の可動域も小さくなりがちで，シャツなどの着替えが難しくなる．大きく重心を動かす動作も苦手で，立てば歩けるが床から立つことはできなかったり，寝返りが苦手になったりする．

ポイント！ パーキンソン症状の無動には特有の特徴がある

　通常は無動と固縮は併存するが，ときに拘縮することがある．日常生活において無動の症状には興味深い特徴がある．すくみに関していえばビジュアルキュー（視覚的キュー）が有名である．これは目標があると動作の開始がしやすいというもので，例えばすくんでいる患者の足の前に線など何か目標があると1歩目が出やすいという現象である．**自宅の廊下などに歩幅に合わせてテープなどで線を引くと歩きやすくなる．**トイレの中でターンできない方がいるが，十字型にテープを貼ってまたぎながら回ってもらうとよい（**図1-B-1**）．また，2つ以上の動作を行うと極端にうまくできなくなる．歩くときにはできるだけ物を手に持たないほうがよい．また，行っている動作に集中して，意識して過剰に大きく動かすイメージをもたせると動作が大きくなる．自分の体のイメージ（ボディイメージ）の障害もあり前屈に気が付かなかったり，小声が治りにくいのもそのためだといわれる．姿勢については鏡などを使って実際に

1　四肢・体幹機能障害に伴う症状

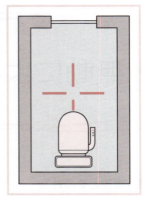

図1-B-1 トイレの図

見せてようやく「こんなに前かがみなんだ」と気付いてくれることも多い．

「今やっている動作に集中して，思い切り大きく動いてください」

ポイント！ **アセスメント**

　パーキンソン病薬が有効な疾病では，動きの程度は病状の進行状況と内服状況に大きく左右される．患者は動きのよい時間に外来受診をすることが多く，医師は来院時の状況だけでは患者の状態すべてを把握することは困難である．そのため，看護師は患者が日常生活の中で何に不便さを感じているかを事前に問診する必要がある．固縮や無動により食事や入浴動作に困っている場合もあれば，薬の副作用による幻覚やジスキネジアによって日常生活に問題が生じている場合もある．日中は薬効が高く問題とならない場合でも，薬効の低下している夜間に介助量が増している場合もある．看護師はちょっとした日常生活の調整のポイントを家族にアドバイスすればよいのか，医師による内服調整が必要なのかをアセスメントした上で診察につなげられるようにする．また，パーキンソン病では症状ダイアリーを活用することで，医療者は限られた時間の中で日常生活の把握がしやすくなり，患者は自分自身の内服効果時間を知ることもできる．症状ダイアリーを記載する上で重要なポイントは，医師とともに5段階に統一された患者ごとの評価基準を設けることで，記載する者が誰であっても同様に評価できるようにすることである．

　症状ダイアリーは通常，専門外来の診察室に常備されているが，製薬会社のホームページからもダウンロードできる．

ポイント！ **日常生活の調整**

　前述の通り，パーキンソン症状は日内変動するため，まずは食事・入浴・外出などは薬効時間の高い時間帯に行うよう患者にアドバイスする．長時間の外出などは，動きにくい状況となっても対応できるように，車いすを準備したりするなど予測を立てて行動するよう家族にもアドバイスする．外来受診も含め外出の際は，渋滞などで帰

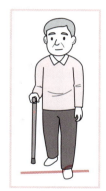

図1-B-2　レーザー発光杖を用いた歩行

宅予定時間が変化することも考え，直近の内服薬を持ち歩くようにしてもらう．薬効が低下すると介助量が増すばかりではなく，転倒の危険性が高まることを患者だけでなく，家族にも意識してもらう．パーキンソン病では，日中は歩行が可能であっても，薬効の低下している夜間に寝返りが打てない場合がある．そのため，エアマットを導入したり夜間に体位変換を行ったり，起床時に関節可動域 range of motion（ROM）運動を介助すると拘縮や褥瘡を予防できる場合がある．

また，動き自体に変化がない場合でも，自律神経症状によって起立性低血圧が生じる場合があるため注意する（具体的な方法は4章「自律神経系障害に伴う症状」〈p.114〉を参照）．

ポイント！　歩行介助方法

パーキンソン病やパーキンソン症状では，曲がり角や目標物に近づくとすくみ足が強くなる．しかし，患者に「歩いて，歩いて」と声をかけることは有効ではない場合が多い．パーキンソン病では，少しの言葉の変化で患者の1歩目を引き出すことができる場合があり，歩き出しのときに「せーの」と声をかけたり，歩行中に「1，2」と声をかけたりする方法もその例である．また，介助者が患者の前に立ち両腕を大きく振りながら歩くように介助したり，家の床に歩幅に合わせて太いテープを貼ってまたぐように伝えたり，レーザー発光杖を用いて杖から映し出された横の線をまたぐようにすると歩行しやすい場合がある（図1-B-2）．この他にも，音楽プレイヤーなどで自分の歩行にあった速さのリズムに乗りながら歩く方法もある．こういった視覚や聴覚に訴えることは，すくみ足に対する1歩目のきっかけ作りとなる場合があるため，いくつかの方法を試し自分にあった方法を取り入れるとよいことを患者にアドバイスする．症状が進行すると，歩行は前傾姿勢となるため，介助者の肩に患者の手を置いてもらうことで，姿勢がよくなり歩きやすくなる．さらに症状が進行し突進歩行となれば，下り坂では特に制止がききにくく，転倒へとつながる危険性が高まる．そのため，看護師は患者の歩行スピードが上がっていかないよう，患者の横に立ち，ゆっくりとした号令を出したり，ときには立ち止まって深呼吸をしたりしながら歩行を介助するよう，家族にアドバイスする．

ポイント！　環境調整

前述の通り，廊下や室内にはすくみ足を助長させるような歩行の障害となるものを

置かないようにする．また，廊下や玄関やお風呂場などの立ち上がることの多い場所に手すりを設けることは，介助量を減らすことに役立つ．

ポイント！ 拘縮予防

固縮や無動が続くと筋肉と関節の拘縮の危険性が高まるため，リハビリテーションに介入を依頼する．リハビリ室での訓練も重要であるが，固縮が拘縮へと移行しないよう自宅で継続できるストレッチを取り入れ，日常生活動作や趣味の中で活動量を高めることも重要である．入院したり施設に入所したりすると，介助してしまったほうが早いと感じ，とかく介助してしまいがちとなるが，看護師は在宅復帰を見据えると同時に，患者自身のリハビリテーションにもなることを念頭に見守る姿勢も重要となる．

ポイント！ 二次的障害の予防

日常的に正しい姿勢が保てなくなると，前傾姿勢で関節拘縮を起こし，骨の突出により褥瘡の危険性が高まる．また，胸郭が十分に広がらなくなるため，換気が十分に行えず肺炎の危険性が高まる．頸部が突き出された状態や反対に後屈した状態で関節や筋肉の拘縮をきたすと，嚥下時に顎を引くことが困難となり誤嚥の危険性が高まる．

パーキンソン病では姿勢が左右のどちらかに傾くことも多く，同一部位が一定時間の圧迫を受けたことで，橈骨神経麻痺などの二次的障害を生じる場合も多い．そのため，日常的に使用するいすや車いすにもエアクッションや姿勢に応じたカーブをつけたり，臥床時に寝返りが打てない場合ではエアマットを取り入れたりして，骨の当たりや同一部位への長時間の圧迫に配慮する．独居であれば転倒後に起き上がれないまま発見が遅れると，固縮状態で長時間圧迫された部分が褥瘡となる危険性が高まる．そのため，介助が必要でない場合でも，訪問看護師やヘルパーなどの医療者が日常的に介入できるよう調整しておく．

ポイント！ 精神面への配慮

パーキンソン病では，病気そのものが原因でうつ傾向となる場合も多く，それにより落ち込みや意欲低下が引き起こされる場合がある．また，固縮や無動によって身体機能が低下し内服後も無動状態が改善されないかもしれないという不安は，常に患者につきまとい，精神的に不安定な状況に陥る場合がある．患者の不安に寄り添い，「薬が効かなかったらどうしよう」という思いから次の内服を早めたり，1日の処方量以上に内服してしまうことがないように，患者自身が気持ちを切り替えられるような援助をしていく．

筋肉がかたく，こわばりを感じるようになり，手足がスムーズに動かせなくなったり動きがゆっくりになってくると，日常生活動作一つ一つに非常に時間がかかるようになり，転倒や誤嚥などのリスクが高くなってくる．

支援の導入の時期や内容については，家族の介護力や経済的基盤，住環境によっても異なるが，日常生活動作に支障を感じたときは，本人・家族のみで頑張りすぎず，人的支援の導入を検討する．

介護者は，**行為や思考を焦らせることなく本人のペースに合わせた生活支援やコミュニケーションを心がけ**，症状の進行を理解し状態に合わせてケアを工夫していくことが必要である．

具体的には，次のような支援が考えられる．

・移動介助においては，まずは転倒防止のために段差を解消する．立ち上がりや移動のための手すりの設置など住宅内の環境整備をするが，歩行が不安定な場合は，移動時にそばで見守り，不安定なときには身体を支える．
・動作に時間がかかることから，冬場はトイレ内に暖房機を設置することや浴室や寝室などの更衣場所に冷暖房を整えるなど，室温管理には注意を払いたい．
・治療に欠かせない薬は，飲み忘れや飲みこぼしのないように注意したい．シートや薬袋からうまく出せなくなってきたときには，筒状の器に薬を1つにまとめて入れておくことで，こぼさずに飲むことができる．進行することにより全介助が必要となる．
・食事の場面では，咀嚼や嚥下が不良になることもあり，とろみをつけるとよい．食べやすい大きさに刻むなど，食事形態を変更していく．また，栄養面においては，運動量が減少することもあるが，時間を要するため途中で食事を終えてしまうことから摂取量が減少することが考えられ，食事・水分の摂取量と体重の増減は観察したい．
・入浴は，転倒の危険性のある動作は体を支え，足先や指間，髪の毛など手の届かないところの洗身介助を行う．
・その他，湯たんぽやこたつを利用する際は低温やけどに注意が必要となる．夏場は発汗によるあせもなど，皮膚状態の観察が必要である．
・緊急時に家族・介護者と連絡がとれるようにブザーなどを生活動線上に取り付けておく．

リハビリの視点

ポイント！👉 評　価

　固縮の「程度」についての評価は，他動的に関節を動かした際にどの程度の抵抗を感じるかなどで評価する．特に特徴である鉛管症状（常に抵抗がある）や歯車症状（カクカクとした抵抗）が，「どの程度」，「どの辺りで（動作始めのみ・常時・可動最終域のみ）」出現しているのかも重要なポイントである．

　無動の評価としては，動作のスピードを標準化されたテストで評価することもあるが，着替え（ボタン付け）や書字など活動を通して観察的に評価する場合も多い．特に，固縮・無動自体は，患者本人が自覚している場合は少ないため，「動作のぎこちなさ」や「手足の重だるさ」などを，日常生活活動時に感じているかを問うとよい．

　また，特にパーキンソン病に由来する固縮・無動の場合は，薬の効き具合との関係性が深いため，「生じる時間帯」の評価が重要となる．例えば，朝の起き掛けに症状が強い場合もあれば，夕方にかけてつらくなる場合もあり，それぞれによって影響を受ける日常生活活動はさまざまだからである．

ポイント！👉 固縮・無動により生じうる ADL/IADL 障害

　固縮・無動を認める発症初期には，タイピング速度が遅くなった，字を書くと手がこわばる，といった仕事上の困難さや，箸で魚の骨が取りづらい，などの手指の動きに関する訴えが多く聞かれる．また，症状が進行するに従って，日常生活でも，ボタンをはめるときに思うように手指が動かなくてもどかしい，いすから立ち上がるまでに時間がかかる，段差でつまづく，速く歩けない，などの下肢を中心とした ADL にも障害を呈するようになる．さらに進行すると，寝返りが打てない，排泄時に臀部まで

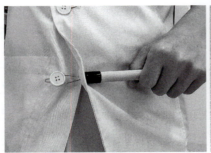
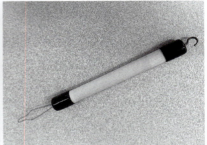

図1-B-3　ボタンエイド

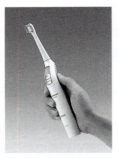

図1-B-4　電動歯ブラシ

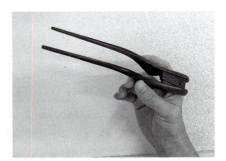

図1-B-5　自助具箸

手が届かない，など体幹の動きづらさも増悪し，介助量が著しく増大することとなる．
　また，固縮・無動は四肢体幹だけでなく，顔面や声帯にも影響を及ぼすため，表情の乏しさ（仮面様顔貌）や声の出にくさ（小声症）といった症状もみられる．そのため，周囲からは，無関心や抑うつ状態と誤解されることも多く，対人関係を主とした社会的不利益にもつながる可能性も高い．

ポイント！👉 対応方法

　固縮・無動による動きにくさは，関節可動域制限につながる危険性が極めて高く，定期的な可動域訓練やストレッチが必要である．そのため，自身でできるストレッチ方法などを書面で指導する場合が多い．一方，仕事や家事を継続している人では，ストレッチの時間がとれずに自己中断してしまう例も多いため，日常生活動作にストレッチ的要素を取り入れる手法もとられる．例えば，体幹回旋のためにトイレットペーパーは体から近い方に置くなどである．なお，これらの環境設定は患者の身体機能に合ったレベルを選択すべきであり，PT・OTの評価が重要である．さらに，進行に伴って自身での運動が困難となった場合は，家族やデイサービス職員・訪問リハビリテーション職員などに定期的にストレッチを行なってもらえるように調整する．
　動作指導としては，まず身の回りのことはなるべく自分で行うようにし，仕事や趣味などを通して活動量を保つことを指導する．また，症状によりADLに支障をきたした場合には，手指の巧緻性を補助するボタンエイド（図1-B-3），電動歯ブラシ（図1-B-4），自助具箸（図1-B-5）や，立ち上がりを補助するいす，手すりなどを紹介する．

ポイント！　家族への指導

家族に対しては，「可能な限り自分ですること」がリハビリテーションになることを伝え，必要な活動量の確保ができるように指導する．また，症状の日内変動にも留意し，症状が重い時間帯には介助を，軽い時間帯は見守りで，など体調に合わせた介助量や介助方法についても助言を行う．

また，表情の乏しさや発言の減少などでコミュニケーションが希薄化する例も多いため，言葉を拾いながらゆっくりと話をする，などさまざまな方法で患者との関係を良好に保てるように助言することも重要である．

ポイント！　フォローアップ

固縮・無動は，ADL/IADL障害に直結する症状であり，疾患の進行に伴い動作方法の工夫などが随時必要となる．進行が比較的緩慢な場合は，リハビリテーションの間隔は長くてもよいが，新たに生活に支障をきたした際にはすぐにリハビリテーションを受けられる体制は必要といえる．

麻痺がなくても，固縮・無動でADLが低下したときには運動麻痺に準じた対処が必要となる．身体障害申請時には体幹機能障害として申請することになる場合が多い（1章-D「運動失調・不随意運動」〈p.42〉を参照）．

パーキンソン病の治療は薬物療法が中心となるが，現在のところ神経変性を改善あるいは進行を抑制する薬物はない．不足しているドパミンの補充を中心とする症状コントロールを目的とした対症療法である．

現在，わが国のみならず各国で使用されているパーキンソン病治療薬にはドパミン補充薬，およびドパミン作動薬，補助薬として位置づけられるカテコール-O-メチル転移酵素 catechol-O-methyltransferase（COMT）阻害薬，ドパミン遊離促進薬，モノアミン酸化酵素B monoamine oxidase B（MAO-B）阻害薬，ドパミン代謝賦活薬，抗コリン薬，ノルアドレナリン補充薬などがあり，それぞれが異なる作用機序により効果を現す．初期であればドパミン補充薬やドパミン作動薬の単独投与から開始となるが，症状の進行に伴いこれらの薬剤を患者の年齢，生活などの状況に合わせて個々に選択・追加した多剤併用療法が基本となる．

パーキンソン病の薬物療法は，症状の進行に伴い1回服用剤数と服薬回数が多くなるため，服用が煩雑となる．高齢者が多く，レボドパをはじめとする他のパーキンソン病治療薬との併用により副作用が増強されるおそれがあるため，注意が必要である．また，服用忘れや過量服用，急な服用の中断により，すべての薬剤に共通した重大な副作用である悪性症候群が起こるおそれがあるため，薬剤師は患者が正しく服用し，自己判断で服薬調整を行わないように多剤併用の意味や，患者の状況に応じて薬剤の特徴を踏まえた詳細な薬効の説明を行う必要がある．

症状の進行に伴い，経口摂取困難となる場合も多い．散薬の経口投与や経管栄養チューブから経管投与となり，粉砕可否や薬剤の投与方法が問題となる．徐放性製剤は，絶対に粉砕してはならない．なぜなら徐放性が失われ，これが効果発現時間や持続時間に大きく影響し，剤形の変化が症状の変化をきたすからである．服薬方法や投与剤形の選択は医師とよく検討の上で行い，患者には自己判断で錠剤を粉砕して服用

しないよう指導する.

文　献

1) Gottwald MD, Bainbridge JL, Dowling GA, et al. : New pharmacotherapy for Parkinson's disease. Ann Pharmacother 31 : 1205-1217, 1997.
2) 日本神経学会（監）：パーキンソン病治療ガイドライン2011. 医学書院, 2011.
3) 髙橋美由紀, 黒山政一：パーキンソン病治療薬. 続　違いがわかる！同種・同効薬. 黒山政一, 大谷道輝（編）, pp.31-43, 南江堂, 2013.
4) 髙橋美由紀, 黒山政一：パーキンソン病治療薬（ドパミンアゴニスト）. この患者・この症例にいちばん適切な薬剤が選べる同効薬比較ガイド1. 黒山政一（編）, pp.75-88, じほう, 2014.

（脳神経内科医の視点：荻野　裕／看護の視点：野田涼子／介護の視点：早田　榮／
リハビリの視点：髙橋香代子／制度について：植竹日奈／
薬剤師の視点：松岡陽子，黒山政一）

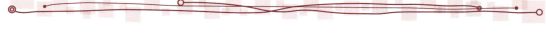

C. 痙性による機能低下

ポイント！ **症状の特徴**

　痙性とは特定の筋肉が継続的に収縮した状態である．この痙性により筋肉が緊張しすぎて手足が動きにくくなり，日常の滑らかな運動の重大な妨げとなる．痙性には軽度の筋硬直から運動不能になるような重度の**痙性麻痺**まである．下肢では足先が足底に引っ張られる**尖足**，足がねじれて靴がはきにくい，下肢が突っ張るという症状がでる．また上肢では肘が曲がったり，手首や指が曲がって，着替えるときにひっかかるなどの症状がでる．

　痙性片麻痺歩行は脳卒中後に起こりやすい．痙性片麻痺のある側では上肢・下肢の各関節（肩，肘，手首・股・膝・足首）は十分に動かず，下肢は伸展し，つま先は垂れ内反する．歩こうと障害側の足を前に出すと，障害側の股関節を中心に伸展した下肢で外側に半円を描くようにして歩き，つま先は地面を引きずる．**階段昇降**は**図 1-C-1**のようにまず2足1段から始める．昇るときは健側から踏みだし，降りるときは患側をまず下ろす[1]．

ポイント！ **原因について：痙性は脳の抑制機能の低下による**

　神経回路のある一定の指令の流れが傷害によって中断し，脳の反射中枢に届かなく

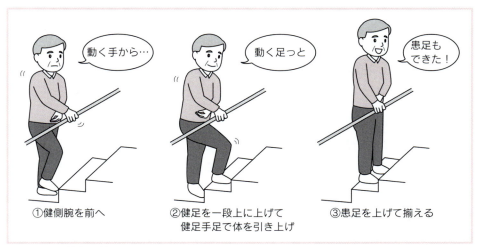

図1-C-1　階段昇降
階段昇降はまず2足1段から始める．降りるときは健側手足で体を支え，昇るときとは逆にまず患足を降ろす．

なる．すると脊髄は，身体の反応を緩和しようと試みる．しかし脊髄は脳ほど効率的にちょうどよい状態にできないため，戻される信号が過度に誇張されて攣縮となる．

痙性は自発的な動きを制御している脳や脊髄の部分的な損傷による運動ニューロンへの**抑制機能の低下**によって起きる．われわれが体を動かそうとするとき，筋肉が収縮する．その体動のコントロールの総本山は**大脳皮質**および**脳幹**にある．大脳皮質によって開始される随意運動，例えば"右手を挙げること"は下位脳領域（脊髄，脳幹，基底核，小脳）に用意されている機能の"パターン"を活性化することによって始まる．下位中枢はこれを受けて，特定の制御信号を骨格筋に送る．この運動制御系コントロールが損傷を受けると痙性が生じる．代表的な疾患としては脳卒中，多発性硬化症，筋萎縮性側索硬化症 amyotrophic lateral sclerosis（ALS），攣縮性斜頸があげられる．

尖足とはアキレス腱などの拘縮によってつま先立ちのように足首が伸びた状態である．足底筋の緊張が高まって背屈筋と足底筋の牽引力のバランスがくずれる．麻痺足に対しては**良肢位固定装具**を使って変形発生を予防したり，**アキレス腱のストレッチ**，足関節の**関節可動域訓練**を行う．これらは痙縮の症状を和らげるために役立つ．

痙性が強いとしばしばみられる症状としてこむら返りがあり，有痛性攣縮，局所スパズムともいわれる．何らかの局所的な刺激要因や筋の代謝異常，厳寒，血流の減少，過度の運動などにより，痛みやその他の感覚情報が筋から脊髄に伝達されると，それらはフィードバックされて，反射的筋収縮を引き起こす．この筋収縮が情報を送っている感覚受容器をさらに強く刺激すると考えられ，この刺激により，脊髄がさらに筋収縮を増強する．このように弱い初期刺激が次第に強い収縮を引き起こしてついには本格的な筋クランプが起こる[3]．こむら返りには**芍薬甘草湯**を使うが，偽性アルドステロン症に注意する．

痙性は悪いことばかりではない．痙性は筋肉の緊張を保つ働きがあるので，不用意に抗痙縮薬を使うと介助立位が保てなくなることもあり，注意が必要である．痙性が特定の身体動作を妨げているときは攣縮に対する治療を行い，また筋痙攣を起こして痛みが強いときにも積極的に治療する．しかし薬による副作用が強かったり，必要な筋緊張がなくなり ADL 低下をきたすときには再考が必要である．

> 声かけの例
> 「関節は放っておくと固まってしまいます．緊張や痛みをとる薬を使いながらストレッチしましょう」

ポイント！ アセスメント

痙性により日常生活が何らかの障害を受けていれば，看護介入の必要性が生じてくる．そのため，まずは日常生活全般のどこに不便さを感じているかの情報収集が必要であり，患者が不便に思っていることに対して援助をしていく．痙性は身体的苦痛だけではなく身体が思うようにならないことや痛み，または外見の変化といったものからの精神的苦痛を伴うため，その両者に介入が必要である．患者によっては痙性による四肢の状態をうまく活用することでバランスを保ち，歩行や車いすへの移動などの日常生活動作が自分で行えている場合がある．しかし，抗痙縮剤やボトックス®注射

などの痙性をとる治療が行われたときや，睡眠不足や発熱などのその日の体調によっては，バランスを崩し突然の膝くずれを起こすこともある．そのため，看護師は治療方法や日常の痙性の程度を把握しておく．普段と程度が違うと感じる場合には，通常では杖歩行の場合でも車いすの使用を勧めるなどして，治療やその時々での状態に応じた介入をする．

ポイント！👉 食　事

上肢の痙性は食事摂取量の低下をもたらすため，体重減少やアルブミンの低下といった栄養状態の低下に表れる．そのため，食事摂取量の低下が摂食行動によって低下しているのか，嚥下状態の低下により影響を受けているのかを観察する．上肢の痙性によって食事が口まで運べない場合は，OTを依頼し福祉用具の検討をしてもらう．

ポイント！👉 歩　行

痙性が進行すると下肢が内反することで歩行ははさみ足歩行となり，バランスが悪くなる．そのため，患者にはあえてガニ股を意識して歩行するようにアドバイスする．内反状態の下肢に対しては，義肢装具業者が個人の内反の程度に合った靴を採寸し作成する．作成依頼から完成までには数ヵ月を要し，一足に対し年単位での保険耐久期間が設けられる．耐久期間内に新たに保険適用内でもう一足を追加作成することはできないため，作成段階では何度も試し履きをして個人の状態に合ったものにすることはもちろん，革の素材や裏地とのバランスに気を遣い，おしゃれを楽しめるように配慮する．

ポイント！👉 更　衣

痙性が強い場合，衣類はトレーナーやジャージなどの伸びる素材を取り入れたり，マジックテープで止められるようにすると患者も苦痛が少なく，介助者も苦労が少なく更衣が行える．女性の場合は，フレアタイプのスカートを着用すると一見して痙性だとわかりにくく，衣類による締め付けも生じにくい．

ポイント！👉 二次的障害の予防

痙性はそのままにしておくと関節拘縮へと移行する危険性が生じてくるため，日常生活の中で取り入れられるストレッチや他動運動を家族に指導する．

日常生活をベッド上で送る場合，痙性による痛みが緩和できるように体位を調整する．具体的には，膝は軽く屈曲するように枕を入れ両下肢の間には枕を挟むようにする．この体位は尖足予防にも効果的である場合が多い．尖足は痛みだけではなく，歩行状態にも悪影響を及ぼすため，痙性が尖足へと移行しないような関わりが重要となる．体位調整の他にも，足首の曲げ伸ばし運動を行うことが有効である場合がある．足首の他動運動に対しては，体位変換の際に行うことで，患者の身体的苦痛を取り除くだけではなく，介助者の時間的負担を軽減することができる．

痙性は患者の意思ではコントロールできない動きを生じるため，打撲や創傷などの二次的障害を防ぐことが必要となる．たとえば，思わぬ打撲を防ぐためにベッド柵などの硬いものにはバスマットのようなものを巻き付けて保護する．また，車いす上で生じた痙性に対して打撲やずり落ちへの予防としては，車いすの硬い部分にクッションを巻いたり，ずり落ちないように腰ベルトを準備しておく．

ポイント！👉 精神面への配慮

痙性による突っ張り感は，身体的苦痛だけではなく患者自身でコントロールできな

1　四肢・体幹機能障害に伴う症状　37

いことや外見の変化から精神的苦痛へとつながる場合が多い．また，緊張は痙性を助長させるため，ゆったりとした雰囲気で声をかけ，リラックスした環境を調整する．

ポイント！ 評価：痙性の程度，部位，ROM，ADL/IADL，ボツリヌス療法前後

　脳卒中などの中枢神経疾患で認められる痙性は，関節拘縮，姿勢異常，歩行障害などの原因になる．一方で，痙性の程度は個人で異なり一様ではない．また，痙性の認められる部位についても一様ではないため，どの部位にどの程度の痙性が認められるのかを評価する必要がある．痙性の程度を評価する簡便な方法としては，Modified Ashworth Scale（MAS）[1]（表1-C-1）が臨床的にはよく用いられる．MASは，患者を安静臥位の状態にし，他動的に関節を動かして動きの硬さを評価するものである．さらに，痙性は部位によっても異なることが多いため，MASによる評価は単一部位のみに行うのではなく，全身的に行うのがよい．すなわち，頸部，肩甲帯，骨盤帯，肩関節，肘関節，手関節，手指，股関節，膝関節，足関節に対して行う．特に，肩関節や股関節については，屈曲・伸展方向だけでなく，外転・内転方向についても評価が必要である．加えて，痙性が認められる部位については，対象部位の関節可動域も測定しておく必要がある．

　痙性は，安静時に認められるだけでなく動作時にも出現する．動作時の痙性は，動作の円滑さや動作遂行そのものを阻害することもあるため，痙性によるADL/IADL動作への影響についても併せて評価をする必要がある．例えば，立位や歩行時の異常な筋緊張による麻痺側の肩甲帯の後退，肘関節や手関節の屈曲，足関節の尖足など，異常な運動の有無を観察することが重要である．

　痙性に対して，ボツリヌス療法や経口抗痙縮薬の服用などの治療が行われる場合は，痙性の変化について，必ず治療前後で評価を行う必要がある．その際，痙性の評価をMASだけで行うのではなく，坐位や立位姿勢の変化，歩容の変化についても評価が必要である．痙性がある患者では，筋緊張の亢進を利用して姿勢を保持したり，立ち上がったり，歩行していたりする場合もあるため，例え局所的であっても筋緊張が変化することで，姿勢や歩容が変化したり，場合によっては姿勢保持や起立・歩行が困難になることもある．痙性による筋緊張の亢進を利用して姿勢保持や起立・歩行していると考えられる場合には，ボツリヌス療法や経口痙縮薬の服用について，主治医および患者とよく相談したほうがよいと考える．

表1-C-1 Modified Ashworth Scale（MAS）の判定基準

スコア	判定基準
0	筋緊張の亢進がない．
1	軽度の筋緊張亢進があり，可動域の初期あるいは，可動域の終末でわずかな抵抗がある．
1+	軽度の筋緊張亢進があり，可動域初期に引き続く抵抗が残りの可動域（1/2以内）にある．
2	さらに亢進した筋緊張が可動域（ほぼ）全域にあるが，他動運動はよく保たれる．
3	著明な筋緊張亢進があり，他動運動は困難である．
4	他動では動かない．

ポイント！👆 痙性により生じうる ADL/IADL 障害の例

　痙性による問題は，単に筋緊張が亢進し関節運動が妨げられることだけにとどまらない．例えば，肩甲帯，上肢，骨盤帯の筋緊張の亢進により体幹の回旋や屈曲が制限されると，寝返りや起き上がりが困難になることがある．また，足関節の底屈筋や股関節内転筋群の筋緊張の亢進は，立ち上がりの際の足部への重心移動を阻害したり，歩行中の足部の接地や下肢の振り出しを阻害したりすることがある．痙性の程度によっては，立ち上がりが困難になったり，転倒しやすくなったり，歩行困難になることもある．痙性による転倒や歩行障害は，移動範囲の狭小化にもつながるため，買い物などの外出を制限する要因にもなりうる．また，痙性により肩関節や股関節の屈曲や外転に制限が生じると，更衣に支障をきたすこともある．加えて，肘関節，手関節，手指の屈曲の筋緊張が亢進すると，上肢のリーチ動作や巧緻性が低下するため，箸の使用，書字，パソコンのキーボードやマウスの操作など，上肢を使った動作が困難になることもある．なお，痙性によって生じている ADL 動作の障害は，同時に介助の妨げにもなりうるため注意が必要である．

ポイント！👆 対応の例

　痙性へのリハビリテーションでの対応としては，1) 運動療法，2) 装具療法，3) ポジショニング，が考えられる．1) の運動療法については，痙性を呈する部位や筋へのROM 訓練やストレッチを行い，関節可動域の低下や拘縮を予防していくことが重要である．ROM 訓練やストレッチの際には，関節や筋を速く動かしたり伸張したりすると痙性が高まるため，ゆっくりと動かしていくように注意する．また，拮抗筋に随意性がある場合は拮抗筋の筋力トレーニングの指導を考慮する．ROM 訓練やストレッチなどの運動療法に関しては，患者自身で可能であれば自主トレーニングとして指導することも重要である．

　2) の装具に関しては，下肢の痙性によって歩行障害が生じている場合，下肢装具の適応を検討する．例えば，痙性による尖足を呈しており，歩行時に足底の接地が阻害されている場合には，短下肢装具の使用を検討する．ただし，痙性の程度によって使用する短下肢装具の種類を変える必要がある（**図 1-C-2**）．

　3) のポジショニングに関しては，痙性による不良姿勢を適切な姿勢に矯正するために行う．肩甲帯や骨盤帯の筋緊張が亢進すると，体幹が横に倒れたり，捻れたりするような不良姿勢を呈することが多い．不良姿勢が持続すると，関節可動域の低下，拘縮，疼痛を引き起こす危険性が高くなる．特に，ベッド上での臥位や車いす坐位の時間が長い患者では，一定の不良姿勢が持続する危険性が高いため，適切なポジショニングが重要である．ポジショニングでは，クッションなどを用いて肩甲帯や骨盤帯の位置，上肢や手指の肢位を適切な肢位に保持していく（**図 1-C-3**）．

ポイント！👆 ボツリヌス療法後の運動療法

　痙性に対する治療としてボツリヌス療法を施行した後は，対象部位または対象筋のROM 訓練やストレッチを積極的に行い，関節の他動的な可動性を獲得していくことが重要である．また，関節の他動的な可動性の獲得だけでなく，施注筋の拮抗筋の筋力トレーニングを行うことで，自動運動による関節の可動性も獲得することが重要である．例えば，ヒラメ筋への治療が実施された場合は，前脛骨筋の随意性と筋力を向上させることが重要である．さらに，前述したように痙性の影響は動作にも及ぶた

1　四肢・体幹機能障害に伴う症状　39

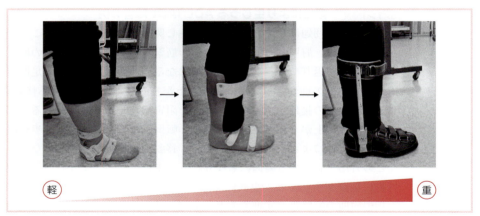

図1-C-2 痙性の程度と使用する装具の例

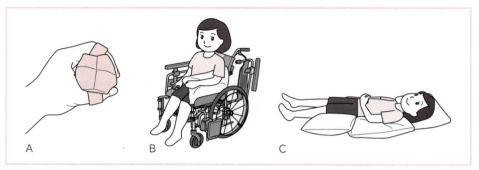

図1-C-3 ポジショニングの例
A：手指屈筋痙性へのポジショニング．
B：車いす上でのポジショニング．肩の内転や肘の屈曲を防ぐ．
C：臥位でのポジショニング．肩甲帯や骨盤帯にクッションを入れ，肩甲帯の後退や股関節の外旋を防ぐ．

め，筋緊張の変化に対応した動作方法の練習と獲得も，長期的な機能維持・改善のためには重要である．例えば，ヒラメ筋への治療により尖足に改善が得られた場合は，歩行時に足底が接地するよう歩容を指導・改善していく練習も必要となる．なお，治療の前後での評価については前述したとおりであるが，運動療法を実施する上で評価は極めて重要であることに留意する．

ポイント！👉 家族指導，予後や進行に対する質問への応答の仕方，フォローアップ

家族に対しては，痙性によって起こりうる問題について説明し理解を得た上で，対応策であるROM訓練，ストレッチ，ポジショニングの方法について指導を行う．ただし，指導内容については家族でも実施しやすいように，方法を単純化したり，写真や図を使って説明したりするなど工夫が必要である．

予後や進行に関する質問については，まず患者や家族が痙性について，どのように理解しているかを確認・整理することが重要である．脳卒中による痙性の場合は，痙性による二次障害によって拘縮や疼痛の出現などが起こりうること，さらに二次障害

は的確な対応により予防が可能であることを説明し，理解を促すことが重要である．また，痙性に対する治療がなされる場合には，筋緊張の変化によって姿勢や動作も変化する可能性があることも説明が必要である．

フォローアップについては，筋緊張や関節可動域に変化が起きにくい状態であれば，1ヵ月に1回程度のフォローアップでよいと考える．ただし，ボツリヌス療法や経口抗痙縮薬の服用などの治療が行われ，筋緊張の状態が変化する可能性がある場合には，状態が安定するまで週1回程度の頻回なフォローアップが望ましい．

痙縮に対して，中枢性筋弛緩薬（チザニジン，バクロフェン，トルペリゾン，ジアゼパム）や末梢性筋弛緩薬（ダントロレン）が使用される．筋弛緩薬に共通して，眠気，注意力・集中力・反射運動能力などの低下が起こることがあるので，本剤投与中の患者には自動車の運転など危険を伴う機械の操作に従事させないように指導する．副作用の程度を最小限に抑えるために，必ず少量から開始し，症状に応じて徐々に増量する．薬剤の効果が認められない場合は漫然と継続しないようにする．投与中止する場合には徐々に減量する．

痙縮による関節可動域制限に対して，神経ブロックによる痙縮コントロールの報告がある．ボツリヌス毒素は，末梢の神経終末部において神経伝達物質のアセチルコリンの放出を抑制し筋弛緩作用を発現する．効果は注射後2～3日から徐々に現れ，通常3～4ヵ月持続するが，可逆性であり効果を持続させるためには反復投与が必要になる．なお，反復投与は3ヵ月以上の間隔をあける必要がある．脳卒中後の上肢痙縮患者を対象とした国内臨床試験においての副作用は，脱力（感），CK（CPK）上昇が報告されている．また下肢痙縮患者を対象とした国内臨床試験においては，注射部疼痛，筋痛，発疹が報告されている．重大な副作用には嚥下障害，呼吸障害，痙攣発作などがある．

現在，ボトックス®の使用に際しては，承認条件に基づき，適正かつ安全な使用を目的として，症例の事前登録制による全例使用成績調査，ならびに使用医師の限定（A型ボツリヌス毒素製剤ボトックス®講習・実技セミナー受講医師のみ）が実施されている．

文 献

1) 上田敏：目でみるリハビリテーション医学　第2版．p.83，東京大学出版会，2005．
2) Arthur C. Guyton, John E. Hall：ガイトン生理学　原著第11版．p.724，2010．
3) Arthur C. Guyton, John E. Hall：ガイトン生理学　原著第11版．p.716，2010．
4) 成田有吾：神経難病在宅療養ハンドブック よりよい緩和ケアのために．p.64，メディカルレビュー社，2011．
5) 日本脳卒中学会　脳卒中ガイドライン委員会（編）：脳卒中治療ガイドライン2015．pp.295-298，協和企画，2015．
6) グラクソスミスクライン株式会社：ボトックス®製品情報概要．〈https://www.healthgsk.jp/products-info/botox/#〉

（脳神経内科医の視点：高橋貴美子／看護の視点：野田涼子／リハビリの視点：上出直人／薬剤師の視点：松岡陽子，黒山政一）

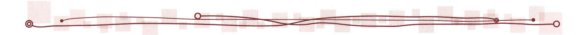

D. 運動失調・不随意運動

ポイント！ 👉 運動失調とはなにか

　筋肉に力を入れるという機能は一次および二次運動ニューロンが担っている．しかし実際の随意運動の動作は複雑であり，多数の筋肉に必要なときに必要なだけ筋力を出させる必要がある．ピアニストの指の動きをみれば，いかに精密な調整がなされているかがわかるであろう．随意運動の調整は，簡単にいうと2つの系がある．1つは他項で触れる固縮・無動に関連する基底核であり（1章-B「固縮・無動による機能低下〈p.27〉を参照），随意運動の開始・終止，運動の大きさなどの調整を行っている．もう1つが小脳系であり，より細かい随意運動の調節を行っている．日常のさまざまな動作に関わっているため症状も多岐に及ぶ．一例として，書字時にいちいち次にどの筋肉にどのくらい力を入れるかなどと考える必要はないが，これは小脳が調整しているからである．また，運動を記憶する機能もあるといわれている．たとえば体操の選手がとんでもなく複雑なジャンプを行えるのも，反復練習によって小脳に情報が記録されたからである．このように小脳の機能が運動の調節に非常に重要であり，運動失調というと本来は小脳障害による小脳性運動失調を指す．本項では深部覚障害による感覚性失調と呼ばれる病態も合わせて解説する．

ポイント！ 👉 小脳性の失調と感覚性の失調をどう見分けるか

　臨床的に両者を鑑別するポイントは，視覚情報で代償がきくかどうかである．感覚性失調では目を開けていると（視覚情報が得られる）あまりふらつきが目立たないが，目を閉じると（視覚情報の遮断）ふらつきが強く現れる．この現象をロンベルク徴候と呼び，失調が深部感覚障害によるものを示すものである．一方，小脳失調では開眼時からふらつきがあり，閉眼しても増強しない．

ポイント！ 👉 小脳性運動失調の多彩な症状

　小脳性運動失調ではさまざまな症状がみられる．これは小脳がさまざまな随意運動の調整役を担っているからである．症状としては，次の5つがあげられる．

1）立位歩行時のふらつき（体幹失調）

　体幹のバランス障害のため全方向性にふらつきがある（前庭障害によるバランス障害では一方向に倒れやすいのと対照的）．バランスをとるため患者は足をひろげて歩く（wide-based gait）．前述のように，開眼した状態でもふらつきがみられ閉眼しても増悪しない．症状が強くなると立位歩行が困難となり，車いす生活を余儀なくされる．

2）四肢の動作時の振戦や測定障害（四肢失調）

　四肢の失調では，動作の目標が近付くとスムーズな動きができず揺れてしまう（企

図振戦，あるいは終末振戦），また目標にたどりつかなかったり行きすぎたりする測定障害も起こる．このため生活動作がうまくできなくなる．上肢の失調では書字，食事動作などを含むさまざまな動作が障害される．診察では指鼻指試験などが小脳性四肢失調の評価に用いられる．

3）構語障害

考えた言葉をしゃべるときに，その音やリズムをうまく調整できない状態である．小脳性失調ではおもに断綴性言語（音の強さやリズムがばらばらになる）がみられるが，ときには遅く音の分離が悪いしゃべり方（slurred speech）になることもある．

4）嚥下障害

嚥下は一連の複雑な運動による反射である．小脳失調ではこの組織だった動きが障害される．嚥下障害が強くなると経管栄養が必要になる．

5）眼球運動障害

なめらかな動きが障害されて，がくがくと引っかかるような動きをするようになる．また，注視方向性眼振がみられることがある．

脊髄小脳変性症などのように両側の小脳が障害されると前述のすべての症状があらわれるが，血管障害などで一側の小脳のみが障害されると同側の上下肢の失調を呈し，体幹失調，嚥下障害，構語障害はあまり目立たない．脳血管障害の患者において脳の病変は麻痺側の反対側であることをご存知であろう．小脳は対側の大脳と連絡しているため，一側の小脳障害では（対側の対側で）同側の上下肢に失調症状が出る．

当然のことであるが，随意運動の調整機能であるから麻痺が存在すると小脳性運動症状はみることができなくなる．またパーキンソン症状が合併した場合は無動による動作の小ささ，速度の遅さにより小脳性運動失調はみられにくくなる．例として小脳症状で発症した多系統萎縮症（小脳型 MSA multiple system atrophy-cerebellar〈MSA-C〉）において徐々にパーキンソン症状が強くなると小脳症状はマスクされる．進行期に診察すると固縮・無動がメインにみえてしまい，カルテの記載からのみ以前に小脳症状が主であったことがわかることがある．

小脳症状の特異的な薬物療法はなく，主にリハビリテーション的な介入が行われる．一般的なアドバイスとしては，例えば上肢の失調ではできるだけ運動を行う部位の近くまで固定するとよい．手先の動作なら，腕を上げていないで手首を固定させると動揺の軽減が図れる．

ポイント！👆 感覚性運動失調の症状はなにか

感覚性運動失調を呈するのは深部覚障害のときである．温痛覚などの表在覚障害では失調症状は呈さない．深部感覚は筋肉の伸び具合や関節の位置など（位置覚）の情報を末梢から伝えている．姿勢保持や運動の調整には，小脳系以外にこの深部覚の情報も用いられている．この深部覚からの情報による調整は，視覚情報によりある程度代償されうる．このため前述のロンベルグ徴候が診断に非常に有用になる．症状としては特に閉眼時や暗いところでのふらつきが特徴的である．四肢の症状としては目をつぶると目標に達することが困難になる（診察では目をつぶって両手の指を胸の前で突き合わせてもらう）．また，開眼時は視覚情報で一定の肢位を保つことができるが，閉眼するとゆっくりと動き固定することができない（基底核病巣でみられる不随意運動のアテトーゼに対して偽性アテトーゼと呼ばれる）．原因の病巣は主として末梢神

経あるいは深部核の伝導路である脊髄後索にある．

ポイント！ 感覚失調患者への声かけ

　アドバイスとしては，視覚情報の重要性を伝えて理解していただくことが大事である．部屋の明るさを維持すること，また動作時は必ずその部位を目で確認しながら行うようにしてもらう．

ポイント！ アセスメント

　何らかの原因により小脳が障害されると運動失調が出現しふらつきを生じるため，バランスをとることが難しくなる．さらに症状が進行すると千鳥足歩行となり下肢の動きの微調整が困難となるため，目標物の前で止まることができずぶつかってしまうといった状態となる．そこで看護師は，現在の歩行状態について体幹の揺れの程度・歩幅の大きさ・足の運び方の程度を把握する．不随意運動はハンチントン病やパーキンソン病自体の症状や薬の副作用によって生じ，自分自身ではコントロールできない動きとなる．運動失調や不随意運動の多くは，バランス感覚が低下している場合でも筋力が保たれている場合が多い．そのため，まずは日常生活場面の情報収集をする．そして，患者が日常生活において不便と感じている箇所や，患者自身は不便さを感じていなくても患者に関わっている人が危険だと感じている場面を明らかにしていく．

ポイント！ 食　事

　上肢の運動失調や不随意運動により，食事を口まで運ぶ摂食動作が困難となる場合は，スプーンやフォークを使用したり，食器の縁が丸くカーブしていて食事が外にこぼれにくいものなどを取り入れ，なるべく自力で食事が摂れるよう工夫する．食器自体の下に滑り止めマットを敷いてもよい．体幹の運動失調や不随意運動によっては，食事を口まで運ぶ行為が予想と反して速くなったり，口腔内に運ぶことが困難になったりといった摂食行動能力の低下や，脊髄小脳変性症における嚥下機能の低下からも誤嚥や窒息の危険性が生じることがある．そのため，入院中や福祉施設などで食事を摂るときは，直接介助の必要がない患者も看護師の目の行き届く食堂などで食事を摂れるよう配慮する．自宅で食事をするときでも，可能であればなるべく他者から観察できる空間で食事を摂るようにし，行動に変化がないか観察できるようにすることで，誤嚥時にすぐに対応できるようにしておく．

ポイント！ 更衣・保清

　運動失調の場合，足の上がりが思うように動かせず，不随意運動では自分自身の意思と関係ないところで身体が動いてしまうことから，トイレや浴室など狭い環境では，床からバスマットなどの引っかかるものを取り除いたり，体幹の揺れでぶつかりそうな場所はあらかじめスポンジのようなもので保護しておくなどして安全面への配慮を行う．また，運動失調や不随意運動により着衣の乱れが生じないよう，ボタンタイプではなくトレーナーなどの着脱が簡単で乱れにくい衣類を選択するようアドバイスする．

ポイント！ 歩行介助

　運動失調の場合，ふらつきからのバランスを取るためにも，患者に足を大きく広げた歩行をするように勧める．歩行介助につく場合，介助者は杖や手すりの反対側に立ち患者側の手で腰ベルトなどを持ち，反対側の手で患者の手を下から支えて介助す

る．不随意運動の程度によっては，車いすごと後方転倒する場合もあるため，車いすを止めるときは壁などの固定されたものの前に止めるなどの配慮をする．後方転倒ストッパー機能を搭載した車いすもあるため，導入時に紹介するとよい．患者や家族にはどのような動作のときにバランスを崩しやすいか，日常的に意識しながら生活してもらう．症状の進行に伴い転倒の危険性も高まるため，看護師は患者に関わっている人達と連携をとり，転倒の危険性を患者や家族に十分に説明する．

ポイント！ 環境調整

歩行時の転倒予防対策として，室内では床に絨毯やマットなどの歩行の邪魔になるものを置かないことや，手すりとして利用するような家具が動かないように固定する方法をとる．また，歩行時は室内であっても帽子を被ることで，転倒時の頭部外傷の危険性を低下させることができる．また，室内であっても靴を履くことで，下肢が投げだされてもけがをする危険性を低下させることができる．起き上がり動作や歩き出しの困難さを感じていれば，ベッド自体の高さ調節が可能な電動ベッドを導入する．ベッド上で端座位となった状態から滑り落ちることや，運動失調によってベッドから転落するリスクを考え，ベッドには柵を取り付け，臥床時のベッドの重心は低めに設定しておく．柵にバスマットを巻き付けると，柵への打撲を予防することができるほか，柵の間へ頸部や四肢が挟まることで生じる骨折などの事故を予防することができる．

ポイント！ 精神面への配慮

前述したように，運動失調では筋力の低下はあまりなく，バランス感覚の低下を認める．その場合，患者や家族の多くは「なるべく自分の足で歩きたい，歩いてもらいたい」という希望をもっている．しかし，医療者が他覚的に車いすなどの福祉用具が必要であると判断した場合，日常生活をどのように送るかを患者と話し合わなくてはならない．患者は筋力が保てているからこそ，移動が危険な状態になっていても福祉用具やサービスの受け入れが悪い場合が多い．患者は運動失調や不随意運動によって，自分の意思とは異なった動きが出現することへのもどかしさや苦痛を感じている．看護師は患者の思いに寄り添い，苦痛が最小となるような生活面での改善を模索していくことが重要である．

筋力は保たれているものの，移動時，坐位時にふらつきがみられるため，在宅においては家具などにぶつかることで生じるけがの予防や転倒・転落を予防することが必要である．一人一人症状は異なるが，身体をうまく動かせなくなり，歩行時のふらつきや呂律が回りにくくなることが特徴で，特に立ち上がりや歩きはじめ，方向転換のときなどに転倒することが多い．また，歩行時に杖を使用しても適正に突くことができないことでかえって歩行の妨げになっている方を目にする．転倒を予防してなるべく身体機能を維持していけるように在宅生活の支援を考えたい．

ポイント！ 自宅内の環境整備

リハビリ専門職および住宅改修業者などと連携し家屋評価と運動機能評価を進め，住宅事情と状態に合わせて自宅の玄関，トイレ，浴室，廊下，階段などに手すりを取り付け，段差を解消するなどの住宅改修を行い，歩行補助具を検討する．進行性の疾患であり，状態変化が考えられるため，場合によっては，手すりは福祉用具のレンタルで代替できるものはレンタルを活用し，変化に合わせて対応していく．

また，動線上にはなるべく家具や障害となるものをおかないようにする．家具がある場合には，角にクッション性のものを貼り保護するなどの工夫をする．
　坐位については，肘掛けのついたいすを使用し肘をのせることで体幹を安定させることができる．

ポイント！👉 転倒を予防する
　立ち上がりや歩行の補助具として，特殊寝台の立ち上がり支援バーの利用や，支持基底面が広く安定性のよいピックアップ式歩行器や，重心が低く，バランスの取りやすいオパルなどの歩行車を選定することで転倒や転落を予防することが考えられるが，歩行器および歩行車はその大きさから，自宅内では使用場所が限定されることもある．屋外や訓練場面での使用で運動の機会を確保し，外出も介護者が付き添うことでより安全性が高まる．手すりに掴まろうとして，先のほうから手を伸ばしてしまうことがあるため，「もう一歩前に進んで」などの声かけで動作の促しが必要である．また，便座やいす，ベッドへの移乗時，車への乗りこみも傍で見守り，掴み損ねや座り損ねによる転倒や転落を予防する．階段の昇りは，手すりの前方をしっかりと掴むように声をかけ，後方について見守りをする．床からの立ち上がりは苦手な方が多く，状態にもよるが電動昇降座いす（介護保険レンタル）などを活用するとよい．
　加えて，起き上がり，立ち上がり動作の不安定さが強く転倒の危険性が高いことから，夜間の起居動作を慎重に行うとともに，電気のスイッチなどはひもを取り付ける．必要な物品は枕元に準備しておくなどベッド（寝具）回りの環境を整えておくことも，転倒や転落を予防する支援の視点となる．
　転倒を予防する視点を中心に記載したが，"できることはなるべく自分で" との思いが本人・ご家族・支援者にもあり，運動失調の方においては，食事を口まで運べない状態の方もおり，自分で食べることを課してしまうことで食事摂取量が減少し，二次的な疾患を生み出す可能性もある．疾患の理解を深め，生活の支援の中から変化を敏感に捉えることで状態に合わせた適切な支援が提供できていく．

ポイント！👉 運動失調に対する評価

1) 四肢失調・体幹失調の評価
　脊髄小脳変性症 spinocerebellar degeneration（SCD）などの小脳障害による四肢失調・体幹失調に対して，定量的に評価を行う方法として Scale for the assessment and rating of ataxia（SARA）[1] がある（**表 1-D-1**）．SARA の合計点は 0〜40 点で，点数が高いほど運動失調が重症である．また，SARA の項目にもある坐位において，体幹に少しでも動揺が認められる場合は，体幹失調が強い可能性が高い．その場合，バランス能力や歩行能力について詳細に評価を行う必要がある．

2) バランス・歩行能力の評価
　バランス能力の評価として，立位や坐位の保持時間やリーチ動作能力などの評価を行う．立位保持時間の評価では，両足を開いた wide base での立位，両足を揃えた立位，つぎ足での立位，片脚での立位と，難易度を上げながら立位保持時間を評価する．リーチ動作能力の代表的な評価では Functional Reach Test がある（**図 1-D-1**）．また，バランス能力を総合的に評価する尺度として Berg Balance Scale（BBS）[2] がある（**表 1-D-2**）．BBS は全 14 項目のバランステストを合計 0〜56 点で評価し，点数

表 1-D-1　Scale for the assessment and rating of ataxia (SARA)

項　目	評価内容	点　数
1) 歩行	次の2種類で判断．①壁から安全な距離をとって壁と平行に歩き，方向転換し，②帰りは介助なしでつぎ足歩行（つま先に踵をついで歩く）を行う．	0〜8
2) 立位	靴を脱ぎ，開眼した状態で，順に①自然な姿勢，②足を揃えて（親趾同士をつける），③つぎ足（両足を一直線に，踵とつま先に間を空けないようにする）で立位保持を行う．	0〜6
3) 坐位	開眼し，両上肢を前方に伸ばした姿勢で，足を浮かせてベッドに座る．	0〜4
4) 言語障害	通常の会話で評価する．	0〜6
5) 指追い試験	人差し指で，予測不能な方向に動かされる検者の人差し指の動きに，できるだけ早く正確についていく．	0〜4
6) 鼻-指試験	被検者の人差し指で，被検者の鼻と検者の指を普通のスピードで繰り返し往復する．	0〜4
7) 手の回内・回外運動	大腿部の上で，手の回内・回外運動を，できるだけ速く正確に10回繰り返す．	0〜4
8) 踵-すね試験	ベッド上で横になり，片方の足をあげ，踵を反対の膝に移動させ，1秒以内ですねに沿って踵まで滑らせる．	0〜4

（難病情報センター：Scale for the assessment and rating of ataxia (SARA)〈http://www.nanbyou.or.jp/upload-files/sca_sara.pdf〉およびSchmitz-Hübsch T, du Montcel ST, Baliko L, et al.：Scale for the assessment and rating of ataxia：Development of a new clinical scale. Neurology 66：1717-1720, 2016, Berg K, Wood-Dauphinée S, Williams JI, et al.：Measuring balance in the elderly：preliminary development of an instrument. Physiotherapy Canada 41：304-311, 1989 より作成）

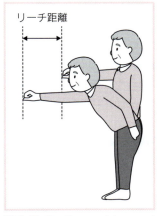

図 1-D-1 Functional Reach Test
立位の状態で片腕を水平に挙げ，両足の位置を動かさずに，できるだけ前方に手を伸ばす．前方にリーチした距離を測定する．

表 1-D-2　Berg Balance Scale (BBS)

項　目	評価内容	点　数
1) 起立	いすから立ち上がる	0〜4
2) 立位	2分間の立位保持	0〜4
3) 坐位	足を床につけて，背もたれなしで2分間の坐位保持	0〜4
4) 着座	立位からいすに座る	0〜4
5) 移乗	いす（ベッドでも可）から別のいすへ座る．	0〜4
6) 閉眼立位	眼を閉じて10秒間の立位保持	0〜4
7) 両脚閉眼立位	両足をつけて1分間の立位保持	0〜4
8) 上肢リーチ	立位で片腕を水平に挙げ，できるだけ前方にリーチする	0〜4
9) 床から物を拾う	立位の状態で足元にある靴を拾う	0〜4
10) 振り向く	立位で後ろに振り向く	0〜4
11) 360°回転	1回転する	0〜4
12) 階段昇降	左右の脚で交互に段差昇降を行う	0〜4
13) つぎ足立位	つぎ足で30秒間の立位保持	0〜4
14) 片脚立位	片脚で10秒間の立位保持	0〜4

（Schmitz-Hübsch T, du Montel ST, Baliko L, et al.：Scale for the assessment and rating of ataxia：Development of a new clinical scale. Neurology 66：1717-1720, 2006 および Berg K, Wood-Dauphinée S, Williams JI, et al.：Measuring balance in the elderly：preliminary development of an instrument. Physiotherapy Canada 41：304-311, 1989 より作成）

が高いほどバランス能力が高い．また，BBS の得点は移動能力レベルの目安にもなり，0〜20 点を車いすレベル，21〜40 点を介助歩行レベル，41〜56 点を自立歩行レベルと考える．

歩行能力の評価としては，Timed Up & Go テスト（TUG）や歩行速度の測定を行うことで，定量的に評価を行うことができる（詳細は 1 章-A「筋力低下」2)「下肢筋力低下，体幹筋力低下」内リハビリの視点〈p.22〉を参照）．TUG や歩行速度を定期的に評価し記録することで，運動失調による歩行能力への影響を経時的にフォローアップできる．

3) 呼吸機能

運動失調では，嚥下障害による誤嚥性肺炎のリスクもある．そのため，咳嗽力の定期的な評価を行うことが望ましい．咳嗽力の評価としては，咳のピークフロー cough peak flow（CPF）の測定がある．なお，努力性肺活量 forced vital capacity（FVC）などの呼気筋の筋力評価でも咳嗽力の評価の参考にはなりうる．呼吸機能の評価は，3 章-A「呼吸筋筋力低下」内リハビリの視点（p.75）も参照していただきたい．

4) 摂食・嚥下障害，構音障害

摂食・嚥下障害については，先行期から食道期までさまざまな障害が出現する可能性がある．ただし，嚥下障害の重症度は運動機能や罹病期間とは必ずしも相関しない．先行期では，運動失調による摂食動作，一口量，摂食ペースを評価する．口腔期では舌の協調運動障害に伴う食塊形成や舌の送り込みの障害，口腔内残渣，口腔内保持障害による早期咽頭流入などに留意して評価をする．

構音障害は，構音器官の交代運動（口唇の横引きとすぼめの交代，舌の挺出と引っ込めの交代など）におけるリズム障害や拙劣性，oral diadochokinesis などによって評価を行う．また，実際の発話場面での，発話のリズムの乱れや音の歪みの有無や程度，前後の音がつながって聞こえるスラー様発音（slurred speech）の出現についても評価を行う．

ポイント！👆 四肢・体幹の運動失調により生じうる ADL/IADL 障害

下肢の運動失調や体幹失調は，移動能力の障害を引き起こす．症状が軽度であれば，杖や歩行器で歩行可能であるが，バランス障害により転倒しやすいため，バスや電車の利用や屋外歩行は制限されやすい．さらに，症状が重症になれば，介助での歩行，四つ這いやいざり動作での床上移動，車いすでの移動へと障害されていく．さらに，体幹失調により坐位保持が困難になると，移乗動作や起居動作も自力では困難になる．

上肢の運動失調では，巧緻性が要求される ADL/IADL 動作が障害される．例えば，書字や箸の使用，洋服のボタンを留めるなどの動作は困難になりやすい．また，パソコンのキーボードやマウス，スマートフォン（携帯電話）の操作も困難となりやすい．重症になれば，企図振戦や測定障害により，食べ物を口に運ぶことが困難になり，摂食動作にも介助が必要となる．同様に，歯磨きや更衣動作も困難になる．加えて，車いすの駆動も困難になることが多く，自力での車いす移動も障害されやすい．

ポイント！👆 対応の例

四肢失調への対応として，0.5〜1.0 kg 程度の重錘を手首や足首に巻く方法が一般的に知られている．また，体幹失調については，肩甲帯や骨盤帯を弾性包帯で固定す

る方法もよく用いられる．なお，骨盤帯の固定は，弾性包帯ではなく伸縮性のある腰痛ベルトでも代用できる．しかし，これらの方法は効果がないことも少なくないため，重錘や弾性包帯による効果の有無を確認する必要がある．

運動療法の実施も極めて重要である．症状が軽度な時期から自主トレーニングを含む積極的な運動療法を実施することで症状の緩和が期待できる．運動療法では，四肢・体幹のストレッチ，四つ這いや膝立ち，ブリッジなどの動作を用いた肩甲帯や骨盤帯の周囲筋の筋力トレーニング，立位や膝立ち位でのバランス保持練習，歩行練習などを行う．運動療法を行う際には，自主トレーニングとして実施可能な内容を家族も含めて患者に指導する．また，呼吸機能低下がある場合には，深呼吸の練習や胸郭のストレッチも指導する．

摂食嚥下障害に対しては，食事中の坐位姿勢をヘッドレストや枕・クッションなどで安定させる．また，一口量が多くなってしまう場合には，小さめのスプーンを利用し，摂食ペースが速くならないよう指導する．

ポイント！ 福祉用具（杖，歩行器，自助具）

歩行障害が認められる場合は，軽度であれば杖や歩行器（車）の使用を考慮する．杖は，T字杖よりもロフストランド杖のほうが歩行が安定することもある．ただし，運動失調がある場合，杖の使用自体が難しい場合もあるため，その際には歩行器（車）の使用を検討したほうがよい．歩行器（車）を選択する際には，軽量で小型なものは運動失調のある患者には不向きである．できるだけ，底面積が大きく重みのあるものがよい．ただし，屋内で使用可能な歩行器（車）の大きさに物理的な限界もあるため，その際は1.5〜2.0kg（ペットボトル1本分）程度の重りを歩行器（車）につけておくと歩行が安定することが多い．また，屋外での使用では歩行車が選択されるが，速度に応じて自動的にブレーキが働く，抑速ブレーキ付きの歩行車を使用すると歩行の安定性が高まる．

パソコンを使用する際のキーボードの誤入力を防ぐ自助具として，キーガードが使われる．マウス操作については，パソコン自体の設定で，ポインターやダブルクリックの速度を遅くすることで対応可能である．

ポイント！ 家族指導，フォローアップ

SCDなどの難治性の進行性疾患では，病名や予後の説明が各職種で異なると，患者本人や家族の混乱のもととなる．大前提として，医師から本人および家族になされた説明内容について，各職種間で共有しておくことが重要である．

SCD患者に対する歩行介助は，家族では危険を伴う場合もある．特に，立位・歩行時の体幹の動揺が大きく，四肢失調も強い場合には，歩行介助中に家族も一緒にバランスを崩して転倒することがある．日常における移動手段は，家族の介助が可能か否かを見極め，安全な方法を選択することが望ましい．その際，歩行の機会が減ることで機能低下が心配される場合には，デイサービスやデイケア，訪問リハビリなどの活用を検討する．

SCDは，症状の進行が速い場合もあれば，比較的緩徐な場合もある．そのため，進行の速さや状態の変化を的確に把握できるように，SARAや歩行速度など客観的かつ定量的な評価を定期的に実施することが重要である．進行に合わせて，福祉用具の導入や環境設定，家族指導などの準備を適時行っていくことが重要である．

1　四肢・体幹機能障害に伴う症状　49

ポイント！ 訪問リハビリテーション

　失調があると転倒を恐れて動かなくなり，必要以上に筋力低下をきたすことも多い．安全な方法で動き続けること，そのために，本人が日常生活を送る場所の環境整備を行い，適切なリハビリテーションを続け，安全に動く方法を確保することが大切である．訪問でのリハビリテーションには，訪問リハビリテーション事業所（病院，診療所）から訪問する方法と，訪問看護として訪問看護ステーションに所属するPT，OT，STが訪問する方法がある．事業所からの訪問は介護保険対象（自己負担分については特定医療費制度の自己負担上限に含まれる），訪問看護ステーションからの訪問は，指定難病の一部（9章「もの・ひと・お金　そして生きる場所〜社会資源について」〈p.223〉を参照）は医療保険対象となる．事業所からの訪問の場合は，主治医から訪問リハビリ事業所医師への診療情報提供書，ステーションの場合は主治医の訪問看護指示書が必要となる．介護保険対象の場合，介護保険申請，ケアマネジャーによる手続きが必要である．なお，変化し，進行していく難病の経過に必要なリハビリテーションプログラムを確保するためには，医療保険と介護保険に関わる複数のしくみをその都度，調整していく必要がある．その人にどういうリハビリテーションが必要なのかをアセスメントしたら各々の制度に詳しいスタッフが話し合って連携し，資源環境を整えていこう．介護保険の範囲だけ，病院リハビリテーションができることだけ，などの限定した範囲で考えないことが大切だろう．

文　献

1) Schmitz-Hübsch T, du Montcel ST, Baliko L, et al.：Scale for the assessment and rating of ataxia：Development of a new clinical scale. Neurology 66：1717-1720, 2006.
2) Berg K, Wood-Dauphinée S, Williams JI, et al.：Measuring balance in the elderly：preliminary development of an instrument. Physiotherapy Canada 41：304-311, 1989.

（脳神経内科医の視点：荻野　裕／看護の視点：野田涼子／介護の視点：早田　榮／
　　　　　　　　　リハビリの視点：上出直人／制度について：植竹日奈）

2 球麻痺に伴う症状

A. 摂食・嚥下障害

脳神経内科医の視点

球麻痺による摂食・嚥下障害は，延髄と橋にある脳神経核の障害によって引き起こされる．球麻痺タイプの摂食・嚥下障害を引き起こす疾患は，脳卒中，認知症，筋萎縮性側索硬化症 amyotrophic lateral sclerosis（ALS）の球麻痺型，重症筋無力症，ギラン・バレー症候群が代表的である．

ポイント！ 嚥下とは

体にとって呼吸すること，食物を嚥下することは基本である．食物塊を飲み込むとき喉頭蓋が閉じ，食物が食道へと送られた後，喉頭蓋が開いて鼻から吸い込んだ空気が気道から肺へと流れる．

嚥下は口腔期，咽頭期，食道期に分けられる．まず口腔期に食塊形成，後方移動，食咽頭への送り込みを行う．舌萎縮や口輪筋麻痺，咀嚼障害があると口腔期が困難になる．次に咽頭期には鼻咽頭閉鎖，口腔との遮断，嚥下反射惹起，喉頭挙上・喉頭腔閉鎖，食道入口部開大という一連の嚥下運動が繰り広げられる．このとき咽頭残留や，梨状窩に貯留した残留物を次の嚥下運動時に誤嚥してしまう嚥下後誤嚥が起こりやすい．ALSでは咳の力が弱いため，誤嚥物を上手に喀出できないことが多く，肺炎のリスクが高まる．そして最後に食道期となる[1]．

嚥下（飲み込み）のこれら一連の動きのどこが滞っても栄養摂取不足，肺炎，窒息のリスクを生じることになる．

ポイント！ 嚥下障害を考えるとき

自ら食べ物が飲み込みにくいと訴える人もいるが，不顕性誤嚥の場合には嚥下困難の訴えのない人もいるため，食事摂取状態を確認して判断する．飲み込みにくいのは，まとまりのないもの，パンのようにパサついたもの，固形物と水物の混合したものな

どである．また飲み込んだ後の咳や食後によく痰が出る症状からも嚥下困難を疑う．水を飲んだ後の痰が絡んだような咳は，喉頭まで食べ物が侵入しているのかもしれない．また気道反射の低下しているときには，むせないのに肺炎を起こしやすくなる．

また「ここ数日，食事のときむせるようになった．食事中，食後に咳が出る．痰が出る，ゴロゴロする，声がかすれる」という訴えのあるときは急性の誤嚥を考え，嚥下障害の症状の有無を問う．さらに軽い脳血管障害を疑うときには，感覚障害や半身麻痺の有無も確かめる．

また神経変性疾患の経過をみている患者さんで「体重が減ってきた」，「疲れやすい」，「微熱が続いている」という訴えのときには嚥下障害も疑い，食事に時間がかかっていないか，構音障害が出ていないか注意する．さらに栄養状態の評価も必要である．

ポイント！☞ 嚥下障害の原因

神経内科でよく遭遇する原因としては，急に発症する脳血管障害によるもの，徐々に進行する神経変性疾患によるものがある．一方はよくなる可能性のある嚥下障害，もう一方は残念だが進行性の嚥下障害である．高齢になり全身の筋力低下と同時に嚥下機能の低下を認める人や，認知症に伴い嚥下障害の出てくる人も多い．

よくなることもある嚥下障害を見逃さないことも大切である．1日から数日で急性発症した場合にはワレンベルグ症候群など血管性の脳幹虚血を疑い，MRI検査を行う．画像上でははっきりしないほど小さな梗塞もある．嚥下造影検査 videofluoro-graphic evaluation of swallowing（VF）で喉頭麻痺の状態を評価する．脱水の有無，心原性の脳塞栓の有無などを検査し，必要なら循環器異常・心房細動などの有無のチェックや抗凝固療法を行う．その間経鼻チューブ栄養を行う．高齢の認知機能低下例では，抗認知症薬で食事摂取意欲が回復して嚥下機能が改善する症例もある．

一方，神経変性疾患の嚥下障害は比較的ゆっくり数週から数ヵ月の単位で進行していく．また，構音障害も伴うことが多い．パーキンソン病では病後期で顕著化する．多系統萎縮症 multiple system atrophy（MSA）でも嚥下障害はパーキンソン症状に大きく関連するが，自律神経系の障害によって食事の際，適切な体位がとれないことも問題となる．ALSでは延髄運動神経核病変に伴う球麻痺に加え上位運動ニューロン徴候による偽性球麻痺が合併し，多彩な障害がでる．嚥下障害と構音障害の程度が多くの場合相関するが，まれに乖離することがあり注意が必要である．

ポイント！☞ 検 査

神経学的所見，体温，呼吸音も含め全身状態をチェックする．次に口腔・咽喉頭の所見として舌の運動性，咽頭の知覚を確認する．反復唾液飲みテスト repetitive saliva swallowing test（RSST），水飲みテスト water swallowing test（WST）も検査しやすい．

下咽頭や喉頭の機能をさらに評価するには，喉頭ファイバースコープなどの内視鏡検査が必要になる．嚥下内視鏡検査 videoendoscopic evaluation of swallowing（VE）は実際に食物を嚥下し誤嚥の有無を検査できる．声門閉鎖機能，唾液や分泌物，食塊の咽頭残留の状態などを直視下にみられる．ベッドサイドでも在宅でも施行可能である．

また実際に食べ物がどのように飲み込まれるか，造影剤を用いてX線透視下に観察する，VFがある．嚥下運動は一瞬にして終わるためビデオに記録して評価する．VFでは口腔，咽頭，食道それぞれで組織の動き，食塊の動きを観察し評価する[3]．

ポイント！ 治療の方法

栄養摂取の必要と誤嚥防止の観点から対応を考えていく．軽度では食べ物の形態を工夫する．しかし，経口のみでは栄養摂取が不十分なときには経口以外の方法を考える．どの治療法を選ぶのか，メリット・デメリットを医療者は丁寧に話し一緒に考えていく必要がある．BMI値を参考に低栄養，貧血に陥る前に対処する．また「〜ながら」食べをやめ食事に集中するよう促す．漢方薬（半夏厚朴湯(はんげこうぼくとう)）が効果があることもある．

回復の見込みのない脳血管障害，神経変性疾患では経鼻カテーテル，胃瘻，皮下点滴，胃瘻造設，ポート作成などのうちどの選択をするのか一緒に考えるが，経過観察も1つの選択枝である．最近は胃瘻カテーテル交換後，内視鏡をカテーテルから挿入して確認することが多くなった．

ポイント！ 気管切開

食物の嚥下が難しくなると唾液の嚥下も困難となる．胃瘻造設して食物の誤嚥は防げても，胃瘻からの栄養で刺激されてより多く分泌される唾液の誤嚥により呼吸困難となることもある．また多系統萎縮症では声帯開大不全を起こし気道が狭くなり，呼吸困難に陥ることもある．このような場合は気管切開を考える．

ポイント！ 気管切開の管理

気道の確保，誤嚥，唾液の吸い込みの防止の目的で気管切開を行った後は，感染予防のために清潔操作で痰の吸引を行い，分泌物が粘張にならないように加湿を行う．気管カニューレは定期的に交換し，その際は気管切開部の肉芽，気管内部からの出血に注意する．すぐに止血するものは問題ないが，持続的な出血は気管と動脈との間に瘻孔ができた可能性もあり精査が必要となる．

ポイント！ 喉頭気管分離術の適応

気管切開しても唾液の誤嚥などによる誤嚥性肺炎を反復する場合や，口腔・咽頭知覚が保たれていて摂食が楽しみであるという症例に対しては，喉頭気管分離術あるいは喉頭摘出術を誤嚥防止手術として行うこともある．

ポイント！ 誤嚥の予防

食事の際は姿勢を正しく保持すること，特に頸部が後屈している場合は誤嚥しやすいので修正が必要である．なるべく背もたれが高い肘掛けつきのいすに座り，頭の位置とテーブルの高さを調整し，使いやすい食器を工夫する．患者が口に運ぶ量や，食べるスピードを調整し，ゆっくり一口ずつ食べるように声かけを行う．食器に口をつけてかきこむような動作は，誤嚥のリスクがあるので注意が必要である．食事中にむせがある場合は，咳払いを促したり，複数回嚥下をすることで解消する場合があるため，無理に飲み物で流し込まないように指導することが重要である．誤嚥のリスクが高い場合や，食事動作で強く疲労し，嚥下が悪くなる場合は，必要に応じて食事の介助を行う．

食事の内容に関しても，とろみ剤の添加や粥食への変更などの調整が必要である．看護師は食事摂取の状況や量，体重の変化などの観察を行い，主治医や摂食嚥下の専門知識をもったスタッフと協働して患者の看護を行う．

食後の口腔ケアはう歯とともに誤嚥性肺炎を予防することに効果的なので，毎食後

に行うことが望ましい．含嗽が困難な場合や，歯磨き時にむせがあるときは，含嗽のかわりにスポンジブラシで拭き取ったり，吸引を併用する．舌苔がある場合は重曹水を使用すると効果的である．

ポイント！👉 胃瘻による経管栄養法の管理

誤嚥徴候が顕著な場合は，経鼻経管栄養や胃瘻による栄養摂取を考慮する．神経難病の患者の場合は，体力のあるうちに胃瘻を作っておき，しばらくは経口摂取と胃瘻注入を併用して行うことも多い．医師から胃瘻についてのインフォームドコンセントを行う際は看護師も同席し，説明後の患者・家族の理解度を確認し，不明な点については補足説明を行い，不安の軽減に努める．

胃瘻造設を行った患者では，栄養剤の注入と胃瘻部の管理を行う必要がある．栄養剤は体重の増減や，排便の状態，在宅での介護負担や生活スタイルなどを考慮して決める．例えば半固形のものは，注入時間は短縮できるが便秘傾向になりやすい．注入に関する手技は家族に指導するが，退院時に在宅での支援を行う地域のケアマネジャーや訪問看護師にあてて，経管栄養の内容はもとより家族の理解や手技の習熟度など，詳細な申し送りをすることが大切である．

胃瘻部は毎日清拭するなどして清潔に保ち，胃瘻孔が安定するまでは毎日固定板の向きを変えて不良肉芽の形成を予防する．胃瘻孔の周りに漏れや炎症がみられる場合は，医師の診察を受ける．胃瘻の接続チューブ内部に栄養剤が残ると腐敗して感染症の原因になるため，毎回水道水で洗浄し，汚れが強い場合は食器用の消毒剤で浸漬消毒を行う．

ポイント！👉 気道管理

球麻痺患者では咳をする力が弱くなり，気道浄化が不十分なため誤嚥性肺炎を繰り返し，呼吸機能が徐々に低下していく．入院中の患者では特に夜間の睡眠の状態を観察することが必要である．入眠中の経皮的酸素飽和度の低下や日中の眠気があれば早めに医師に報告する．

気管切開を選択した患者には気管切開部および気管カニューレの管理が必要となる．気管カニューレの脱落は死亡事故にもつながるため，自己抜去を含む事故防止が最も重要である．固定ひもの状態や，カフの空気圧，経皮的酸素飽和度は継時的に観察する必要がある（**図 2-A-1**）．気管切開孔は経年変化で拡張してしまうため，孔からの痰の吹き出しや周囲の炎症が問題となることも多い．その際は孔の周囲を清拭

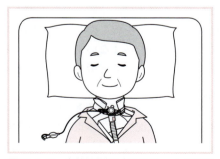

図 2-A-1 気管切開部と気管カニューレの管理

し，軟膏や保護剤の塗布，Yガーゼでの保護などを行う．気管切開部を開放している場合は，乾燥や異物の混入に注意する．人工鼻を使用する際は1〜2日毎に交換し，痰などでフィルターが閉塞しないよう適宜吸引と観察を行う．

吸引が必要な場合は家族に手技の指導を行う．口鼻腔と，気管切開孔からの吸引の手技については混同しやすいため，理解度を確認しながら指導を行う．また手技の習熟度は，在宅スタッフへ申し送る．

いずれの場合も，専門医によって嚥下や呼吸，栄養の状態を定期的に評価し，タイミングを逃さない医療介入をすることが重要である．

窒息の可能性がある患者の食事介助は，どこまで家族と患者が食事をするリスクを理解して介助を頼んでいるかが重要になる．医師からも食事のリスクを伝えてもらい，それでも食事を望むときは家族，患者と話し合いながらどのような体勢で食事するか，食事の内容をどのようにするか，刻み食にするか，ミキサー食にするか，口へ入れる量をどのくらいにするかなど細かい話し合いが必要になる．患者の症状は常に悪化すると考え嚥下の状態を観察するとよい．何が飲み込みやすく，何が詰まるかなどを記録して，他の介助者にもわかるよう情報を共有する．

ポイント！ 評　価

反復唾液飲みテスト（RSST）や改訂水飲みテスト modified water swallowing test（MWST），水飲みテスト（WST），フードテストを用いて，嚥下スクリーニング検査を行う．また口腔顔面の機能を調べるために，構音検査や発声発語器官の評価を行う．構音の歪み，舌萎縮や発声発語器官の運動範囲の制限は，摂食嚥下においては口腔期障害と結びつくことが多い．嚥下スクリーニング検査で異常値が出た場合は，咽頭期の障害が疑われる．これらの検査に加えて，実際の食事場面の評価を行い，口腔内の食物残渣やむせ，湿性嗄声の有無，食事時間，食事摂取量を調べることも大切である．これらの検査で摂食・嚥下障害が疑われた場合は，嚥下造影検査（VF）を行い，口腔から咽頭への送り込み，誤嚥や咽頭残留の程度を評価することが望ましい．

ポイント！ 対　応

障害が口腔期のみの場合は，食形態の調整が中心になる．食塊形成がしやすいように，あんなどを絡めてまとまりやすくする，水分にはとろみをつけるなどで対応する．低栄養が懸念される場合は，効率よく栄養が摂取できるように，栄養補助食品の導入を検討する．食事に時間がかかるときは，3食の間に軽食を入れるなど，分食も考える．食形態の調整は最低限にし，食べる楽しみをできる限り維持できるよう配慮する．

リハビリテーションとしては，舌のストレッチ，開口訓練，口唇の抵抗訓練などを，患者の疲労度を考えて取り入れる．舌接触補助床 palatal augmentation prosthesis（PAP）で ALS の口腔期障害が改善したという報告がある[4]．障害が口腔期のみの段階では，PAP の作製を検討してもよいかもしれない．

咽頭期の障害で，誤嚥がなく，食道入口部の開大不全が認められるときは，通過のよい食形態に変更する．この場合はとろみをつけ過ぎると，咽頭残留が増えてしまうため，とろみはつけないか，つけても日本摂食嚥下リハビリテーション学会が作成し

た嚥下調整食分類2013(とろみ)の段階1程度にとどめる．誤嚥が認められる場合は，水分にとろみをつけることを考える．ただし，誤嚥も咽頭残留も認められる場合には，とろみをつけ過ぎないように注意する．また誤嚥量が多く，肺炎のリスクが高く，経口摂取が困難と考えられる場合は，補助代替栄養について主治医に相談する．主治医は，本人，家族とよく話し合ったうえで，代替補助栄養の導入を検討する(「栄養士の視点」も参照)．

　口腔期と咽頭期の両方が障害されている場合は，食形態やとろみの調整，栄養補助食品の導入などを総合的に考える．また，代替補助栄養の導入も合わせて検討する．

　姿勢の調整は，口腔期から咽頭期全体にわたって大切である．ALSは頸部筋群の筋力低下により，食事中に頸部が不安定になりがちである．ティルトリクライニング車いすなどを使って，頭頸部を安定させることで，下顎が安定し，咀嚼や送り込みがしやすくなったり，食事中の疲労が軽減したりすることがある．姿勢に関しては，PTの協力を仰ぐ．

　ALSの球麻痺型は，発症初期から呼吸機能の低下を伴うことが多いため，呼吸の状態によっては，摂食嚥下障害の重症度とは関係なく，早い段階で人工呼吸器の装着や代替補助栄養手段について考える必要がある．人工呼吸器の装着を選択した場合は，喉頭器官分離術を合わせて行うことで，誤嚥の心配がなくなる．しかし，人工呼吸器も代替補助栄養の導入も，患者や家族にとっては大きな選択であるため，十分な情報提供を行い，患者や家族が納得した上で導入されるべきである．また，患者や家族の混乱を避けるため，情報は主治医に集め，関係スタッフそれぞれから情報がばらばらに患者や家族に伝わらないよう，配慮する必要がある．

　ALSの球麻痺型の摂食・嚥下障害は，前述したように，摂食嚥下障害以外の問題も多いため，一人一人の全身状態を把握した上で，関係者間で連携を取りながら，丁寧に対応していくことが大切である．

　病院，施設，在宅の現場では口の中をきれいにすること，清潔を保つ口腔ケアはとても大切であるという認識は高まっている．しかし，われわれ歯科医は病気になったから口腔のケアを大切にするわけではなく，健常時からすべての方にケアの大切さを動機づけし指導を行っている．したがって，もし神経疾患を発症したときにはそのまま続けてかかりつけ歯科医が口腔ケアを継続していくべきである．ただ，現状としては発症後の在宅ケアはまず全身，特に首から下のケアが中心となり，本人はもとより家族，介護者の精神的，肉体的負担は大きくなり，やっと口に関心が向いたときにはかなり病状も進行していると同時に廃用も進んでいる．したがって，なるべく発症初期の段階から口に関わること，口腔ケアと同時に口腔リハビリテーションをすることにより，この廃用部分をなくし，病状の進行を最小限にとどめるべきである(図2-A-2)．症状の進行は個人差があるにしても，全身の筋肉が徐々に機能低下していくことは避けられない．摂食・咀嚼・嚥下機能も筋肉運動であり，コミュニケーションのための発音や顔の表情もすべて筋肉運動である．これらの機能の衰えをできるだけ先延ばしにするためにも頭皮(図2-A-3)を含め顔面筋を骨からはがすマッサージ，頸部，肩部，頤部の筋肉マッサージ(図2-A-4)を行う．さらに今行っているのが"ブクブク体操"である．歯を磨いた後に水を口に含みブクブクゆすぐこの運動を，水を

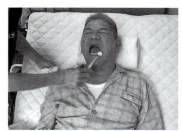
図2-A-2　口腔内側からストレッチ

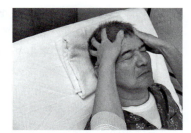
図2-A-3　骨から筋をはがすように

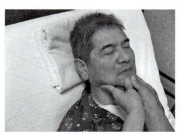
図2-A-4　頸部マッサージ

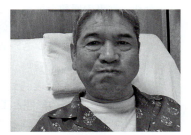
図2-A-5　ブクブク体操

含まないで空気で行うリハビリテーションである（図2-A-5）．まず空気が漏れないように口唇を閉鎖する（口輪筋の強化），頬筋を膨らます（口腔内圧の強化），舌の前後運動（嚥下，発音に必要），この3つの筋の筋力強化のための運動である．病状進行に伴う廃用による筋力低下をできるだけゆるやかに，先延ばしできるようにする最も簡単なリハビリテーションである．この運動の特徴はいつでも，どこでも，何度でもできることである．リハビリテーションは簡単でなければ続かない．また，続けなければ効果はないのがリハビリテーションである．

栄養士の視点

　筋力の低下や嚥下障害の程度によって食事の種類や形態に工夫が必要になる．以下は口腔部，咽頭部のそれぞれの障害による主たる訴えの内容である．

1）口腔部障害
・水，汁物などが口からこぼれる
・食物が口の中に残ってしまう
・噛むことに疲れる

2）咽頭部障害
・飲み込みに時間がかかる
・喉のあたりの残留感がある
・咳き込めない
・液体が鼻から出てくる
・飲み込み自体が困難（気管切開など．この場合，胃瘻の検討も考慮する．）

　このような症状により経口摂取がスムーズにいかないようであれば調理の工夫が必要であり，摂取量が少ないようであれば，栄養の補助・強化が必要である．また，食

2　球麻痺に伴う症状　57

事の際の姿勢や動作の工夫なども含め専門分野からの助言が必要と思われる場合は，嚥下造影検査を受け評価，アドバイスを受けることが望ましい．

🖐 ポイント！ 必要エネルギーと栄養について

普段から自身にとってのベスト体重を把握し，それを維持するようにする．目安としては30 kcal/kgで計算し自身の1日の必要エネルギーを意識して摂るようにする（障害の状態や他の疾患などによって代謝が変化するので，詳細は主治医・管理栄養士に相談すること）．食事量が少ないときは食べやすく少量でも栄養価の高いもの（アイスクリーム・カステラ・ハンバーグ・サンドイッチなど，市販の流動食であればメイバランス®・カロリーメイト®・ウイダーインゼリー®など）を補食としてとったり，食事の回数を増やしたりと必要エネルギーが日々とれるように心がける．自分の食べやすいもの，食べたいものを優先したほうが摂食量を保ちやすい．食欲があるときは，健康を維持するためにもバランスよくとることが望ましい．食事を考えるときのポイントとしては特定の食品ばかり（偏食）にならないよう，いろいろな食物群から偏りなく食品を選ぶようにする．

🖐 ポイント！ 食事の形態と工夫について

嚥下状態や，症状によって何がどのくらい食べられるのかは個人差が生じる．小さく刻んだりつぶしたりするだけで抵抗なく飲み込める場合もあれば，粒があるだけで負担に感じてしまう場合もある．おおむね，なめらかなものや，とろみのあるものは食べやすく飲み込みやすい．水分・さらっとした液体（スープ・すまし汁など），繊維が多く噛み応えのあるもの，また人によってはご飯のような糊状のものはかえって口腔部や，のどにつきやすく飲み込みづらさを感じることもある．このような場合は市販のとろみ剤や水溶き片栗粉，コーンスターチを付加したり，ミキサーにかけたりすることで改善されるが，ミキサーにかける食品はいろいろなものをまとめてかけてしまうと見た目が悪くなり食欲低下の要因になるので，なるべく1品ずつミキサーにかけるようにする．肉や魚などはだし汁やスープを加えながら撹拌したほうが仕上がりもなめらかで味もよくなる．訴えとして多いもの，それに対しての工夫について**表2-A-1・2**にまとめたので参照されたい．

経口摂取に代わる経管栄養，中心静脈栄養を在宅で行う場合，成分経管栄養法，小児経管栄養法，在宅中心静脈栄養法として保険適応となる（制度の詳しい仕組みは3章-D「気管切開による人工呼吸（TPPV）」〈p.109〉を参照）．

🖐 ポイント！ 在宅成分栄養経管栄養法

未消化態たんぱくを含まない栄養剤を利用した場合のみ対象となる．ポンプを利用する場合はポンプ加算がある．

🖐 ポイント！ 在宅小児経管栄養法

栄養剤，注入の内容は問わない．15歳未満，または15歳以上で14歳以前から経管栄養が必要な状況が継続している体重20 kg以下の小児の場合が対象．ポンプを利用する場合はポンプ加算がある．

表2-A-1 症状別の改善策

症　状	訴　え	改善策ならびに工夫
食欲不振	ご飯や魚のこもった臭いがいや	冷配膳（冷蔵庫でいったん冷やす），一時的にゼリー・ムース食への変更など
	食事の時間が苦痛	食事回数の変更（小盛りにして回数を増やす）
	食事のタイミングが定まらない	栄養剤やゼリーなど栄養価が明確なもので代用し，時間に関係なく摂取できるようにする
味覚障害	甘い，しょっぱいを感じない	ふりかけ，海苔佃煮，塩パックの付加
	食材がいろいろより，一品で単純な味がよい	栄養剤やゼリーなど栄養価が明確なもので代用し，時間に関係なく摂取できるようにする
	化学調味料の味が気になる	食品素材のみで調理し食すとき，調味料を数種類用意し本人が調整する
口腔内，食道のトラブル	口が渇いて飲み込めない	栄養剤，スープ類の付加，経口補水ゼリーを利用する
	形態のある食物があたって痛い	軟菜への変更・ミキサー，とろみ剤の付加など　栄養強化のアイスクリーム（メイバランス®アイス）ゼリー（ウイダーインゼリー®・カロリーメイト®など）
排泄のトラブル	下痢が続いている	食物繊維（イージーファイバー®など）や乳酸菌（ヨーグルト・錠剤・粉末のものなど）を強化
	便秘	主食量の増量・食物繊維や乳酸菌の強化

表2-A-2 食品別の改善策

食　品		食べやすくするために	栄養剤・固形剤など
ご飯・パンなど	ご飯・粥	・とろみ剤（だし汁を使うと旨味がでる）を使う ・山芋（とろろ）や海苔佃煮などとろみのあるものを併用する ・粒が気になる場合はミキサーにかけなめらかにする（ミキサーにかける際は水分（水の他，だし汁・スープなど）を加え調整する）	トロミアップ®・スベラカーゼ®など
	麺類	・食べやすい長さに刻む（料理用ハサミを使うとよい）	
	パン類	・食べやすい大きさに刻む（料理用ハサミを使うとよい） ・卵液や牛乳に浸しフレンチトーストのようにすると食べやすくなる	
	いも類・南瓜など	・山芋（とろろ）は食べやすい ・じゃが芋・さつま芋・南瓜などは，マッシュしたり，クリーム煮やスープ煮にする	
肉・魚・卵・大豆製品	肉類	食べやすい大きさに切る，挽肉を利用する	片栗粉・コーンスターチ
	魚類	・刺身や切り身など骨のない部位 ・つみれ・はんぺんなど食べやすいものを選ぶ	
	卵類	・ゆで卵はむせやすいので注意する（半熟卵・温泉卵，オムレツ・スクランブルなど） ・玉子豆腐・茶碗蒸しなど	
	大豆製品（納豆・豆腐など）	・納豆（粒が飲み込みづらい場合はだし汁を加えミキサーにかける）	トロミアップ®など
野菜・果物など	野菜	・繊維の多いものは刻んで柔らかく調理する，ミキサーにかける	
	果物	・ミキサーやジューサーなどでジュースにして飲む ・缶詰やゼリーなど	

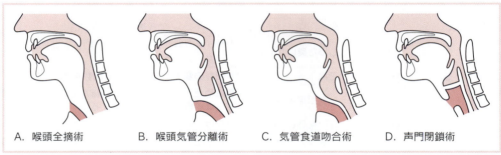

A. 喉頭全摘術　　B. 喉頭気管分離術　　C. 気管食道吻合術　　D. 声門閉鎖術

図2-A-6 さまざまな誤嚥防止術

耳鼻科医の視点

ポイント！ 嚥下機能検査

　現在，臨床的に活用されている嚥下機能検査法には嚥下造影検査（VF）と嚥下内視鏡検査（VE）がある．VFはX線透視下に嚥下関連器官や嚥下した造影剤の動態を観察する検査であり，嚥下機能を詳細に評価できる反面，放射線被曝があるため検査時間に制限がある．VEは細いファイバースコープを経鼻的に咽頭腔まで挿入し，咽頭や喉頭の機能評価を行うとともに嚥下した検査食の状態を観察する検査であり，機動性が高く放射線被曝がないため，ベッドサイドで繰り返し実施可能である．検査食として実際の食物を用いることができるため，食形態の選定に有用である．患者の状態や目的に応じて，両者を使い分ける．

ポイント！ 誤嚥に対する外科的治療

　誤嚥した唾液の喀出が困難な場合は，肺炎や窒息を予防するため，気管切開術などによる気道確保が必要となる．気管切開術は喉頭挙上障害，声門下圧低下，気道感覚閾値上昇などにより嚥下機能に悪影響を与えるため，唾液誤嚥に対していったん気管切開術が行われると，発声不可能なカフ付き気管カニューレからの離脱が困難となる．カフは誤嚥を完全に防ぐことができないため，肺炎を発症する可能性もある．
　原疾患に回復する見込みがなく，発声機能が低下・喪失しているならば，誤嚥防止術の適応となる．カフ付き気管カニューレから離脱できない場合も含まれる．誤嚥防止術には喉頭全摘術，喉頭気管分離術，声門閉鎖術などさまざまな術式がある（**図2-A-6**）．喉頭気管分離術は喉頭の下部で気管を離断し，頭側を盲端とする術式で，喉頭を温存するため可逆的である．離断した気管を食道に吻合する術式（気管食道吻合術）もある．声門閉鎖術は喉頭を切り開いてから左右の声帯を縫い合わせる術式であり，比較的低侵襲で局所麻酔下でも実施可能であることから，全身状態の不良な患者でも適応となる．誤嚥防止術を行うことにより吸痰回数が減少するため，介護者の負担は軽減する．残存した嚥下機能次第では経口摂取が可能となる場合もある．

文　献

1) 藤島一郎：嚥下障害ポケットマニュアル　第3版. pp.14-18, 医歯薬出版, 2011.
2) 肥後隆三郎：神経・筋疾患における摂食・嚥下障害. 口腔科　24：17-20, 2011.
3) 藤島一郎：嚥下障害ポケットマニュアル　第3版. pp.47-54, 医歯薬出版, 2011.
4) 若杉葉子, 戸原弦：ALSによる嚥下障害患者に対し, 歯科補綴的アプローチが即効した1例；口腔期および咽頭期に及ぼす影響. 耳鼻　52：S5-S10, 2006.

（脳神経内科医の視点：高橋貴美子／看護の視点：徳永恵美子／介護の視点：宗形妃鶴／
リハビリの視点：織田千尋／歯科医の視点：大川延也／栄養士の視点：中島千鹿子／
制度について：植竹日奈／耳鼻科医の視点：二藤隆春）

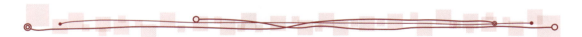

B. 構音障害

構音障害はコミュニケーションに直接関与する障害である．自分の思いを伝えられない苦痛はスピリチュアルペインにもつながるため，その対処は重要である．

ポイント！👉 症状の特徴：構音障害は失語症と異なり「話す」ことのみの障害である

「呂律がまわらない，しゃべりにくい」という訴えの場合，言葉を話すときに使う筋肉の麻痺やその調節をしている神経系の失調を考える．構音障害は失語症とは違い明瞭な発語の障害である．

言葉を話すときには，**喉頭，口腔，呼吸器系**のそれぞれの筋力の素早い順序だった動きがかかせない．声の抑揚，タイミング，連続した音声の速やかな変化に対応できる**口唇，舌，喉頭，声帯**などの筋の動きが必要である．

小脳障害では筋の協調を欠き，各音韻の強度や持続時間の予測調整が不可能になり，発声は混乱する．そうすると音節の強弱，長短は狂い，結果的にその発語は理解不能となる．

同時に嚥下障害や嗄声を起こしていることもある．

ポイント！👉 原　因

神経変性疾患の構音障害は比較的ゆっくりと進む．また四肢脱力，四肢痺れ，発熱などの炎症症状，体重減少などの有無から多発性硬化症，運動ニューロン疾患，パーキンソン病関連疾患，末梢神経障害，腫瘍などを考える．頭部CT・MRI，筋肉CT・MRI，採血，筋電図などの検査が必要になることもある．

脳卒中を何度か繰り返し，大脳の左半球にも右半球にも障害がある場合も構音障害はみられる．

顔面と喉頭の運動を担う**大脳皮質部位**が構音に関わる筋肉を支配する．その一方で小脳，大脳基底核，大脳皮質感覚野のすべてが筋収縮の強さと順序のコントロールに関与する．その際，基底核と小脳の**フィードバック機構**をフル回転させる．これらのどの領域が傷害されても明瞭な発語は得られない．四肢体幹筋力の卓越したスポーツ選手がいるように，明瞭な発声の朗読家は構音に関わる神経系，筋肉を鍛えているのかもしれない．

声がかすれるという**嗄声**の訴えも多い．嗄声のときは声帯の炎症やポリープなど耳鼻科疾患によるものか，神経障害によるものか鑑別が必要である．神経変性疾患では嗄声とともに**声帯麻痺**をきたすことがある．

声帯麻痺のときは発声時や嚥下時に左右声帯がしっかりと閉鎖しないために「声がれ」，「むせ」が起こる．声帯麻痺は**反回神経麻痺**であり片側または両側の声帯に起こる．反回神経麻痺は，胸部大動脈瘤・胸腔内腫瘍による神経圧迫・浸潤でも起こる．

神経変性疾患による**両側声帯麻痺**の場合，緊急で気管切開が必要となることがある．
　ALSでは球麻痺症状が比較的軽度の時点で重度の声帯麻痺を起こす症例があり注意が必要である．嚥下障害が軽度であっても誤嚥性肺炎を起こし，痰の喀出困難，嗄声があり**喉頭鏡検査**で声帯麻痺と診断され，緊急で気管切開を受けた症例もある[1]．

ポイント！👉 検　査

　パ行などの破裂音，**ラ行**などの舌の動きを必要とする音，**ナ行**など鼻音声を出してもらい，検査する．声質はどうか，嗄声があるかどうか，発声持続時間，また舌，口唇の運動の範囲や速さ，発音について検討する．リハビリテーションは構音障害そのものの改善と，その障害を補うことを考え合わせたプログラムを進めていく．
　声を出しやすい姿勢で座り，肩の力を抜き深呼吸してリラックスする．顔，口，舌の体操をして声を出す練習をする．次に発音を明瞭にするために話す速度をゆっくりにしたり，区切って言ったりする．さらに発声発語を補う装置を導入する．**50音の文字盤**，**パソコン画面**を使い「話す」ことに代わるコミュニケーションの仕方を体得してもらう．
　構音障害は話すことのみの障害なのでこれらは有効である．話すこと以外のコミュニケーション方法で「通じ合えた」と喜べるようなリハビリが大切である．

> 声かけの例
> 「アーと口を丸く開き，イーと口を横に引っぱり，ウーと口をとがらせ，そして最後は「ベー」と舌だしも！」

ポイント！👉 コミュニケーションをあきらめない

　球麻痺の患者では発語が不明瞭になり声が小さくなって，鼻声や嗄声がみられることが多い．他者から何度も聞き返され，会話がスムーズにできなくなる．加えて摂食障害や病気の進行によって体力が低下し，疲れやすくなると，話すこと自体がつらくなり，話すことをあきらめてしまう．他者とのコミュニケーションが取れないことで，社会生活に支障が出てしまうだけでなく，気分が落ち込んだり，ふさぎ込む患者もおり，精神面にも大きく影響する．
　入院時の病歴聴取などの際は，必ず普段から患者と多く接している方に同席していただき，患者との会話が円滑にできるような配慮が必要である．入院時や初診時に，できるだけ情報を多く，かつ細かくとっておくと，その後のコミュニケーションが容易となるだけでなく，患者の理解にもつながる．在宅で家族とのコミュニケーションの中で工夫していることや，取り決めなどがあれば入院中も継続して行えるようにする．また1日の生活パターンや，「このようなときはこう言っていることが多い」などといった状況を具体的に聞いておくと看護の上で役立つ．
　普段の簡単な会話の際は，なるべくイエス／ノーで答えられる質問にしたり，あらかじめよく使う単語をカードにしておくと，スムーズに会話ができる．またイエス／ノーを首ふりや指サインなど，簡単なジェスチャーにして決めておくと返答の補助となる．疾患によって話しやすい，声が出やすい時間帯がある場合は，なるべくその時間に合わせて訪室したり，同じ話を何度も聞かないようスタッフ間で情報を共有し，

患者の負担を減らすような配慮も重要である．

ポイント！ 言葉の理解は相手を理解することから

　単純な会話だけでなく，ときには時間を作って患者の思いや訴えをしっかり聴くことも重要である．看護師は最も患者の近くにいる存在であり，普段からの関わりの中で患者の人となりを知り，信頼関係を作ることで患者の本音を聞くこともできる．患者の言葉を理解する努力を怠らず，話すことを諦めさせることがないようにすべきである．

　コミュニケーションツールには手書き文字から文字盤やカード，トーキングエイドやパソコンを使ったものまでさまざまなものがある．特にパソコンを使うものは，OTやSTによる専門的な訓練が必要であり，すべての患者がすぐに習得できるものではない．患者の個々の障害や程度に合わせたツールの選択が必要であり，疾患の進行とともにそれは変化していく可能性がある．また看護師の側にも，患者が発信するメッセージを読み取る訓練が必要である．普段からコミュニケーション方法の訓練を行い，多種多様な意思伝達手段を知っておくことは，難病患者と関わる看護師にとって不可欠な看護技術である．

　意思決定などの場面では，患者の考えや詳細な内容を聞く必要があるので，コミュニケーションツールが必要になることもある．そのためにも病気の初期や病状が安定している時期に，早めに訓練を導入することが望ましい．

ポイント！ 終末期を見据えた準備

　早期から認知機能に障害がある場合は，コミュニケーションツールが上手に使えないことがあり，意思疎通が困難となる．そのため，患者の入院前の生活習慣や環境を変えないよう配慮し，なるべくリラックスした雰囲気を作り，会話を急かさないように心掛ける必要がある．同時にこのようなケースでは，家族が患者に代わり，療養方針についての代理決定をすることになる．家族への心的負担が増えることが予測されるため，患者とともに家族を支えることも看護師として重要になる．

　難病疾患では，症状が進行し，コミュニケーション能力がなくなる可能性がある．身体機能・認知機能が保たれているうちに，終末期の在り方も含めて，今後の療養に関する患者の意思確認を行うことが重要になる．ときに音声などのデータを残しておくことの是非を検討することもある．これは極めてセンシティブな作業になるため，家族や主治医はもちろん，患者に関わるすべてのスタッフが情報を共有し，患者を支えていく姿勢で関わり，患者の意思を尊重することが重要である．

　対人援助に欠かせない手段の一つとして言語的コミュニケーションがある．コミュニケーションが十分にとれることは介護される対象者の心理状態を安定させることができ，また信頼関係を築くことができる重要なものである．

　構音障害や四肢の麻痺によりコミュニケーションが困難となってくる場合，麻痺の進行や状態に合わせた日常生活でのコミュニケーションを心がけることが大切となる．

　構音障害の症状もさまざまで（「脳神経内科医の視点」参照），発話速度やリズムの変化など，個々に症状が異なることを理解する．特に在宅においては家族介護者が中心となり介護以外に家事などにも追われる忙しい状況となるため，対象者からの発話を焦らせてしまう傾向がある．

対象者は自身の発話が上手く相手に伝わらないという不安な気持ちが生じているため，生活場面では短くゆっくり話してもらえる声かけや焦らさない態度で接することが大切である．

　また，支援者は対象者が答えやすい質問を行い，ときにイエス／ノーで答えられる質問をしながら対象者の言いたい内容を絞り込む工夫も有効である．

　聞き取りづらい部分はわかったふりをせずに再確認することで，誤解が生じることを避けることができる．

　環境面では，対象者の発話を聞き取りやすくするために静かな場所での会話を行うように心がける．また，常に側に介護者がいることが介護負担につながることもあるため，必要な時に家族へ発信できる道具（ナースコールのような発信機）を用いるように工夫する．

リハビリ
の視点

　神経疾患の構音障害にはさまざまなタイプがあるが，一般的に球麻痺を伴うタイプは弛緩性構音障害に分類される．筋萎縮性側索硬化症 amyotrophic lateral sclerosis（ALS）は混合性構音障害であるが，球麻痺症状が主体となることも多い．

ポイント！ 特　徴

　球麻痺タイプの構音障害は，発症初期の場合，声質の変化や呂律不良によって構音障害が気付かれることが多い．個人差があるものの，初期から子音の歪みが目立つ場合もある．電話では会話の通じにくさが出現し，雑音など周囲の環境の影響も受けるようになる．歌唱なども困難になり，QOLの低下につながる．進行すると構音，発話速度，音声などすべてが障害される．発話が理解されず，話を繰り返す必要が生じ，発話することが苦痛となることも多い．次第に口頭でのコミュニケーションが困難となり，コミュニケーション機器の使用が必要となる．

ポイント！ 評　価

　構音障害の評価は，検者が患者の声を聴いて評価する聴覚印象評価や，構音器官の運動制限や筋力低下を評価する発声発語器官評価などに分類される．聴覚印象評価では発話明瞭度や自然度，嗄声，開鼻声などを評価する．なかでも発話明瞭度[2]（表2-B-1）は，主観的な評価法であるが，口頭コミュニケーションの伝達能力の程度を示すものであり，発話機能の総合的な重症度を判定する指標である．比較的簡易に評価が可能であるため，日常生活における定期的な評価手段として有用である．

ポイント！ 対応方法

　神経難病の構音障害は，疾患の進行に合わせて対応を段階的に変化させる必要がある．

　リハビリテーションとしては，舌のストレッチ，口唇の抵抗訓練といった機能的訓

表2-B-1　発話明瞭度の評価尺度

1	よくわかる
2	時々わからない言葉がある
3	話題を知っていればわかる
4	時々わかる言葉がある
5	まったくわからない

練のみならず,「大きく口を開けることで構音操作を正確にする」,「ゆっくり話す」,「一息で話す長さを短くする」といった話し方を指導する.加えて,「静かな場所で話す」などの環境調整や,「話題を決めておく」,「ジェスチャーを使用する」といった方法が有用な場合もある.

その他,鼻咽腔閉鎖機能不全を伴う患者に対し,補償的手段として軟口蓋挙上装置palatal lift prosthesis (PLP) が有効な場合がある.PLP は軟口蓋の挙上不全に対して用いられる歯科的補綴物で,鼻咽腔閉鎖機能を改善させる.発語機能の改善にもつながり,発話明瞭度の改善も期待される.しかしながら神経難病の場合,症状の進行に伴って期待された効果が得られない可能性もあるため,適応には総合的な判断が求められる.

症状の進行に伴う,コミュニケーション機器の導入のタイミングを図るために,定期的なチェックが必要である.もちろん,訪問リハビリテーションなど体制が整っているのであれば,リハビリテーションの頻度を減らしても問題ない.またフォローアップの際は,患者自身の発話困難感のみならず,周りの家族・介護者にも聴取する必要がある.コミュニケーションは相互方向の情報伝達であるため,「相手の状況や気持ちを推測して読み取る」,「発話者に注意を向け,断片的な情報を組み合わせながら聴く」,「イエス／ノーで答えられるような質問をするようにする」などの聴き手側の工夫についても,家族や介助者といった会話パートナーに指導する必要がある.

ALS 患者の場合,コミュニケーション機器導入の目安として,発話速度が正常の50 %となったときに,評価および介入を開始すべきという報告がある[3].しかしながら,音声機能が残存しているうちに,機器導入の段階に進むことを本人もしくは家族が受け入れられないことがしばしばある.われわれは,早い段階から今後のコミュニケーションの経過について情報を提供し,必要なときにはいつでもサービスを提供できるサポート体制が整っていることを説明することで,患者に心理的な余裕を与える必要がある.コミュニケーション機器の適切な選択と活用のためには,患者自らの意思決定が重要である.

構音に関しても,口腔周囲筋,特に口輪筋,頬筋,舌などが関係している.したがって,発症後できるだけ早い時期に口腔ケア,口腔リハビリテーションを行うために歯科が介入していくことが望ましい.長期療養されている神経疾患の患者の口腔内をみると,歯牙のう蝕,歯周病などの歯科疾患の他,舌,頬,周囲粘膜など口腔に不快症状を訴える方が多い.特に舌や頬を噛んでしまうケースは多く,頭位を変えたり,体位変換するとき,またあくびをした後の閉口時に上下の歯牙や義歯で噛んでしまい痛みを訴える.また顔面筋,特に下顎を動かす咀嚼筋(咬筋,側頭筋など)の攣縮により頻回繰り返すことで潰瘍を形成し疼痛を訴える方もいる(図 2-B-1).この場合,今まではマウスピースを装着したようだが,上下が離れていれば舌,頬を挟んでしまうことに変わりない.そこで図 2-B-2 のようにバイトブロックを左右に装着し,その下顎位以上,咬みこまないように上下臼歯を固定し,同時に頬,舌の侵入をプロテクトするように作製する.このブロックは 2 種のパテ状シリコンゴムを練って直接口腔内で作製する(図 2-B-3).ここで重要なことは下顎位をどう決めていくかということである.長時間臥床している時間のうち,どの頭位,どういう体位でいることが

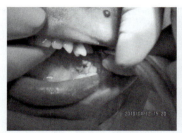
図 2-B-1　左奥舌に潰瘍形成

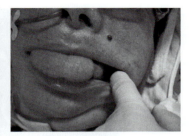
図 2-B-2　バイトブロック装着

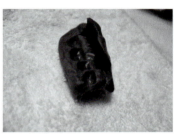
図 2-B-3　シリコン製バイトブロック

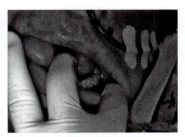
図 2-B-4　潰瘍消失

最も多いかで決定する．その時間の下顎位が最も患者さんにとって安静な，リラックスできる，心地よい位置だからである．ブロック装着と同時に疼痛は消失し，6ヵ月後には完全に潰瘍が消失した（図 2-B-4）．ALSという神経難病の誰もが認めざるを得ない病状進行（悪化）に逆らって，はじめて逆方向（良化）に進んだ"潰瘍の治癒"は本人，家族，介護者にとって大きな喜びとなった．当然バイトブロックの装着だけではなく，それと同時に舌を軟らかく，顔面筋，頸部，肩部の筋肉を軟らかくするためのマッサージを行った．それによってヒゲ剃りがしやすくなり，しわの間の拭掃が楽になり，介護者の負担を軽減させた．結果としてカフの周囲の炎症もなくなってきた．

耳鼻科医の視点

ポイント！　構音・音声障害の検査

発声とは呼気により振動した声帯で生成された喉頭原音が，咽頭から口腔にかけての共鳴腔で修飾され，音声となり口から発されることであり，その過程に障害がある場合に構音障害や音声障害が生じる．聴覚印象により原因部位を推定するとともに，舌や軟口蓋，声帯などを診察する．軟口蓋挙上による鼻咽腔閉鎖や声帯運動による声門閉鎖は，ファイバースコープを用いて観察する．発声時に声帯は毎秒数百回振動しており，詳細な評価には喉頭ストロボスコピーが有用である．

ポイント！　気管切開術後の発声

神経疾患で呼吸障害や声帯運動障害，嚥下障害などにより気管切開された場合，カフ付き気管カニューレが留置された状態では呼気が声門を通過しないため発声不能となる．ただし，重度の唾液誤嚥がなければ，発声可能な気管カニューレを使用できる場合もある．

2　球麻痺に伴う症状　67

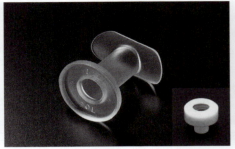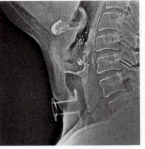

ボタン型カニューレ(開口部レティナ®)とスピーチバルブ　　ボタン型カニューレ装着側面像

図2-B-5　ボタン型カニューレ(開口部レティナ®)(©2019 KOKEN CO.,LTD.)

(株式会社高研：気管切開カニューレカタログより)

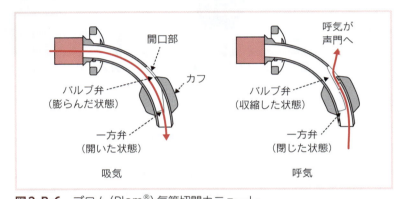

図2-B-6　ブロム(Blom®)気管切開カニューレ

(Blom®気管切開チューブシステム〈https://www.intermedjp.co.jp/wp-content/uploads/62e49086ec12a3f4b47a3ae10f9f9fe8.pdf〉より作成)

ポイント！ 気管カニューレの種類

　気管カニューレはチューブ本体を基本構造とし，目的に応じてカフや吸引チューブ，ネックプレートが付加される．発声可能な気管カニューレは，呼気が声門を経由するようチューブ背側に窓が開いたスピーチカニューレと，短いチューブを皮膚と気管にひっかけて固定するボタン型カニューレ(開口部レティナ®)がある(**図2-B-5**)．人工呼吸器装着中に発声を可能とする気管カニューレに，ブロム(Blom®)気管切開チューブがある．二重管の内筒に特殊なシリコン製のスピーチカニューレを装着すると，吸気時はバルブ弁が膨らみ，外筒の開口部が閉塞し，呼気時は一方弁が閉じてバルブ弁が縮み，開口部から呼気が声門方向に抜けるため発声が可能となる(**図2-B-6**)．エアリーク感知により人工呼吸器のアラームが鳴らないように設定する必要がある．

文　献

1) 荒井元美, 遠藤志織, 大嶋吾朗, 他：球麻痺症状が比較的軽度の時点で高度の声帯麻痺を呈した筋萎縮性側索硬化症の1例. 臨床神経学 51：765-769, 2011.
2) 田口恒夫：言語障害治療学. pp.37-38, 医学書院, 1966.
3) 伊藤元信, 西尾正輝（監訳）：運動性発話障害の臨床―小児から成人まで― 第1版. p.86, 2007.

（脳神経内科医の視点：高橋貴美子／看護の視点：徳永恵美子／
介護の視点：鞆屋健治／リハビリの視点：中山慧悟／
歯科医の視点：大川延也／耳鼻科医の視点：二藤隆春）

3 呼吸筋障害に伴う症状

A. 呼吸筋筋力低下

症状の特徴

ポイント！ 自覚症状

早期には発声音量の低下や長い会話・強い咳嗽が困難になる．症状が進行すると階段昇降時や歩行時・食事や入浴後の息切れが出現する．疲労感・倦怠感が現れることがあり，さらに進行した状態では安静時でも努力様呼吸がみられる．睡眠にも変化が現れ，寝付けない・眠りが浅いなどの変化や日中の眠気なども現れ，炭酸ガス蓄積に由来する起床時の頭痛なども現れる．

ポイント！ 他覚症状

聴診時の呼吸音の減弱や胸郭の運動低下・呼吸補助筋を使った呼吸もみられる．

睡眠中の SpO_2 の低下や，最大吸気圧 maximum inspiratory pressure (MIP) や鼻吸気圧 sniff nasal pressure (SNP) の低下，呼吸機能検査で％FVCの低下がみられる．また動脈血ガス分析で PaO_2 の低下・$PaCO_2$ の上昇がみられる．

原因となる疾患・病態

神経内科の領域においては，運動ニューロン疾患 motor neuron disease (MND, 筋萎縮性側索硬化症など) や筋ジストロフィー muscular dystrophy (MD, デュシェンヌ型筋ジストロフィー，筋強直性ジストロフィーなど) が代表的な疾患であり，前者では運動ニューロン障害で筋萎縮が起こりその結果による筋力低下，後者では筋線維の変性・壊死による筋力低下が主な原因である．また神経変性疾患であるパーキンソン病やその関連疾患・多系統萎縮症などで呼吸筋力低下やそれに類似した症状や病

態を示すものもあり，呼吸筋力低下に対する対症療法の適応になるものもある．

対症療法

MND や MD は個人差があるものの進行性の疾患であり，対症療法の目的はできるだけ呼吸筋力低下を抑えること，筋力低下による機能低下を補うことになる．

ポイント！👉 排痰ケア

咳嗽力が残存している場合は自己喀痰が可能である．目安は咳のピークフローcough peak flow（CPF）270 以上である．しかし CPF270 以下になると自己喀痰が困難となるため，排痰ケアが必要となる．ピークフローメータがない場合には，患者に勢いよく咳をしてもらい咳嗽力をみて評価する．気道クリアランスを保つことは肺炎や無気肺予防につながる（第 3 章-B「呼吸器感染症」〈p.83〉を参照）．

呼吸補助療法の選択

ポイント！👉 非侵襲的陽圧換気療法

非侵襲的陽圧換気療法 non-invasive positive pressure ventilation（NPPV）はマスクを使用することで呼吸を補助する非侵襲的な対症療法である．MND や MD での呼吸筋力低下出現時に患者・家族の希望があれば最初に行う対症療法である．

導入には装着練習などが必要で，在宅では患者が筋力低下により NPPV のスイッチを押せない・マスクを自分でつけることができないことが多く，家族が使用方法などを理解する必要がある．24 時間近く装着した場合には事実上離脱が困難になるため，どの程度依存していくのかを事前に話し合う必要がある．

近年は NPPV の性能も上がり設定方法も多彩になり，以前よりは呼吸筋筋力が低下しても NPPV で対応できるようになってはいるが，限界はあり，人工呼吸器装着を検討する時期が来ることにも注意が必要である．

ポイント！👉 気管切開下人工呼吸器療法

NPPV が限界になったときや，NPPV が施行困難で装着を希望する場合に，気管切開下人工呼吸器療法 tracheostomy positive pressure ventilation（TPPV）を施行する．適切な設定を行えば，完全に呼吸の代替ができるため，呼吸筋筋力低下による直接的な生命への危機は消失する．

ただ生命維持装置としての対応となり，メンテナンスなどに細心の注意が必要になる．

別項でもふれるが，地域によっては在宅療養が基本で，日本では 24 時間連続で人工呼吸器を装着している場合は患者・家族が希望しても人工呼吸器を外すことは困難であること，筋萎縮性側索硬化症では患者の 10 ％程度に「完全閉じ込め症候群 totally locked-in status（TLS）」[1] が起こるなど注意すべき点もある．

ポイント！👉 排痰補助装置・器械的咳介助

排痰補助装置 mechanical insufflation-exsufflation（MI-E）および器械的咳介助 mechanically assisted coughing（MAC）は，気道に陽圧をかけた後，陰圧に変えることで，患者の気管支・肺にたまった痰などの分泌物を除去する方法である．無気肺を予防し肺や胸郭の柔軟性を維持するための呼吸リハビリテーションとしても有用である（導入基準は成田有吾（編著）：改訂版神経難病在宅療養ハンドブック．pp.46,

3　呼吸筋障害に伴う症状　71

47，メディカルレビュー社，2016 を参照，原理は「臨床工学技士の視点」を参照).

ただ，NPPV 同様導入には練習が必要で，在宅では家族が手技や使用方法などを理解する必要がある．特に吸引の手技が必須である．

bulla のある肺気腫リスクの既往，気胸や気縦隔がある場合はこれらを悪化させる可能性が高く使用できない．**2010 年 4 月の診療報酬改定から保険適用となったが，在宅では NPPV・TPPV を使用している患者にしか保険適用がない点に注意が必要である．**

ポイント！👉 酸素吸入

特に練習も必要なく在宅でも簡単に導入できる方法であるが，筋萎縮性側索硬化症において呼吸筋筋力低下で炭酸ガスが蓄積している場合は CO_2 ナルコーシスを引き起こすことがあり注意が必要である．ただそこまで至らない場合，0.5〜2 L/分程度の低容量の使用や，NPPV や侵襲的換気療法 tracheostomy invasive ventilation（TIV）との併用で使用することがある．

ポイント！👉 呼吸リハビリテーション

日本呼吸管理学会／日本呼吸器学会によれば，「呼吸リハビリテーションとは，呼吸器の病気によって生じた障害を持つ患者に対して，可能な限り機能を回復，あるいは維持させ，これにより，患者自身が自立できるように継続的に支援していくための医療である．」[2] と定義されている．

呼吸筋筋力低下によって，1) 低換気による換気不全で無気肺の発生，2) 痰などの気道分泌物の喀出困難で肺炎や窒息を起こしやすくなる，などの問題が出現する．肺のコンプライアンスを維持し換気量をできるだけ維持するために，肋間筋などの呼吸補助筋に対しストレッチや徒手的呼吸補助を変更しての排痰などを行う．それ以外にもバッグバルブマスクなどを使用して胸郭・肺を拡張する方法や，排痰補助装置を使用しての呼吸リハビリテーションを行う．

ポイント！👉 呼吸アセスメント

呼吸筋力が低下してくると，背下部に含気されなくなり**無気肺**が生じやすい．そのため，重点的に両側で背部の聴診を行うことが重要である．加えて**発声量減少・発声時間減少（息継ぎが速くなる）・呼吸回数の増加が呼吸筋力低下の兆候となる**．日常的に患者と接している**看護師が早期に発見し，リハビリテーションを行うことで状態維持につながる**．

注意しなければならないことは，呼吸困難感を直接的に訴えない場合も多く，「苦しくない」という言葉だけでは呼吸困難感を判断できない．体位変換を希望する回数の増加や細かな肢位調整の希望（手や足，顔の位置を 1 mm 動かすなど），落ち着きのなさ，呼吸困難感や身の置き所のなさなどが，苦痛のサインとなる．換気障害により易疲労感や倦怠感が出現し，熟睡すると副交感神経優位となるため呼吸が浅く低換気状態となり，頭痛が起こる．起坐位は呼吸困難患者がよくとる体位だが，同一方向の側臥位を好む場合にも片側肺の無気肺などが潜んでいる可能性がある．経管栄養投与後や入浴後などの労作時に呼吸困難感が増強することも多い．そのためこれらの呼吸筋力低下のサインを見逃さないように，夜間の熟眠感や覚醒時の頭痛の有無，臥床時の体位，労作時の呼吸困難感などを把握することで，呼吸状態をアセスメントする

手がかりとなる.

　呼吸状態の把握のために呼吸機能検査や動脈血ガス分析を行うが,呼吸機能検査では坐位より臥位のときに結果が悪くなるため,臥位と坐位両方の体位でとることがガイドラインで決められている.そのため看護師は呼吸機能検査の結果を見るときには,どの体位で行ったものかを注意する必要がある.また,呼吸機能検査が悪化していても動脈血ガス分析値に変化がないこともあり,整合性がない場合もある.この場合呼吸機能検査で息が漏れてしまい確実に検査できなかったことが考えられる.これらの現象から,さまざまな視点で呼吸状態をアセスメントする必要があることが示唆される.

ポイント！👆 排痰ケア

　看護師が日常的に行う吸引であるが,安易に行うことは危険である.気道を刺激することで迷走反射刺激が惹起され,血圧・脈拍低下,不整脈につながる(不整脈のある患者の吸引中に,脈拍が200を超える,心室性期外収縮が連発するなどということを経験するため,既往歴を理解しておくことも重要である).また,気道粘膜を刺激することでの出血など,リスクが大きく侵襲的なケアである.何より患者に大きな苦痛を与えるケアであることを忘れてはならない.習慣的に行うものではなく,必ずアセスメントに基づき吸引することが大切である.また吸引前に患者に吸引の必要性を丁寧に説明し,吸引後には効果の説明と労いの声かけを忘れないようにしたい.

　吸引で取り除けるのは咽頭まで上がってきた痰である.それより末梢にある痰を取り除くことは困難であるため,体位ドレナージやスクイージング,排痰機器(カフアシスト®,パーカッショネア®,スマートベスト®など)による援助が必要となる.カフアシストは効果的なケアだが,上気道までの効果しか得られず細気管支の痰を除去することはできない.そのため排痰ケアの前に体位ドレナージを併用すると効果的である.ドレナージにはマンパワーが必要となるため,常時行うことは現実的に困難であるが,筆者らは次のような方法で対応している.

①ドレナージの時間は30分〜1時間程度とする.スタッフの時間をとりやすい時間帯に行うことで,呼吸状態の観察を重点的に行えるよう工夫している.痰が動くことで気道閉塞や呼吸困難感が増強する可能性があり速やかな吸引が必要となるうえ,常時と異なる体位をとる患者の不安感もあるため,なるべく看護師が付き添いながら行うことが重要である.

②聴診で痰の貯留部位を確認する.貯留部位を上にして,前傾側臥位をとる(**図3-A-1**).特にTPPV装着患者や長期臥床の患者は背部の無気肺を生じやすいため,背部の痰を気管に落とし,空気が背部に届きやすいこの体位が無気肺の予防・改善に効果的である.

③患者の苦痛が強くなければ体位ドレナージをしたままカフアシストを併用することで背部に含気され,より痰が気管に落ちやすくなる.気管に落ちた痰を機械的に咽頭・口腔内まで上げることが可能となり,より効果的に吸引できる.

④最後に胸部の聴診を行い,効果の判断を行う.カフアシスト後も痰が出やすい状態となるため,SpO_2値や呼吸困難感の有無,呼吸回数,様式などの呼吸状態の変化に気を配る.

3　呼吸筋障害に伴う症状　73

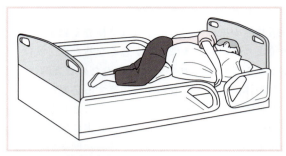

図3-A-1　前傾側臥位

ポイント！ カフアシスト指導の実際

実施前にリスク評価を行う（「脳神経内科医の視点」〈p.70〉を参照）．

①まずはマスクを顔に当てマスクの感触などに慣れてもらう．最初は±10 cm圧と弱い圧から開始する．初回は循環動態の変化のモニタリングのために心電図を装着している．まずは患者や家族の胸や手にマスクやコネクターを当て，陰陽圧を感じてもらいタイミングを理解してもらう．

②次に患者の口やカニューレに実際にマスクやコネクターを装着してもらい，作動してみる．陽圧時に息を吸い，陰圧時に息を吐くようにタイミングを示しながら行うように家族へ指導するが，努力して呼吸をしてしまうと呼吸筋疲労を招くため，呼吸を頑張りすぎないように注意が必要である．同時に「吸って，吐いて，1回目」のように，何回目かを声に出して数えるように指導すると，混乱せずに回数を数えることができる．

③慣れたら徐々に圧を上げ，標準設定の吸気＋30 cm圧，呼気−40 cm圧まで上げる．

患者が痰詰まりを起こしたら！！

　痰が気道を閉塞し呼吸ができないことや苦しいことで患者は容易にパニックになる．目をカッと見開き，鬼のような形相となり，みるみるうちに顔面や唇が青ざめる．しかしすぐに意識を消失する訳ではなく，喘ぎながら看護師に救いを求める視線を送ってくる．看護師もパニックになりそうになるが，グッとこらえ深呼吸をする（何しろ，目前で患者が苦しんでいるので，何とかしなくてはという思いで必死である．本当は不安だし，怖いし，泣きたくなる）．他の看護師や医師に助けを求め，肩甲骨の下に丸めたタオルなどを入れて気道確保し，吸引やスクイージングを行う．それでもダメならカフアシストを使用する．医師の指示があれば酸素投与やバックバルブマスクの加圧をしながら，患者に声をかける．「ゆっくり呼吸しましょう」，「痰がとれていますよ」，「大丈夫，酸素を入れましたよ」などと落ち着くように声をかける．

　痰詰まりを起こしそうな状態になったら，吸引による救命を希望するか患者の意思を確認している．DNRを希望している患者でも，この数分の苦しみを切り抜けた後は平穏な時間が過ごせるため，吸引を希望する患者も多い．常日頃から，患者が痰詰まりを起こしたら自分がどのように対応するかをイメージしながらケアをすることが大切である．

介護の視点

　呼吸筋力低下に伴い言葉が聞きとりにくいときなどは,「伝の心®」や「話想®」などの機器を使用することもよいが,耳が聞こえ眼球が動く患者であれば文字盤を使用してコミュニケーションをとることも可能である.無気肺予防のため体位変換が必要となるが,横を向いたときなどは文字盤が使いにくくなる.そのようなときは母音語を使うとよい.母音語は物を使わず,耳が聞こえ身体の一部が動けば会話ができる.介助者の両手がふさがっていてもコミュニケーションがとれるのでいかなる状況でも使える.会話の方法は1つではなくその時々,場面に応じ変えていけばよい.会話が困難な状況であるならばイエス／ノーで答えられる質問をして会話の短縮につなげる.患者は相手に伝えられないもどかしさからいらいらして途中で伝えることを諦めてしまう場合があるが,コミュニケーションはとても大事なので途中で諦めないで伝えてほしいこと,介助者も聞くことを諦めない姿勢が大切である.

　体位変換を減らさない方法としてベッドモードの体位変換を使用するとよい.

リハビリの視点

ポイント！ 評価：呼吸機能，息苦しさ，ADL/IADL

　呼吸機能の評価としては，肺活量 vital capacity（VC）の測定が代表的である．ただし，球麻痺や顔面筋の筋力低下を呈する場合は，VCの測定が困難になることも多い．また，VCは呼吸筋筋力と胸郭や肺の弾性の両者が影響するため，測定値の変化が筋力の変化によるものか，胸郭や肺の弾性の変化によるものかが判別しにくいことがある．神経疾患では呼吸筋の筋力低下を呈することも多いため，呼吸筋筋力を単独で評価する手法が望ましい．呼吸筋筋力の評価としては，最大吸気圧 maximum inspiratory pressure（MIP）や最大呼気圧 maximum expiratory pressure（MEP）がある．MIPは吸気筋（横隔膜や外肋間筋）の筋力を反映し，MEPは呼気筋（斜角筋群，内肋間筋，腹筋群）の筋力を反映する．また，あまり一般的ではないが鼻腔吸気圧 sniff nasal inspiratory pressure（SNIP）という鼻腔からの吸気圧を測定する方法もある（図3-A-2A）．SNIPの利点は，MIPやMEPよりも測定時の身体的負担が小さい

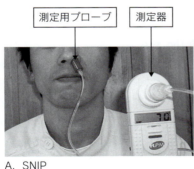
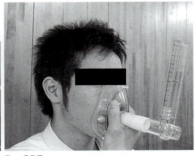

A．SNIP　　　　　　　　　　　　　　B．CPF

図3-A-2 SNIPとCPFの測定風景
A：片側の鼻腔に測定用プローブを挿入し，最大呼気位から速く強く，鼻腔から吸気を行う．その際の吸気圧を測定する．
B：ピークフローメータに鼻口マスクを接続して，咳嗽時の呼気流速を計測する．最大吸気位で声門を閉鎖し，鼻口マスクを当てて咳嗽を行う．

ことや，呼吸筋の筋力低下が進行した場合でも測定が継続可能なことである．

呼吸筋の筋力低下がある場合，それに伴い咳嗽力も低下する．咳嗽力の低下は肺炎のリスクを高める要因となるため，定量的な評価が重要である．咳嗽力の評価としては，CPFの測定がある．ピークフローメータに鼻口マスクを接続して，咳嗽時の呼気流速を計測するものであるが，簡便に測定できる有用な指標である（**図3-A-2B**）．

呼吸筋の筋力低下は，胸郭の可動性の低下にも影響を与える．胸郭の可動性低下はVCや1回換気量を低下させる要因になる．1回換気量の低下は呼吸数の増加につながるため，呼吸困難感や呼吸筋の疲労を助長する可能性がある．胸郭の可動性については，テープメジャーを用いた胸郭拡張差の測定や胸郭を徒手的に動かして可動性を確認する方法がある．胸郭拡張差は，最大吸気時と最大呼気時で剣状突起レベルの胸囲を測定し，吸気時と呼気時の差分を算出する方法である．胸郭を徒手的に動かして可動性を確認する方法は，リハビリテーション職種が患者の上部胸郭や下部胸郭の動きを徒手的に動かして確認する方法である．

その他の評価として，呼吸困難感（息苦しさ）や呼吸筋の筋力低下によるADL/IADLへの影響についても評価が重要である．各種ADL/IADL動作遂行時の呼吸困難感の有無を聴取し，その影響について評価する．また，どのようなときに息苦しさを感じるのか，どのくらい持続するのかなど，呼吸困難感はできるだけ詳細に聴取することが重要である．

ポイント！👈 呼吸機能低下により生じうるADL/IADL障害，社会的不利

上肢・体幹・下肢の機能低下が軽度であるにもかかわらず，呼吸機能低下によってADL/IADLが障害されることがある．特に，各種ADL/IADL動作時に呼吸困難感が生じると，動作の遂行が制限される．例えば，体幹・下肢は歩行可能な機能レベルであっても，歩行によって息苦しさが生じると歩行による移動が困難となる．他のADL/IADL動作についても同様である．また，呼吸機能低下が進行し人工呼吸器を使用する場合，呼吸器を使用した状態での車いすへの移乗や移動や外出の手段を講じておかないと，活動範囲がベッド上に制限される恐れがある．特に，外出機会の制限は，社会参加の機会を阻害することになるため注意が必要である．

ポイント！👈 対応の例

呼吸機能低下に対して，リハビリテーションでは呼吸理学療法が主たる対応になる．神経疾患への呼吸理学療法としては，呼吸筋のストレッチ，胸郭の可動域訓練（**図3-A-3**），徒手的呼吸介助（**図3-A-4**），ポジショニングがある．呼吸筋のストレッチは，呼吸筋群がある頸部や体幹の筋に対して行う．呼吸機能低下を呈すると呼吸筋の疲労や伸張性の低下が起こる．ストレッチを行うことで，呼吸筋の疲労を軽減し伸張性を維持・向上させる．また，胸郭の可動域訓練は，リハビリテーション職種が徒手的に胸郭や肋骨を動かして，胸郭の可動性を維持・向上させるものである．徒手的呼吸介助は，患者の呼吸に合わせて上部および下部胸郭を他動的に動かし，換気を徒手的に補助する手技である．胸郭の可動性の維持・向上，換気量の増大，呼吸困難感の改善のために行うものである．徒手的呼吸介助は，患者が安楽に感じる姿勢で行うことが重要であり，必ずしも背臥位で行う必要はなく，側臥位や坐位でも実施可能である．また，呼吸困難感の改善や呼吸筋のリラクセーションを図るために，ポジショニングも重要である．例えば，臥位であれば，ベッドの背もたれを30°程度ヘッド

76　PART 1　症状ごとの緩和

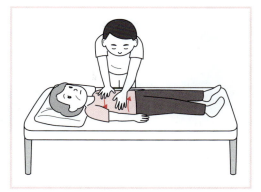

図 3-A-3 胸郭の可動域訓練の例

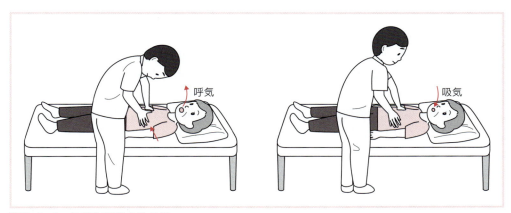

図 3-A-4 徒手的呼吸介助の例
呼気の際に胸郭を徒手的に動かし，吸気では胸郭に手をあてたまま力は加えないようにする．

アップし膝を軽度屈曲したセミファーラー位，坐位であれば体幹を前傾させた姿勢などが一般的に呼吸困難感やリラクセーションを得られやすい．また，臥位の際には，枕の高さや肩甲帯の位置によっても呼吸困難感が改善することもある．

　呼吸理学療法については，患者自身で実施可能であれば自主トレーニングとして指導することも検討する．例えば，頸部や体幹のストレッチ，胸郭の可動域訓練，腹式呼吸の練習は自主トレーニングとしても可能である．呼吸筋の筋力増強が期待できる場合は，呼吸筋の筋力トレーニングの指導も考慮するとよい．重錘を使った方法や呼気や吸気に抵抗をかけて筋力トレーニングを行う器具を使用する方法などがある（**図3-A-5**）．

　動作中に呼吸困難感が生じる場合への対処として，一連の動作をいくつかの段階に分けて，動作の途中で休憩をはさむことや，休憩する際に口すぼめ呼吸や腹式呼吸などの呼吸方法を行うことを指導する．また，散歩などの活動をしている場合も同様に，呼吸困難感が生じたら休憩をはさむよう，日常生活における運動強度が過度にならないように指導する．

　また，人工呼吸器を使用する可能性が高い場合は，人工呼吸器を搭載できるような

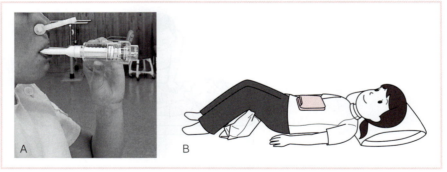

図3-A-5 呼吸筋の筋力トレーニングの例
A：吸気(呼気)に10〜40 cmH$_2$O(呼気では4〜20 cmH$_2$O)程度の抵抗をかける機器(Threshold® IMT, Threshold® PEP)を使った, 呼吸筋のトレーニング.
B：腹部に重錘を置いて腹式呼吸を行う, 呼吸筋のトレーニング.

車いすの改良や移動や外出のための環境整備について検討をしておくことが重要である.

ポイント！ 家族指導, 予後や進行に対する質問への応答の仕方, フォローアップ

自主トレーニングを指導した場合には運動の内容と目的について, また呼吸困難感がある場合には適切なポジショニングについて指導を行う. ポジショニングについては, わかりやすく写真などを用いて説明するとよい. また, 動作や活動の中で呼吸困難感が生じる場合には, 家族にも休憩をはさみながら動作や活動を行うように指導を行う.

予後や進行に関する質問に対しては, まずは疾患の予後に関する主治医の説明内容について, どのように理解をしているのか慎重に確認しておくことが重要である. 特に, 進行性疾患の場合, 呼吸機能低下が生命予後と直結することもある. そのため, 職種間で異なる説明をすると, 患者や家族の不安や混乱をきたす可能性が高い. 疾患に関する理解が得られていれば, 現在の呼吸機能の状態と必要な対応策について整理して説明する. さらに, 現状よりも1つ段階が進行した場合の予測される生活への影響と対処方法について, 患者や家族が混乱しないように段階を追って整理して答えていくことが望ましいと考える.

フォローアップに関して, 呼吸機能の評価はVCであれば一般的には3ヵ月に1度程度とされる. しかし, 呼吸機能低下は, 絶えず直線的な変化を示すとは限らず, 急激な低下を示すこともある. MEP, MIP, SNIP, PCF, 胸郭の可動性については, VCよりも身体的負担は少なく簡便に評価できるため, 少なくとも1ヵ月に1回は評価を行い, フォローアップすることが望ましい.

ポイント！ 人工呼吸器や排痰補助装置の導入時期の目安や導入方法の紹介

VCについては, 実測値が予測VC値の50％未満となった場合を人工呼吸器の導入時期としている. しかし, 測定が困難なこともあり, 参考にできない場合もある. MIP, SNIPについては, 60 cmH$_2$O未満および40 cmH$_2$O未満が, それぞれ人工呼吸器の導入時期とされる. しかし, この導入基準値は, 欧米人を対象として設定されたものであり, 日本人の場合は10〜20 cmH$_2$O程度低い数値を導入基準として考慮してもよいと考える. また, 基準値にかかわらず, 急激な数値の低下が認められた場合

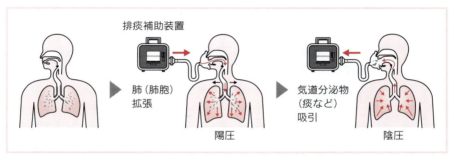

図3-A-6 排痰補助装置の原理
（フィリップス・レスピロニクス　カフアシストE70　ギャラリー　動画ページ〈http://www.philips.co.jp/healthcare/product/HC1098160/coughassist-e70〉より一部改変）

にも，導入を検討したほうがよいと考えられる．

　排痰補助装置の導入基準としては，PCFが270 L/分未満となった場合を導入時期とする．なお，PCFが180 L/分未満では自力咳嗽による気道分泌物の除去は困難なため，排痰補助装置の導入が必須である．

　人工呼吸器や排痰補助装置については，主治医や看護師，臨床工学技士などの多職種と情報を共有し，機器の導入を早い段階から検討することが重要である．病初期から導入を検討することができれば，機器の紹介や慣れのための時間を確保することができるからである．

排痰補助装置

　カフアシストに代表されるMI-Eは，神経筋疾患などの慢性肺胞低換気や閉塞性肺障害など咳がうまくできない患者や咳が弱くなっている患者に対して，咳を補助または代用する装置をいう．基本的な原理は，気道（肺）に陽圧を加えた後に急激に陰圧にすることで，気管支，肺に貯留した分泌物を移動させる．この陽圧から陰圧への急激な移行が肺からの高い呼気流速を生じさせ，咳の補助または代用になる．マスクでも気管切開カニューレに直接接続しても使用できる．装置の操作方法は，基本的な陽圧（気道，肺にかかる圧）と陰圧を設定することで行うことができる．これをAutoまたはManualで作動させるが（図3-A-6），Auto作動の場合には，陽圧（吸気）時間，陰圧（呼気）時間，休息（陰圧終了から次の陽圧開始まで）時間などを設定して行う．通常，4〜5回を1サイクルとし，その後，過換気を回避するために20〜30秒の休息を取り，これを4〜5回繰り返す．MI-Eは中枢気道の痰の排出に有効といわれている．

　本療法は，2010年の診療報酬改定において在宅人工呼吸療法下での保険が適用になった．

ポイント！　排痰補助装置の特徴，指導の注意点

　最近の特徴として，CA-3000を除くどの機種にもバイブレーション機能が搭載されていることがあげられる．また，内部バッテリーを内蔵する機種も増えていることやトリガー機能により呼吸に合わせられる機種，CPFやSpO$_2$を測定できる機種など

3　呼吸筋障害に伴う症状　79

多機能な機種が選択できるようになった.

　排痰補助装置では，急激な陽圧と陰圧が違和感，不快感や恐怖心などにつながるため，マスクを介しての呼吸に慣れてもらうことが重要である（導入の手順については「看護の視点」〈p.72〉を参照）.

高頻度胸壁振動

　高頻度胸壁振動 high-frequency chest wall oscillation（HFCWO）は，身体に装着したベストまたはラップタイプの装具を介してジェネレータと呼ばれる装置から断続的にエアを送ることにより，空気圧による圧迫とエアパルスの高頻度振動（5～20 Hz）により胸壁を振動させることで分泌物を胸壁からはがし，粘性を下げて中枢気道へ移動させることで排痰を補助する.　装置（ジェネレータ）には，タイマーが内蔵されており，あらかじめ設定した時間と周波数で簡単に操作することができる.　1回に15～30分，1日1～2回程度行う.

　本療法は，現在のところ病院内および在宅医療とも保険請求できない.

ポイント！ 高頻度胸壁振動の特徴，指導の注意点

　高頻度胸壁振動は，ベストまたはラップタイプの装具を身体に装着し，ジェネレータでの振動の調節と実施時間のみの設定で行うことができ，高度な技術を必要とせず簡単に操作できる.　患者の快適性を維持でき，リラックスして処置を受けることができる.　従来，スマートベスト®1機種であったが，現在ではMI-Eの機種（コンフォートカフII®）にも搭載されているものも存在する.

肺内パーカッションベンチレータ

　肺内パーカッションベンチレータ intrapulmonary percussive ventilator（IPV）は，細いチューブを通してガスを噴射することで発生するベンチュリー効果と高速で断続的な噴流小換気団（パーカッション流）を作り出して高濃度にエアゾールしたガスを気道に送り込み，エアハンマー効果により肺内の分泌物を流動化して排痰を促進する.　末梢気道の排痰に効果があり，肺炎や無気肺などの治療および予防にも効果が期待できる.　通常，1回あたり15～20分間を1日4回程度行う.

　本装置は人工呼吸器として申請を受けているため，人工呼吸療法（TPPV，NPPVを含む）を受けている症例で実施しても保険請求できない.

ポイント！ 肺内パーカッションベンチレータの特徴，指導の注意点

　肺内パーカッションベンチレータは，駆動源とする医療用ガス（酸素または圧縮空気）に接続することで作動させることができるが，医療用ガスがない場合にはコンプレッサーを内蔵したものもある.　駆動源として酸素を使用する場合には，送気するガスの酸素濃度が高濃度になってしまうため神経疾患などで使用する場合には注意が必要である.　そのような場合には，駆動源を圧縮空気に変更するか，またはコンプレッサー内蔵の機種で行う.　マスクで鼻，口を覆うかまたはマウスピースを口にくわえさせて行うが，気管切開カニューレに直接接続することでも行うことができる.　呼吸機能の改善や排痰の効果，肺損傷の危険性の極小化，肺炎の予防・治療に有効といわれている一方，IPV実施後，IPVに依存して呼吸抑制がまれに起こることがあるといわれており，注意が必要である.

表3-A-1　排痰補助装置の機能，特徴一覧

	カフアシスト®/CA-3000	カフアシスト®/E70	コンフォートカフⅡ®	PULSER®	ミニペガソⅡ®
最大陽圧	60 cmH$_2$O	70 cmH$_2$O	60 cmH$_2$O	60 cmH$_2$O	50 cmH$_2$O
最小陰圧	－60 cmH$_2$O	－70 cmH$_2$O	－60 cmH$_2$O	－60 cmH$_2$O	－50 cmH$_2$O
動作モード	Auto/Manual	Auto/Manual	Auto/Manual	Auto/Manual	Auto/Manual
重量	11.0 kg	4.3 kg	4.6 kg	3.9 kg	4.4 kg
同調機能	×	○	○	○	○
バイブレーション機能	×	オシレーション60〜1,200回/分	オシレーション10〜1,200回/分	バイブレーション180〜600回/分	パーカッション50〜300回/分
その他		着脱式バッテリー搭載 SpO$_2$測定	パーカッサー機能 着脱式バッテリー搭載		

（各機種カタログより抜粋）

陽・陰圧対外式人工呼吸器

陽・陰圧対外式人工呼吸器 biphasic cuirass ventilation（BCV）は，キュイラスと呼ばれる装具を胸腹部に装着し，そのキュイラス内に機器本体から陽・陰圧をかけて主に横隔膜を動かすことで呼吸を補助する人工呼吸器である．換気モードの中にある排痰を目的としたClearanceモードによって，体外からキュイラスへ最大1,200回/分のバイブレーション（高頻度振動）で気道内や肺内の分泌物をはがし，コフと呼ばれる擬似咳嗽による呼気流速を得ることにより分泌物を中枢気道に押し上げ，排痰を促進する．

ポイント！　陽・陰圧対外式人工呼吸器の特徴，指導の注意点

陽・陰圧対外式人工呼吸器は，非挿管患者に対してキュイラスと呼ばれる装具内に陽・陰圧をかけて呼吸を補助するため，会話，経口摂取などが可能である．身体に合わせて適切にキュイラスを選択することが重要であり，また，キュイラス内を陰圧にするためにキュイラスをベルトにより締め付ける必要があるが，症例によっては締め付けによる胸の痛みなどを訴えることがあり注意が必要である．

不眠症をはじめとする睡眠障害の治療は，病態の正確な把握と診断に基づき，非薬物療法（睡眠衛生指導，認知行動療法など）と薬物療法を組み合わせて行う．まずは原因に応じた適切な対処が必要となるが，改善がみられない場合に睡眠薬を使用する．しかし，呼吸障害がある場合の睡眠薬使用に際しては呼吸抑制や筋弛緩作用に注意して使用すべきである．

できるだけ呼吸抑制の少ないメラトニン受容体作動薬（ラメルテオン），オレキシン受容体拮抗薬（スボレキサント）を使用し，呼吸抑制をきたしやすいベンゾジアゼピン系薬剤は避ける．睡眠不十分の場合は非ベンゾジアゼピン系，特に超短時間型のゾルピデムはω_1受容体への選択性が認められており，筋萎縮性側索硬化症診療ガイドラインにおいても使用が推奨されている．

文　献

1) 川田明広, 溝口功一, 林秀明：Tracheostomy positive pressure ventilation（TPPV）を導入したALS患者のtotally locked-in state（TLS）の全国実態調査. 臨床神経 48：476-480, 2008.
2) 日本呼吸管理学会／日本呼吸器学会：呼吸リハビリテーションに関するステートメント. 日呼吸会誌 40：536-544, 2002.
3) 睡眠障害の診断・治療ガイドライン研究会, 内山真（編）：睡眠障害の対応と治療ガイドライン 第2版. じほう, 2012.
4) 黒田ちか江, 黒山政一：睡眠薬. 違いがわかる！同種・同効薬（改訂第2版）. 黒山政一（編）, pp.133-151, 南江堂, 2015.
5) 古田寿一, 山口成良：睡眠薬と呼吸抑制―高齢者の睡眠障害との関連から―. 呼吸 14：537-541, 1995.

（脳神経内科医の視点：橋本　司／看護の視点：大永里美／
介護の視点：宗形妃鶴／リハビリの視点：上出直人／
MEの視点：瓜生伸一／薬剤師の視点：松岡陽子, 黒山政一）

B. 呼吸器感染症

ポイント！ 症状の特徴（疑われる症状）

　神経・筋疾患では通常の感染性の肺炎に加えて，嚥下機能の低下や呼吸筋筋力低下などにより，誤嚥性肺炎を起こすことが多いのが特徴である．神経・筋疾患が進行している場合，患者自身が症状を訴えることができないことも多く，不顕的に肺炎が悪化していて症状が出たときには肺炎としては重症化していることもあり，他者の観察が重要である．

　発症した場合の症状としては，発熱や痰の増加・咳ができる場合は咳の増加・呼吸苦などがあるが，その他に痰の性状の変化（色がつく，粘調になるなど）や食欲不振，喉頭のゴロ音増大・呼吸音の悪化，呼吸状態の変化（呼吸回数増・努力性呼吸など），頻脈などがある．

　検査としてはSpO_2モニター，採血（白血球増加・CRP上昇），胸部レントゲンや胸部CTなどがある．

　また抗菌薬の選択のためには採血時に肝機能や腎機能も確認することが必要である．

　喀痰培養については提出可能であれば提出するが，口から喀出された痰は口腔内や気道の菌が混入する可能性もあり，必ずしも原因菌であるとはいいきれない．神経・筋疾患の患者ではメチシリン耐性黄色ブドウ球菌 methicillin-resistant *staphylococcus aureus*（MRSA）などの耐性菌が検出されることも多いが，これも必ずしも原因菌であるとはいいきれない．

ポイント！ 予防方法

　抗菌薬の予防投与の賛否については議論があるが，まずは誤嚥性肺炎をできるだけ予防することが大切である．

　経口摂取時に嚥下の状態をよく確認する．嚥下の状態によっては食事の形態の変更も検討する．また，薬の内服時の嚥下状態も確認する．STの早期介入が望ましく，患者自身でできる嚥下体操などの指導も行う．ただ日や時間によっては嚥下状態に差があることもあり，1回だけの評価では不十分なこともある．

　在宅療養の場合，症状によっては吸引器や低圧持続吸引器の導入・練習を検討する．

　胃瘻など経管栄養の注入中・後も唾液や痰が増えないか確認する．注入速度や注入時の体位も確認する．無気肺の予防・増加阻止も重要である．呼吸リハビリテーションの導入や，状況によっては排痰補助装置の導入も検討する．

　神経・筋疾患が進行し誤嚥性肺炎を繰り返す場合は，患者・家族の希望によっては気管切開を検討する．

ポイント！ 治　療

　在宅療養の場合，軽度の誤嚥性肺炎であれば経口抗菌薬の投与や，点滴・筋注などによる抗菌薬投与で改善することもある．ただ，痰があまりに多く頻回の吸引が必要な場合や，呼吸苦を伴い本人が希望する場合・採血などの検査結果が悪い場合などは入院を検討する．家族の介護力，すなわち家族が吸引や体位変換がどれだけできるのかなどの介護環境も考慮に入れる．

　入院先が問題になるが，普段から緊急時の入院先を調整しておくことが必要である．

ポイント！ 誤嚥性肺炎　どこまで治療するか

　排痰補助装置や気管切開・NPPV・人工呼吸器の有無などの条件によっても異なるが，各種抗生剤などを投与しても肺炎が改善せず呼吸状態が悪化し低酸素脳症や播種性血管内凝固 disseminated intravascular coagulation（DIC）に至り，これ以上治療をしても効果が期待できない状況が起こる．NPPVや気管切開・人工呼吸器などの対症療法を施行していない場合は緩和ケアや対症療法の希望を確認する．ただこのような状態では本人の意識レベルが下がり本人の希望を確認できないことが多いため，状態が落ち着いているときに事前に本人・家族に緩和ケアや対症療法の希望を確認しておいたほうがよい．ただしその場合，希望はいつでも変更できることも伝えておくことが必要である．

　対症療法を希望しない，あるいは人工呼吸器を含めた対症療法を行っている場合で各種抗菌薬などを使用しても不可逆的な低酸素脳症やDICに至った場合は，十分説明し同意を得た上で「看取り」の体制に移行することも検討する．

　いずれにせよ神経難病では誤嚥性肺炎を起こす可能性が高くまた予後を左右することが多いため，事前に本人・家族にどこまで対症療法を行うかを確認しておくことが重要である．

肺炎・気道感染の兆候

　神経筋疾患患者では誤嚥性肺炎の発生頻度が高く，呼吸筋力が低下している場合では致命的となるため注意を要する合併症である．**高齢者は必ずしも発熱するとは限らず**，自律神経障害のある患者はうつ熱の可能性もあるため，**発熱の有無で安易に感染兆候を判断できない**．そのため頻脈，呼吸困難感，そわそわと落ち着かないなど看護師や家族が「いつもと違う」と感じる状態に早期に気付くことが重要である．検査をして初めて感染症が発覚することも少なくないため，**患者の平常時の状態や様子を把握しておくことが異常の早期発見につながる**．家族が「いつもと違う」と感じ，病院に電話相談をしたとしても，バイタルサインに変化がなければ受診に結びつかない場合もある．そのため日常的に経過観察できる**訪問看護師が窓口になり，往診医やかかりつけ病院と早期に連携できるような体制作りが重要**である．

呼吸器感染症予防

　口腔内は菌が繁殖しやすく，誤嚥することで呼吸器感染症のリスクが高まる．呼吸器感染症を予防するために，口腔ケア，カフ圧管理，誤嚥予防，水分調整および唾液対策，呼吸リハビリテーションが重要である．

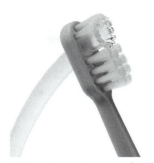

図 3-B-1 吸引チューブ付き歯ブラシ
(ファイン株式会社ホームページ吸tyシリーズ〈http://www.fine-revolution.co.jp/commodity/nursing/entry-386.html〉より)

ポイント！ 口腔ケア

口腔ケアは次のような手順で行う．

① ケアを始める前に口腔内の乾燥の有無，汚れの程度，汚れの付着部位など，観察をしっかり行うことが必要である．

② 口腔ケアの効果を高めるために，口腔ケアの前に保湿剤（オーラルバランス®など）を塗布し，10分程度かけて汚れをふやかしておく．

③ 歯ブラシで機械的に汚れを除去していく．嚥下機能が低下している患者では歯磨き時に誤嚥のリスクが高まるため，吸引チューブ付きの歯ブラシ（**図 3-B-1**）を用いて唾液や水分を吸引しながら行うと誤嚥予防に効果的である．

歯磨き粉は口腔内の清涼感を得られるが，誤嚥のリスクがあることや泡立つことにより観察が十分に行えないことを考慮すると，極少量にとどめた方がよい．アルコールを含む洗口液はアルコールの蒸発時に口腔内の水分を奪うため，アルコールを含有していない洗口液を使用するとすすぐ必要もなく清涼感を得られる．

なお，経口摂取を行わない患者は唾液の分泌が低下することから，より口腔内の湿潤と清潔を保つケアが必要である．

ポイント！ 口腔ケアは何回行う？

1日に複数回の口腔ケアが望ましい．しかしマンパワーの問題で行えない場合は1日に1回しっかりと口腔ケアを行い，それ以外は3，4時間毎に保湿剤の塗布，口腔ウェットティッシュで清拭，吸引を行うついでに吸引チューブ付きの歯ブラシで簡単にこするなどのケアを行うだけでも効果的である．

ポイント！ カフ圧管理

カニューレを留置している患者の場合，気管の形状が正円形ではないため必ずしもカフが気管壁に密着していない部位があり，また体動や咳嗽などで圧力がかかるとカフと気道壁の間に隙間ができ，気道へ分泌物が垂れ込むことで呼吸器感染症の原因となる．そのため適正なカフ圧管理とカニューレの位置調整が重要である．カフ圧管理はカフ圧計を用いる．誤嚥予防には 25 cmH$_2$O 以上のカフ圧が必要だが，カフ圧が高すぎると気管壁の血流が低下または遮断され，気道の拡大や気管軟骨の壊死を引き起

こしカフが留置できなくなる．そのため，カフ圧は25 cmH$_2$O以上，30 cmH$_2$O以下にする．カニューレの位置は体の正面になるようにし，気道とカフの間に隙間ができて空気が漏れないように注意する．体位変換などで容易にカニューレの位置は変動しやすいため，ケアを行った後には必ず観察することが重要である．TPPV装着患者の場合実際には図3-B-2のように，カニューレの角度をスポンジや枕などで調整したり，回路がずれないような工夫を行っている．

　長期のカニューレ留置患者で，空気が漏れないようにカフ圧を足し続けた結果気道が拡大してしまい，カニューレのサイズや種類を変更せざるを得ない状況になったケースが少なからずある（ある患者のカフ圧を測定したところ，自宅でのカフ圧が70 cmH$_2$Oだった！）．そのため確実にカフ圧計でカフ圧を管理すること，気道に圧をかけない工夫が必要である（カニューレバンドを確実に固定しカニューレが動かないようにする，回路が引っ張られないようにするなど）．空気漏れが続く場合には，カフ圧を足すのではなく，カニューレの種類の変更などを視野に入れ，医師に相談することも必要である．カフ圧調整器やカフ圧自動調整器を活用することもできる．

ポイント！　誤嚥予防

　栄養剤の逆流予防，唾液や分泌物の誤嚥予防のため，常時ヘッドアップ30°以上が望ましい（しかしヘッドアップに伴い仙骨部の褥瘡のリスクも高まるため，皮膚状態をアセスメントしながら行う）．また食後は腹圧が上昇し，胃内圧も高まることから胃からの逆流が生じやすい．そのため食後1時間程度は水平臥床を避けヘッドアップすること，経管栄養投与中は右側臥位にすることで誤嚥予防に努める．誤嚥を繰り返す患者には，胃瘻であればリフラノン®などを用いて栄養剤をゲル化する．ラコール®NF配合経腸用半固形剤を使用するなどの工夫を行う．胃管カテーテルを留置されている場合であれば，REF-P1®などを使用すると効果的である．誤嚥予防の効果以外にも，栄養剤に粘度がつくため胃の蠕動運動が促進され，胃の停滞時間が固形食と同等となることで下痢予防にも効果的である．

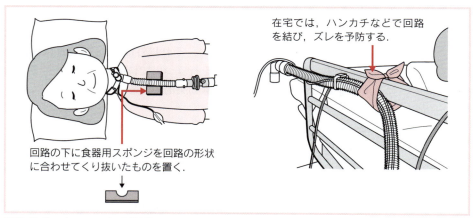

図3-B-2　カニューレの管理

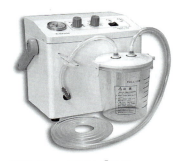

図3-B-3　アモレ®SU1
（トクソー技研株式会社ホームページ
〈http://www.tokso.net/iryo1.htm〉より）

ポイント！ 水分調整および唾液対策

体液量が減少すると口腔内が乾燥し，痰の粘稠度が高まる．粘稠性の痰は移動しにくく排痰困難となるため，適度な水分摂取が重要である．逆に唾液量が過多で誤嚥のリスクが高くなる場合には，唾液用低圧持続吸引器を使用し，あえて副作用である口渇を期待して三環系抗うつ薬を用いる．当院では特殊製剤のスコポラミン軟膏を耳下に貼付し唾液を減少させている．コーケンダブルサクションカニューレ®という特殊なカニューレを使用して，アモレ®（図3-B-3）という機器で気管内から低圧持続吸引することも有用性が示唆されている．

ポイント！ リハビリテーションとの連携

自宅で最も困難となるのが排痰補助である．理学療法で行っている咳嗽訓練，胸郭リハビリテーション，スクイージングなどの呼吸リハビリテーション・排痰補助方法を家族に教育できるよう看護師も習得する必要がある．（詳しい方法は「リハビリの視点」〈p.88〉を参照）

合併症で患者が亡くなることと，看護師が感じるジレンマ

神経筋疾患患者は，気道クリアランスが保たれるか否かが予後を大きく左右するため，排痰ケアを行う看護師には重い責任がのしかかる．しかし排痰ケアにも限界があるため，苦痛を与える吸引をいつまで行うのか，延命を希望していない患者に吸引することが果たしてよいことなのか，と出口のない迷路に迷い込んだような気持ちになる．また「私が効果的に吸引できないから，患者さんの状態が悪くなった」，「私のせいで患者さんを死なせてしまった」と責任感に押しつぶされそうになる（夜に自宅でお酒を飲みながら泣いてしまったことも少なくないのである）．そんなときは看護師だけで悩むのではなく是非チームで話し合っていただきたい．患者・家族の生きてきた歴史や意思を共有し，どこまで治療やケアを行うのが患者・家族にとって最善なのか話し合うことで，医療者自身も医療行為を行う意味を考え，納得した上で自信をもって医療行為を行えることにつながる．そして職種間の思いや悩みを共有でき，同じ目線で患者・家族をとらえて支えることができると思う．そのうえで患者・家族にチームができること，努力するけれど限界があることも含め説明し，患者・家族を含めたチームで治療，ケアの選択ができるように心がけている．

3　呼吸筋障害に伴う症状　87

感染を防ぐためほこり除去，湿度調節，空気清浄などをして環境を整えておくようにする．誤嚥による肺炎が起こるため口腔ケアも行う．患者の症状によっては看護師から指導を受けるとよい．口腔内は乾燥しているときと唾液が多いときとでは状況が異なるため，その時々に応じケアも変えるようにする．口が開きにくいときは子ども用歯ブラシを使うとよい．歯ブラシ，スポンジ，口腔用ウェットティッシュを用途に応じて使い分ける．

ポイント！ 評価（原因，部位，程度，全身・呼吸状態，姿勢）

神経疾患における呼吸器感染症としては誤嚥性肺炎が多いと考えられる．誤嚥性肺炎の原因は嚥下機能の低下であるため，肺炎を起こした場合は嚥下機能の評価を行うことが極めて重要である．誤嚥性肺炎は，食べ物や飲み物が気管や気管支に入って引き起こされるだけでなく，唾液が気管や気管支に流入することでも引き起こされる．そのため，流涎の有無と程度についても評価しておくとよい．肺炎の部位は，肺野部全体に及ぶ場合から限局的な場合までさまざまであり，その程度も症状に気が付きにくい軽症な場合から意識障害や呼吸不全に至る重症な場合までそれぞれである．部位や重症度については，主治医との情報共有が重要である．また，呼吸理学療法や離床を進めていくためには，全身状態や呼吸状態の評価も必須である．意識レベル，体温，血圧，脈拍数，呼吸数，経皮的酸素飽和度などはもちろん，呼吸音の聴診により痰が貯留している部位や程度，肺胞呼吸音の減弱の有無についても評価する．さらに，呼吸パターン，努力呼吸による呼吸筋の緊張，姿勢変換による呼吸状態の変化についても評価しておくとよい．

ポイント！ ADL/IADL 障害，社会的不利，発症前の ADL/IADL 状況確認

神経疾患の肺炎では，安静臥床による廃用症候群が大きな問題となる．安静臥床期間が長期になればなるほど体力が低下し，その結果 ADL/IADL 障害が引き起こされる．また，体力低下が著しくなると，車いすなどへの離床時間にも制限が生じてくるため，外出が困難になることもある．外出が困難になれば，当然のことながら社会参加は阻害される．廃用症候群による ADL/IADL 障害が生じているか否かは，肺炎発症前の ADL/IADL の状況を確認することで明確になる．発症前と比較して発症後に ADL/IADL 障害が新たに生じていたり，重症化していたりする場合は，速やかにリハビリを開始し廃用症候群の予防と改善を図らなければならない．

ポイント！ 対応の例

肺炎などの呼吸器感染症では，呼吸理学療法による排痰ケアが重要である．呼吸理学療法では，徒手的呼吸介助により換気量を増大させたり，痰の貯留部位を確認した上で痰の移動を促す体位に変換することにより排痰ケアを行う．徒手的呼吸介助と体位変換を組み合わせて，効率的に痰を末梢から中枢気道へ移動させることが重要である．中枢気道に痰が移動したことを確認したら，咳嗽や吸引により排痰を行う．なお，体位変換を行う際は，経皮的酸素飽和度の低下や呼吸困難感の出現などの呼吸状態の悪化に注意が必要であり，呼吸状態をモニタリングしながら実施することが重要である．また，徒手的呼吸介助については，呼気時に胸郭を圧迫することで，呼気流速を高めて痰の移動を促すスクイージングという手技を加えることもある．しかし，

球麻痺や呼吸筋の筋力低下がある神経疾患患者では，スクイージングを行うことにより呼吸困難感や疲労感が増すことがあるので注意が必要である．基本的には，通常の徒手的呼吸介助でも十分に痰を移動させることが可能である．加えて，呼吸理学療法では早期の離床も重要である．臥位から寝返りや起き上がりをし，坐位や立位になることでも痰の移動が起こるため，効果的な排痰ケアになる．したがって，状態が安定すれば可能な限り早期から離床し，徐々に日中の離床時間や活動量を増やしていくように介入していくことが極めて重要である．

　自主トレーニングが可能であれば，口すぼめ呼吸や深呼吸などの呼吸法や咳嗽の方法について指導しておくことも重要である．咳嗽については，十分な吸気（深呼吸）の後に声門を閉鎖して気道内圧を上昇させてから，声門を開放し咳嗽を行うよう指導する．特に，十分に吸気（深呼吸）を行わずに咳嗽をしようとすることが多いため，深呼吸の練習をあらかじめしておくことが重要である．声門閉鎖が十分にできない場合は，ハフィングという方法もある．これは，呼気を素早く呼出させる方法であるが，十分な吸気（深呼吸）の後に一気に強く息を吐き出すハフィングを行うことで，咳嗽に近い効果を出すことができる．

　廃用症候群は臥床期間が長くなるほど重症化するため，リハビリの開始は早いほうがよい．したがって，離床のタイミングは，全身状態・呼吸状態をみて，可能な限り速やかに行うことが重要である．主治医および看護師と協働しながら，ヘッドアップ，ベッド上坐位，車いす乗車へと離床を図っていくようにする．なお，神経疾患の場合，離床の際に起立性低血圧を起こすことが多い．血圧の管理に留意するとともに，血圧低下が起こる場合は弾性ストッキングの使用や下肢に弾性包帯を巻いて血圧低下を防ぐ．また，筋収縮は血圧低下を防ぐための有用な手段になる．例えば，離床し車いすに乗車した状態であれば，車いす上で可能な軽い上下肢の運動を行うと血圧低下を防ぐことが可能である．

ポイント！👉 家族指導，予後や進行に対する質問への応答の仕方，フォローアップ

　家族への指導としては，患者を可能な限りベッドから起こして車いすに乗車させるなど，離床を促すことの重要性を説明する．また，排痰を促すために，深呼吸や咳嗽の練習方法についても併せて説明しておくとよい．

　予後や進行に対する質問については，臥床による廃用症候群のリスクと予防についての理解を促すことが重要である．つまり，日中の臥床時間が長くなると，症状の遷延化や体力低下による ADL/IADL 障害のリスクがあること，その対策として呼吸理学療法や離床が重要であることを十分に説明することが重要である．

　フォローアップについては，肺炎の症状や廃用症候群による ADL/IADL 障害が軽快するまでは，呼吸理学療法や離床のためのリハビリを頻回に実施する必要がある．症状が安定し，ADL/IADL 障害が改善すれば，1ヵ月に1回程度のフォローアップを行い，呼吸器感染症の再発を予防する．

ポイント！👉 在宅酸素療法

　在宅酸素療法を行う場合は，まずは屋内の患者の動線に留意して自宅内の環境整備をすることが重要である．また，日中の活動量や下肢の筋力が低下すると，呼吸困難感が増悪することがあるため，活動量の維持を図り自宅でできるストレッチ，筋力トレーニングなどの運動を指導しておくことも必要である．

3　呼吸筋障害に伴う症状　89

3章-A「呼吸筋力低下」内「MEの視点」(p.79) を参照.

　誤嚥性肺炎の場合，肺炎が治っても嚥下障害は改善しないため，一度改善した肺炎が反復する誤嚥により再度悪化する可能性がある．誤嚥性肺炎を繰り返し発症する症例に，マクロライド系抗菌薬のクラリスロマイシンの投与が肺炎の発症や排痰困難を改善し，安定した在宅療養が可能となる場合がある．呼吸器内科領域では，気管支拡張症やびまん性汎細気管支炎，慢性副鼻腔炎などにおいてマクロライド系抗菌薬の少量長期投与が行われる．この場合，抗菌作用だけでなく気道内の抗炎症作用，免疫賦活作用，細菌のバイオフィルムを破壊する作用などを期待して投与される．抗菌薬の長期投与にあたっては，常在菌叢の変化や耐性菌の出現に常に十分に留意する．

　また高齢者の場合，加齢によって薬物動態が変化するので十分な配慮が必要である．抗菌薬の投与量には体重と腎機能の配慮が必要となり，健常成人の50〜70％程度の量が使用されることが一般的である．低体重では1回投与量を減量する．腎機能が低下している場合は，抗菌薬の血中濃度半減期が延長するため投与間隔を延長することを考慮する．健常成人に比べて副作用が出やすいためモニタリングを強化する．

文　献

1) 日本呼吸器学会医療・介護関連肺炎（NHCAP）診療ガイドライン作成委員会（編）：医療・介護関連肺炎診療ガイドライン，2011．
2) 感染症診療update．日本医師会雑誌　第143巻・特別号2，2014．

（脳神経内科医の視点：橋本　司／看護の視点，コラム①・②：大永里美／
介護の視点：宗形妃鶴／リハビリの視点：上出直人／
MEの視点：瓜生伸一／薬剤師の視点：松岡陽子，黒山政一）

C. 非侵襲的陽圧換気療法（NPPV）

ポイント！ 適 応

運動ニューロン疾患（筋萎縮性側索硬化症など）や筋ジストロフィーなど呼吸筋筋力低下で換気不全が起こる疾患，多系統萎縮症やパーキンソン関連疾患で自律神経障害が強い場合など中枢性無呼吸により無呼吸発作や声帯外転筋麻痺を起こす疾患が適応になる（当初は持続的陽圧呼吸 continuous positive airway pressure〈CPAP〉で導入することもある）．

ポイント！ 利点と欠点

利点は，気管切開下陽圧人工呼吸療法 tracheostomy positive pressure ventilation（TPPV）と異なり身体を傷つけずマスクを装着することで効果的な換気ができることである．

欠点は，マスクによる圧迫感・圧迫による皮膚病変の発生，進行により換気の限界が来ることなどである．また，痰や流涎が多い場合も使用しにくい．

ポイント！ 導入の基準

筋萎縮性側索硬化症では，
1) %FVC 50 % 以下か最大吸気圧 maximum inspiratory pressure（MIP）が 60 cmH$_2$O 以下
2) 動脈血ガス PaCO$_2$ 45 mmHg 以上
3) 睡眠中血中酸素飽和度が 88 % 以下，5分以上持続

これらの3項目のうち1つが満たされた場合[1]とされているが，患者によってはこの状態ではすでに遅い場合もあり，呼吸困難の自覚症状があるときに導入した方がよい場合もある．逆に自覚症状がないまま呼吸筋筋力低下が進行し換気不全をきたしている場合もあり，注意が必要である．

多系統萎縮症の場合は，
1) 睡眠中の著明ないびき
2) 吸気時の声帯部の狭窄音
3) 中枢性呼吸障害が出現
4) 睡眠中の SpO$_2$ の低下

などが導入の基準になるが，多系統萎縮症の場合，非侵襲的陽圧換気療法 non-invasive positive pressure ventilation（NPPV）を使用すると声帯外転筋が閉鎖し最悪窒息することがあり，導入時には注意が必要である．

なお本人の意思決定力に問題がなければ，NPPVを希望するかどうか意思を確認して導入する必要がある．また疾患の特性上，NPPVの24時間連続使用になるのは避

けられず，それを希望するか・TPPVへの移行を希望するかを随時確認していく必要がある．

ポイント！👉 導入の方法

事前に短時間から練習を行っておき，徐々に装着時間を長くする．肺炎などをきっかけに呼吸状態が悪化し緊急導入になる場合もあるが，その場合は患者の自覚／他覚症状・動脈血ガスやSpO_2などをみながら調整する．

事前に導入する場合は，自発呼吸優先モード・吸気圧（IPAP）4～6 mmH$_2$O・呼気圧（EPAP）2～4 mmH$_2$Oといった低圧で開始する．

多系統萎縮症でNPPVを使用する場合は，声帯外転筋麻痺が存在する場合EPAPを6 mmH$_2$O以上などやや高めに設定し，無呼吸が多い場合は最初から強制換気挿入のモードで導入する．ただし前述のように，声帯外転筋麻痺の悪化に注意が必要である．

最初の導入時は患者・家族の手などにNPPVの気流を当て，どのくらいの気流が入ってくるかを体験してもらうと導入しやすいこともある．詳しくは文献1などを参照されたい．

ポイント！👉 マスクの選択

鼻マスクと鼻口マスクが一般的である．鼻口マスクのほうが確実に換気できることが多い．鼻マスクに慣れると鼻口マスクに移行しにくい場合があり，睡眠中は鼻口マスク・日中は鼻マスクと使い分けることもある[2]．

ポイント！👉 設定条件の変更

換気量の確保を原則とする．進行した場合は換気量の確保のためIPAPを上げる．吸気／呼気トリガーを調整することも有効である．強制換気優先モードへの切り替えやaverage volume assured pressure support（AVAPS）（注1）・auto EPAP（注2）などの使用も検討する．使用中のデータも参考にする．

アラームについては鋭敏すぎるとアラームが頻発するので，実際のアラームやNPPVの使用データなどをみて設定する．換気量を確保しても低酸素のときは酸素の併用を検討する．

なおNPPVを30分～1時間以上連続して使用する場合は，加湿器を導入したほうがよい．

ポイント！👉 合併症

1) 長時間装着による鼻部の皮膚トラブルに対しては，バンドを締めすぎない，複数の種類のマスクを使用し同じ場所に圧がかからないようにする，褥瘡で使用する保護剤を使用するなどの方法がある．

2) 分泌物の喀出困難に対しては抗コリン剤など薬物で唾液を減らす方法もあるが，気温／湿度によっても唾液の量が違うので調整が必要である．また便秘などの副作用にも注意する．

注1) AVAPS (average volume assured pressure support)：
IPAPを一定ではなくある程度幅をもたせて上限と下限を設定，患者が必要な換気量の目標も設定し，できるだけその換気量が確保できるように調整する機能．IPAPをこれ以上上げにくいときなど呼吸不全が進行した場合などに有効．

注2) auto EPAP：
上気道抵抗に合わせて上気道閉塞をおこさないEPAPに自動的に調整する機能．MSAなどで有効．

排痰補助装置の利用も検討するが，痰などが喉頭に残ることもあり排痰補助装置の使用時にはしっかりした吸引の技術が必要である.

ポイント！ NPPVの末期

NPPVを調整しても呼吸苦が改善せずかえって圧を上げると苦しい，動脈血ガスなどの検査値が改善せずCO_2ナルコーシスになる場合などはNPPVの限界であることが多い．

TPPVを希望される場合は速やかに施行する．TPPVを希望されない場合は，モルヒネの開始や増量など苦痛緩和を最優先した対応をとる．

多系統萎縮症の場合には突然強い声帯外転筋麻痺が起こることもあり，その場合はNPPVでは対応できないこともある．希望される場合は前もって気管切開を行う．また，中枢性無呼吸が悪化しNPPVで対応できない場合はTPPVを検討する．

筋萎縮性側索硬化症や筋ジストロフィー患者の場合，NPPVを装着し呼吸筋疲労を軽減し，無気肺予防を行うことで予後を著しく改善することが明らかになっている．本項では，NPPVの導入からNPPVを装着して日常生活を送る上での困難点に注目する．

ポイント！ NPPV導入時

NPPV導入で**最も難しいのがマスクフィッティング**である．患者がマスクを顔に当てることを恐がるため，段階を経て導入するようにしている．

①はじめにマスクを患者の手や胸に当て，送気の強さや呼吸のリズムを感じてもらう．
②次にバンドを止めずにマスクのみを顔に当て，いつでも外せると声をかけ，不安感の軽減に努めながらフィッティングを試す．
③慣れてきたらバンドを頭に通してマスクを装着してみる．
④マスクを当てることで呼吸ができないという不安には，あえてNPPVの電源を入れずにマスクを装着し，マスクに穴が開いているため呼吸はできることを体験してもらうと安心する．
⑤NPPVの導入が上手にできていることについて，意識して患者を褒める．

この間，医師や看護師，ME，PTが常に付き添うことで安心して試すことができ，**NPPV装着の不安感を軽減することができる**．

当院では症状がNPPVを必要としない時期から外来でNPPVを導入している．始めは装着できることを目的とするのではなく，**自宅にNPPVがある環境に慣れ，装着が必要になる時期に向け気持ちの準備をすることを目的に短時間から装着練習している**．慣れてきたら夜間の装着練習を始めていくことで徐々にNPPVを受け入れることができ，感染症などで急激に呼吸状態が悪化した場合でもNPPV導入が容易となる．また短時間でもNPPVを装着することで無気肺予防につながる．外来では継続的にNPPV装着が必要となる時期や，吸引器やパルスオキシメーターが必要な状態か否かを，家族の介護能力と併せて十分アセスメントして検討している．

ポイント！ 装着練習の段階

まずは日中30分～1時間装着する練習をして，成功体験を積み重ねながら徐々に時間を延ばし夜間睡眠時に装着することを目指していく．

表3-C-1　NPPV機種比較

機種名	写真	取扱業者	製造元	種類	換気モード	IPAP (hPa)
BiPAP A40		フィリップス・ジャパン	フィリップス・レスピロニクス	NPPV・TPPV	CPAP, S, ST, PC, T, AVAPS-AE（成人のみ）	4〜40
BiPAP AVAPS		フィリップス・ジャパン	フィリップス・レスピロニクス	NPPV	CPAP, S, ST, PC, T	4〜25
Trilogy100 Plus		フィリップス・ジャパン	フィリップス・レスピロニクス	NPPV・TPPV	CPAP, S, ST, PC, T, AVAPS-AE	4〜50
LTV1200		フィリップス・レスピロニクス	パシフィコメディコ	NPPV・TPPV	CPAP, S, ST, PC, T	1〜99
PB560		コヴィディエンジャパン	ピューリタンベネット	NPPV・TPPV	PSV, SIMV, CPAP, NPPV	5〜55
HT70		東機貿	NMI	NPPV[※3]・TPPV	CPAP, I/EPAP.A/C	5〜60
クリーンエア VELIA		フクダ電子	RESMED	NPPV・TPPV	S, ST, (A) PC, PSV, (A) VC, PS.TV	2〜40
レジェンドエア		IMI	エアロックス	NPPV・TPPV	S, ST, (A) PC, PSV, (A) VC, CPAP	5〜40
Monnal T50		IMI	AIR LIQUIDE	NPPV・TPPV	PAC, S, ST, CPAP	5〜50
NIPネーザルV		TEIJIN	RESMED	NPPV	PSV, S, PSV, ST, PCV	4〜50
VIVO40		チェスト	BREAS	NPPV	PSV, (A) PCV, , A) VCV, SIMV	4〜40
VIVO50		チェスト	BREAS	NPPV・TPPV	PAC, S, ST, PAC, iVAPS, CPAP	4〜50

（※1　着脱式バッテリを含む．※2　RTCA/DO-160 Gとは航空機の離着陸時でも使用可能となる一般航空機用電子機器環境試験方法のこと）

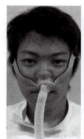 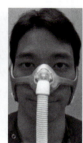 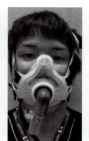 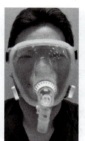 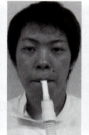 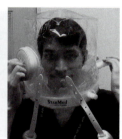

NPPVの種類（鼻プラグ，鼻マスク，鼻口マスク，フルフェイスマスク，マウスピース，ヘルメット型マスク）

EPAP (hPa)	トリガータイプ	重　量	内部バッテリ	外部バッテリ	備　考
4〜25	Auto-Trak, Auto-Trak Sensitive, フロートリガー	2.9 kg[※1]	オプション（着脱式バッテリモジュール）：3時間	無	
4〜25	Auto-Trak, Auto-Trak Sensitive, フロートリガー	1.36 kg	無	4.5時間	
4〜25	Auto-Trak, Auto-Trak Sensitive, フロートリガー	5.0 kg	3時間	着脱式バッテリ：3時間	MPU（マウスピースベンチレーション）（AC のみ）
0〜20	フロートリガー	6.5 kg	1時間	5時間	
1〜20	フロートリガー	4.5 kg	11時間	11時間	
0〜30	圧トリガー・ フロートリガー	7.0 kg	30分	着脱式バッテリ：10時間	IPX4
2〜25	フロートリガー	2.1 kg	2時間	8時間	
0〜20	圧トリガー・ フロートリガー	4.5 kg	6時間	4〜10時間	
0〜20	フロートリガー	5.3 kg	5時間	8時間	RTCA/DO-160 G に適合[※2]
0〜20	フロートリガー	2.1 kg	2時間	有り	
2〜20	フロートリガー	4.0 kg	3時間	6時間	
0〜30	フロートリガー	6.7 kg[※1]	5時間	着脱式バッテリ：11時間	

3　呼吸筋障害に伴う症状　95

練習時には患者が装着を嫌がったらマスクを外し，無理強いしないことが重要である．呼吸困難を自覚していない時期には，NPPV を装着することの効果を患者が実感しにくいため，マスクを装着する違和感や不安感により NPPV に対する負のイメージを抱きやすい．そこで看護師は装着することで夜間の SpO_2 値が低下しないことや起床後の頭痛の軽減などの身体症状を具体的に示し，NPPV の有効性を患者に説明し根気強く NPPV の装着練習を支援することが重要である．多忙な業務の中で後回しになりがちな NPPV 装着練習であるが，NPPV を早期から装着することで呼吸状態が維持でき，残された時間の中で患者ができることが増える（QOL を上げられる）．患者が「このように生きたい」という希望を叶えるための支援であるという意識をもって練習に取り組むことが重要である．

　実際には入院中に導入し装着時間を延長できたとしても，退院後に練習を継続しない患者もいる．そのため本人だけでなく，家族にも機械の取り扱い方法やケア方法だけでなく，NPPV 装着の必要性を医師から説明する機会を設ける必要がある．その上で地域スタッフとも情報を共有して，自宅で継続的に装着していく環境を整えることが看護師の役割である．

ポイント！👉 日常生活困難点

　呼吸筋力が低下すると長時間の NPPV 装着が必要となるため，マスクを外すことが困難になってくる．そのため排痰ケアや口腔ケアなどで，マスクを外すことや処置を行うこと自体が患者の苦痛や不安感の増強につながってしまう．可能であれば 2 人体制でマスクを速やかに装着できるように配慮し，マスクを外す時間を短時間にすることが望ましい．患者にとっては苦痛を伴うケアであるため，ケアの必要性を十分説明して理解を得ることや，処置前にモルヒネなどの薬剤を使用してから行うことも有効である．患者の苦痛の把握に関しては看護師の役割が大きい．苦痛のサインについては呼吸アセスメントで述べたが（3 章-A「呼吸筋力低下」〈p.72〉を参照），ここで注意したいことは，的確に苦痛の原因をアセスメントすることである．せん妄なのか，呼吸困難感なのか，体の痛みなのかによって方策が異なる．患者の苦痛のサインを見逃さず，医師に報告することで医師も呼吸状態を正しく把握することができ，薬剤の種類や量，投与時間の評価をタイムリーに行うことにつながる．またモルヒネを使用した場合，呼吸回数が落ち着いたか，睡眠が得られているか，笑顔が増えたかなどが評価の視点となる（ペインコントロールについては 5 章-A「疼痛・感覚障害」〈p.121〉参照）．呼吸困難感は，患者にとって死に直結する苦痛であるため，それを見守る家族にとっても非常につらいことである．呼吸困難感を緩和することが**患者や家族の不安の軽減や QOL に深く関与していることを忘れずに支援していきたい**．

ポイント！👉 入浴について

　状態が安定していれば機械浴が可能である．NPPV を装着した状態で入浴する場合，機械の排気口に注意しながら防水対策を施し（筆者らはビニール袋で覆っている）浴室に機械を持ち込んでいる．そのとき漏電，感電防止のために浴室内でコンセントは使用せず，バッテリーを作動させている．マスクを装着したまま浴用ベッドに臥床し入浴することが可能であり，洗髪時はバンドを外して 1 人の介助者がマスクを押さえ，もう 1 人が洗髪する．入浴後はマスクのバンドが濡れているため，可能であればマスクのバンドは入浴専用の物を用意したり，入浴後に予備のものと交換できる

96　PART 1　症状ごとの緩和

ようにすると清潔である．入浴後にコンセントを差し込むことを忘れないように注意が必要である．

ポイント！ NPPVからTPPVへの移行期・意思決定支援

NPPVは呼吸を補助することができるが，神経筋疾患においてはその限界がくるため，いずれはTPPVを選択するか否かの意思決定が必要となる．TPPVを選択することで生きる道が残されることが，がん患者の終末期と大きく異なるところであり，患者や家族は生きるか死ぬかを選択しなくてはならず，**非常につらい決断を迫られる．そのため早期から患者や家族にどのように生きたいかを一緒に考え，言語化できるように支援する必要がある**．

TPPVの希望がある患者にはTPPVとNPPV両方の機能を併せもつ機種を導入することで，TPPVの設定変更や家族の機器操作訓練の指導が容易になる．

マスクはいつ，どういった場面で装着したらよいのか．苦しいときすぐにマスクを装着することは正しいのかなどを家族や医療関係者から聞いておく必要がある．患者の症状により対応が異なるため，ケアを行う際は事前の状況把握が大事である．マスクがきちんと装着できているかどうかの判断は介助者が決めるのではなく，患者が位置の指示を出してくれる時は患者が決める．また介助者は同時に呼吸器のリークもみる．呼吸器に関しては正常値がわからなければ異常があるかもわからないので，患者が落ち着いている時の正常値を事前に把握しておく必要がある．ただし，あくまでも呼吸器の値は目安として考え，最終的な判断は患者本人が決めることを忘れてはならない．リークの値がよくても患者本人が苦しくては意味がないからである．

マスクを装着しているときの顔の清拭は，パーツに分けて拭くようにするとよい．マスクから出ている部分を先に拭き，マスクを外すことを伝えてからマスクを外し残りの部分を拭く．マスクが常にあたっている鼻の部分は赤くなり痛みがある場合が多いため，強く擦らない．パットなどで保護して，薬を付けているときなどは看護師にしてもらうとよい．

24時間マスクをつけている方の口腔ケアは，マスクを外すとSpO_2が下がること，唾液の飲み込みによるむせの発生，口腔内にできた痰の固まりが落ちることなどを注意しながら行う．マスクを外したときは本人が苦しくなり，マスクをしてほしいと合図をしてきたらいかなる場合でもすぐにマスクを装着する．ただし唾液が喉に溜まっていたりする場合は吸引をしてからマスクをしないと唾液が呼吸の妨げになるため，吸引をしてからマスクを装着することもある．そのために喀痰吸引などの資格は必要となる．

マスクを外すことで体力を非常に消耗するため，体調を聞きながらケアを行うとよい．

入浴は訪問入浴を利用し，看護師がいる中での入浴が安全である．入浴中も適宜体調の確認を行い，呼吸が速くなっていないか，肩で呼吸していないかなどを観察する．

ポイント！ 陽圧に慣れるための工夫

通常，吸気時に横隔膜を引き下げ，胸腔内が陰圧となるため肺は広がり，横隔膜の弾性力により呼気を行う陰圧呼吸となる．人工呼吸器は機械的に陽圧をかけるため不

3 呼吸筋障害に伴う症状

自然な換気であるため，どのような患者でも**陽圧に慣れる**必要がある．したがって，人工呼吸器導入中に「大丈夫ですか？　つらくないですか？」は愚問であり，呼吸不全が進行した状態であれば，なおさら導入が困難となる．人間の肺は3億年以上かけて作り上げられてきた臓器であり，人工呼吸器は性能がよくなったとはいえ，100年程度しか経っておらず，**患者が我慢を強いられて人工呼吸器に合わせるという前提のもとに成り立つ**ものと理解したほうがよい．

　陽圧に慣れさせるために，バックバルブマスク（救急蘇生バック）を利用し，肺に陽圧をかける練習として，**最大強制吸気量 maximum insufflation capacity（MIC）**を行う．MIC は筋ジストロフィーなどのガイドラインで推奨されており，咽頭部で息溜め air stack をすることで肺活量以上の換気量が得られ，かつ有効な咳嗽をすることが可能となる[3]．息溜めが困難な場合は，**一方向弁を利用した最大強制吸気量 lung insufflation capacity（LIC）**があり，わが国では2016年より「LIC TRAINER®」が医療機器として販売され，利用されている[4,5]．また，患者が鼻や鼻口マスクを装着することすら拒否する場合，陽圧をかけずマスクだけを装着する方法からトレーニングを始めることや，自身で着脱が可能なマウスピースを用いることで陽圧に慣れさせることもある．

ポイント！☞ 成功体験を積み重ねる

　換気不全に伴う症状には，呼吸困難感以外に早朝の頭痛や倦怠感，また眠気に伴う仕事や学業の効率悪化があり，その結果，活動性が低下することがある．NPPV 装着に伴い，「朝すっきり起きられるようになった，朝ご飯が食べられるようになった」や「仕事が捗るようになった，学校で集中して勉強が行えるようになった」という**成功体験は NPPV 継続使用の最もよい動機付け**になる．その一方で，NPPV の装着時間が延長しても活動性が低下していた場合は NPPV が有効に機能していない可能性を考えるべきである．つまり，換気不全に伴うさまざまな症状は，NPPV により換気が改善することが期待できる．しかしながら，導入時の圧設定が低い場合や球麻痺症状が強い場合，NPPV の継続使用が困難となるため NPPV による有効性と限界について知る必要がある．

ポイント！☞ NPPV のヘビーユーザーになる

　NPPV を長期間使用していくためには症状や進行に合わせた人工呼吸器設定やマスクなどのデバイスが必要となる．なぜならば，マスクフィッティング不良に伴う鼻周囲の潰瘍や，呑気に伴う胃膨満により NPPV の有効性を感じず，継続的な使用ができない場合があるからである．**NPPV をうまく使う患者は，生活行為に合わせて，人工呼吸器の設定やマスクを変える**ことがある．食事中は吸気圧を低くし食べやすいようにすること（もしくは量設定に変更すること），排便時は吸気圧を高く腹圧がかかりやすいようにすること，就寝時はマスクからのリークを予防するため口が開かないようチンストラップを使用することなど，さまざまな工夫がある．このような工夫は主治医のフレキシブルな指示のもと，療養支援スタッフと共有していくことが必要である．そのために NPPV を使用する患者が**NPPV のヘビーユーザーとして成長できるよう支援**をする．また，複数の呼吸器設定が可能な人工呼吸器と，複数のマスクを提供してくれる会社が必要となるため，われわれは規定や原則に囚われず患者に必要なものが個別に提供できるよう交渉し，NPPV 療養生活を支援する．

MEの視点

ポイント！ NPPV導入時にどのような指導が必要か？

NPPVとは，マスクやマウスピースなどのインターフェースによって気道内に陽圧をかけて換気を補助する療法をいう．NPPVを実施する場合には，マスクフィッティングおよびNPPV装置の取り扱いに関して適切な指導が必要である．それには，簡易的なマニュアルを作成することで適切な指導を行うことができ，また，NPPV実施後の人工呼吸器の取り扱いにも用いることができる．

1）マスクフィッティング

マスクを装着する場合には，マスクが顔の中心にくるように装着し，ヘッドベルトを左右均等になるように締めると同時にきつく締め付けないように指導することが重要である．マスクからの漏れが発生するとヘッドベルトをきつく締め付けがちになるが，多少の漏れは補正してくれるため，そのことを説明しながらきつく締め付けないように指導することが必要である．

2）NPPV装置の取り扱い

NPPV装置を安全かつ適正に使用するには，日常の取り扱い方法から注意点，保守点検方法，トラブル時の対応などを十分に理解した上で適切に取り扱うことが必要なため，それらに関して適切に指導することが重要である．

ポイント！ 導入の際に気をつけること

導入成功の可否はマスクフィッティングといっても過言ではない．そのため，対象となる患者さんの鼻または顔に適切にフィットしたマスクを選択することが重要である．また，フィッティングする際には左右均等にヘッドベルトを締め，ヘッドベルトをきつく締め付けないようにすることが重要である（導入の手順については，「看護の視点」を参照）．

NPPV導入の際には，いきなり高い吸気圧で開始すると違和感，不快感などを与えることにもなるため，低い吸気圧から開始して徐々に圧を増加していくこと，また，日中短時間（数分間）からマスクをつける練習を行い，徐々に時間を延ばして慣れてもらうことも重要である．

ポイント！ NPPV装置の設置場所

NPPV装置の設置場所は，ベッド位置との関係などから呼吸回路，マスクが引っ張られない適切な場所を設定する．また，加温加湿器を使用する場合には，呼吸回路内への水分の貯留が考えられるため，呼吸回路に取り付けられているウォータートラップが一番下の位置になるように設置するが，ウォータートラップの重みでマスクが引っ張られないように固定するなど工夫が必要である．

ポイント！ NPPV装置の保守点検

人工呼吸器を安全に使用するには，一般的に日常点検，定期点検などを実施することが必要であるが，NPPV装置でも例外ではなく，確実に実施することが安全に使用する第一歩になる．しかし，機種によって細かな項目が異なるため，それぞれに適合したチェックリストに従って五感を活用（目で見る，耳で聞く，手で触る，鼻で臭いを嗅ぐ）して点検することが必要である．日常点検ではNPPV装置が設定どおりに正常に作動しているかどうか，呼吸回路に亀裂，破損がないか，各接続部に緩みなどはないかなどを点検する．定期点検では，長期間使用した機器本体内部部品，消耗品な

どを定期的に交換することが必要なため，機種ごとに定められた時間，時期ごとに計画的に NPPV 装置を交換することが必要で，それにより機能，性能，安全性などを維持することができる．

ポイント！ NPPV における加温加湿

NPPV 実施中は，吸気，呼気中にかかわらず呼吸回路に常にガスが流れており，口，鼻および喉などの乾きにつながるため，送気ガスに湿度を与える加温加湿器が必要と考えられる．しかし，加湿する温度が高い場合や加温加湿器と部屋の温度差によっては呼吸回路内への水分の貯留につながるため，呼吸回路の内壁に水滴が微かに結露するくらいの温度に設定する．そのようにすれば，その温度に対する相対湿度は 100 ％になっていると考えられるため，呼吸回路内の水滴を確認しながら加温加湿器の温度調整を行うことも必要である．ウォータートラップを含む呼吸回路内に水分の貯留が認められた場合には，加温加湿チャンバー内へ戻さないで速やかに除去する．また，加温加湿器にはヒーターワイヤー付きのものもあるため，呼吸回路内の余分な水分を防止するには，それらを使用することも必要である．加温加湿する温度が気になる患者へは，加温加湿チャンバーへ蒸留水のみ入れ，電源スイッチを OFF のままガスを送気することでも若干の加湿効果は得られると考えられる．

ポイント！ 普段気を付けるべきこと

NPPV を実施する患者でも，日中数時間から昼夜使用する患者までさまざまであると考えられるが，NPPV 装置が正常に作動しているかどうか確認することが重要である．また，NPPV 装置を装着したまま移動することも多いと考えられるが，その場合でも正常作動とともに呼吸回路の接続部などに緩みがないかどうかなどを常に確認することが必要である．

ポイント！ トラブルの多いもの

NPPV 療法を実施している場合のトラブルでは，マスクからのリーク（漏れ），皮膚トラブルなどが考えられる．マスクからのリーク（漏れ）では，体位変換や移動など顔の位置が変わった場合にはマスクの位置もずれる可能性があるため，その都度マスク位置を調整することが必要と考えられる．また，マスクからのリーク（漏れ）があるとヘッドベルトを強く締め過ぎる傾向があるが，決して強く締め付けないことが重要である．マスクのずれやヘッドベルトの強い締め付けは皮膚トラブルの原因にもなりかねないため，マスク位置の微調整，およびヘッドベルトは強く締め付けないようにすることが重要である．

ポイント！ アラーム対策

患者または人工呼吸器に何らかのトラブルが発生した場合には，人工呼吸器で設定したアラームが作動するが，これらが適正に作動するように設定することが重要である．それによってトラブルが発生した場合の迅速な対応が可能になる．使用時間などによってはアラームの発生が重篤な障害を及ぼすことにもなるため，アラームが発生した場合の対応方法などを適切に指導することが重要である．また，万が一，NPPV 装置本体や警報機能など機器に異常が発生した場合には，他の情報で異常を知らせることも必要であり，それには警報機能付きのパルスオキシメータなどの生体情報モニタを併用することが安全性の向上につながる．

ポイント！ 機種による特徴

　最近の NPPV として用いられている装置は，TPPV と併用できる人工呼吸器がほとんどであるが，NPPV として用いる基本的な機能には大きな相違はない．しかし，最近の傾向としてターゲットボリュームなど1回換気量を保証する機種が増加しているなど，それぞれの機種ごとに搭載されている機能，特徴などは異なるため，それらを把握，認識しながら使用することが重要である．

　代表的な機種の機能，特徴，特性を**表3-C-1**に示した．

ポイント！ モニタの利用

1）ログデータ

　ほとんどの機種で呼吸状態を把握できるログデータ機能が搭載されている．このログデータから圧波形，フロー波形，1回換気量，リーク量などを解析することで，NPPV の効果および患者さんごとの適切な設定を行うことが可能になる．

2）パルスオキシメータ

　パルスオキシメータは，動脈血酸素飽和度を非侵襲的，連続的，リアルタイムにモニタリングでき，酸素化の指標になる．また，警報機能付のパルスオキシメータを併用することで，万が一，NPPV 装置の警報が作動しない場合でもパルスオキシメータの警報が作動するため，より安全に NPPV 装置を使用できると考えられる．

　なお，最近では，自治体によっては補助金制度があり，この制度によって購入することも可能で従来よりも購入しやすくなった．ただし，年収などによってこの制度が適応にならないケースも出てくるため，ソーシャルワーカーなどと相談しながら検討するとよい．

3）経皮的 pCO_2 モニタ

　経皮的 pCO_2 モニタは，皮膚を暖めて毛細血管を刺激し，末梢血流を増大させることによって皮膚から拡散する二酸化炭素を測定することで動脈血 CO_2（$PaCO_2$）分圧を推定する装置である．患者に痛みを与えない非侵襲的な測定装置として，経時的にモニタすることができる．

文　献

1）日本神経学会（監）：筋萎縮性側索硬化症治療ガイドライン2013. 南江堂，2013.

2）成田有吾（編）：改訂版　神経難病在宅療養ハンドブック-よりよい緩和ケア提供のために. pp.53-54. メディカルレビュー社，2016.

3）AmericanThoracic Society Board of Directors：Respiratory care of the patient with Duchenne musculardystrophy. ATS Consensus Statement. Am J Respir Crit Care med 170：456-465, 2004.

4）寄本恵輔：ALSにおけるバックバルブマスクを用いた新しい呼吸理学療法〜 肺や胸郭の柔軟性を高めるためのMIC/LIC トレーニングについて〜. 難病と在宅ケア20：23-25, 2014.

5）寄本恵輔，有明陽佑：ALSの呼吸障害に対するLIC TRAINERの開発―球麻痺症状や気管切開後であっても肺の柔軟性を維持・拡大する呼吸リハビリテーション機器―. 難病と在宅ケア 21：9-13, 2015.

（脳神経内科医の視点：橋本　司／看護の視点：大永里美／介護の視点：宗形妃鶴／
リハビリの視点：寄本恵輔／MEの視点：瓜生伸一）

3　呼吸筋障害に伴う症状　　101

D. 気管切開による人工呼吸 (TPPV)

脳神経内科医の視点

ポイント！ 適　応

気管切開下人工呼吸療法 tracheostomy positive pressure ventilation (TPPV) は，1) 運動ニューロン疾患（筋萎縮性側索硬化症など）や筋ジストロフィーなど呼吸筋筋力低下で換気不全が起こる疾患，2) 多系統萎縮症やパーキンソン関連疾患で自律神経障害が強く，中枢性無呼吸により無呼吸発作や声帯外転筋麻痺を起こす疾患において非侵襲的陽圧換気療法 non-invasive positive pressure ventilation (NPPV) が限界・困難で，かつ気管切開・人工呼吸器装着を希望する場合が対象になる．

ポイント！ 利点と欠点

利点は，設定によっては完全に呼吸の代わりができ，呼吸筋筋力低下で自発呼吸がなくなっても生命を維持できる点である．

欠点としては，気管切開が必要で侵襲的である点や，適正な設定をしないと肺の圧損傷や浮腫が出現することなどがある．また，この段階での人工呼吸器は生命維持装置であり，厳密な日常管理が必要な点などがある．

ポイント！ 注意点

地域や疾患にもよるが在宅療養が基本で，その場合はある程度の呼吸器の管理・回路交換・気管カニューレの管理などを家族ができるようになる必要がある．

日本では24時間連続で人工呼吸器を装着している場合，すなわち生命維持装置となっている場合は患者・家族が希望しても人工呼吸器を外すことはできない．

筋萎縮性側索硬化症の場合，10％程度[1]に人工呼吸器を装着して数～十数年経過すると四肢や眼球の動きなどもなくなり意思疎通の手段がなくなる「完全閉じ込め症候群 totally locked-in status (TLS)」が生じる．

TPPV 施行時には患者・家族に時間をかけて何度も説明し，意思を確認する必要がある．

ポイント！ 導入の基準

NPPV から移行する場合は，NPPV の限界すなわち NPPV を調整しても呼吸苦が改善せずかえって圧を上げると苦しい，動脈血ガスなどの検査値が改善せず CO_2 ナルコーシスになる場合などに，患者・家族の意思を確認し導入する．

ポイント！ 導入の方法と調整

導入時は自発呼吸が多少残存していることも多いので同期式間欠的補助換気 synchronized intermittent mandatory ventilation (SIMV) ＋圧支持換気 pressure support ventilation (PSV) から行うことが多い．運動ニューロン疾患や筋ジストロフィーでは次第に自発呼吸がなくなり，その場合には従量式調節換気 volume control ventilation（VCV）などの調節換気に移行することもある．

導入時にはファイティングや緊張性気胸に注意する．

動脈血ガスでは PaO_2 は80～120 mmHg 程度に目標値を設定する．慢性的に $PaCO_2$ が高かった場合は，急激に $PaCO_2$ を正常に戻すと呼吸性アルカローシスを生じることがあるので $PaCO_2$ の目標値をやや高めに設定してから調整する．終末呼気炭酸ガス分圧測定装置（カプノメーター）が使用できる場合は持続的に $EtCO_2$ を測定しながら調整することもある．

覚醒時に自発呼吸がまだある程度残っている場合や多系統萎縮症で覚醒時に中枢性無呼吸がない場合は，ある程度人工呼吸器を外すことも可能であるが，常に呼吸状態に注意が必要である．詳しくは文献 2 などを参照されたい．

ポイント！👆 長期的な合併症

TPPV で使用する人工呼吸器は陽圧式であり，生理的な陰圧呼吸とは逆である．そのため，適正な設定をしないと肺の圧損傷や浮腫が出現することなどがある．浮腫は陽圧により胸腔内圧が上昇し右心還流量が減ることなどで生じる．

また，痰が気管内にあると状況によっては気道内圧が上昇し気道損傷を招くこともあるので，内圧の確認が必要である．

個人差はあるが人工呼吸器装着でベッド上寝たきり状態であるときは，重力によって痰が背側に貯留し，その結果，無気肺が生じやすくなる．この状態で下肢を他動的に動かさないでいると下肢の血流がうっ滞し，下肢静脈血栓を起こすことがあり，肺塞栓につながることがある．脱水などをきっかけに発症することもあり注意が必要である．また，広い意味での人工呼吸器関連肺炎 ventilator-associated pneumonia（VAP）を生じやすくなる[3]．

ポイント！👆 サポート体制

1）サポート体制

NPPV でも同様であるが，人工呼吸器の取り扱い会社のサポート体制も非常に重要である．必ずメーカーのサポート体制を確認する．

TPPV を導入し在宅療養に移行する場合は，TPPV のトラブル時の対処法や回路交換，アンビューバッグの使用方法などを家族に指導する必要がある．

2）バッテリーについて

人工呼吸器は生命維持装置であり，特に在宅療養では停電などに備えた準備が必要である．現在在宅療養で使用される人工呼吸器のほとんどが内部バッテリーを内蔵している．また，万が一に備えてバッグバルブマスクなどの準備も必要である．

なお 2012 年度の診療報酬改定で人工呼吸器の外部バッテリーが保険適用（正確には人工呼吸器加算が 7,000 点であったものが改定で 7,480 点となり，この増加分に外部バッテリーおよびバッグバルブマスクの費用が入る）となった．

NPPV でも同様であるが，TPPV で使用する人工呼吸器の電源は家庭用の交流電源（AC100 V）である必要がある．直流電源である車のシガーソケットや，古いタイプのポータブル発電機から電源をとる場合は電気出力が安定しないことがあり，家庭用の交流電源と同じ正弦波のインバータ電源（インバータとは簡単にいえば直流電源を交流電源に変換する装置で，インバータの出力波形は矩形波と正弦波がある）からとる必要がある（**図 3-D-1**）．ノイズの多い矩形波では精密機械である人工呼吸器に

3　呼吸筋障害に伴う症状　103

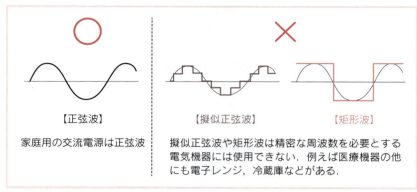

図3-D-1 矩形波と正弦波

悪影響を及ぼすことがあり，不明な場合はメーカーに問い合わせる必要がある．やむをえず使用する場合は，外部バッテリーの充電のための使用に限定した方がよい．

ポイント！ 人工呼吸器関連事故の対策

TPPV装着患者は気管切開カニューレを留置し，TPPVの回路が接続されているため，体位変換や移乗時の安全確保が重要となる．当院のインシデント事例では，体位変換時や車いす・ストレッチャーへの移乗時のカニューレの抜去事故・人工呼吸器の回路外れ・人工鼻交換忘れ・人工鼻の接続位置の間違いなどが生じており，これらに注意が必要である．また自宅へ退院する場合，自宅で安全に生活できるように指導する必要がある．以下によく起こる事故の対策についての詳しいポイントと，退院支援の実際を述べていく．

1) カニューレ抜去事故
   - カニューレバンドが確実に固定されていること（指が縦に2本入る程度のきつさ）．カフ圧が適正であること（カフ圧管理に関しては3章-B「呼吸器感染症」〈p.85〉を参照）．
   - 体位変換時には回路が外れないように押さえながら行う．自発呼吸がある患者では，回路を外して行うのもよいが，再装着忘れに注意が必要である．
   - ベッド柵などに回路を固定して，回路の重みがかからないように工夫している（**図3-B-2参照**）．

2) 回路外れ
   - カニューレの接続部の外れ防止に，平川プレート®やゴムバンドなどで固定する（**図3-D-2**）．特に自発呼吸がある患者では，咳嗽などバッキングにより外れやすい．
   - 回路外れ事故が多い接続部位は人工鼻の上下である．接続部は**ねじりながら接続**すると，外れにくくなる．

3) 人工鼻に関する注意点
   - 人工鼻の種類により交換頻度が異なる．フィルターが水滴で目詰まりして呼吸困難感の増強や換気障害の原因となるため，人工鼻に交換日を記入し交換を忘れな

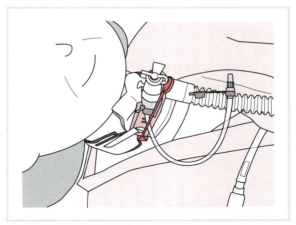

図3-D-2　平川プレート®

いように注意する．
・加湿されると水分が貯留しやすくなるため，吸引などでコネクターを外すごとにコネクターの口元から水滴を外に出すように指導する．人工鼻に水滴を落とすと，目詰まりの原因となる．
・人工鼻の特徴として，患者の呼気の湿度を再利用するため，呼気弁より患者側に装着する必要がある．

ポイント！ 退院支援

1) 安全対策

前述の3つのポイントは自宅でも注意が必要であるため，家族へも同様に指導を行う．また異常の早期発見にはパルスオキシメーターを併用して，人工呼吸器とパルスオキシメーターの二重のアラームをかけておくことも重要であるため，重ねて家族への指導を行う．

2) TPPVを装着して生活するイメージ作り

TPPVの設定確認についてはMEから指導される．看護師はベッドサイドでケアの前後で気道内圧，流量，呼吸回数，SpO_2値などの実測値を一緒に確認することを繰り返すことで，家族が機器を扱う不安感を軽減し，必要な観察項目の確認を習慣づけられるように支援することができる．

TPPVの機器に関することに加えて，TPPVを装着した状態で行う日常生活について次の項目を指導している．TPPV装着患者の日常生活援助の指導項目は，吸引・排痰ケア（カフアシスト・体位ドレナージ）・カニューレ交換・経管栄養投与・食事介助・体位変換・おむつ交換・陰部洗浄・口腔ケア・車いす移乗方法，車いす移乗時の人工呼吸器管理（持ち運び用のバッグに入れる）などである．特にカニューレ交換について，訪問看護師や往診医が行う場合でも，抜去事故やカニューレの破損などのトラブルが生じた場合，家族が交換する必要がある．そのため家族が交換できるように練習する必要性を説明し，指導する．

TPPVを装着したことで，家族は患者の重症度が増したと感じ，命を預けている機

械を扱うことを怖がることが多い．またTPPVを装着して在宅療養するイメージができていないため，患者に触れることを怖がってしまうことも多い．看護師と一緒に患者に触れてもらいながら，日常生活援助に一緒に参加してもらうように配慮することで，**まずは在宅療養のイメージがつくように関わることができる**．TPPVを装着していることに慣れてきてから指導ができるように配慮している．実際に指導が始まると，看護師は指導しなくてはならない項目が多く，家族の負担感に配慮する余裕がなくなることがある．まずは家族に指導計画と指導内容を提示し，指導の全体像が見えるようにすることで看護師と家族が目標を共有しやすい．また家族の負担感が増しているときには休憩を入れたり家族の苦労を労うなど，家族の精神的ケアを忘れずに行うことが重要である．

ポイント！ 入浴について

状態が安定していればTPPVを装着していても入浴が可能である．配管の必要のない在宅用の人工呼吸器であれば，機械の排気口に注意しながら機器に防水対策を施し（筆者らはビニール袋で覆っている）浴室にもち込むことができる．漏電，感電防止のために浴室内でコンセントは使用せず，バッテリーを作動させている．TPPV装着患者や気管切開されている患者ではカニューレ周囲にタオルで土手を作り，すぐにお湯が流れ込まないよう注意したり，呼気弁が濡れると弁が開閉しなくなるため，呼気弁を濡らさないように回路の位置を調整するなどの注意が必要である．また，入浴後にコンセントを差し込むことを忘れないように確認する．ダブルチェックで電源や設定，実測値，回路などの確認をする．

ポイント！ 地域連携

TPPV・NPPV装着患者の介護は家族にとって負担が大きい．排泄処理や体位変換，排痰ケアなどを家族が1人で行うことは困難であるため，本人・家族の意向を聞きながら可能な限り地域サービスを導入し安全に在宅療養に移行できるように支援している．家族が1人で排泄ケアをする必要がある場合には，おしり拭きで拭くだけにしたり，体位変換を1人で行う場合には，枕を抜くだけにしたりして，マンパワーのあるときにしっかりと陰部洗浄や体位変換，体位ドレナージを行っていただくように調整し，家族の負担軽減に努めている．

患者・家族の思いや可能性を信じて退院支援すること

NPPV患者にも共通するが，これまでの経験上医療者が患者や家族の理解力や介護力に疑問をもつ場合であっても，在宅療養を継続しているケースも少なくない．指導のポイントとしては，家族の手技がマニュアル通りにできないとしても，細かなことや高い目標を求めずに，安全に日常生活を送れるための行動目標をチームで共有することも大切である．具体的には手技の手順を気にするのではなく，「こことここだけは忘れないように」とポイントを絞ると家族も覚えやすく身に付きやすい．家族ができないのであれば，誰かが補えるように体制を整えればよい．医療者が諦めてしまうと，その時点で在宅療養の可能性が閉ざされてしまうため，患者や家族の力や思いを信じて根気強く支援する必要性を日々感じている．

吸引は患者によりやり方が異なることを理解しておくことが大切である．かたい痰を吸引している音，粘性の強い痰を吸引している音を聞き分けるようにして，カテーテルを動かすとよいが，カテーテルそのものを回しても意味がない．指でこよりをつくる要領で回すようにする．カテーテルの先端に空いている穴でカニューレの壁をこするようにイメージして吸引するとよい．痰の性状は患者により異なり，カニューレ内に溜まる箇所も異なる．共通して溜まりやすい箇所はカニューレの先（気管に入っているカニューレとの段差）である．介助者はカニューレ内までの吸引とされているが実際はその先にも溜まっていることがあり，自力では痰を押し上げることができない患者にとってはその先の吸引も必要となる．どこに痰があるかがわかる患者の場合は確認しながら吸引を行うとよい．しかし同時に奥にカテーテルを入れることのリスクも知っておかなければならない．

安心して家族が外出できる，安心して介助者に任せられるかは，いかに介助者が家族と同様のことができるかにかかっている．そのため緊急時の対応としてバッグバルブマスクや呼吸介助は看護師指導のもとできるようにしておくべきであり，呼吸器の数値確認，回路の状態，カニューレの付け方（実際に付けるのではなく，どう付けるかを見ておくことが大事）を知っておくようにする．呼吸器は機種にもよるがフィルターが詰まると故障の原因になるものや，定期交換済みの呼吸器が設定値は合っていても患者には違和感があって呼吸がしにくいといったもの（呼吸器のくせで合わないときがある），回路に穴が空いてしまいリークが生じ交換が必要になるときや，あってはならないことだがカニューレが外れてしまいすぐに付けなければならないときなどの対応はできるようにしておきたい．事業所により対応もさまざまだが家族，患者，医療関係者と話し合い，どこまで対応できるかを確認しておくことが必要となる．

同様にカフアシストは看護師がやるものだが，かたい痰が詰まって息苦しいときにすぐに対応できないと患者が苦しくなるばかりとなる．緊急時としてカフアシストのやり方も知っておく必要がある．とくに長時間入る介護士は緊急の場面に遭遇する確率が高くなるため，さまざまな対応ができるようスキルアップするとよい．

ポイント！ 離床生活を構築するチャンス

TPPV は NPPV より強固に呼吸不全から解放されるため，**離床する絶好の機会**であると考える．TPPV を装着することを決断したからこそ，われわれはその療養生活がベッド上のみにならないよう活動性を上げていく必要がある[4]．離床するための方法として，TPPV 装着下での移乗方法や TPPV が搭載できる頸部支持型車いすについて早期より検討する．離床により活動性を維持し廃用症候群を予防することに加え，**肺合併症の予防や改善にも役立つ**．在宅では家族や介護職のスタッフが継続的な離床に大きな役割を担う場合が多いため，安心して行えるよう離床方法の指導をする．

ポイント！ 喋ること，食べること，歩くことは可能である

TPPV 直前まで可能であること（喋る，食べる，歩くなど）は **TPPV 後も維持される**[5,6]．しかし，TPPV により機能が低下しやすいことがあるため，われわれは注意をしなければならない．

喋ることについては，カニューレカフのリークの利用に加え，一方向弁を使ったスピーチバルブがあると明瞭な発語が可能である．ただし，リークの許容により低換気になることが予測されるため，換気量を多めに設定することが必要となる．カフのリークが許容できない場合，カニューレの側管から空気3〜4 L/分を流すことで喋れる可能性もある．

食べることも同様に可能であり，サイレントアスピレーション（不顕性誤嚥）を予防するためにカニューレカフに空気を多めに入れる工夫がある．嚥下造影検査videofluorographic evaluation of swallowing graphic（VF）などの嚥下評価を用い，誤嚥があると経口摂取の禁止を判断される場合があるが，排痰機器で有効な咳嗽ができるのであれば可能な限り経口摂取を続けられる．また誤嚥防止術により安全に経口摂取を続けることも可能な場合がある[7]．

歩行は換気不全から解放されるため，呼吸困難で動けなかった場合において改善する可能性がある．われわれは患者の疲労感を評価しながら，TPPVを装着しながらであっても可能な範囲で起立・立位・歩行訓練を行う．気管切開をすると吸引のしやすさに加え，口からの距離がより短くなるため死腔が減り，換気効率が改善するためTPPVを外すことが可能な時期は，努力性呼吸にならない範囲で歩行訓練などを行い，運動前後で換気補助を行うこともある．

このような機能は一定期間維持されるが，病状の進行により困難となる場合があるため，その場合を予測し，早期よりいくつかの代替方法を構築しておく必要がある．

ポイント！ 気道クリアランスを保つ

四肢の関節拘縮と同様にTPPVを装着すると決められた量・圧で1回の換気をするため，胸郭の可動性は低くなり，胸郭自体が硬くなる．対策としては，人工呼吸器設定で深呼吸モードを利用することや，バッグバルブマスク（緊急用蘇生バッグ）で換気すること，一方向弁を利用した最大強制吸気量lung insufflation capacity（LIC）を得ることができる「LIC TRAINER®」を用いること，排痰機器であるカフアシスト®などの陽圧換気を行うことがある．

呼吸理学療法として胸郭の可動性が得られるように頸部や呼吸補助筋のストレッチ，胸郭可動域訓練を行うことが望まれる．気道クリアランスを評価する上で重要なこととして，肺の柔軟性やコンプライアンス（静的や動的）を知ることがあり，人工呼吸器の機種によっては測定できるものもあるが，簡便な方法として**従量式では最高気道内圧を，従圧式では一回換気量を指標にする**ことがよい．吸引や呼吸理学療法の前後で評価することも可能である．神経疾患は本来，肺実質の問題はないが，繰り返される肺合併症に伴い，肺実質が侵されることがあるため気道クリアランスを保つことは重要な取り組みとなる[8]．

ポイント！ 素早く痰を除去するために機械的咳介助を利用する

リハビリテーション職種やヘルパーの吸引行為が認められるようになってきたが，排痰ケアに時間をかけると呼吸困難感が増すことに加え，頻回の吸引に伴い気管内損傷が起こる場合がある．したがって，**有効な排痰ケアをなるべく素早く行うことが重要**である．そのためには，口腔内ケア，加温加湿，薬物療法，排痰機器の利用を行う．排痰機器を用いた，機械的咳介助mechanical insufflation-exsufflation（MI-E）の代表的な機器にカフアシスト®があり，2010年度診療報酬改定により「排痰補助装

置加算」が人工呼吸器の加算として1,800点／月で保険収載された．現在は，病院ではなく在宅で人工呼吸を行っている神経疾患患者などに保険適用となっている．MI-E 導入においては医師の指示のもと，咳嗽力が弱くなったために排痰が困難な場合，排痰介助が困難な場合，十分な吸気ができない場合などにおいて排痰機器を導入する．原則として気腫性囊胞のある肺気腫，気胸，縦隔気腫，人工呼吸による肺障害がある場合は禁忌である．MI-E の開始時期は咳のピークフロー cough peak flow（CPF）の低下，%VC の低下，胸郭可動性維持や無気肺予防のため早期より実施していくことが望ましい．**MI-E は緊急入院の頻度を減少させ，気管内挿管の回避や早期抜管に有効**であり，生命予後を良好にする因子となっている．

唾液（流涎）が問題となる場合は，携帯型の**低圧式持続吸引器**の使用も考慮する．また近年，気管内吸引の回数を減らし，介護負担の軽減を目的として，**自動吸引装置**が在宅で利用されるようになった．この新たな吸引法は，低定量持続吸引とカニューレ内方吸引孔をもつカニューレを組み合わせて使用することによって可能となる自動吸引システムである．ただし，導入には，専用の気管カニューレへの変更が必要であり，専用の電動吸引器は高価なため補助制度上限以上の差額は自己負担となる．

ポイント！ コミュニケーション手段の確保

意思疎通の維持は TPPV 装着以前からの課題であり，発語以外の代替手段について早期より取り組みが必要である．病状の進行に伴い，意思疎通が困難となる場合，微細な動きを感知するスイッチを利用した意思伝達装置や視線入力式意思伝達装置，マイボイスなどが現在利用されている．TLS になる前に，脳波を用いた brain machine interface を利用することも考慮する．

ポイント！ 人工呼吸器っていくらかかる？

人工呼吸器を自宅に持ち帰って利用する，というだけで相当な費用がかかるのではないかと思う人は少なくない．人の命をつなぐその器械を自分の経済力では購入できないのではと不安になるのは無理もないが，人工呼吸器を患者本人が購入する必要はない．自宅で人工呼吸器を利用するということは「在宅人工呼吸療法」という治療を行う，ということであり，「在宅人工呼吸療法指導管理料」という医療費が病院に支払われ，その病院が器械を用意したり，器械をうまく使うための指導をしたり，器械周辺に必要な物品を提供したりしてくれる．この指導管理料と加算の中に，器械を提供すること（大抵の病院は医療機器業者と契約しており，実際の器械の提供や管理は医療機器業者が行う），吸引カテーテルなどの必要物品を支給することの費用は含まれている．患者は，指導管理料の自己負担割合分を月々支払う（特定医療費の対象になっている場合は，負担限度額まで負担すればよい）．つまり，指導管理料という医療費の自己負担分を負担すれば，器械を買ったり，レンタル料を払ったり，吸引カテーテルなどの主だった衛生材料を自費購入する必要はないのである（衛生材料のどの範囲までを指導管理料に含めるかはそれぞれの医療機関の裁量に任されているので，医療機関によって若干の違いはある）．人工呼吸療法だけでなく，酸素療法，成分経管栄養法なども同じ仕組みである．ちなみに主だった在宅療法の指導管理に係る医療費は**表 3-D-1** のようになっている．

表3-D-1　主な在宅療法の医療費（2018年4月現在）

在宅療法の種類	指導管理料	加算	加算の種類	加算の点数
在宅人工呼吸療法	2800点	人工呼吸器加算	陽圧式人工呼吸器（気管切開による）	7480点
			鼻マスク式，顔マスク式人工呼吸器	6480点
			陰圧式人工呼吸器	7480点
		排痰補助装置加算		1800点
在宅気管切開患者	900点	気管切開患者用人工鼻加算		1500点
在宅成分栄養経管栄養法	2500点	栄養管セット加算		2000点
		注入ポンプ加算		1250点
在宅半固形栄養経管栄養法	2500点	栄養管セット加算		2000点
在宅小児経管栄養法	1050点	栄養管セット加算		2000点
		注入ポンプ加算		1250点
在宅酸素療法	2400点	酸素ボンベ加算	携帯用ボンベ	880点
			携帯用以外のボンベ	3950点
		酸素濃縮装置加算		4000点
		液化酸素装置加算	設置型	3970点
			携帯型	880点
		呼吸同調式デマンドバルブ加算		300点
在宅中心静脈栄養法	3000点	輸液セット加算		2000点
		注入ポンプ加算		1250点

MEの視点

ポイント！　TPPVについて，どのように指導が必要か？

　TPPVとは，気管切開下で行う陽圧換気をいう．人工呼吸器を安全に使用するには，人工呼吸器を適正に取り扱うと同時に適切な保守点検を実施することが重要になる．在宅TPPVの場合でも同様であるが，在宅TPPVの場合には人工呼吸器を取り扱うのが家族，介護者になるため，人工呼吸器の取り扱い方法から注意点，保守点検方法，トラブル時の対処方法などを適切に指導することが重要である．この場合には，必ず家族，介護者の視点で行い，十分に理解できるように指導することが必要である．

ポイント！　導入の際に気を付けること

　できるだけ早期にポータブル人工呼吸器に交換することが重要であるが，ポータブル人工呼吸器でもそれぞれの機種ごとに機能，特徴などが異なる（表3-D-2）ため，それらの機能，特徴などを把握しながら患者に合う人工呼吸器を選択することが必要である．また，患者からの訴えなどに耳を傾け，コミュニケーションを図りながら導入することも必要である．

ポイント！　設置場所

　人工呼吸器を設置する場合には，ベッド位置関係からベッドの左右どちらに設置してもかまわないが，呼吸回路によって気管切開カニューレが引っ張られないように注意しながら設置することが重要である．また，高い位置に設置すると地震などによって人工呼吸器が落下する危険性があるため，ベッドと同じくらいの高さか，または若

表3-D-2 ポータブル人工呼吸器一覧

	トリロジー	Vivo50	Puritan Bennett 560	ニューポート HT70	Monnal T50	クリーンエア ASTRAL
換気モード	VCV/PCV SIMV/PSV	VCV/PCV/PSV	VCV/PCV SIMV/PSV	VCV/PCV SIMV/PSV	VCV/PCV SIMV/PSV	VCV/PCV SIMV/PSV
呼気の排出	呼気ポート 呼気弁	呼気ポート 呼気弁	呼気ポート 呼気弁	呼気弁	呼気弁	呼気ポート 呼気弁
EPAP/PEEP cmH₂O	4～30 (ポート) 0～30 (呼気弁)	2～30 (ポート) 0～30 (呼気弁)	4～20 (ポート) 0～20 (呼気弁)	0～30	0～20	2～25 (ポート) 0～20 (呼気弁)
トリガータイプ	Auto-trak/ Flow	Flow	Flow	Pressure	Flow	Flow/ Pressure
電源方式	AC/DC/内部	AC/DC/内部	AC/DC/内部	AC/DC/内部	AC/DC/内部	AC/DC/内部
内部電源	3時間	4時間	11時間	30分	5時間	8時間
外部電源	3時間/着脱式	8時間/着脱式	11時間	10時間/着脱式	8時間	8時間
重量 (kg)	5.0	5.2 (6.7)	4.5	7.9	5.3	3.2
データ集積	○	○	○	○	○	○
その他の機能	AVAPS リーク補正	ターゲットボリューム EtCO₂モニター	目標一回換気量 深呼吸	× 防滴仕様	目標Vt 自動気圧補正 回路コンプライアンス測定 防滴仕様	保障一回換気量 深吸気 回路コンプライアンス測定

干高い程度に設置することが望ましい．また，加温加湿器を使用する場合には，呼吸回路内への水分の貯留が考えられるため，呼吸回路に取り付けられているウォータートラップが一番下の位置になるように設置すること，およびウォータートラップの重みで気管切開カニューレが引っ張られないように工夫することも必要である．

ポイント！ 人工呼吸器の保守点検

人工呼吸器を安全に使用するには，日常点検，定期点検などの保守点検を適切に実施することが重要である．日常点検では，人工呼吸器が設定通りに正常に作動しているかどうか，呼吸回路に亀裂，破損がないか，各接続部に緩みなどはないかなどをチェックリストに従って五感を活用（目で見る，耳で聞く，手で触る，鼻で臭いを嗅ぐ）しながら確実に点検を行う．定期点検では，人工呼吸器は長期間使用した機器本体内部部品，消耗品などを定期的に交換して人工呼吸器の機能，性能，安全性などを維持することが必要であるため，機種ごとに定められている交換時間，時期などを把握しながら計画的に実施することが重要である．しかし，人工呼吸器の交換は安全性が向上する一方，患者にとっては違和感，不快感につながることも考えられるため，コミュニケーションを図り，患者の声に耳を傾けながら実施することが重要である．

ポイント！ TPPVにおける加温加湿

加温加湿器の項目は3章-C「非侵襲的陽圧換気療法（NPPV）」(p.100)を参照．

NPPVでの使用との違いは，人工鼻を使用できることである．人工鼻は呼気ガス中に含まれる熱と水分をフィルター内に貯め，それを次の吸気時に送ることで加湿することができる．人工鼻を使用することで呼吸回路の接続部が少なくなり，呼吸回路構

3 呼吸筋障害に伴う症状 111

成が簡便になるため呼吸回路の軽量化を図ることができ，また，加温加湿チャンバーへの蒸留水の供給が不要になること，呼吸回路内への水分の貯留がなくなることなどがメリットとしてあげられる．人工鼻の使用は，人工鼻フィルター内の水分が吸気抵抗になり，呼吸回路の先端部が外れても気道内圧が上昇して警報が作動しない危険性があるため，呼吸回路先端部を開放状態にしたときにアラームが作動する設定値にすることと，必ず呼吸回路先端部を解放状態にしてアラームが作動することを確認することが重要である．

加温加湿器と人工鼻を併用すると人工鼻の閉塞につながり，適正な一回換気量が得られなくなるなど危険な状態になるため，絶対に併用してはならない．

なお，人工鼻は，在宅 TPPV に使用した場合には気管切開管理下での人工鼻加算が保険として認められている．

ポイント！👆 普段気を付けるべきこと

3章-C「非侵襲的陽圧換気療法（NPPV）」（p.100）を参照．

ポイント！👆 トラブルの多いもの

人工呼吸器に関連するトラブルで最も多いものは呼吸回路に関するものである．呼吸回路の亀裂，破損によるリーク（漏れ），各接続部の緩み，誤接続，接続間違いなどが考えられるが，これらのトラブルが発生しないように日頃から注意して取り扱うことが重要である．呼吸回路以外では，人工呼吸器本体，電源関連，設定・操作などに関するトラブルも考えられる．

ポイント！👆 アラーム対策

何らかの原因でアラームが発生した場合には，早急な対処が必要ということを認識することが必要であり，これらが適正に作動するように設定することが重要である．アラームが発生した場合には，まず，患者への声かけや胸郭の動き，バイタルサインの変化など患者に異常がないかどうかを確認した上で，何のアラームが作動しているかを確認して原因を確かめなければならない．しかし，原因究明に時間がかかると患者に重篤な障害を及ぼすことにもなるため，原因の究明には時間をかけずに行い，原因がわからない場合にはバッグバルブマスクなどの用手式蘇生器で換気を行うことが重要である．

アラーム作動の原因として，次のようなことが考えられる．

1）患者側
- ・患者状態（気道内分泌物の量，コンプライアンス，気道抵抗など）に変化はないか？
- ・気管カニューレの位置，固定方法，カフ圧は適切か？

2）人工呼吸器・呼吸回路側
- ・人工呼吸器の設定が患者に合っているか？
- ・患者の状態変化により設定が合わなくなっていないか？
- ・呼吸回路内への水分の貯留はないか？
- ・呼吸回路などの閉塞はないか？
- ・呼吸回路からのリーク（漏れ）はないか？

ポイント！👆 機種による特徴

神経疾患などで使用されるポータブル人工呼吸器は，現在ではその汎用性から病院内や在宅医療，ヘリコプターによる救急搬送，航空機内など幅広く使用されている．

また，コンパクトさの中にも病院内でも十分に使用できる機能を備えている．各機種が備えている基本的な機能に大きな相違はないが，TPPV と NPPV が併用できる他に自動気圧補正や防滴・防水機能，呼吸回路コンプライアンス補正機能など新しい機能が搭載された機種が開発されているため，それぞれの機種がもつ特徴などを十分に把握しながら選択，使用することが重要と考える．

代表的な機種の機能，特徴の一覧を**表 3-D-2** に示した．

ポイント！ モニタの利用

1）パルスオキシメータ，2）経皮的 pCO_2 モニタ

3 章-C「非侵襲的陽圧換気療法（NPPV）」（p.101）を参照．

3）グラフィックモニタ

最近のポータブル人工呼吸器には，圧波形，流量波形，換気量波形などグラフィックモニタが搭載されている機種が多くなってきている．患者の呼吸状態の変化や人工呼吸器の作動状態をモニタでき，アラームが作動したときの原因の判断にも役立つ．

文　献

1) 川田明広，溝口功一，林秀明：Tracheostomy positive pressure ventilation（TPPV）を導入した ALS 患者の totally locked-in state（TLS）の全国実態調査．臨床神経 48：476-480，2008．
2) 成田有吾：神経難病在宅療養ハンドブック-よりよい緩和ケアのために．メディカルレビュー社，2011．
3) 日本神経治療学会：標準的神経治療：重症神経難病の呼吸器ケア・呼吸管理とリハビリテーション．神経治療学 30：193-212，2013．
4) 寄本恵輔：気管切開・侵襲的人工呼吸器装着患者の早期離床．難病と在宅ケア 12：41-44，2006．
5) 近藤清彦，新改拓郎，石崎公郁子：ALS 患者の QOL 向上に関する問題　呼吸器装着 ALS 患者の四肢・球筋機能の予後の検討．特定疾患に関する QOL 研究班　平成 10 年度研究報告書．pp.211-217，1999．
6) 寄本恵輔：ALS 患者さんの気管切開後の機能について．難病と在宅ケア 12：63-65，2006．
7) 箕田修治：筋萎縮性側索硬化症の嚥下障害に対する誤嚥防止術の適応基準．IRYO 60：620-624，2006．
8) 寄本恵輔：理学療法士の役割-活動性向上の支援-．慢性呼吸不全治療におけるチーム医療—長期人工呼吸器装着患者のより安全で快適な呼吸療法のために—．Clinical Engineering 26：126-130，2015．

（脳神経内科医の視点：橋本　司／看護の視点，コラム：大永里美／
介護の視点：宗形妃鶴／リハビリの視点：寄本恵輔／
制度について：植竹日奈／ME の視点：瓜生伸一）

3　呼吸筋障害に伴う症状

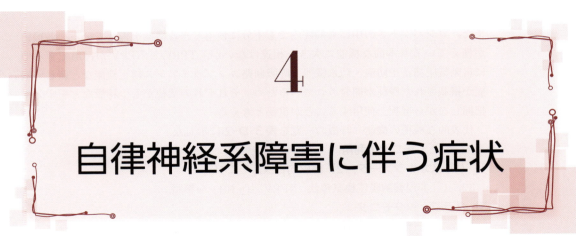

4 自律神経系障害に伴う症状

自律神経系は内臓機能を制御する

　自律神経系は，意思のコントロールによらず自律的に内臓機能を制御する神経系である．発達，加齢，性周期機能，睡眠，心理ストレスへの反応，運動，圧変化への対応まで広範な機能に関与している血圧は，内分泌系を含め複雑に調節され，自律神経系は重要な役割を果たす．驚いてドキドキしたとき，いわゆる情動ストレスがかかると自律神経系の交感神経活性化が起こり心筋収縮力が増強し，末梢血管が収縮して血圧が上がっている．

　自律神経系の中枢部は主に視床下部，脳幹網様体，脊髄にある．また，交感神経終末効果によって瞳孔は散大し，頻脈となり，気管支平滑筋は弛緩し，排尿筋は弛緩する．一方，副交感神経終末効果としては縮瞳，唾液分泌，徐脈，気管支平滑筋収縮，腸の蠕動運動亢進，排尿筋収縮，男性生殖器の勃起などがあげられる（図4-1）．

　よくいわれるのは，交感神経終末効果は闘争か逃走か（fight or flight）のストレス反応であり，副交感神経は休息時に働きこれからの戦いに備える（図4-2）．副交感神経は体がリラックスした状態で働く．次の活動に備えて栄養補給のため消化管運動は活発になり，エネルギーを蓄積し，排尿・排便を促進して身軽になろうとする．一方，心臓は穏やかになり，血圧も低下傾向になる[1]．

症状の特徴と原因：交感神経は循環系，副交感神経は消化器系を支配する

ポイント！ 起立性低血圧

　血の気が引きふわーっとして立っていられない，冷や汗が出るという欠神発作の中には自律神経障害で血圧低下によるものが含まれる．また起立性低血圧はレヴィ小体型認知症，パーキンソン病，多系統萎縮症に多くみられ，末梢血管の交感神経の機能低下によると考えられる．自律神経系の主に交感神経を介して循環系はコントロールされる．交感神経の線維はすべての血管に分布する．交感神経は心臓にも直接分布する（図4-1）．主に交感神経終末効果によって心拍数，心収縮性，心拍出量などの心臓機能は調節されている．

　したがって，自律神経障害のある症例では血圧や脈拍の上下変動が非常に激しくなる．起き上がると血圧は低くなるので，自律神経障害のある高血圧の人は降圧薬の服

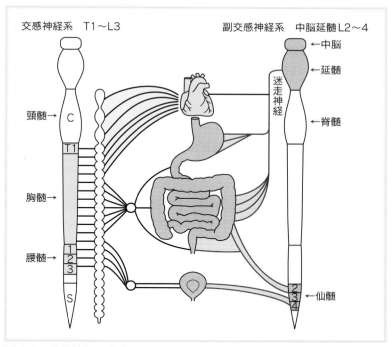

図4-1 自律神経と内臓
心臓は主に交感神経で支配され，消化管，膀胱は副交感神経支配が強い．

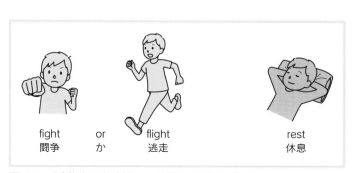

図4-2 活動時は交感神経，休息時は副交感神経

用量・服薬時間などを調節する必要がある．循環器系の交感神経機能検査としてシェロング試験がある．血圧と脈拍を仰臥位と立位（坐位）で測定すると，正常では心拍数の上昇は20回/分未満，収縮期血圧の低下は10 mmHg以下である．起立性低血圧がある人は，めまい，立ちくらみ，だるさなどを訴える．生活指導も大切で，急な立位の禁止や弾性ストッキング着用などをすすめる．睡眠時の体位も大切である[2]．

これらを行った後も日常生活に支障がある場合は薬物療法を併用する．ミドドリン（メトリジン®）は選択的$α_1$刺激剤で昇圧効果があるが，甲状腺機能亢進症，褐色細胞腫には禁忌である．アメジニウム（リズミック®）はノルアドレナリンの再取り込みを抑制する．緑内障，前立腺肥大には禁忌である．ドロキシドパ（ドプス®）はパー

キンソン病治療薬でノルアドレナリンの前駆物質であるが，下肢浮腫に注意が必要である[2]．血圧調整でしばしば困難となるのは，臥位では高血圧となってしまう起立性低血圧である．この場合日中は坐位を基本とし昇圧剤を服用し，臥位になる入眠前には降圧剤（6時間程度有効なもの）を用いることもある．日中血圧が高めになったから寝かせるとかえって上昇してしまうことがあるので，注意が必要である．

ポイント！ 排尿・排便

5章-E「排泄関連トラブル」（p.149）を参照．

ポイント！ 視床下部・延髄に起因する障害

体温調節中枢は視床下部に存在する．皮膚からの発汗，呼吸時の呼気，血液循環による体表への熱移動によって熱は体の外に出される．体の温度受容体は視床下部に求心性インパルスで伝えられる．自律神経障害では発汗異常，体温調節異常が起こる．

副交感神経は脳の延髄から迷走神経経由で心臓に直接分布し，心拍数の制御をしている．

この迷走神経性副交感神経が非常に強い場合，心臓は数秒間ほぼ停止し，まれに動脈圧は完全に消失する．一般的には回復するが，自律神経障害と他の低酸素を起こすような病態が重なると突然死につながると考えられる．特に多系統萎縮症 multiple system atrophy（MSA）では延髄セロトニン神経細胞の脱落が突然死と密接に関連することを指摘する論文もある[3]．

> 声かけの例
> 「起き上がるときはゆっくりと！」

ポイント！ アセスメント

自律神経障害をきたす疾患はパーキンソン病，多系統萎縮症，ギラン・バレー症候群，多発性硬化症など多岐にわたるが，重要なのは患者にどのような症状が生じており，自律神経系障害が日常生活にどのような影響を与えているかである．

ポイント！ 起立性低血圧

起立性低血圧は臥位から立位への急な頭位の変化で生じやすくなる．訴えとしてはめまいや立ちくらみ，脱力感などといったものとなるが，神経内科疾患患者の多くは血圧が低い状態に慣れており，自覚症状がない場合も多い．そのため，臥位から坐位や立位などへの移動介助にはいくつかのポイントがある．全体を通して重要なことは，時間をかけて行うことである．まず，ベッドからの起き上がりのときには，頭部のみをベッドアップし数分経過を観察する．その後，下肢をベッドから垂らし，さらに数分経過したのちに移動をする．2人で介助できる環境であれば，1人は患者の前に立ち，もう1人は端坐位時に患者の後方に立ち後方への転倒を予防する．介助者が1人の場合は，患者がベッド上に端坐位となった状態で患者の前に立ち，両肩を支えるなどして前方や後方へ倒れないよう注意する．このとき，患者の訴えだけではなく，意識状態・顔色・口唇色・末梢冷感などに注意し観察する．

坐位や立位などの活動時に弾性ストッキングを着用すると，末梢血管の拡張を防ぎ，血圧低下を予防することができる．弾性ストッキングの購入の際は，弾性ストッ

キングによって決められた測定位置があるため，必ず個人にあった正しいサイズを選択する．痩せて適したサイズがない場合は，弾性包帯で代用できる．弾性ストッキング（または弾性包帯）を導入した際は，皮膚を清潔に保つことや，下肢の血流障害に注意する．無意味な長時間の着用は褥瘡などのトラブルの原因となるため，起立性低血圧に対し弾性ストッキングを導入した場合は必ず<u>活動時のみの装着</u>とし，ベッド上では脱ぐことを徹底する．

　日常生活場面においてはベッド上で多少血圧が高くても，昇圧剤をやめてしまうことで臥位から坐位や立位になったときに意識消失などの重大な血圧低下を招くことがある．また，医師によっては臥位のときは降圧剤を服用し，日中などの活動時は昇圧剤を服用する指示が出るケースがある．そのため，看護師は患者に自宅や病院・施設で血圧測定を行った場合は手帳に測定時間や体位を記載するよう指導していく．

　ティルトテストが可能な環境であれば，血圧低下と角度との関係を確認することができるため，どのくらいの角度で血圧が低下するのか，何分で血圧が回復するのかを把握し，結果を日常生活場面に反映させることが可能となる．

ポイント！👉 便秘・排尿障害

（5章-E「排泄関連トラブル」(p.149)を参照．

ポイント！👉 体温調整困難

　自律神経系が障害された患者は，外気温の変化に対し患者自身の体温をうまく調整できず，衣類に熱がこもった状態となり体温が上昇することも多い．そのため，夏はエアコンや扇風機を使用し，冬は暖房を使用するなどして生活しやすい環境に整えておく．衣類や掛け物を調整することでこもった熱を調整することができるため，適切な環境が重要である．

　また，パーキンソン病では風邪などの感染症とは別に，うつ熱といって汗が出にくく，特に夏場などに体内に熱がこもり微熱をきたす場合がある．鼻汁や咳などの風邪症状を伴わない37.5℃以下の発熱の場合は，衣類や掛け物で調整することで様子をみることが可能なことがある．また，薬効の切れる時間に多量の発汗を認めることがあるため，適宜着替えや清拭を行う．汗で湿った衣類は患者に不快感を与えるだけでなく，体温を奪い風邪や肺炎へとつながるため注意する．

　自律神経症状は在宅で生活を送る際に対象者からの訴えが多くなる症状でもあることから，介護者が負担を感じる面でもあるため，十分な理解と対応が必要となる．

ポイント！👉 起立性低血圧

　起立性低血圧については，介護度が重度になる対象者ほど介護者の介護負担が増し，ベッド上の起き上がり介助が力任せになる傾向にあり，起立性低血圧の症状を介護で起こしてしまうことがある．起立時の低血圧を軽減するためには，身体の向きを変えながら時間をかけてゆっくり起き上がる介助を行うことが有効となる．また，下肢の筋肉を動かすことで血圧の低下を防ぐこともできるため，起き上がった際に下肢を動かすなどの動作指示の声かけも低血圧の防止につながる．坐位姿勢が長くなる食事場面などでも低血圧を起こしやすいため，ときどき足を動かしたり，意識が低下するようであれば臥床し上体を寝かせる姿勢がとれる環境の設定も大切である．

　特殊寝台の有効活用として，背上げ機能を使用し，ゆっくりと起き上がりを介助する．

ポイント！👉 体温調節障害

入浴で身体を温める，手浴・足浴を実施し心身をリラックスさせることで自律神経の働きを整えたり，室内の温度管理や掛布団などの調整を小まめに行うことで対象者の精神的な苦痛を和らげる効果もある．多汗な場合は，臥床時のベッドとの接触面の通気性をよくするベッドパットなどの福祉用具を有効に活用する方法もある．

その他，自律神経症状で現れやすい変化は「頭痛」，「耳鳴り」，「動悸」，「倦怠感」などさまざまであるため，症状を観察し訪問看護師や主治医などに症状を詳しく伝え，的確な対応を確認する．

ポイント！👉 起立性低血圧に対する薬物療法

選択的アドレナリン$α_1$受容体刺激薬のミドドリンが，安全性や昇圧効果に優れ，副作用の出現も少ないため推奨されている．また服用時間を朝・昼として夕の服用を避けることで夜間の臥床高血圧を予防できる．鉱質コルチコイドのフルドロコルチゾンは，Na貯留による血圧上昇を期待して使用されるが，わが国での適応はない．ドロキシドパは透析患者における有用性が確認されている．

ポイント！👉 排尿障害・便秘に対する薬物治療

5章-E「排泄関連トラブル」(p.155)を参照

泌尿器科においては"自律神経系障害に伴う症状"では神経因性膀胱による排尿障害（5章-E「排泄関連トラブル」〈p.149〉を参照）が最も重要である．一方，QOLの観点では勃起障害の重要性も高く，医療者はこの病態も認識する必要がある．

かつてインポテンス impotence と呼ばれた勃起障害（勃起不全）は英語の erectile dysfunction から ED と表現されるようになった．ED は，「満足な性行為を行うのに十分な勃起が得られないか，または維持出来ない状態が3ヵ月持続」する場合を指す．

ED の主因は加齢である．加齢は，陰茎組織や内分泌環境を変化させ血流低下から ED を招く．これに，肥満，運動不足や高血圧，糖尿病，脂質異常，動脈硬化などのメタボリック症候群の要素がリスクファクターとして加わると，より早く，より重度の ED が発現する．また，脳血管疾患のリスクファクターと同様に喫煙，慢性腎臓病 chronic kidney disease（CKD），睡眠時無呼吸症候群 sleep apnea syndrome（SAS）も ED のリスクファクターとなる．その他に特定の薬剤（神経疾患治療薬も含む）や精神的なうつが関連する場合もある．また，神経疾患も ED の重要な原因疾患である．特に自律神経障害が著明な多系統萎縮症では，ED が初発症状であることも多く，その合併率は非常に高い．その他，脊髄損傷，多発性硬化症，パーキンソン病，てんかん，脳卒中なども高率に ED を合併する．また循環器疾患，男性更年期（LOH症候群），排尿障害（下部尿路症状 lower urinary tract symptom〈LUTS〉）なども ED と深く関連する病態であることが判明してきている．

ED 治療は1999年にわが国で内服薬として phosphodiesterase type 5（PDE-5）阻害薬（バイアグラ®，レトビラ®，シアリス®）が認可発売されてから大きな変革を遂げ，陰茎海綿体注射や陰茎プロステーシス挿入術などの特殊技能を要する治療から泌尿器科以外でも行える時代となった．事実，ED 治療の第一選択は PDE-5 阻害剤で，精神的要素が関連する心因性 ED に対しても有用性は非常に高い．しかし，実際の治

療では前述のリスクファクターの関連が強い場合にはその対応が不可欠である．喫煙，肥満，運動不足を放置しては薬物療法の効果も経過とともに減少する．また，メタボリック症候群，CKD，SAS そのものへの対処・治療は ED 治療にもつながる．これらのリスクファクターへの対応後に PDE-5 阻害剤による薬物療法が選択され，これに次ぐ選択肢として陰圧式勃起補助具，海綿体注射があげられ，最後の選択肢としてプロステーシスなども考慮される．

神経疾患が主因の ED 治療のスタンダードは確立していない．神経疾患は ED を引き起こす反面，その治療薬である抗うつ薬，抗てんかん薬も薬剤性 ED を引き起こすことがあるため，病態判断のみならずその治療は容易でないことが多い．実際には個々の患者のリスクファクターと病態を評価し，可能な対応策をとることが現実的と思われる．

性的な問題を巡って

「性的な問題を巡って」というテーマを聞いた際，一瞬立ち止まってしまうのは筆者だけではないと思う．それは，例えば自律神経障害としての性機能障害や薬剤服用による病的性欲亢進など難病に関連する症状を医学的に考えるということではなく，「難病患者」と「性」さらに「難病の緩和ケア」と「性」をどのように結び付けて考えるかについて，普段から注意を払い，議論していないからであろう．

そもそも，一般人でも公の場で「性」について語るとき，タブー視される傾向があることは否めない．そのような状況下で，難病患者が「性」について語ることは困難であることは容易に想像できる．患者からすると日常生活に追われて「性」の問題まで考えられなかったり，自身の現状から「性」のことを考えること自体封印したりしているのかもしれない．しかし，現在の障害者医療福祉制度やサービスは「障害者，難病患者には性がない」とした暗黙の前提のもと，難病患者を単に福祉サービスの受け手としてとらえているため，医療，介護，福祉の中で黙殺され，患者自身が「性」について自らの考えを表出できない状況に追いやられているのではないかとも思う．

「性」というものを考えると，快楽を目的とした欲求という側面があることは否めないが，食欲，睡眠，排泄という人がもつ基本的欲求ということもできる．さすれば，健常人であれ障害者・難病患者であれ，男女，年齢を問わず「性」について関心をもつことは程度の差はあれ基本的に同じで，健常人と同じく障害者・難病患者も「性」について自由に思いを綴る権利はあるはずである．しかし，実際の現場では，性的な問題があれば往々にして患者のセクシャルハラスメントとしてとらえられ，厄介な問題として処理されることがほとんどであろう．本当にそうなのか．そこに難病患者の視点はあるのだろうか．このような問題を考えると，一見良好な医療従事者−患者関係のなかに，医療・福祉サービス提供者とサービスの享受者という大きな敷居を垣間見てしまうのは筆者だけであろうか．

現在，医療，介護，福祉では介護者を尊重し介護者の視点に立ったサービスを提供することが求められている．また，緩和ケアは身体的・心理社会的・スピリチュアルな問題を早期に見いだし的確に評価を行い対応することで，苦痛を予防し和らげQOLを向上させるアプローチであるとしている．そうであれば，「性」という非常にデリケートではあるが心理社会的・スピリチュアルに通ずる問題についてもわれわれは眼を背けず向き合う姿勢が，介護者を人として尊重し，より良い緩和ケアにつながるのではないだろうか．

最近，障害者の「性」に対する問題について，支援団体による活動やそれをテーマにした報道や

映画など，少しずつではあるが目に触れる機会がでてきている．とはいえ，現状では即座に解決に結びつけることはかなり困難である．しかし，本当の問題は解決策を探すことではなく，まずは両者が「性」についてその思いを率直に語り合い理解しあえる，そのような環境，社会を目指すことなのではないだろうか．

「性的な問題」は非常にデリケートな問題ではある．それゆえに，そのような問題を難病患者，医療従事者がケアの問題として語り合えるようになったとき，難病の緩和ケアは患者を尊重した双方向のより質の高い段階に進むのではないかと思う．

文　献

1) Arthur C. Guyton, John E. Hall（著），御手洗玄洋（総監訳）：ガイトン生理学　原著第11版．pp.786-787，エルゼビア・ジャパン，2010.
2) 金塚完：低血圧症の生活指導と薬物療法．治療 92：2556-2559，2010.
3) 渡辺宏久，吉田眞理，祖父江元：MSAの臨床像と診断基準．臨床神経学 54：963-964，2014.
4) 日本神経学会（監）：パーキンソン病治療ガイドライン2011．pp.175-184，医学書院，2011.
5) 日本性機能学会（編）：ED診療ガイドライン2012年版．リッチヒルメディカル，2012.

（脳神経内科医の視点：高橋貴美子／看護の視点：野田涼子／介護の視点：鞆屋健治／
薬剤師の視点：松岡陽子，黒山政一／泌尿器科医の視点：鈴木康之／コラム：北山通朗）

5

各障害によって生じる苦痛症状

A. 疼痛，感覚障害

ポイント！ 感覚神経障害の病態・症状とその対処

感覚は，表在感覚（皮膚感覚）と深部感覚に分けられ，前者は痛覚・温度覚・触覚などの皮膚感覚を，後者は振動覚・位置覚・運動覚を司る．これらは末梢の受容器から大脳の一次体性感覚野に至るまでの神経の走行が異なっている．皮膚感覚は，皮膚にある感覚受容器が感知した刺激が末梢神経（第一次感覚ニューロン，細胞体は脊髄後根に存在）を経て脊髄後索に入り，そこでニューロンを交代し正中線で交叉し対側の脊髄視床路を通り視床に達し（第二次感覚ニューロン），視床で再度ニューロンを交代し大脳の中心後回の一次体性感覚野に終わる（第三次感覚ニューロン）．深部感覚は，筋肉や腱にある伸展受容器の伸縮情報を伝える第一次感覚ニューロンが脊髄に入ると同側の脊髄後索を上行し延髄に達し，延髄でニューロンを交代し正中線で交叉し対側内側毛帯を上行し，視床からの第三次感覚ニューロンが第一次体性感覚野に情報を送る．そして，これらの感覚神経の経路のどこかに障害が起こりさまざまな感覚障害を生じる（図5-A-1）．

表在感覚の障害は，障害された神経の走行に一致して感覚が鈍くなる場合と，感覚過敏やジンジン感・何かが付着している感じなどの異常感覚を生じる場合があり，患者の苦痛は後者の方が大きい．感覚鈍麻の場合は，痛みや熱さなどを感じにくくなり，危険の察知が遅れ怪我や火傷などのおそれがあるため，危険物を傍に置かないように注意し，皮膚の状態などを観察することが重要である．感覚過敏・異常感覚に対しては，抗てんかん薬，抗不安薬，抗うつ薬などがある程度有効なことが多い（痛みの項で詳述）．また，好きなことや熱中できるものをみつけて集中しているとその間は軽減することも多い．

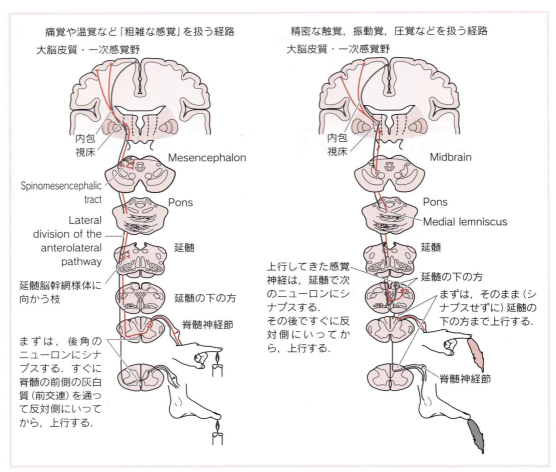

図 5-A-1 感覚神経の走行

　痛みは，要因が各種あり対処法も多岐にわたるため，後述する．
　われわれは，自分の身体の位置や関節の角度・位置・動きの状態などを目で見なくてもわかるが，深部感覚が障害されるとこれらの感覚が低下し，目で見ないとわからなくなる．麻痺がある場合は麻痺側と同側に出現し，麻痺側の足底が十分に着地しないまま立ち上がり転倒・捻挫などの危険や，リハビリの阻害因子にもなる．自分の手足や身体の位置を視覚的によく確認して次の動作に移るように心がけることが重要である．

ポイント！ 痛みの要因とその対処

　神経疾患における痛みの要因として，1) 感覚神経の障害によって起こる痛み（神経障害性疼痛），2) 有痛性筋痙攣，3) 筋緊張亢進・二次的関節拘縮，4) 不動・圧迫などがあり，痛みが高度であったり慢性化したりすると 5) 心理的要因も考慮して対処する必要がある．
　痛みをきたす代表的なものは，神経障害性疼痛では三叉神経痛（特発性，症候性），視床痛（多発性硬化症，脳出血など），脊髄性（多発性硬化症，HTLV-1 関連脊髄症

などがあり，また片頭痛は非常に多い疾患である．

　痛みへの対処の基本は，患者の訴えをよく聴き，痛みの部位，性質，発症様式や経過などを把握し，診察所見と合わせてその要因を探り，それに応じて対処していくことが重要である．各々の痛みの特徴や対処を述べる．

1）神経障害性疼痛

　神経支配領域に一致して，ビリビリ・チクチクする，針で刺すような，電気が走るようななどと表現され，痛覚過敏を伴うことが多い．

　治療薬は，抗てんかん薬，三環系・四環系抗うつ薬が有効であるが，完全にコントロールできないことも多い．

　抗てんかん薬として，クロナゼパム（保険適用外），フェニトイン（保険適用外），カルバマゼピン（三叉神経痛に保険適用あり），ガバペンチン（保険適用外），プレガバリン（末梢神経障害性疼痛の保険適用あり）などがある．

　三環系抗うつ薬としては，アミトリプチリン（保険適用外，末梢神経障害性疼痛，片頭痛，緊張型頭痛は適応外使用の保険適用可），イミプラミン（保険適用外，末梢性神経障害性疼痛は審査上認められる）がある．

　その他の治療法として，末梢神経ブロック，星状神経節神経ブロック（自律神経が関与する痛みに），脊髄刺激療法（薬物療法で効果が不十分な難治性疼痛に）などがある．

　三叉神経痛の治療は，症候性の場合は原疾患の治療，痛みのコントロールには抗てんかん薬や神経ブロックがある．特発性三叉神経痛は，三叉神経根部の小血管の圧迫による場合があり，手術により圧迫を除去する方法がある．

2）有痛性筋痙攣

　抗てんかん薬（保険適用外），抗痙縮薬（バクロフェン，チザニジン，ダントロレンなど），芍薬甘草湯，メキシレチン塩酸塩（保険適用外）などが有効なことが多い．

3）筋緊張亢進と二次的関節拘縮

　痛みや二次的関節拘縮の予防・軽減のために，ホットパックなどの物理療法，関節他動運動，ストレッチ，ポジショニングの工夫などのリハビリテーションアプローチが大切である．薬物療法としては，痙縮に対しては抗痙縮薬（バクロフェン，チザニジン，ダントロレンなど），ボツリヌス毒素局所注射（保険適用が限定，効果が永続しない，反復投与するうちに効果減弱の可能性）などがあるが，進行性の疾患の場合は効果が限定的である．

4）不動・圧迫

　他動運動，マッサージ（エアマッサージ器も有用），温める，体位変換，除圧マットの使用，クッションや抱き枕などでポジショニングの工夫をするなどのリハビリテーションアプローチが最も重要である．鍼灸もよいかもしれない．また，痩せると圧迫による痛みがより強くなるので痩せないようにすることも大切である．

　薬物療法として，アセトアミノフェンや非ステロイド性抗炎症薬 nonsteroidal anti-inflammatory drugs（NSAIDs）などの鎮痛消炎薬や湿布薬などを用いる．NSAIDs は，胃粘膜のびらんや潰瘍をきたし出血することもあるため，長期に使用するときには抗潰瘍薬（H_2 ブロッカー，プロトンポンプ受容体拮抗薬）を併用した方がよい．セレコキシブは胃腸への副作用は少ない．

5）心理的要因のある場合や終末期の痛み

　進行性神経疾患では，告知されたときや，病気が次第に進行し介助を要するようになり，その後の生活や介護のことなどで悩むことも多く，不安状態やうつ状態になり，痛みが慢性化しやすい状況がある．運動療法・物理的方法やNSAIDsなどの鎮痛薬でコントロールが困難で心理的要因が考えられる場合には，抗うつ薬を使用して痛みが軽減することも少なくない．

　WHO疼痛ラダーでは，痛みのコントロールは，非オピオイド，弱オピオイド，強オピオイドの順に使用をすることが推奨されている．しかし，筋萎縮性側索硬化症amyotrophic lateral sclerosis（ALS）の終末期で呼吸苦（呼吸困難感や疲労感など）を伴っている場合は，非オピオイドから一足飛びに強オピオイドを使用するのがよい．強オピオイドは，微量調整がしやすく剤形の多い（錠剤，細粒，粉末，坐剤など）モルヒネが推奨されており，呼吸抑制を考慮しながら少量（2.5～5 mg頓用）から開始することが重要であり，総使用量は癌よりはるかに少量である（200 mg/日以上のことはまれ，12章「看取りの場」〈p.251〉参照）．

ポイント！　疼痛の要因をアセスメントする

　ALSの病初期には，筋痙攣，筋攣縮に伴う痛みを生じ，進行期から終末期にかけては，筋力低下に伴う体動困難により皮膚の圧迫痛や関節拘縮をきたし，痛みを生じることがある．筋痙攣や攣縮に伴う痛みは，上下肢の筋肉がピクつき，「つっぱるような痛み」と表現される．関節拘縮による痛みは肩関節，股関節，手指関節に多くみられ，関節を動かしたときに痛みを伴うことが多い．体動困難による皮膚の痛みは，自分で身体を動かすことができないため同一部位が圧迫されることにより生じ，後頸部や腰背部，臀部に多くみられる．これらは痛みの部位や特徴を観察することで，疼痛の要因がアセスメントできる．

　終末期にみられる疼痛には，呼吸困難や身の置き所のなさなどの苦痛症状に対してと同様にオピオイドの効果が報告されている．薬の効果については，要因を見極めた上で評価する必要がある．痛みの程度はフェイススケールなどを用いて，客観的に評価することが望ましい．

ポイント！　疼痛緩和のための看護ケア

　体動困難による皮膚の圧迫痛には，体位変換の実施や疼痛部位のマッサージが有効である．関節拘縮がある場合には，関節可動域 range of motion（ROM）の訓練などリハビリテーション的ケアが有効であるが，拘縮が強い場合にはROMの訓練によりかえって痛みが増強することもあり，開始時はゆっくり動かすなどの注意が必要である．筋痙攣，攣縮がある場合にもROMの訓練が有効であり，股関節や膝関節および足関節などを曲げ伸ばしすることで疼痛が緩和される場合が多い．ROMの訓練は適度な強さで動かすことが重要で，実施する際には，表情を観察し，患者に確認しながらすすめる必要がある．

　この他，多系統萎縮症や進行性核上性麻痺などの神経疾患患者においても，筋力低下が進行し，体動困難による皮膚の圧迫痛や関節拘縮，筋痙攣に伴う痛みが生じる．これらの患者は，病状の進行に伴う認知機能低下やコミュニケーション障害により，痛みを正確に伝えきれない場合もあるため，この点を考慮し，疼痛緩和に努める必要

がある．

ポイント！ しびれなどの感覚障害を把握する

感覚障害の一つであるしびれは，末梢神経障害やギラン・バレー症候群，多発性硬化症患者の主症状である．しびれは主観的な感覚であるため，フェイススケールなどを用いてしびれの部位や程度，特徴についても観察する．また患者にとって，しびれは不快な症状であり，不眠の要因になることもある．しびれが下肢に及ぶ場合には，歩行など日常生活への影響がないかをアセスメントし，安全面に配慮したケアが必要となる．

ポイント！ ALS患者の終末期にみられる身の置き所のなさとは

ALS患者の終末期の苦痛症状の一つである身の置き所のなさは，呼吸困難や疼痛と同様に高い頻度でみられる．ALS患者にみられる身の置き所のなさは終末期癌患者の全身倦怠感とは異なる．身の置き所のなさに関連する要因としては，体動困難が特徴的であり，その他は呼吸困難や疼痛などの身体的苦痛や不快症状があること，自分で動けないことによるストレスや焦燥感を生じ，不安などの心理的要因が影響している．さらに，家族の存在など環境的要因や社会的要因が相互に関連し，身の置き所のなさが生じていると考えられる．

これらのことから，身の置き所のなさを緩和するためには，体位変換や関節他動運動などの体動困難に対するケアのみではなく，要因となる身体的苦痛や不快症状の軽減を図ること，患者が抱える不安や焦燥感についても十分理解した上での対応や心理的ケアが必要といえる．

痒みは，ひどくなると苦痛を感じる感覚であり，痒みの原因はさまざまで，疾患による神経障害から掻痒感が生じることもある．痒みによって不眠や食欲不振，イライラ感が嵩じ生活の質の低下にもつながるため，我慢しないで主治医，薬剤師に相談をして，痒みを少なくすることが大切である．

日常生活においては，皮膚を清潔に保ち乾燥を防ぐ，衣類やタオルなどはなるべく天然素材のものを使用し刺激を避ける，夢中になれる時間を設けるなどで掻痒感の予防や減少につながる．

具体的な支援として，入浴の場面では，お湯は38℃から40℃の温めに設定し，低刺激の石鹸をよく泡立たせて天然素材のタオルで柔らかく擦る．入浴後は低刺激の保湿剤を優しく全身に塗布する．その際，本人や支援者の爪が伸びていると傷を作る原因ともなるので，常に短く切っておく．室温については，発汗や寒さ，乾燥で掻痒感は増すため，適度な室温（24〜26℃），湿度（40〜60％）を目安にするとよい．睡眠時は保冷剤などで冷やすことも効果的である．食事や嗜好品については，体が温まると痒みが強くなることから，香辛料の使用やコーヒー，アルコールの摂取には注意する．興味・関心のあることに取り組むことで掻痒感が軽減されることもあるため，本人から趣味ややってみたいことなどを聞き取りながら心身の状態に併せて，余暇活動の提案ができるとよい．また，好きな音楽を聴くなどリラックスできる時間を設けることなども必要である．

リハビリの視点

ポイント！ ポジショニング

　筋緊張の亢進や関節拘縮による疼痛に対しては，適切なポジショニングを行うことも重要である．筋緊張が亢進している筋や拘縮がある関節に対してストレスがかかることにより，疼痛が引き起こされることが多い．そこで，ストレスを軽減するためにクッションなどを用いてポジショニングを行う．また，筋や関節に対するストレスは，重力の影響によっても変化しうる．したがって，臥位や坐位などの姿勢ごとに適切なポジショニングの方法を検討することが重要である．ポジショニングの例は，1章-C「痙性による機能低下」リハビリの視点（p.38）を参照していただきたい．

　神経筋疾患患者では，四肢・体幹の筋力低下により，車いす上での坐位やベッドでのヘッドアップ時に，頸部・肩甲帯・腰背部に疼痛が生じることがある．その際は，頭頸部や体幹が安定するようにクッションを用いてポジショニングを行うことで疼痛を軽減することができる．また，車いすであれば，ヘッドレスト，シーティング用の背クッションやパッド，ランバーサポートなどを使用して頭頸部や体幹を安定させる方法も有用である．

　ポジショニングの方法は，患者個々によって異なることが多く，クッションの位置の微妙な違いにより疼痛が緩和されないこともある．各スタッフ間でポジショニング方法を正確に共有できるよう，写真や図をベッドサイドに貼っておくとよい．

ポイント！ リラクゼーション／ストレッチ

　筋緊張の亢進や関節拘縮による疼痛に対しては，ポジショニング以外にもリラクゼーションやストレッチ，関節可動域 range of motion（ROM）の訓練の実施も重要である．リラクゼーションの方法としては，筋緊張が亢進している筋への徒手的なマッサージや温熱療法などの物理療法がある．ただし，感覚障害がある患者への温熱療法は，火傷のリスクがあるため注意が必要である．しかし，マッサージや温熱療法だけでは，関節拘縮の予防・改善に効果はない．関節拘縮の予防・改善には，ストレッチやROM訓練の実施が必須である．しかし，筋や骨に著しい萎縮がある患者の場合，ストレッチやROM訓練により筋損傷や骨折などを起こすこともありうるため，リスクが高いと判断される場合はストレッチやROM訓練は愛護的に実施した方がよい．

　ストレッチやROM訓練は，不動による疼痛の緩和にも効果的である．特に，筋力低下による不動では，うっ血により下肢に浮腫が生じやすい．浮腫のある患者に対しては，他動運動でのROM訓練だけでなく，可能であれば自動運動や自動介助運動でのROM訓練も実施した方が浮腫の軽減効果は高い．また浮腫に対しては，ROM訓練にマッサージや弾性包帯も併用したほうが浮腫の軽減効果が高くなる．

ポイント！ フットケア

　感覚障害があると，立位や歩行時に足部の局所に圧力が集中し，胼胝ができることがある．胼胝ができやすい状態を放置すると，潰瘍の形成に繋がることもあり注意が必要である．

　フットケアでは，まず足部の状態をよく観察しチェックすることが重要である．チェックの際には，胼胝の有無だけでなく，発赤の有無や足部の変形の有無についても確認を行う．さらに，圧力の集中が起こりやすい姿勢や歩容がないかも確認する．なお，すでに潰瘍を形成している場合には，必ず医師・看護師と創傷管理について確認

をする．また，足部の胼胝や発赤の確認は，患者本人や家族にも指導を行っておくとよい．

　胼胝や発赤が確認された場合は，インソール（靴の中敷き）を使用して圧力の分散・除圧をする方法がある．ただし，感覚障害がある場合は，インソールを使用することで別の部位に圧力が集中し，他の部位に胼胝を形成する可能性もあるため，圧力の分散・除圧の効果や影響をしっかり確認することが重要である．加えて，インソールの使用による姿勢や歩容の変化についても確認が重要である．また，履いている靴も確認し，胼胝や発赤の箇所に靴が当たっていないか，また靴底が過度にすり減っていないか，なども併せて確認し，靴の買い替えや適切な靴の選択についても助言する必要がある．患者が短下肢装具などの下肢装具を使用している場合には，胼胝や発赤の箇所に装具が当たっていないか，装具に破損はないか，装具による矯正は適切か，などの確認を行い，必要があれば装具の調整・修理を行う．

ポイント！　感覚障害へのリハビリ

　感覚障害のなかでも，深部感覚の障害は，バランス能力や歩行の安定性の低下，さらに運動失調を引き起こす．

　感覚障害へのリハビリでは，深部感覚障害の評価をしっかり行うことが重要である．振動覚，運動覚，位置覚の検査を行うとともに，立位が可能な場合は，開眼と閉眼での立位保持能力の違いについても必ず評価を行う．深部感覚障害がある場合，開眼と閉眼での立位保持時間に大きな差が生じたり，閉眼で顕著に体幹の動揺が大きくなったり，立位が保持できなくなったりする．

　リハビリによる深部感覚障害の改善は期待できないが，残存している感覚の代償による動作能力の改善を図ることは可能である．代表的な方法として，視覚の代償を用いた動作の練習がある．例えば，大きな全身鏡を用いて，立位時の姿勢や歩容を患者自身が視覚的に確認しながら，繰り返し練習をすることで，適切な立位姿勢や歩容を習得していくことができる．また，床面に凹凸のある物を置き，その上で患者が立位を保持することで足部からの感覚入力を増大させた状況をつくり，立位姿勢を保持する練習を行う方法もある．体性感覚から中枢神経系への入力を増大させることにより，残存する体性感覚を用いて姿勢の異常を感知できるようにし，適切な姿勢の保持ができるように学習していく方法である．

　疼痛に対する治療は原因により異なるが，神経障害性疼痛全般に対する治療の第一選択は薬物療法である．わが国における神経障害性疼痛薬物療法アルゴリズムでは，第一選択薬に三環系抗うつ薬（ノルトリプチリン，アミトリプチリン，イミプラミン）または抗てんかん薬（プレガバリン，ガバペンチン）が，第二選択薬にワクシニアウイルス接種家兎炎症皮膚抽出液含有製剤，セロトニン・ノルアドレナリン再取り込み阻害薬 serotonin/noradrenaline reuptake inhibitor (SNRI)（デュロキセチン）または抗不整脈薬（メキシレチン）が，第三選択薬に麻薬性鎮痛薬が推奨されている（**図5-A-2**）．

　神経疾患に伴う神経障害性疼痛に対する検討は少ないが，脳卒中後の中枢神経障害性疼痛にはアミトリプチリンが有効とされている．またALSにおける有痛性筋痙攣に，抗てんかん薬や筋弛緩薬，メキシレチンなどが有効なことが多い．パーキンソン

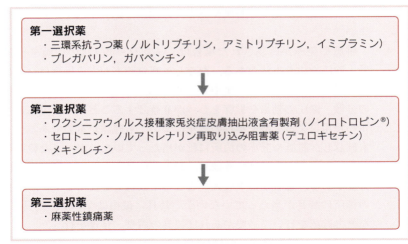

図5-A-2 神経障害性疼痛薬物療法アルゴリズム
（一般社団法人日本ペインクリニック学会，神経障害性疼痛薬物療法ガイドライン作成ワーキンググループ（編）：神経障害性疼痛薬物療法ガイドライン．真興交易株式会社医書出版部，2011より作成）

病患者にみられる感覚症状としての慢性頭痛にアミトリプチリンが有効とされている．また，ギラン・バレー症候群の疼痛に，抗てんかん薬のガバペンチンやカルバマゼピンが有効とされている．いずれの薬物も患者の状況に応じてその初期用量を設定し，維持量まで漸増する．薬剤の効果が認められない場合は漠然と継続しないようにし，投与中止する場合には徐々に漸減する．

文献

1) 一般社団法人日本ペインクリニック学会 神経障害性疼痛薬物療法ガイドライン作成ワーキンググループ（編）：神経障害性疼痛薬物療法ガイドライン．真興交易株式会社医書出版部，2011．
2) 小川節郎：神経障害性疼痛診療ガイドブック．南山堂，2010．
3) 森田達也：緩和治療薬の考え方，使い方．pp.57-81，中外医学社，2014．
4) 日本脳卒中学会　脳卒中ガイドライン委員会（編）：脳卒中治療ガイドライン2015．pp.301-302，協和企画，2015．
5) 日本神経学会（監）：筋萎縮性側索硬化症診療ガイドライン2013．pp.86-87，南江堂，2013．
6) 日本神経学会（監）：パーキンソン病治療ガイドライン2011．pp.189-191，医学書院，2011．
7) 日本神経学会（監）：ギラン・バレー症候群，フィッシャー症候群診療ガイドライン2013．pp.152-153，南江堂，2013．

（脳神経内科医の視点：難波玲子／看護の視点：新井玉南／
介護の視点：早田　榮／リハビリの視点：上出直人／
薬剤師の視点：松岡陽子，黒山政一）

B. 呼吸苦・呼吸困難感

脳神経内科医の視点

呼吸障害の原因・症状と注意点

神経疾患の呼吸障害は換気障害で，原因として，1) 呼吸筋麻痺，2) 閉塞性呼吸障害，3) 中枢性呼吸障害がある．これらは**潜在性に進行**し，かなり進行するまで呼吸困難を自覚しないことが多く**呼吸苦が生じてから対応するのは遅過ぎる**こと，睡眠中に悪化し**睡眠中に呼吸停止する危険性が高い**ことを十分に認識しておくことが重要である．

ポイント！ 呼吸筋麻痺

呼吸筋麻痺をきたす代表的疾患は，筋萎縮性側索硬化症 amyotrophic lateral sclerosis（ALS），進行性筋ジストロフィー progressive muscular dystrophy（PMD），免疫性ニューロパチーなどである．呼吸状態の把握とともに，非侵襲的陽圧換気療法 non-invasive positive pressure ventilation（NPPV），気管切開下陽圧換気 tracheostomy positive pressure ventilation（TPPV）などを選択するかどうかを十分に話し合って決めることが必要である．代表的な ALS を中心に述べる．

特に注意すべきことは，

① まれながら呼吸筋麻痺から発症する例があり，必ずしも呼吸困難を訴えていないこと

② 自覚症状と検査所見が解離することがあること

③ 呼吸困難の程度は ADL と関連すること

症状は，呼吸困難感，息切れ，動いた後の疲労感，不眠，身の置き所がない感じなどがあり，必ずしも呼吸困難ではないことに注意が必要である．

呼吸筋麻痺から発症する場合，"歩いていると次第に前屈みになる"から始まる．検査では％FVC の低下が大きな指標になるが，**大きい声を出しにくい，強い咳をしにくいなどは診察時にもわかる初期の症状であり**注意すべきである．進行してくると，呼吸筋疲労のため食欲も低下し急激な体重減少と筋力低下をきたす．大病院では外来通院が 2，3 ヵ月に 1 回のことも少なくなく，この間に急激に進行し救急搬送された例も経験しており，特に注意を喚起したい．**低酸素を伴うにもかかわらず呼吸困難や疲労感がないことが多く，SpO_2 90 ％前後でも呼吸困難を自覚しない例も少なくない**．さらに進行すると，球麻痺がないか軽度でも飲食が困難となるが，人工呼吸を希望しない場合，胃瘻造設を行い，その後に急速に症状が悪化し胃瘻を使用しないままに亡くなる例もあり，人工呼吸を選択するかどうかと合わせて胃瘻造設を検討する必要がある．

球麻痺・偽性球麻痺が高度の場合，％FVCは正確には計測できなくなり呼吸障害の指標とならないため注意が必要であり，検査では**睡眠中のSpO₂モニター，経皮CO₂モニター**が有用である.

ADLが低下すると労作性呼吸困難を生じにくくなり，呼吸困難の自覚がないまま睡眠中に呼吸が停止することがあるので，前もって説明し対処法を相談しておくことが必要である.

ポイント！ 閉塞性呼吸障害

声帯麻痺（最初は声帯開大不全から）をきたす代表的疾患は多系統萎縮症 multiple system atrophy（MSA）であるが，その他にも自律神経症状をきたすパーキンソン病や他の進行性疾患，球麻痺や偽性球麻痺が高度の筋萎縮性側索硬化症でも起こりうる.舌根沈下が重複することも少なくない.

声帯麻痺の初期症状は，声帯の開大障害による睡眠中のいびきが特徴であるが，その後閉鎖筋も障害されるに伴い消失し，さらに進行すると覚醒時に吸気時狭窄音を聴取するようになる.舌根沈下を伴うと仰臥位で悪化するため，側臥位やギャッジアップを行うなど姿勢に注意が必要である.

MSAでは，分泌物喀出困難がない限り呼吸困難を自覚しないまま睡眠中に呼吸が停止する危険が大きく，NPPVや気管切開などの対処を行うかどうかを決めることが重要である.NPPV導入の目安はSpO₂ 90％未満が5分以上継続するか全体の10％以上のときである.分泌物貯留・喀出困難時は気管切開のほうが有用であるが，両者の利点と問題点，患者自身の病態と希望について十分に話し合って選択することが必要である.また，医療処置を希望しない場合は，救急車を呼ばずにかかりつけ医に対処してもらうことが重要である.

ポイント！ 中枢性呼吸障害

MSA，強直性筋ジストロフィー，その他大脳が広範に障害される疾患でみられ，無呼吸，低呼吸，チェーンストークス呼吸などがまず睡眠中に出現する.自覚症状がなく，睡眠中の呼吸停止の危険が大きく，症状把握のためには睡眠中のアプノモニターが必要であり，対処については閉塞性呼吸障害と同様であるが，高度になるとTPPVを選択するかどうかになる.

呼吸苦・呼吸困難感への対処

閉塞性および中枢性呼吸障害では呼吸苦を自覚しないこと，PMDでも呼吸苦を自覚することは非常に少ないことから，ALSが主な対象となる.

ポイント！ 日常生活上の注意点

階段昇降や長距離歩行など呼吸困難を惹起するような**負担のかかる動作を避ける**ようにするが，QOLとの兼ね合いを考慮して対処する.室内の換気不良や煙などで呼吸困難を生じるときは換気を行う，浴槽に浸ると胸郭が圧迫されて苦しくなるので肩までつからない，室温を低めにするなどの注意も必要である.

ポイント！ 苦痛緩和のための医療的対処

NPPV，酸素療法，強オピオイド（モルヒネ）やその他の薬物療法を行いできるだけ苦痛緩和を図る.

130　PART 1　症状ごとの緩和

1）NPPV

導入時の問題点として，1）呼吸苦がない場合は，マスクや送気の違和感のため自発的に使用しにくい，2）呼吸筋麻痺が進行した段階では送気による苦痛のため導入困難なことが多いなどがあげられる．低い吸気圧（6～8 hPa）から開始し，1回換気量や呼吸回数をチェックしながら適正な圧に上げていくこと，導入開始時期が遅くならないように留意することが必要である．マスクにメンソールを塗ると違和感が軽減することもある．

NPPVは直接的に夜間の不眠や日中の呼吸困難に有効であり，**QOLを向上し，延命効果があることは高いエビデンスレベルで示されている．適切な時期に導入することで楽に日常生活を送ることができ，無気肺の予防にもなる．しかし終日使用するようになると，亡くなる前にはNPPVを用いても限界が来て，呼吸苦を呈するようになる．TPPVを選択しない場合は苦痛緩和処置が必須**となる．

2）酸素療法

SpO_2が92.3％以下に低下し疲労感や呼吸困難感がある場合，**低用量の酸素（多くは0.5 L/分）でSpO_2が改善し呼吸苦が軽減する**．この量では高炭酸ガス血症や意識障害をきたすことはまずない．死が近づき他の方法で苦痛緩和が図れないときには，意識が低下すると苦痛がなくなるため，患者・家族とも相談の上酸素を増量することも考慮する．

3）強オピオイド

強オピオイドは微量調整が可能なモルヒネを使用するのがよい．**SpO_2が正常または軽度低下で呼吸苦があるときは，まず塩酸モルヒネを使用する**．最初は，負荷がかかる入浴や食事の前などに塩酸モルヒネ2～2.5 mgを頓用で開始，効果が不十分な場合は30分後位に2～2.5 mgを追加（この場合は次回から4～5 mgを使用）すると，入浴による疲労が軽減し，飲食が楽になる．NPPVや酸素療法中の呼吸苦時にも併用するとよい．

日に3，4回使用が必要になったら長時間作用の硫酸モルヒネに置換し，進行に伴いレスキューで塩酸モルヒネを使用し硫酸モルヒネに置換を繰り返す．当院の経験では日に30～170 mg/日で苦痛緩和が可能なことが多く，200 mg以上（最高270 mg）使用例は今まで74名中3名のみである．

4）その他の薬剤

モルヒネを増量しても効果が乏しいときは，心理的要因が関与していることが考えられ，三環系抗うつ薬の少量（20～30 mg/日）の併用が奏功することがある．

不穏状態が強い場合は，抗不安薬の効果が乏しく，非定型抗精神病薬や抗精神病薬を使用するとよいことが多い．筆者の経験では，少量のクロルプロマジン（10～30 mg/日）が有効なことが多い．

終末期にいかなる方法でも苦痛緩和が図れないときは鎮静も考慮する．

ポイント！ 症状を改善させるための対処療法とリハビリについて（**表5-A-1**参照）

（詳細は「リハビリの視点」（p.134）を参照．

ポイント！ 呼吸苦に対するオピオイド（モルヒネ）の使用

ALSをはじめとした呼吸筋障害をきたす神経筋疾患では，換気不全による呼吸苦が問題となる．ALSでは約50％の患者が呼吸苦を自覚し，モルヒネの使用により81％

5　各障害によって生じる苦痛症状　131

の患者が緩和されたと報告されている．

モルヒネは，がん患者においても呼吸困難に対する有効性が確認されている．作用機序は十分に解明されていないが，1回換気量と呼吸数を減少させ，低酸素血症・高炭酸ガス血症に対する換気反応が低下することで呼吸困難を軽減させる可能性が考えられている．

ポイント！ 具体的な使用方法

ALS ガイドラインの導入基準を示す．まず短時間作用型の塩酸モルヒネから開始するが，初期投与量はがん疼痛に用いるおおよそ半量の 2～2.5 mg/回から開始し，効果を実感するまで 2～2.5 mg ずつ増量する．呼吸抑制や意識障害などの副作用がなければ 10 mg/回まで増量する．すでに高二酸化炭素血症が重度（>60 mmHg）の場合には 2～2.5 mg でも意識障害をきたす場合もあるため，1～1.25 mg から開始する．1 回有効量を確認し，4 時間以上の間隔を空けて，1 日必要量を決定し等量の長時間作用型のモルヒネ硫酸塩徐放性剤（経口剤）に切り替える．それでも苦しいときにはレスキューとして塩酸モルヒネ 2～5 mg/回を併用し，必要量からベースを増量する．

ポイント！ 呼吸困難の捉え方

ALS 終末期においては，多くの患者が呼吸困難を経験する．ALS 患者の多くが，人工呼吸器は装着しないと意思決定した後も「呼吸ができなくなって最期まで苦しむのではないか」と不安を口にすることから，呼吸困難は終末期の苦痛症状の中で最も耐えがたく，つらい症状の一つといえる．また，呼吸困難は終末期 ALS 患者の ADL や QOL にも影響し，他の苦痛症状の要因ともなるため，症状緩和を最優先に考え対応をする必要がある．

ポイント！ 呼吸困難の要因をアセスメントし，ケア方法を検討する

ALS 終末期の呼吸困難の要因は，呼吸筋麻痺による低換気，球麻痺や咳嗽力低下に伴う気道内分泌物の貯留，嚥下障害の進行による唾液の誤嚥などがある．この他，環境要因や不安が呼吸困難を助長することがある．症状の緩和には，呼吸困難の要因を適切にアセスメントした上で，ケア方法を検討する必要がある．

呼吸筋麻痺の進行に伴う呼吸困難は労作時に出現し，次第に安静時にもみられるようになる．患者は「動くと息苦しい」，「息が吸いにくい」などと表現する場合が多い．また，患者自身が呼吸困難を自覚する以前に，起床時の頭痛や夜間断眠，会話や労作時の息切れなどがみられることがある．患者個々により自覚症状が異なるため，症状の変化を注意深く観察し，呼吸状態をアセスメントすることが重要である．症状出現時には，食事，排泄などの日常生活動作で負荷がかかりすぎていないか，バイタルサインの変動と合わせて観察を行う．日常生活動作によって呼吸困難が増強する場合には，患者の意向を確認しながら疲労や負担が少ない方法を提案し，相談しながらケア方法を検討していく．四肢の残存機能を活かしながら努力や工夫を重ね，日常生活を続けてきた ALS 患者にとって，呼吸症状の悪化によるさらなる ADL の低下は，病状の進行を現実として受け止めることであり，闘病意欲の低下につながる場合がある．疲労や負担の少ない方法に変更する際は，このような患者の気持ちを十分に理解した上で，患者の生きる意欲を支えながら進める必要がある．

この他，呼吸困難の要因としては，呼吸筋麻痺や球麻痺の進行に伴う気道内分泌物

の貯留や唾液の誤嚥がある．いずれも気道浄化を保つことが呼吸困難の緩和につながる．これらの要因に対する具体的な援助は5章-C「むせ込み，窒息」(p.139)で触れる．

病状進行に伴う不安が，呼吸困難を助長することもある．呼吸困難の要因として，不安が大きく影響している場合には，抗不安薬の使用を検討するなど不安軽減に努めることを優先させる．呼吸困難に伴う不安や恐怖を周囲が理解して受け止め，そばに寄り添い，穏やかに声かけすることが本人の安心感につながり，呼吸困難を緩和させる．

この他，食事や経管栄養注入後に胃が拡張し，横隔膜を圧迫することによって呼吸困難が生じる場合もある．この際は，注入の回数や量の調整を検討する．また，仰臥位や側臥位など体位によって呼吸困難を自覚する場合には，呼吸が安楽になるポジショニングなど体位調整が必要になる．

酸素吸入やオピオイドの使用によっても呼吸困難が緩和されず，苦痛症状が強い場合には，人工呼吸器装着の選択に迷いが生じることもあり，意思決定支援が必要となる．最終末期が近づくに従い，呼吸不全は不可逆的になる．終末期のゴールは SpO_2 が改善し，維持することではなく，苦痛症状を緩和することである．この段階では，むやみに酸素流量を増量し，頻回に吸引を行うのではなく，患者・家族への十分な説明と安心感の提供，心地よい環境整備などの緩和ケアが中心となる．

呼吸苦や呼吸困難が生じることは，対象者の日常生活の行動範囲に大きな影響が生じることにつながる．支援者は呼吸困難の症状が現れる動作を確認した上で，対象者の普段の生活からどのような動作で呼吸が楽になるかを知ることが必要である．

また，対象者の生活に対する意向を理解し，呼吸に負担となる生活行為や動作でもなるべく自身で継続できる環境を一緒に考え QOL の維持を行えることが望ましい．

ポイント！ 日常生活での注意点

生活場面で呼吸困難の原因にあるものは，居住空間の温度・湿度・埃などである．支援者は室内の掃除をこまめに行い，適度な室温・湿度を維持できる配慮をすることも大切である．また，2階が居室となっている場合は1階へ居室の変更を検討する，食事を行うリビングや排泄を行うトイレに近い場所に居室を移動するなど，生活をしやすくするための工夫も重要となる．対象者が歩行困難な状態となった場合には，行動可能な範囲を確認する．日常的に使うコップ，テレビのリモコンやBOXティッシュなど対象者が自分の手の届く範囲に配置することで動作による呼吸苦が生じにくい環境の工夫をする．

ポイント！ 食事での注意点

食事については，呼吸困難が続くことで食欲の低下をまねくこともある．1日3食を決まった時間に食べるのではなく，呼吸苦がないときなどに食事を行えるよう配慮するとよい．また，一度に多く食べられない場合は複数回に分ける，カロリーの高いものにして量を減らすなどの工夫も有効である．むせ込みがある場合は，水分や汁物にとろみをつけたり，食事形態を半固形化に変更する工夫をする．口の中が乾きやすくなるため，水分などで適度に口腔内を潤せるように手の届く範囲に水分を置くなどの配慮も必要である．

呼吸苦が生じているときは，安楽な姿勢をとるように介助を行う．

5　各障害によって生じる苦痛症状

臥床時は衣類や寝具による圧迫を避けるため、ゆったりした衣類に替える他、軽めの寝具に変更するとよい。また、対象者が苦しくない範囲で上半身を起こすことで、呼吸の負担を軽くすることができる。ただし、苦しさは個人差があるため対象者が安楽と感じることができる姿勢を介助する。安楽な体位をとる際の姿勢支持には体位変換クッションを利用するのも有効である。

リハビリの視点

ポイント！ **症状の要因は酸素化なのか換気なのかに分けて考える**（表5-A-1）

苦痛には、**全人的苦痛**という広義の概念があり、われわれは呼吸苦・呼吸困難感に対し、身体的、精神的、社会的、スピリチュアル的な面から総合的な支援が可能である[1]。ただし、今回は狭義の意味で呼吸苦・呼吸困難感について述べる。

呼吸苦・呼吸困難感には、2つの要因があり、**換気か酸素化**の問題なのか、分けて考える。通常、神経疾患の特徴として、呼吸筋筋力低下に伴い胸郭の動きが減少し、肺は虚脱し、低換気となるため肺活量が低下し、**拘束性換気障害**を呈する。また、血液ガス分析では高二酸化炭素血症とそれに伴い、慢性呼吸性アシドーシス・代償性代謝が亢進し、II型呼吸不全となる。病状の進行により息苦しさが出現し、症状として疲労、不眠、断眠、悪夢、寝起きの悪さ、早朝の頭痛、嚥下障害、易怒性、日中の覚醒度の低下や集中力の欠如が多く、学習や仕事に影響を及ぼす。したがって、どのような状況（安静時なのか労作時なのか）で呼吸苦・呼吸困難感が出現するのかという点のみに囚われるのではなく、定期的な呼吸機能検査や血液ガス分析などの評価を指標にし、**高二酸化炭素血症に伴う多様な症状**についても注意すべきである。

ポイント！ **症状を改善させるための対処療法とリハビリについて**（表5-A-1）

神経疾患の呼吸苦・呼吸困難感は呼吸筋力低下に伴う換気の低下に問題があるため**症状緩和には人工呼吸療法**の選択があり、原則、酸素療法は禁忌である。なぜならば、換気不全下では酸素吸入により中枢性の呼吸抑制が起こり、高二酸化炭素血症を

表5-A-1 呼吸苦・呼吸困難感の要因と対処療法

呼吸苦・呼吸困難	換気の問題	酸素化の問題
疾　患	神経疾患	COPD（肺炎）
病　態	胸郭の動き・呼吸筋の問題	肺実質の問題
肺の状態	肺虚脱	肺過膨張
呼吸	多く吸えない（呼吸筋低下）	一気に吐けない（気道抵抗）
換気障害	拘束性　%VC＜80%	閉塞性　FEV1.0%＜70%
血液ガス分析	$PaCO_2$＞45 mmHg	PaO_2＜60 mmHg（SpO_2＜90%）
呼吸不全型	II型（高二酸化炭素血症）	I型（低酸素血症）
酸塩基平衡	慢性呼吸性アシドーシス　代償性代謝	影響少ない
症　状	意識障害，眠気	息苦しさ
対処療法	人工呼吸器療法	酸素療法
呼吸理学療法	徒手的排痰，排痰機器	腹式呼吸，口すぼめ呼吸
ガイドライン	排痰・気道クリアランス	ヘルスプロモーション

増長し，CO_2 ナルコーシス（意識障害，昏睡）に至るからである．しかし，肺炎などにより肺実質が障害され，酸素化が低下する場合は酸素療法が必要となる．そのような場合は，人工呼吸器の換気補助下で酸素療法を併用することが望ましい．また，人工呼吸器を選択しない神経難病患者において，呼吸困難感などの苦痛緩和目的で少量から酸素療法が行われることもある．さらに，呼吸苦・呼吸困難感に対し，少量のオピオイドなどの薬物療法が使用されている．われわれは酸素療法や薬物療法が行われている状況を確認し，起こりうる副作用やリスクを把握した上で介入していく．

　神経疾患の呼吸理学療法は，**気道クリアランスを維持**することが重要であり，虚脱している肺を陽圧でしっかりと広げ，有効な咳嗽力を維持することが重要である．呼吸管理の第一選択は NPPV とされ，徒手や排痰補助装置 mechanical insufflation-exsufflation（MI-E）により気道クリアランスを保ち，肺や胸郭の可動性を維持するために行う**最大強制吸気量 maximum insufflation capacity（MIC）練習**などの呼吸理学療法が推奨されている[2]．神経疾患の呼吸理学療法は閉塞性換気障害とは異なる呼吸理学療法であることを認識し，神経疾患に特化した呼吸理学療法を提供できるようにしなければならない．

ポイント！👉 楽な姿勢と活動的な環境の構築

　低換気により肺の上葉での換気が中心となるため換気血流比不均等分布になりやすく，労作時の酸素負債を低換気では精算できないために呼吸苦・呼吸困難感は悪化する．そのため頻呼吸となり，呼吸補助筋が過活動となり努力性呼吸となる．安楽な姿勢を得ることは重要であり，換気しやすい肢位を模索する．労作前後で十分に換気しやすい体位として，**起坐呼吸やセミファーラー位**がよく，パニックコントロールが可能になるように指導する．パニックコントロールとは呼吸を楽にする姿勢のことであり，パニック時に胸郭の動きが制限されるような動き，腹部の圧迫による横隔膜の動きが制限されるような姿勢，また筋肉の緊張により肺が膨らみにくくならないような姿勢を取る練習をする．

　上気道閉塞を起こしやすい筋萎縮性側索硬化症，多系統萎縮症，筋強直性ジストロフィーなどの患者に対しては，**深側臥位や腹臥位**をとらせ，気道確保を図る．

　排痰困難な場合，気道が確保され，咳嗽を得るための換気量が保てるようであれば，体位排痰法の原則に従い，痰が詰まっている肺区域部分を高くし，重力を用いてドレナージを試みる．しかしながら，低換気で咳嗽力が弱い神経疾患患者では不十分なことが多いため，球麻痺に伴う唾液処理は，低圧持続吸引器や排痰補助装置などを利用し，気道クリアランスを保つ介入を同時に行う．

　その他のよくある呼吸苦・呼吸困難感の要因と対策として，心不全や胸水がある場合は，臥位より**起坐呼吸**がよい．NPPV の副作用で腹部膨満し横隔膜が押し上げられ換気不全になっているときは，経管栄養路からの脱気や**腹部圧迫 abdominal thrusts**が有用であり，便秘に伴う腹部膨満による横隔膜の挙上があれば排便コントロールが重要となる．

　また，病状の進行により臥床状態となった場合や人工呼吸器を装着した場合など，離床が困難となった場合の呼吸苦・呼吸困難感は，むしろ離床したほうが改善することが多いためバイタルを管理しながら**可能な限り離床**を進め，患者にとって活動的な環境を構築していくことが有効となる．

5　各障害によって生じる苦痛症状　　135

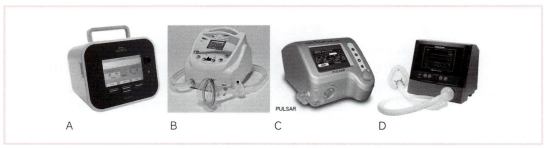

図 5-A-1 在宅において人工呼吸器加算で使用できる排痰機器
(A：カフアシスト®(フィリップス社), B：カフアシストE70®(フィリップス社), C：ミニペガソⅡ®(エアウォーター社), D：パルサー®(チェスト社), E：コンフォートカフⅡ®(スカイネット社)
〔A：https://www.philips.co.jp/healthcare/product/HC1098160/e70-, B：http://www.awi.co.jp/business/medical/care/rehabilitation.html, C：http://www.chest-mi.co.jp/product/categories_008/pulsar-pulsar-bt.html, D：http://cv.webskinet.co.jp/排痰補助装置/排痰補助装置-コンフォートカフⅡ/より〕

ポイント！ 呼吸介助は心地よい

　神経疾患の呼吸障害は呼吸筋力低下に伴う低換気が要因である．そのため，患者の呼気時に合わせて胸郭を圧迫し，吸気時は圧迫を解除し吸気しやすいようにする**呼吸介助**は有効である．特に胸郭の可動性があれば呼吸介助は陰圧呼吸を維持しながらの人工呼吸器にも匹敵する．したがって，発症初期より胸郭の可動性を維持することは重要であり，労作時の呼吸介助により換気に伴う呼吸苦・呼吸困難感は改善するため**呼吸介助は心地よい緩和的な手技**の一つになる．

　しかしながら，肺が虚脱し胸郭の可動性が乏しい場合はかえって呼吸介助により呼吸苦・呼吸困難感が悪化する場合がある．特に痩せ型の胸郭は可動性がない場合が多い．そのような場合は，人工呼吸やMICに併用して呼吸介助を実施する．また，呼吸介助により換気不全が改善され，高二酸化炭素血症が是正されても呼吸介助を継続しなければ換気が保てず，患者が24時間呼吸介助を求めるような状況に陥ることもある．このような場合には用手人工呼吸となり人工呼吸器を用いるのと変わりはないため，患者の意思決定や治療方針と乖離しないよう多専門職種と連携を図る．

ポイント！ なるべく素早く痰を除去するために排痰機器を使う

　呼吸苦・呼吸困難感の要因の一つに排痰困難がある．そのため口腔・鼻腔や気管内吸引を行い，痰を排除することを試みるが，神経疾患の場合，有効な咳嗽力が得られないため，吸引に時間を要したり粘膜損傷を起こし，さらに呼吸苦・呼吸困難感を増悪させてしまう．そのため排痰ケアは有効かつ素早く行うため**MI-E**を用いる．MI-Eは気道クリアランス法の1つの手段であると同時に肺や胸郭の柔軟性を維持・改善することが期待され，現在，人工呼吸器を利用している在宅患者は保険下で使用することができる（**図5-A-1**）．最も強力な排痰ケアは，MI-Eと徒手による呼吸介助を併用することであり，咳のピークフロー cough peak flow（CPF）が270 L/分を超える有効な咳嗽が得られる陽圧を設定する．近年のMI-Eは，CPFが測定できるようになり，個々に適した圧設定が可能となっている．また，陽圧換気が困難な患者では，他の非侵襲的人工呼吸器マスクや排痰機器を利用し，呼吸苦・呼吸困難感の是正を行う（**図5-A-2**）．

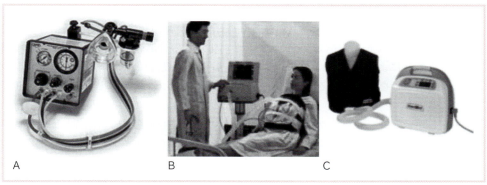

図 5-A-2 当院で使用している機械的咳嗽介助以外の排痰機器
A：肺内パーカッションベンチレーター（パーカッショニアジャパン社），B：RTX陽・陰圧体外式人工呼吸器BCV（アイ・エム・アイ社）　C：スマートベスト（東機貿社）

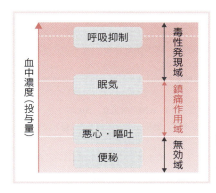

図 5-A-3 モルヒネ血中濃度と副作用
（鈴木勉，武田文和：モルヒネの低用量投与では，なぜ副作用しかでないのか？オピオイド治療　課題と新潮流，鎮痛薬・オピオイドペプチド研究会（編），pp.25-34，エルゼビア・サイエンスミクス，2001より作成）

ポイント！ モルヒネの具体的な投与方法

多くの症例で経口摂取は困難で経管栄養となっているため，経管投与が可能な剤形を選択する．わが国で開発されたモルヒネ硫酸塩徐放性細粒（モルペス®細粒）は，最も粒子が細かいため，8 Fr以上であればカテーテルに詰まることなく経管投与が可能である．経管投与に用いる簡易懸濁法は，錠剤・カプセル剤をそのまま温湯に崩壊・懸濁する方法である．モルペス®細粒の場合，温湯を用いるとシリンジ内にモルペス®細粒が20％以上残存するため，経腸栄養剤を使用するとよい．注意点として，経腸栄養剤全量にモルペス®細粒を崩壊・懸濁して，一緒に時間をかけて滴下投与することは避ける．長時間放置することになり，モルペス®細粒からモルヒネが少しずつ溶出するため本来の徐放性が損なわれ，また管内にモルペス®細粒が付着してしまう．必ずモルペス®細粒を先にシリンジを用いて投与し，その後に経腸栄養剤を投与する．

ポイント！ モルヒネの副作用と対策

一般的に頻度の高いオピオイドの副作用は，嘔気・嘔吐，便秘，眠気，せん妄・幻覚，呼吸抑制などがある（**図 5-A-3**）．しかしALSの患者にモルヒネを使用した場

合の副作用は，軽度の便秘程度だったことが報告されている．

　一般的にオピオイドの中でも，モルヒネは便秘の頻度が高く用量依存的に発現する．便秘の発現機序は，オピオイドが消化酵素の分泌および消化管蠕動運動を抑制することにより起こる．通常，便を軟らかくする浸透圧性下剤（酸化マグネシウム），蠕動運動を促進させる大腸刺激性下剤（ピコスルファート，センノシド）の併用が有効である．

　呼吸障害をきたした患者への使用において，最も懸念される副作用が呼吸抑制である．呼吸抑制の機序は不明な点もあるが，一部はオピオイドの用量依存的な延髄の呼吸中枢への直接の作用によるものである．がん疼痛の治療を目的とした標準用量では呼吸抑制はまれであるが，呼吸障害や鎮静症状が現れている患者では呼吸抑制が生じる可能性があるので適正に使用し十分注意する必要がある．また，モルヒネの代謝物の一つである M6G は強い呼吸抑制作用をもつ．腎機能障害患者では M6G の蓄積により呼吸抑制を生じる可能性があるため，低用量から開始するなど注意する．

文　献

1) 寄本恵輔：「今を生きる」を支援する緩和ケアとしての訪問リハビリテーション-セントクリストファー・ホスピスの研修を受けて-．訪問看護と介護15：889-894，2010.

2) 日本リハビリテーション医学会（監）：神経筋疾患・脊髄損傷の呼吸リハビリテーションガイドライン．金原出版，2014.

3) 日本神経学会（監）：筋萎縮性側索硬化症診療ガイドライン2013．p.70，南光堂，2013.

4) 荻野美恵子：緩和ケアにおけるモルヒネの使用は．岡本幸市，棚橋紀夫，水澤英洋（編）：EBM神経疾患の治療．pp.336-340，中外医学社，2009.

5) 荻野美恵子：神経難病と緩和医療・終末期医療-オピオイド・モルヒネの使用を中心に-．神経治療28：25-28，2011.

6) 荻野美恵子：神経筋疾患．緩和医療学11：98-106，2009.

7) 八本久仁子：筋萎縮性側索硬化症の緩和ケア-薬剤師の関わりを中心に-．日本緩和医療薬学雑誌7：23-28，2014.

8) 日本緩和医療学会（編）：がん患者の呼吸器症状の緩和に関するガイドライン　2011年版．金原出版，2011.

9) 鈴木勉，武田文和：モルヒネの低用量投与では，なぜ副作用しかでないのか？オピオイド治療　課題と新潮流．鎮痛薬・オピオイドペプチド研究会（編），pp.25-34，エルゼビア・サイエンスミクス，2001.

10) 本間雅士，平山武司：オピオイド鎮痛薬．この患者・この症例にいちばん適切な薬剤が選べる同効薬比較ガイド1．黒山政一（編），pp.119-129，じほう，2014.

11) 平山武司，黒山政一：オピオイド鎮痛薬（麻薬性鎮痛薬）．違いがわかる！同種・同効薬（改訂第2版）．黒山政一，他（編），pp.69-83，南江堂，2015.

12) 高橋秀徳，土井千春，志真泰夫，他：硫酸モルヒネ徐放性細粒の使用法と問題点．ターミナルケア13：23-27，2003.

13) 的場元弘，村上敏史，外須美夫：硫酸モルヒネ徐放性細粒剤（モルペス細粒）-新しいモルヒネ製剤．ターミナルケア11：56-59，2001.

14) 藤島一郎（監），倉田なおみ（編）：内服薬 経管投与ハンドブック 第3版．じほう，2015.

（脳神経内科医の視点：難波玲子／看護の視点：新井玉南／

介護の視点：鞆屋健治／リハビリの視点：寄本恵輔／

薬剤師の視点：松岡陽子，黒山政一）

C. むせ込み，窒息

脳神経内科医の視点

むせ込み

ポイント！ むせ込みとはなにか？

むせ込み自体は病的な症状ではなく，生理的な正常な反応である．吸気・呼気の通り道（気道）を確保するために気道内に異物が侵入した場合に誘発される咳嗽反射がむせ込みであるので，むせ込みを誘発する症状が問題であるということである．もちろん患者にとっては苦痛であるが，むせ込みは患者を窒息や誤嚥性肺炎のリスクから守っているのである．むしろ，咳嗽反射が減弱しており気道内に異物が侵入してもむせ込みが起こらないことの方が問題である．嚥下造影検査時にはっきりと誤嚥が起きているのに，まったくむせ込まない患者をみることがある．日常から不顕性の誤嚥を起こしていると考えられ，食形態などを含めて早急な対応が必要である．

ポイント！ むせ込みを起こす病態とはなにか？

嚥下の障害によって本来食道に誘導されるべきものが気道に侵入するためである．神経難病では口腔咽頭の筋力低下（筋萎縮性側索硬化症 amyotrophic lateral sclerosis〈ALS〉，筋疾患，重症筋無力症など），小脳失調（脊髄小脳変性症など），パーキンソン症状としての無動（パーキンソン病，進行性核上性麻痺など）が原因となる．臨床的に頻度が高いものとしては脳血管障害がある．

ポイント！ むせ込みの治療はなにか？

最初に述べたようにむせ込みは病的症状ではなく，防御的な反射である．鎮静剤や麻薬性鎮痛薬を用いるとある程度抑制はできるが，一般的には行わない．ただし終末期でむせ込み自体が非常な苦痛である場合は，抑制も考慮する．

唾液によってむせ込んでいる場合は分泌量を抑える，あるいは吸引によって除去をはかる（5章-D「流涎」〈p.145〉を参照）．

経口摂取によりむせる場合は，まずは食形態の変更を考慮する．さらさらの水分は誤嚥しやすいので，とろみをつけたり，窒息の危険を減らすため柔らかいものにしたりする．嚥下障害が強ければ経口摂取の制限も検討する．ただ「口から食べる」というのはある面根源的な欲求である．実際の臨床ではリスクの大きさと「食べたい・食べさせてあげたい」という患者・家族の希望のバランスを十分な話し合いによってとることが必要である．

■ 窒　息

ポイント！ 窒息とはなにか？

　窒息とは口内～咽頭～喉頭～主気管支の気道（吸気・呼気の通り道）が何らかの原因で閉塞することで起こる．気道が閉塞すれば換気ができなくなり，対応が遅れれば死に至る．さすがに若い健常者で起こることはまれであるが，必ずしも難病患者でなくても毎年正月になると「高齢者が餅を喉につまらせた」という記事を目にする．

ポイント！ 窒息を起こす病態はなにか？

　窒息が起きる要因は以下のようなものがある．もちろん1つだけではなく組み合わせて起きることが多い．

1）閉塞物の性状

　食物のかたさ，粘り気，粘着性などが重要である．毎年事故が起こるように，よく噛んでいない餅はつまりやすく，逆にさらさらした液体ではむせたり，肺に入って低酸素状態を起こすことがあっても，いわゆる窒息をきたすことはほとんどない．嚥下困難がある患者では特に食形態に注意が必要である．飲み込みやすい食物とはある程度の水分とまとまりやすさ，そして表面のなめらかさがあるものである．水分の少ない食物を食するときには唾液と混ぜ合うことにより水分と滑りやすさが加えられ飲み込みやすくなるので，唾液の分泌が少ないことも嚥下の障害になりえる．

2）咀嚼および舌・口輪筋・顔面筋・下顎の動き

　われわれは普段何気なく食べ物を摂取しているが，特に固形物を食べるときには非常に複雑な過程を経ている．メインの動きは咬筋による上下の歯のかみ合わせであるが，それだけでは嚥下するのに適した状態にはならない．下顎の動きによるすりつぶす動きや舌により食べ物を混ぜ合わせながら移動させまんべんなく噛み潰す必要がある．頬の筋肉の動きが悪いと歯と頬の間に食べ物が残ることがある．最終的には，ある程度の大きさの塊を作り口輪筋により口を閉じて，圧を保ちながら咽頭に送り込むことで嚥下反射を誘発しているのである．

3）閉塞物を除去するための咳嗽反射，呼吸筋力

　もちろん口内で指が届く場合はかき出すし，吸引などの手段があれば用いる．しかし喉の奥の固形物などは吸引ではとれないことが多い．この場合は患者の咳嗽反射により呼気の圧力で排出できるかが課題となる．ALSをはじめとする筋力低下を呈する疾患では，呼吸筋力低下のため有効な咳ができなくなる．大きな咳をして得られる最大の呼気の流量（咳のピークフロー cough peak flow〈CPF〉）が270 L/分を下回ると気道内にあるものを排出する機能に障害が起きることが知られている．160 L/分を下回ると窒息のリスクが増大する．排出力が低下している場合は固形物でなくても（たとえば吐物などでも）窒息死のリスクがある．窒息リスクの評価のためにCPFを経時的に測定しておく必要がある．

ポイント！ 窒息の治療は？

　緊急に閉塞物を除去し空気の通り道としての気道を確保することが治療となる．
　実際のベッドサイドではよく行うのは，

・側臥位とする
・見える範囲のものは指でかき出す

・胸を押して呼気を送り出す
・背中を叩き口内および鼻腔から吸引を行う
である．

ポイント！ むせ込み，窒息の要因

　神経疾患患者の場合には，嚥下障害が進行すると唾液を飲み込むことも困難になり，口腔内に貯留した唾液を誤嚥することによってむせ込むようになる．この唾液のむせ込みは，特に球麻痺型のALS患者に多くみられ，嚥下障害の進行によってむせる頻度が増え，終末期には呼吸困難の要因にもなる．唾液の誤嚥によるむせ込みは体位変換時などに突然生じることも多く，呼吸困難を強く感じることから不安や恐怖感を生じやすい症状でもある．

　また，痰がらみは嚥下障害や呼吸筋麻痺の進行によって咳嗽力や喀出力が低下し，口腔内から気道内に分泌物が貯留した状態で気道閉塞感を伴うなど呼吸困難の要因にもなる．嚥下障害や呼吸障害の進行により気道クリアランスが保てない場合には，口腔内や気道内に分泌物が貯留し，窒息を起こしやすい．分泌物による窒息を予防し，呼吸困難を緩和するためにも誤嚥予防と気道浄化が重要である．

ポイント！ むせ込みの要因をアセスメントし，予防的ケアを行う

　口腔内や気道内に分泌物が貯留し，唾液の誤嚥によるむせ込みがみられる場合には，唾液専用低圧持続吸引器の使用が有用である．低圧持続吸引器の使用により口腔内分泌物が吸引され，むせ込みが軽減することも多く，予防的な介入が症状緩和につながる．口腔内分泌物レベルを評価する方法として，Cazzolliiらが開発中の唾液嚥下障害スコアがある．これらを用いて，嚥下状態や口腔内分泌物の状態を適切にアセスメントし，低圧持続吸引器の導入時期が遅れないようにする．嚥下障害と口腔内分泌物の程度に応じて，低圧持続吸引器の使用を予防的に進めていく．ただし，低圧持続吸引器は球麻痺症状が先行し，ADLが自立している患者にとっては，行動が制限されるなどの理由から有用ではない場合もある．

　咳嗽力の低下により自己喀出が困難で痰がらみがある場合には，咳介助や呼吸リハビリテーション，吸引による排痰ケアを行い，気道浄化に努める必要がある．

　この他，唾液の誤嚥リスクが高い場合には，体位調整が重要である．仰臥位や顔を上向きにしていると誤嚥しやすく，患者自身も完全側臥位やファーラー位を希望することが多い．体位変換の際には，口腔内に唾液が貯留していると喉頭や気管に落ち込みやすいため，吸引などで口腔内の分泌物を除去してから実施する．球麻痺が強いALS患者においては，体位変換時に顔が上向きになると唾液でむせることがあるため，すぐに顔を横に向けるなど，ケアによって誤嚥を誘発させないよう注意が必要である．

ポイント！ 窒息の対処方法

　病状の進行に応じて，誤嚥や窒息などのリスクが考えられる場合には，医師から患者家族に説明するとともに，誤嚥や窒息のリスクについてどの程度理解されているかを確認する必要がある．呼吸障害の緩和治療として，NPPVの使用が増えてきているが，唾液などの分泌物の押し込みによる気道閉塞や窒息のリスクが高く，突然死の可能性もある．在宅療養を開始する際は，吸引などの技術指導だけでなく，窒息や突然

死のリスクを理解した上で，そのような状況になったとしても家族が自分たちを責めることがないよう精神的な支援も必要である．

介助中に窒息をきたしたときの対応を看護師に事前に確認し，指導してもらう．介助中にどのような体勢でむせ込みが起きたか，どのような状態で窒息しそうになったかなどを看護師に報告し，対処方法を確認する．必要があれば吸引も行う．

むせや誤嚥は嚥下反射や気道防御反射の低下，あるいは喪失が主な原因である．進行性疾患の場合，嚥下障害の進行に伴ってその回数は上昇していく．初期には唾液や液体，酸味の強いものをむせることが多い．突然のむせ込みは患者に「呼吸ができなくなるのではないか」という恐怖感やパニックを生じさせることがある．患者の嚥下機能や呼吸機能を評価しながら，むせたときの対処法を事前に説明しておくとよい．また，むせ込みに対する恐怖感から食事量が減少することもあるため，食事内容や摂取量，体重減少に関する問診を行い，低栄養にならないよう努める必要がある．

ポイント！ むせたときの対処方法の説明・練習

患者はむせたときに呼吸苦に対する恐怖感から慌ててしまい，十分な喀出ができない場合がある．また，苦しさのあまり，咳き込みを意識的に止めようとする場合も少なくない．リハビリテーションの中で事前にむせたときの咳払いの方法を練習しておく必要がある．手順は次の通りである．①大きく息を吸い込む，②息を止める，③喉と腹部に力を入れて強く咳払いする．①〜③を数回繰り返す．患者や家族に，むせが生じた際には誤嚥している可能性があるため，十分な吸気を確保した上で，誤嚥物を喀出することが重要であることを伝える．

ポイント！ 食形態の調整

むせ込み・誤嚥の最も大切な予防策は安全な食形態の食物を摂取してもらうことである．そのためには，摂食・嚥下機能，認知機能，全身状態の定期的な評価を行い，能力に合わせた食形態の提供，あるいはその説明が必要である（具体的内容は2章-A「摂食・嚥下障害」〈p.51〉を参照）．体力や免疫機構の低下，栄養状態の悪化は誤嚥や誤嚥性肺炎の引き金になりやすいため，嚥下機能だけではなく全身状態を考慮して食形態を決定する必要がある．

ポイント！ 呼吸機能の確保

むせや誤嚥をした場合に，スムーズな喀出が可能であれば，むせ込み時の苦しさは軽減されやすい．また，誤嚥をしても誤嚥物を十分喀出できれば肺炎を発症しにくくなるため，十分な喀出力を有することは誤嚥性肺炎の予防においても重要である．PTを中心に呼吸リハビリテーションや排痰訓練を実施しておく．

最大強制吸気量を維持するための練習：呼吸筋の筋力低下に伴って，肺活量が低下すると肺の中に空気をたくさん入れることが困難になるため，強い咳をすることが難しくなる．肺に強制的に空気を入れて溜めることのできる容量＝最大強制吸気量 maximum insufflation capacity（MIC）を維持しておくことが，排痰において大事になる．

ポイント！ 吸引器の設置

嚥下障害が進行し，むせや誤嚥の徴候が現れたら，吸引器の設置が必要である．在

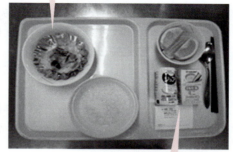

図 5-C-1　工夫例1

嚥下障害があり飲み込みやすいようにとろみを付加し，栄養強化のためゼリー・プリン・高タンパクスープを利用．

図 5-C-2　工夫例2

一度の食事で多くは食べられないので少量でも高栄養のもの（グラタン・濃厚流動食）を利用．粥にはコラーゲン粉末付加．整腸のため乳酸菌飲料を付加．

宅療養の場合は，関連職種と連携の下，吸引器のレンタルや購入を検討してもらうよう患者・家族に促すとともに，患者・家族に使用方法を習得していただく．特に病気の進行が早い場合には，予後を見越して早めに準備していく．病院や施設に入院・入所している場合には，食事場面，リハビリテーション場面において吸引器の使用が可能な状態にしておく．

ポイント！ 情報共有・インフォームドコンセント

嚥下機能の低下は誤嚥や窒息など生命に関わるリスクをはらんでいる．むせや誤嚥の徴候を患者から聴取した際には，他職種にその情報を伝え関連職種が周知の上で対応する必要がある．また，進行疾患の患者や家族は，徐々に進行する病状を受け止めきれず，実際の症状を話したがらない場合もある．摂食・嚥下機能に関する問診や検査を実施する際には，患者の心理状況を把握しながら評価を進めることが重要である．

栄養摂取・水分補給などを含め，食事は可能な限り経口摂取したいという要望は患者のみならず，家族からも多い．しかしながら筋萎縮や舌萎縮などがある場合，食塊を口腔内でまとめ留め咽頭部に送り込むという流れが困難になり，むせ込みや誤嚥のリスクが高くなる．これらの機能症状や嚥下障害に合わせた食形態の工夫が必要となる．

ポイント！ 嚥下食としての工夫

1）水分・汁物

水分や汁物などの液体はとろみ剤・水溶き片栗粉・コーンスターチなどを使用し，とろみをつける．みそ汁や吸い物は具材ごとミキサーにかけとろみをつける．ポタージュやクリーム煮など，調理法を工夫する．

5　各障害によって生じる苦痛症状

2) 肉・魚など

　ハンバーグ・つみれ・シューマイなどミンチ状のものを利用した料理にする．煮魚・シチューなど煮汁にとろみをつける（または煮汁ごとミキサーにかける）．その他，大和芋や，納豆のように食材自体にとろみがあるものを利用して混ぜたりかけたりして飲み込みやすくする．

　当院で行っている嚥下食の工夫（**図 5-C-1，2**）を参照されたい．

（脳神経内科医の視点：荻野　裕／看護の視点：新井玉南／
介護の視点：宗形妃鶴／リハビリの視点：秦　若菜／
栄養士の視点：中島チ鹿子）

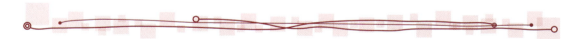

D. 流涎

ポイント！ 流涎とはなにか？

流涎（りゅうぜん）とは一般的な言葉でいえば「よだれが垂れる」ことである．少し医学的にいえば唾液が口腔内から外に出てしまう状態である．流涎があっても異常でない場合もある．たとえば乳児などは正常でも流涎がある．成人であっても深く眠ったときなどには起きることがある．これは経験のある方もいるのではないだろうか．

ポイント！ 流涎では何が困るか？

患者は特に人前で流涎が起きることを非常に気にするものである．嚥下障害を伴わない流涎は医学的には大きな危険はないが，事実上治療の適応となる．流涎が持続すると着衣も汚れてしまう．流れ出した唾液が頸のしわの間のところにとどまって皮膚炎を起こすこともある．留意するべきは，流涎がみられる場合は基礎に嚥下困難が存在することが多いという点である．流涎があるということは当然咽頭のほうへも唾液の垂れ込みのリスクがあることを想定する必要がある．

ポイント！ なぜ流涎が起こるのか？

唾液の分泌は基本的に常に行われ，食事の時にさらに増強する．歯科などで口をあけているとどんどんたまってきてしまうのを経験するであろう．唾液は1日に1,000～1,500 ml くらい分泌されるといわれている．それではなぜ流涎が起きないのか？最大の理由は飲み込んでいるからである．口腔内に唾液がたまると飲んでいるのである．これは反射的に起こるためほとんど自覚されていない．もちろん多少貯留しても，きちんと口を閉じていれば流涎は起きない．

理論的には唾液分泌の亢進も原因になりえるが，実際問題としては反射的な嚥下が保たれていれば流涎は起きない．ほとんどの場合は唾液の嚥下が障害されるために起こる．神経疾患の領域では簡潔にいえば嚥下障害をきたすもので起こる．ただし嚥下反射は飲み込むものが咽頭までまとまって到達しないと惹起されないので，たとえ嚥下が保たれていても舌の動きに障害があれば口内への唾液貯留が起こり流涎のリスクがある．また口輪筋の筋力低下で口を閉じにくくなっても唾液が漏れやすくなる．片麻痺の患者で嚥下障害がないのに麻痺側の口角から唾液が垂れるのを見たことがあるだろう．筋萎縮性側索硬化症では嚥下障害＋舌の運動障害＋口輪筋筋力低下とすべての要素があり，進行期には流涎がよく経験される．

ポイント！ 神経疾患における流涎にはどんな病態があるか？

神経疾患で嚥下が障害される病態としては，1) 筋力低下，2) パーキンソニズム，3) 小脳失調があげられる．もちろんどの病態であっても嚥下障害が進行すれば流涎は起こりうるが，特に流涎が問題となる疾患について説明する．

患者数が多く，また流涎がよくみられる疾患にパーキンソン病がある．もちろん基礎となる症状は無動に伴う嚥下の障害と舌の動作障害である．しかし実際の無動症状がそれほど強くなく，嚥下ができているのに流涎が問題となることが多い．もっといえば，歩いて外来に来ていても流涎がある患者もいる．

　軽症のパーキンソン病でみられる流涎は立ち上がるときなどに起こる．パーキンソン病では反射的な唾液の嚥下が少なくなっており，また舌の動作も障害されているので舌の下側のくぼみに唾液が貯留する．立ち上がろうとして上体を前に倒すと重力で唾液が前方に流れて流涎となる．もう1つの問題はパーキンソン病の患者は口の中に唾液が溜まってもあまり気にしないことである．おそらく自分の体のイメージ（body image）の障害によると考えられる．流涎を防ぐには立たせる前に声をかけて唾液を拭う，あるいは意識して飲んでもらうとよい．

　筋萎縮性側索性硬化症 amyotrophic lateral sclerosis（ALS）では唾液の問題は非常に重要である．進行期では舌が動かないので口腔内で唾液を移動させることもできない．口輪筋も筋力低下してしまうため坐位などをとると流涎が起きてしまう．流涎がある場合は当然唾液の後方への垂れ込みもあり，誤嚥性肺炎のリスクが高いことを認識する必要がある．

　脳血管障害では，両側性に複数の病巣（多発性脳梗塞や再発例）があると嚥下困難を生じる可能性があり，唾液貯留や流涎をきたす．

ポイント！☞ 唾液は減らしすぎてもよくない

　当然であるが唾液は必要だから分泌されている．その機能は多岐にわたるが，その1つが口腔内を洗い清潔に保ちつつ，口腔内の乾燥を防ぐ働きである．このため唾液の分泌を極端に減らすと口腔内の衛生が保てなくなってしまうことになる．目安は難しいが，ある程度口腔内の湿潤が残るようにする必要がある．

ポイント！☞ 流涎の治療

　もちろん嚥下や舌の動きをよくするべく原病の治療を行うことは重要であるが，難病の多くでは難しい．そこで多くは唾液の量を調節する治療を行う．

1）薬物治療

　唾液量を減少させるには抗コリン薬が用いられる．硫酸アトロピンやトリヘキシフェニジルの全身投与は副作用（尿閉，眼圧上昇，便秘・イレウスなど）の問題もあり使用しにくいことも多い．スコポラミン（これも抗コリン薬であるが，試薬であり薬剤ではない）をワセリンにまぜた軟膏を絆創膏に耳かき一杯程度つけて乳様突起部に貼ることも行われている．ただし保険適用外であり，使用に際しては各医療機関で倫理委員会などに諮る必要がある．また費用は請求できず医療機関の負担となる．ボツリヌス毒素（アセチルコリン受容体を遮断し唾液分泌を抑える）の唾液腺への注射もガイドラインでは推奨されているがこれも保険適用外である．ボツリヌス毒素は高価であり，費用の問題もあり広くは行われていない．

2）唾液の吸引

　低圧で持続的に口腔内を吸引する方法があり，在宅でも施行可能である．比較的安全で薬剤のような副作用もなく使用しやすい．

3）リハビリテーション

　薬剤による治療に加えてリハビリテーションなどで舌や口腔内の柔軟性を保ち，少

しでも嚥下しやすい状態にすることは重要である．

ポイント！ 流涎のとらえ方

　流涎は嚥下機能の低下により唾液や他の口腔内分泌物が飲み込めず，口から唾液が漏れる状態をいう．流涎は球麻痺型のALS患者に多くみられ，唾液の誤嚥によるむせ込みや呼吸困難を引き起こしやすい．むせ込み同様，唾液専用低圧持続吸引器の使用が有用である．口腔内分泌物の量が多い場合には，低圧持続吸引器を使用しても口から唾液が漏れることがあり，外見上も苦痛を伴うため軽減を図る必要がある．

ポイント！ 流涎の程度をアセスメントし，予防的ケアを行う

　四肢筋力低下が軽度で日常生活がほぼ自立している患者の場合は，口腔内分泌物の自己吸引の指導を行う．また，分泌物の気管への落ち込みや流涎を軽減するために患者は口にガーゼを入れたままの状態にしたり，ガーゼで分泌物を拭き取るなどして対応していることが多い．

　四肢筋力低下が進行し，ほぼベッド上全介助である患者の場合には，唾液専用低圧持続吸引器を使用するが，粘稠度が高い分泌物は十分引ききれない場合もあるため，適宜口鼻腔吸引を行い気道浄化に努める必要がある．それでも口腔内分泌物の量が多く，口から唾液が漏れ，顔面や頸部にまで分泌物が流れてしまうときには，頸部にタオルをあてるなどして対応していることが多い．流涎をそのままにしておくと寝衣を唾液で汚すこともあり，患者にとっては不快であるため，拭き取るなどして清潔に保ち早急に対応する必要がある．

　口腔内分泌物嚥下障害スケール oral secretions scale（OSS）を用いて，口腔内分泌物と嚥下障害の程度をアセスメントし，状態に応じて予防的な介入が重要である．

　よだれが多いときは（資格があれば）吸引で対応したり，低圧持続吸引器で持続吸引をしてもらったりなどで対応する．外出時や移動時などは（短時間であれば）ガーゼやハンカチなどをくわえてもらい，それに唾液をしみこませ定期的に取り換えたりして対応することも可能である．唾液や食べ物を飲み込むときに空気も一緒に飲み込んでしまうこと（呑気症）があり，おならがよくでる方もいるが，これは病気の一環で指摘をされると嫌がる方もいるので注意する．

　長期間療養されている方たちには，さまざまな口腔の不快症状があり，中でも唾液の問題は介護をする上でも大きな問題となってくる．唾液のコントロールをするには多くはメラチューブなどによる持続吸引，ガーゼなどで吸湿排出，内科的に抗コリン薬による薬物療法などが行われている．チューブによる口腔内持続吸引時，舌が肥大している方の場合は頬と舌の間に入るチューブの吸引孔がふさがれ持続吸引できないでいる．この場合，2章-B「構音障害」（p.66）でも述べたが，舌のマッサージと顔面筋肉のマッサージにより軟らかくなっていれば吸引チューブを挿入しやすくなり，持続的に吸引ができるようになる．道具を用いる前に臥床時間の長い患者たちの硬くなった頭部，頸部，顔面の筋肉，舌のマッサージをケアの中に導入すべきである．

　また滲出性中耳炎にも唾液が関係してくる．臥床している患者の場合，内耳につながる耳管咽頭孔（下鼻甲介奥に位置する）から唾液が侵入，感染すると考えられる．

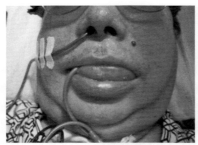

図5-A-1　脂肪変性肥大化した舌

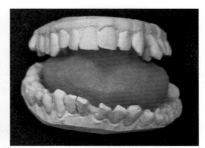

図5-A-2　歯列内に収まるよう舌の形をつくる

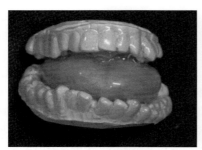

図5-A-3　ビニールを軟化プレス

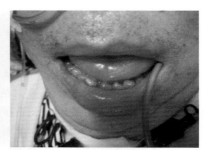

図5-A-4　オシャレガード装着

したがって口腔内からの唾液の吸引コントロールと頭位のコントロールが必要である．
　また長期療養されている方たちにとって外出は癒しの時間である．しかし舌が肥大し口から突出している方は顔貌を気にされ，外出をひかえてしまう方もいる（**図5-A-1**）．そういった患者のために"ALSオシャレガード"を考案した．まず，上下顎の印象採得（型どり），咬合採得（咬み合わせ）し石膏模型を作製，その模型にレジン（プラスチック）で舌を作製する（**図5-A-2**）．その模型に熱で軟化したビニールをプレスする（**図5-A-3**）．これにより上下顎歯牙，舌を一体にしたマウスピースができる．さらに舌上部中央に約3 mmの孔をあける．これにより装着時口腔前庭部にはメラチューブを挿入し持続吸引，中央部孔からチューブを挿入し上咽頭部の唾液吸引ができるようになる．舌は奥におさえこまれ顔貌が改善し，吸引ができることにより外出できるようになる（**図5-A-4**）．

（脳神経内科医の視点：荻野　裕／看護の視点：新井玉南／
介護の視点：宗形妃鶴／歯科医の視点：大川延也）

E. 排泄関連トラブル

ポイント！ 排尿のしくみ

膀胱は尿をいったんためて一気に排出する．膀胱は 500 mL まで尿をためることができる．そのとき交感神経終末効果の尿路括約筋は収縮（$a1$）し，排尿筋は弛緩している．一方，膀胱に 150〜250 mL の尿がたまると膀胱が伸展し橋の排尿中枢にそれが伝わり，副交感神経終末効果で尿路括約筋は弛緩し排尿筋が収縮し排尿する．

ポイント！ 排尿障害

神経因性膀胱は病変部位がテント上の脳卒中では頻尿，切迫性尿失禁を起こし，テント上とテント下の多系統萎縮症では夜間多尿，頻尿，切迫性尿失禁を起こす．前頭葉・基底核病変では頻尿・尿失禁をきたし，仙髄より末梢の病変では残尿・尿閉をきたす．多発性硬化症や脊髄病変があると頻尿，尿失禁，残尿を同時にきたす（「泌尿器科医の視点」〈p.155〉も参照）．

ポイント！ 排便コントロール

食物の消化吸収，老廃物の排泄に関わる消化管機能は他の身体機能とともに働く自律神経系と，腸に内在する独自の自律神経系とで調節されている．空腹，食欲をそそるにおいなどに腸がグルグルと反応する．それらは脳幹の核が胃直腸反射と関係し大脳皮質，辺縁系，小脳が関わる一連の動きである．副交感神経活動は腸の運動と腺の分泌を刺激し，重要な働きを担う．一方交感神経活動は腸の運動を抑制し消化管の括約筋を収縮させる．自律神経障害，特に副交感神経障害によって胃腸の運動が障害される．嘔吐の原因となる胃アトニー，腹部膨満の原因となる偽腸閉塞などが起こりやすくなる．硬い便，排便回数減少はパーキンソン病，多系統萎縮症，多発性硬化症，脳幹病変で起こり，対処が必要となる．

ポイント！ 食物のゆくえ：便秘とは

食べ物は口から食道を通って，または胃瘻チューブから胃に入る．胃の中で消化酵素と混ざり細かくされ，十二指腸，小腸でさらに消化吸収される．ここで残ったものは大腸へと進み，主に水分が吸収される．そして最後に直腸に達して，ある程度の量になると肛門から排泄される．

胃に食べ物が入ると大腸にシグナルが送られ，大腸から直腸へと便が送られる．胃大腸反射である．この反射によって便意を感じ脳からの排泄命令により直腸が収縮し，肛門筋が緩み排便となる．これが直腸肛門反射である．便秘とは週2回以下の排便回数と考えられており，「便通がないために，お腹が張ったり痛かったり，便が硬くて出すのに苦痛だったりする，不快感のある状態」である．

ポイント！👉 神経疾患では腸管の動きが低下し，腹筋も弱くなる

　世界的には結腸通過時間正常型・遅延型・便排出障害型に分類される．一方わが国では機能性便秘，器質性便秘に分けられ，機能性便秘はさらに急性便秘と慢性便秘に分かれる．急性は一過性であり原因は食事量，水分量の減少，生活環境の変化などである．慢性便秘は直腸性，弛緩性，痙攣性に分かれる．

　神経疾患では腸管壁の神経に問題があり，腸の動きが低下し便通が悪くなることが多い．下剤・整腸剤を用いて排便習慣を整える必要があり，浣腸に頼らざるを得ない場合も多い．痙攣性便秘は精神的ストレスなどで腸が過敏に反応した過敏性腸症候群でみられ，腸の動きを亢進させる下剤では腹痛を起こす．運動不足も便秘の原因となる．排便するためには筋力が必要である．特に腹筋が弱いと便を押し出す力が弱くなる．神経疾患末期では体の動きが制限されるため，腹筋の力も弱まる．

ポイント！👉 消化管の自律神経支配

　大腸の運動は自律神経，主に副交感神経に支配されていて自律的に行われ，われわれの意思で自由に腸を動かしたり，止めたりできない．ただし，自律神経は，視床下部に中枢があり私たちの感情と密接に関連しているので，大腸の動きが，意思とまったく無関係というわけでもない．旅行に行ったとき，お客さんが家に泊まっているとき，新しい職場で働くときなど，生活環境が変わり精神的ストレスや緊張が生じると大腸の運動のリズムが乱され，便秘になることは多くの人が経験する．

　神経疾患の患者にとっては症状の進行，それに伴う入院などストレスや環境の変化が便秘を悪化させる．

　薬と同じくらいケアする人々のユーモアや笑顔が患者のストレス解消に通じ，お通じがよくなる．便通は自律神経に支配されているので，笑顔やユーモアでホッとしてリラックスすると副交感神経優位となって腸の蠕動運動がよくなり，便通が改善する．

ポイント！👉 生活指導

　食物繊維の不足は便秘の原因の一つである．また水分の摂取不足も便秘の原因となる．

　治療にあたっては薬物療法に加え生活指導が重要である．排便姿勢は重要で，解剖学的に大腿骨と背骨のなす角度が35°以下となることが理想である．これは「考える人」の姿勢（**図 5-E-1**）であり，日本古来の和式トイレの前かがみ35°の蹲踞姿勢である．この姿勢では恥骨直腸筋が直腸を前方に引っ張り直腸から便が排出しやすくなる[1]．ブリストルの便形状スケールと，直腸から肛門外への排便しやすさの関係をみる．ブリストルスケール4のバナナ便はスッと一気に全て肛門外に出る．一方，硬いコロコロ便はいきんでも肛門から全部排出できず，一部のコロコロ便は直腸内に残ってしまう．また下痢便では水様のためいったん直腸まで来ていても肛門括約筋収縮時に一部は流れ出るものの，直腸から腸管に勢いよく逆流してしまう．そのため何回もトイレに通うテネスムス（裏急後重）となる[2]．

ポイント！👉 薬物療法：腸管刺激薬は頓服で

　便秘薬の使い分けとしては，ブリストルの便形状スケールを用いてバナナ便が出るように目指した薬物投与量を設定する．ベースに緩下剤として酸化マグネシウムを使うことが多いが，腎機能が低下した高齢者などは高マグネシウム血症に注意が必要となる．近年ルビプロストン（アミティーザ®）が使えるようになった．小腸分泌型で副作用があまりなく，併用注意・禁忌も少なく，また電解質異常も起こしにくいので

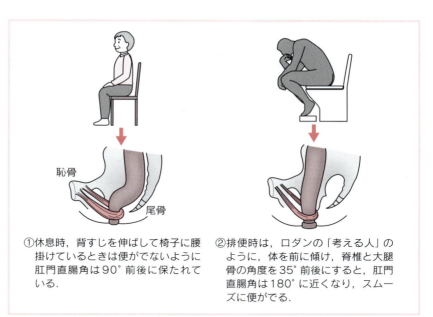

①休息時，背すじを伸ばして椅子に腰掛けているときは便がでないように肛門直腸角は90°前後に保たれている．

②排便時は，ロダンの「考える人」のように，体を前に傾け，脊椎と大腿骨の角度を35°前後にすると，肛門直腸角は180°に近くなり，スムーズに便がでる．

図5-E-1 排便時の姿勢

酸化マグネシウムの代わりに緩下剤として使える．しかし高齢者では下痢，嘔吐などの副作用を起こすことがあるので，まず少量夕食後1回から使い，徐々に増やしていく．緩下剤を使って便を軟らかくし，その次にセンナ，アロエ，大黄，ピコスルファート，ビサコジルなどアウエルバッハ神経叢の刺激性の薬を頓服的に使うようにする．この刺激性の薬を毎日使っていると耐性，依存性となり効かなくなり薬の量が増えるという悪循環に陥ることがあるので注意が必要である．また漢方薬は大黄の含有量によって刺激性下剤としての強さが変わってくる．大建中湯は大黄を含まないが，腸の動きを改善させる[2]．

さらに食事の量が少ない，便のかさが少ないときにはポリカルボフィルを使うと便の性状がよくなる．また酸化マグネシウムといっしょにパンテノール（パントール®）を使うこともある．

> 声かけの例
> 「頓服薬は使いすぎないように！」

ポイント！ 頻 尿

1日の覚醒時の排尿回数が8回以上であると頻尿と定義される．「外出時にトイレが間に合うか，トイレがあるかなど心配になり，外出が億劫になる」，「夜間は頻尿のためしっかりと休息が取れない」などが患者からの苦痛の訴えとして表出されることが多い．日中と夜間の排尿回数，1回尿量を把握するとともに，多飲が原因のこともあるため水分摂取量と時間を記載して把握し，医師に報告することで治療に役立つ．

5 各障害によって生じる苦痛症状

ポイント！👉 尿　閉

膀胱内に貯留した尿を排泄できないため，膀胱内圧上昇により膀胱緊満感や恥骨上部痛を伴う．慢性期の脊髄損傷患者や多発性硬化症，多系統萎縮症の一部では排尿障害による排尿困難や残尿が生じる．慢性的な尿閉，残尿がある状態では，導尿や膀胱留置カテーテルが必要となる．

自己導尿を導入する際は，若い女性の場合は女性スタッフが指導するなど，羞恥心に配慮して行ったり，女性の場合では手鏡を用いて尿道を確認できるよう指導している．しかし患者が自分で行えない場合，家族への指導が必要となるが，家族が高齢だったり障害があったりする場合は導尿を行うことが困難なため，膀胱留置カテーテルを選択することもある．膀胱留置カテーテルの大きな排尿バッグに抵抗を感じることも多いため，外出時などは，ユーリンバッグ®（200 mL ほどの小さなバッグを大腿にベルトで固定するもの）や DIB キャップを用いることで，他者に気付かれにくく外見もよい．また移動の際にチューブに思わぬテンションがかかることによる抜去事故や尿道損傷を防ぐことができたり，外出先で簡単にキャップを開けて排尿することができるなど，その利点は大きい．

頻尿や切迫尿意に対し男性の場合は，尿瓶やエーフェックス®，安楽尿器を使用する方法や，おむつを使用するときに 1 枚はペニスに巻きもう 1 枚を縦にあてるように使用する方法がある．女性の場合はテープタイプのおむつカバーの中に，臀部にかけて広くおむつが当たるようにもう 1 枚使用すると漏れを防ぐことができる．漏れを心配するあまり，過度におむつを当てている場合があるが，通気性が悪くなるため皮膚トラブルへと直結することを看護師は理解しておかなくてはならない（おむつの皮膚トラブルについて詳細は，5 章-F「皮膚関連トラブル」〈p.160〉を参照）．

夜間にマンパワーが不足しトイレへの移乗が困難であれば，夜間のみテープタイプのおむつを使用し，日中はパンツタイプのおむつにするなどして使い分けるとよい．失禁を恐れて水分を制限してしまうと尿路感染や脱水，便秘などの二次的障害が生じるため，日中に水分を多めに摂るようにする．

ポイント！👉 導尿回数は何回必要？

膀胱内圧上昇により膀胱の器質的変化が生じてしまうため，間欠的に導尿を行うことで膀胱内圧を低く保つことがポイントである．そのため自排尿の有無や自排尿量，膀胱内の残尿量に応じて医師から導尿回数の指示が出される．

泌尿器科受診時には，排尿の時間，1 回量，回数，水分摂取量のデータ用紙の持参を求められることが多い．導尿の指示がある場合には，自排尿後の導尿量も合わせて記載している．

ポイント！👉 排泄訓練

認知症や神経筋疾患の患者でおむつ内に失禁している状態の場合，皮膚トラブルや自尊心の低下を招くことも多い（5 章-F「皮膚関連トラブル」〈p.160〉を参照）．患者は「おしもの世話をされること」に抵抗があり羞恥心を感じる方が多い．そのため看護師はなるべく自力で排尿する機能を維持できるように訓練し，QOL 向上を目指していくことも重要である．多忙な現場では，運動障害のある患者は動作が緩慢であり時間を要すること，安全確保のためにマンパワーが必要であるため，排泄訓練や移乗のリハビリテーションを行うことが困難な場合も多い．しかしトイレに行くことができ

た，トイレで排泄できたという体験は成功体験として記憶に残り，リハビリテーションや食事の意欲の向上につながることも少なくない．食事・リハビリテーション前後で車いすに移乗したついでにトイレで排泄する習慣をつけるように誘導すると，無理なく訓練をすすめられ活動と休息のリズムをつけることができる．

　家族の中には，退院後に患者が自力でトイレへ行く状態になることを希望する方もいる．その理由はトイレへ連れて行くことによる介護負担の軽減のためだったり，「人間らしい生活をさせたい」という信念だったりさまざまである．医療者は排泄介助に慣れてしまい，ベッド上排泄，おむつ内失禁に抵抗が少なくなっているかもしれない．しかし本人，家族にとってトイレで排泄するということは，大きな意味をもつことを再認識したい．

　ベッド上寝たきりの患者でおむつ内失禁に抵抗がある場合は，ユリドーム®や安楽尿器を使用すると不快感なく排尿できる．また自動採尿機（スカットクリーン®）も選択肢として存在する．

ポイント！👉 便　秘

　便秘は活動量の低下，食事・水分摂取量の低下や，パーキンソン病や多系統萎縮症ではもともとの自律神経障害に加えて加療のための内服薬の副作用としても便秘となりやすくなる．頑固な便秘は薬物の吸収も低下させるため，パーキンソン病などでは病気そのものの進行を助長させてしまう場合がある．まず，看護師は患者の便の性状を知ることが重要である．その結果，便秘であると判断した場合，便秘が改善されるような介入が重要となる．まずは，患者自身が便秘を問題であるととらえ，日常的に排便状況を気にかけることができるようにアドバイスしていく．車いす乗車時の足踏みやベッド上で下肢の可動域訓練をすることや，温罨法や腹部マッサージは家庭でも簡単に導入できる方法であるため，看護師から患者や家族に方法をアドバイスできるとよい．具体的には，約70℃のお湯で絞ったタオルをビニール袋などに入れ，乾いたタオルの上から腰背部を暖める温罨法が有効な例がある．この場合，ビニール袋などが患者に直接当たると低温やけどの原因となるため注意する．また，上行結腸から横行結腸，下行結腸に添わせてマッサージを行うことも有効である場合がある．このようにさまざまな工夫をしていても，便秘の程度によっては内服や浣腸などの薬物療法での介入が必要な場合も多いため，医師に報告し対処していく必要がある．

　退院後に在宅療養となる場合，時間が決まっていない排便は家族にとって負担となる場合がある．その場合は本人や家族，訪問看護師と病院スタッフなどが話し合い，あえて便秘のままに調整し，自然便が出ないように浣腸で排便コントロールを行う．また，座薬を使用する場合では挿肛後の反応時間を把握し，訪問看護師が来る時間を見計らい家族に挿肛してもらうよう調整することも可能である．そうすることで訪問看護師が排便処置を計画的に行うことができ，家族の介護負担を軽減できる．

ポイント！👉 下　痢

　下痢は感染症が原因のこともあるが，体質や経管栄養の導入によって生じることがある．まずは感染症の可能性があるか検討し，整腸剤を投与して腸内環境を整える．感染症が否定されたら，経管栄養の滴下速度を遅くして投与することで症状が改善することがある．経管栄養と水分を投与する指示がある場合，まず水分をボーラスで滴

5　各障害によって生じる苦痛症状　**153**

下し，そのあとに経管栄養を単独で投与している．または栄養剤の浸透圧が高すぎる場合には，水を混ぜて薄めて投与するなど工夫をしている．一般的に栄養剤 400 mL を 1～1.5 時間かけて投与するが，下痢の場合は栄養剤 100 mL を 1 時間かけて投与することがよいとされている．しかし時間がかかりすぎ，日常生活に影響を及ぼす場合には栄養剤 150 mL を 1 時間で投与して腹部症状を評価したり，半固形の栄養剤を用いると効果的である（3 章-B「呼吸器感染症」〈p.83〉を参照）．

介護の視点

排泄は日常生活の中で欠かすことのできない行為であり，身体的にも精神的にも影響を及ぼすものである．

疾病による ADL 低下に伴い排泄行為をトイレから，尿器やポータブルトイレ，おむつなどへ変えなければならなくなる．対象者は疾病の受け入れとともに状態の変化に伴う排泄行為も変えなければならないため，受け入れに時間がかかることを理解する必要がある．また，排泄行為に介助を受けることは対象者にとってとてもデリケートなことであり，介護者としては介護負担が増すことであるため，双方の状況を把握しながら関わることが大切となる．

対象者の意向を確認し，安全を確保し可能な限りトイレでの排泄を継続できる環境を整えていく．環境を整える方法として福祉用具を活用する．

全身の筋力が低下し立ち上がり動作が厳しくなっている場合は，トイレの広さと対象者の動作や介護者の介助動作を確認した上で，便器設置型の手すりを設置することも有効である．また，家庭の便器の高さは意外と低いため，便器の座面を補う補高便座を設置して適切な高さに設定する方法もある．

トイレへの移動やトイレスペースでの介助が困難となってきた場合は，ベッドサイドにポータブルトイレを設置することで移動負担の軽減や介助時のスペース確保が可能となる．また，夜間と日中でベッド上での排泄（尿器・便器使用）とトイレ（ポータブルトイレを含む）の使用を分けて対応することで，対象者と介護者の負担を軽減できる．

ADL 低下により食事や水分摂取量，運動量や離床時間が減少し便秘傾向となる．疾病の特性により自律神経障害が生じることから，頻尿となり水分を控える傾向がみられたりするため，水分が不足すると便秘の悪化や脱水の原因となることを患者に理解してもらい，水分摂取の時間などを生活パターンに合わせて調整することで精神的な不安を解消する取り組みもあるとよい．

便秘が続くと食欲も低下してくるため，水分や食事摂取量の把握を行い，摂取量に対する排泄量の把握を行う．

坐位姿勢が困難となると腹圧がかけ辛くなるため，少しでも離床をする時間を設けたりベッド上で身体を動かす，マッサージや罨法を取り入れるなどすることで腸の動きを促進させる．また，自然排便が困難となってきた場合は訪問看護を定期的に導入し，摘便や浣腸で排便コントロールを行うことも大切である．

家族を含め多職種が排泄ケアに関わる際は，便の形状（未消化，下痢便，軟便，普通，硬便）や量，状態（急な便秘や下痢，便の形状や細さ，血液や粘液の混入など）を観察することで，他の病気の発見などにも役立つため，十分に観察してバイタルサインチェックを行う記録用紙などと一緒に記入し，情報共有することが重要である．

腎臓で産生される尿は，体内の老廃物を余剰水分とともに排出するほぼ唯一の手段である．ヒトの老廃物である尿素は，プロテウス属，クレブシエラ属などの尿素分解菌には栄養分となる．また，尿素分解に伴う，尿アルカリ化，リン酸マグネシウムアンモニウム結石形成は尿路感染症を複雑化（難治化）させ，その進行・悪化（腎盂腎炎）により腎機能と生命予後を危険にさらす．よって尿路感染対策は最も重要である．一般細菌の感染経路は外尿道口からの逆行性（上行性）感染で，十分な尿量確保が不可欠である．尿は，通常 1 mL/kg/時で産生されるため，健康成人では尿量が 1,000 mL/日以下は明らかに少なく尿素濃度も高く，尿路感染のリスクが高いといえる．

　膀胱と尿道で構成される下部尿路の機能（排尿機能）は，蓄尿と尿排出に分けられる．蓄尿では"十分量の尿を失禁なくためる"，尿排出では"膀胱内の尿を速やかに，全量排出する"ことが正常機能である．蓄尿時には膀胱排尿筋は弛緩し尿道括約筋は収縮しているが，排尿時にはそれが完全に逆転し排尿終了時に再度正確に復帰する高度な機能が発揮される．これを調整する臓器が脳と脊髄で，それを伝えるのが末梢神経であるため，神経障害では下部尿路機能は高い確率で障害される．また，交感神経刺激で蓄尿が促進され，副交感刺激で尿排出が促進される．よって排尿障害は自律神経系障害で顕著となり，多系統萎縮症などでは排尿障害がしばしば初発症状となる．治療の理想は蓄尿機能と尿排出機能ともに加療することであるが，実際には困難である．蓄尿機能障害は，尿失禁から生活の質を障害するが，おむつなどの失禁対策用品の進化により対応は比較的容易である．一方で，尿排出障害は残尿増加から複雑性尿路感染，水腎症を招来するため，生命維持のため確実な対策が求められる．感染症治療には抗菌薬が有効であるが，残尿や結石を伴う複雑性尿路感染では菌交代現象が起き感染は治癒しない．よって，尿路感染を複雑性にしている基礎疾患治療後に抗菌薬使用を心がける．尿排出機能低下は臨床的に残尿増加として評価され，残尿低下には，交感神経遮断効果のある $α_1$ 遮断薬，副交感神経刺激効果のあるコリン作動薬が使用される．また，前立腺肥大症合併時には，5α還元酵素阻害薬，抗アンドロゲン薬や PDE-5 阻害薬も有効である．これでも残尿が 50〜150 mL 以下にならない場合には，清潔間欠自己導尿を考慮し，不可能な場合には，留置カテーテルを考慮する．カテーテルが容易に閉塞する場合は，20 Fr 以上の太いカテーテルを使用できる膀胱瘻も考慮する．留置カテーテル使用時は，尿路感染症は複雑性となり不可避である．しかし，一般に感染が腎まで波及せず膀胱などの下部尿路に限局している場合は，臨床的に加療の必要がない．よって感染尿の上行を予防するため十分な尿量を確保する必要がある．

ポイント！ 排尿障害に対する薬物治療

　過活動性膀胱に対しては，抗コリン薬を用いる．抗コリン薬は，主に膀胱平滑筋のムスカリン受容体（M_3 受容体）を阻害することで排尿筋収縮を抑制する．イミダフェナシン，ソリフェナシン，プロピベリン，オキシブチニンは M_3 受容体の親和性が高いが，M_3 受容体は唾液腺や大腸にも分布しており，口渇や便秘などの副作用に注意する．トルテロジンは受容体非選択的であるが，膀胱への組織移行性が高く，口渇や

表5-E-1 下剤の分類と特徴

分　類		一般名 （主な商品名）	作用発現 時間	特　徴
経口	機械的下剤	塩類下剤	酸化マグネシウム（マグラックス®錠，酸化マグネシウム細粒など）	8〜10時間	腸管内に水分を移行させ腸管内容が軟化増大する． 大量の水とともに服用すると効果的である． 習慣性が少なく，長期使用に適している． 十分な効果が得られる．重篤な腎疾患，心疾患では注意．
	大腸刺激性下剤	アントラキノン系	センナ（アローゼン®顆粒） センノシド（プルゼニド®錠，センノシド顆粒）	8〜12時間	小腸より吸収され血行性または直接大腸に入り，粘膜あるいは腸壁内神経叢を刺激する． 効果は強力．耐性・習慣性の問題があり，長期連用は避ける．
		ジフェノール系	ピコスルファート（ラキソベロン®錠，内用液）	7〜12時間	大腸で腸内細菌による加水分解により活性化され，大腸運動を亢進させる．また，腸管内の水分吸収を抑制する． 習慣性が比較的少ないといわれている．
経直腸	坐剤		炭酸水素Na・無水リン酸二水素Na（新レシカルボン®坐剤）	20分	直腸で炭酸ガスを発生し，直腸粘膜を刺激する．
			ビサコジル（テレミンソフト®坐薬）	15〜60分	結腸・直腸粘膜の副交感神経末端に作用して蠕動運動を亢進させる．
	浣腸剤		グリセリン	ただちに	直腸壁を刺激し，便を潤滑軟化させる．

便秘が少ない．

　排尿困難に対しては，α_1遮断薬を用いる．α_1遮断薬は膀胱頸部および前立腺に存在するα_1受容体を遮断することにより平滑筋を弛緩させ，尿道の抵抗を低下させる．α_1受容体サブタイプのうちα_{1A}およびα_{1D}受容体に選択性の高い薬剤，すなわち第二世代（シロドシン，ナフトピジル，タムスロシン）の薬剤が有効性および安全性が高い．

ポイント！👉 便秘に対する薬物治療

　便秘に対しては，一般的に塩類下剤の酸化マグネシウムから開始する．それでも効果不十分な場合は，大腸刺激性下剤のセンノシドやピコスルファートを適宜併用する．さらに無効な場合には，坐剤やグリセリン浣腸を用いる．下剤の分類と特徴を**表5-E-1**に示す．

　経管投与の場合，酸化マグネシウムの細粒は，経管栄養チューブを詰まらせる薬剤としてよく知られている．一方，錠剤は，水中での崩壊性が速やかで，8 Frのチューブを通過し，簡易懸濁法による投与に適する（簡易懸濁法の適否の基準として，55℃の温湯20 mLに1錠（散剤の場合1回量）が10分以内に崩壊・懸濁し，8 Frの経管

栄養チューブを通過し，注入後に 20 mL の水でフラッシングするとき，薬品の残存がなければ通過と判定される）．経管投与の際に注意が必要であるのが，配合変化であるが，酸化マグネシウムの懸濁液はアルカリ性を示す．レボドパ製剤などアルカリ性で配合変化（分解）を起こしやすい薬剤とは，別々に崩壊・懸濁するなど十分な配慮が必要となる．

文　献

1) Lembo A, Camilleri M：Chronic constipation. N Engl J Med 349：1360-1368, 2003.
2) 中島敦：慢性便秘の診断と治療最前線：日本内科学会生涯教育講演会．pp.4-5.
3) 高橋美由紀，平山武司，他：前立腺肥大症・排尿障害治療薬（a_1遮断薬）．この患者・この症例にいちばん適切な薬剤が選べる 同効薬比較ガイド2．黒山政一（編），pp.55-56，じほう，2015.
4) 高橋美由紀，平山武司，他：過活動膀胱治療薬（抗コリン薬）．この患者・この症例にいちばん適切な薬剤が選べる同効薬比較ガイド2，黒山政一（編），pp.67-80，じほう，2015.
5) 日比紀文，吉岡政洋：便秘の薬物療法．協和企画，2007.
6) 倉田なおみ：内服薬 経管投与ハンドブック 第3版．藤島一郎（監），じほう，2015.

（脳神経内科医の視点：高橋貴美子／看護の視点：大永里美／介護の視点：鞆屋健治／
泌尿器科医の視点：鈴木康之／薬剤師の視点：松岡陽子，黒山政一）

F. 皮膚関連トラブル

ポイント！ **皮膚の観察と処置：よく見て，タイムリーに**

　皮膚関連トラブルのときには，その部位・創の深さと範囲，壊死・浸出液の有無を観察する．さらに感染兆候はあるか，炎症所見はあるか評価する．皮膚に影響を及ぼす因子として栄養状態は重要であり，血液検査データでは血清アルブミン値 3.5 g/dL 以下，総コレステロール値 160 mg/dL 以下，総リンパ球数 800 以下を栄養低下状態の目安とする．

　処置方法は創の状態によって時間経過とともにタイムリーに変えていく．まずは創の湿潤環境の保持（肉芽組織の盛り上がりを期待）と排液（炎症予防）という相矛盾した創周囲環境をつくる．また創周囲の皮膚を清潔に保持し，必要時経口的抗生剤投与や外科的処置の介入をして軟膏，ドレッシング剤の選択をする[1]．

ポイント！ **胃瘻部のトラブル・瘻孔周囲のトラブル**

　胃瘻の穴の入り口には，肉芽形成（赤い肉のもりあがり）が起こりやすい．これは，外部バンパーが穴の入り口に密着した状態で擦れるとできやすい．ステロイド含有軟膏で処置し，こよりで外部バンパーと皮膚との間にスペースをつくる．出血が多く，膿が出ているときには切除や焼灼が必要となることもあるが，早めに対処することで防げる．

　胃瘻の穴とカテーテルの隙間からの栄養剤や胃液の漏れは，胃瘻周囲の皮膚の発赤，ただれ，湿疹の主な原因となる．漏れの原因として 1) 胃内圧が高い，2) 胃アトニー，3) 胃瘻カテーテルのバルーンが胃から十二指腸への流れを止めていることなどが考えられる．

　嘔吐や漏れのときには栄養注入前にカテーテルチップでカテーテルから吸引し，胃の内容物の残量・性状を確認する．予防としては胃瘻の穴が一方向に広がらないよう，カテーテルの方向を栄養剤注入後，そのたびに違う方向に向ける．ボタン型の場合も回す．胃内注入の栄養物が逆流せず，十二指腸へ流れていく体位も工夫する．カテーテルの胃内バンパーやバルーンが胃壁に密着したままになると胃壁に食い込み，潰瘍も作られる．毎日 1 回以上くるくると回し，また上下にも軽く数回動かす．上下に動かしたとき皮膚と外部ストッパーは 1～2 cm の"あそび"があるか確認する．

　胃瘻栄養開始時にやせていても栄養改善に伴い腹壁が厚くなりこの"あそび"がなくなることもあるので，次回の交換時に胃瘻カテーテルの長さ，サイズを余裕のあるものに変える．感染予防に入浴時洗浄する．入浴できないときは胃瘻カテーテル周囲をお湯とせっけんで洗い自然乾燥させる．消毒やガーゼは不要である．

ポイント！👉 呼吸器マスクのスキントラブル

マスクできつく締め付けられることなく，快適に装着できることをめざす．マスクの固定は左右対称にして接着面での摩擦ズレを防ぐことが基本である．保護剤の使用が効果的な場合がある．顔面の清潔，口腔ケアも同時に行う．リーク，スキントラブルの好発部位は鼻周囲，鼻梁，頤などマスクの当たる部分である．

ポイント！👉 褥瘡

神経疾患の進行，栄養状態悪化により，病的骨突出，浮腫も目立つ．さらに関節拘縮も加わると，褥瘡発生率は非常に高くなる．褥瘡予防のためにはポジショニング，体圧分散寝具の選択，栄養に配慮する．

急性期褥瘡では創が乾燥しないよう観察し，炎症期には浸出液の排液・洗浄を行い，創の湿潤環境保持のために被覆材や薬剤の選択をする．必要時はゲーベン®クリームなどを使う．肉芽形成期も洗浄と湿潤環境のコントロールが重要となる．浸出物をほとんど生じない表皮形成期に，水分吸収能力の高い創傷被覆材を使い続けると，創が乾燥しその治癒を妨げる．

ポイント！👉 ラップ療法／開放性湿潤療法：治療は台所用品から

食品包装用ラップを褥瘡治療のドレッシング剤として用いる画期的な治療法が1990年代に鳥谷部らにより開発された[2]．転倒し膝の皮膚が大きく剝がれ，かつ損傷部位周囲の皮膚が薄くドレッシング剤を貼れない症例は難渋する．毎日の洗浄，軟膏塗布・ラップと包帯で処置し，一週間後には著明な改善を認めた．また2005年ごろからは台所生ごみ捨て用穴あきポリエチレン袋などを用いる創処置も鳥谷部らにより開発され（穴あき袋の中に適当に切った紙おむつを入れたもの），これは1）新鮮な浸出液を閉じ込め，2）汚れた浸出液を排出するという2つの相反する作業を同時にできる．さらに進化した方法である．

ポイント！👉 なぜ，ラップ療法で褥瘡が治るのか？

体には治癒力があり，創傷部位には白血球，マクロファージ，血小板，血管内皮細胞，平滑筋細胞などの武者たちが結集する．創傷，炎症部位では武者たちが細菌を殺す抗体やサイトカイン，廃棄物を片づけるタンパク分解酵素，修復のための血液凝固因子，細胞増殖因子などを生産，分泌し，傷を治していく．

一方，褥瘡へのガーゼや消毒はこれらの免疫細胞や修復細胞などの武者たちを殺し，これらの自然治癒行為をすべて台無しにする．ラップ療法は白血球やマクロファージなどの武者たちの行動に湿潤環境という心地よい環境を提供し支援する．ラップ療法の基本的な考え方は，傷は乾かさず，自然治癒力を発揮させ，浸出液はできるだけ排出しやすくする，ということに尽きる．褥瘡から排出された浸出液＝褥瘡周囲の血管から排出される水分は，褥瘡表面の白血球などを生かす大切な成分である一方，褥瘡から排出される汚水であって，完全に閉じ込めておけば，細菌の培養液となり，感染を起こす．

ポイント！👉 ラップ療法の実際とその注意点

褥瘡を洗うときは滅菌精製水や生理食塩水ではなく，水道水の微温湯でよい．なぜなら褥瘡の浸出液は細菌も一緒に排液しているのであって，排液および十分な洗浄が重要だからである．同様の理由で穴あきポリエチレン袋・紙おむつも無菌である必要はない．

5　各障害によって生じる苦痛症状　159

自然治癒を見込めない発赤，熱感，痛みなどの感染兆候があるとき，不用意にラップで閉じ込めると蜂窩織炎を起こすことがある．穴あきポリ袋・紙おむつによるムレ，真菌感染にも注意が必要である．またラップ療法の基本である毎日の洗浄・交換など人手が足りないときには，一週間貼っておけるドレッシング剤などを選択する[3]．

> **声かけの例**
> 「傷は自分の力で治っていきます．その手助けとして，まず洗う，乾燥させない，汚水を排出，栄養を十分に！　軟膏や抗生物質，ドレッシング剤も必要時使いますね．」

ポイント！ NPPVマスクトラブル

鼻骨部に最も多いが，マスクの当たる部位であればすべて皮膚トラブルのリスクはある．マスクをきつく締めすぎることが皮膚トラブルの大きな要因であるため，多少空気が漏れることも許容範囲と考え，マスクは吸気時に浮き上がる程度のきつさで締めることがポイントである．換気量が保てなくなったり酸素化が保たれない場合には，マスクをきつく締めるのではなく，設定の見直しを医師に相談する必要がある．

24時間NPPVを装着している患者では，マスクを外すことができず除圧が困難であるため，一度褥瘡が発生してしまうと治癒することは容易ではない．1) 日常的な皮膚状態の観察と皮膚とマスクを清潔に保つこと，2) 圧迫部位の除圧が重要である．

1) 皮膚状態観察，清潔保持方法

マスクを外す度に必ず皮膚の状態を観察する．ドレッシング材をめくって皮膚を見る．清潔を保つには，拭き取るタイプのクレンジング剤（リモイス®クレンズ）を使用して顔の皮脂や分泌物などの汚れをしっかり除去する．マスク内は常に痰などの分泌物が付着しやすい上，加温加湿されているため菌の温床となる．そのため可能であればマスクのシリコン部分を洗浄し，困難であれば汚れをしっかりと拭き取る．

2) 皮膚の除圧方法

圧迫されやすい部位には除圧目的でドレッシング材（メピレックス®，シカケア®など）を貼付したり，マスクの種類を日替わりで変更し圧迫部位を変えることも有効である．トータルフェイスマスクやヘルメット型のマスクもあるため，それぞれのマスクの特徴を考えて選択するとよい（3章-C「非侵襲的陽圧換気療法（NPPV）」〈p.94〉を参照）．

ポイント！ おむつかぶれ

かぶれの原因やおむつの通気性をアセスメントして対策を検討する．基本的に重要なのは皮膚の清潔・乾燥・保護であり，便や尿などの汚れを泡立てた洗浄剤（ボディーソープなど）でしっかりと洗浄し，乾燥させることである．

洗浄方法として，洗浄剤は肌と同じ弱酸性が望ましい．ビニール袋の中に洗浄剤をワンプッシュ入れ少量の水を注ぎ，袋を膨らませて振るとしっかりと泡立つ．市販の泡で出るタイプの洗浄剤を使用すると手軽である．汚れは擦らず泡で洗うことがポイントである．すすぎ洗いはシャワーやボトルに入れた水でしっかりと洗浄剤を落とし，雑ガーゼやおしりふきで押さえ拭きをする．繊維の粗いタオルなどで擦ってしま

うと，皮膚剝離の原因になるため避ける．水分が残ったままおむつを閉じると，ムレの原因となるためしっかり乾燥させる．可能なら，しばらく何も当てずに空気浴をするとさらに効果的である．

おむつの種類によって，外側がビニール素材のものは通気性が悪くムレやすい．また，かぶれの原因が便の場合，軟便吸収パッドでは便が皮膚に付着するのを軽減できるため，有効である（5章-E「排泄関連トラブル」〈p.152〉を参照）

ポイント！ あせもなど

自律神経障害の患者や，呼吸困難のある患者，不随意運動の激しい患者は発汗しやすく，湿潤による皮膚トラブルを生じやすい．入浴することが最も効果的であるが，こまめに体を拭き更衣をしたりシーツを交換したりすることで清潔を保つことができる．またベッドマットやシーツの種類よっては防水性が高い一方で，通気性が悪いものもあるため種類を検討するとよい．

壮年期の男性や，疾患によっては頭部や顔面に脂漏性皮膚湿疹が生じることも多く，洗浄が困難であればふき取るタイプの洗浄剤（リモイス® クレンズ）で洗浄し，医師の診察後に処方される弱めのステロイドホルモン剤を塗布すると効果がある．

ポイント！ 胃　瘻

胃瘻周囲の皮膚トラブルの原因は，胃からの分泌物の皮膚への漏出によるかぶれや圧迫による皮膚損傷が最も多い．胃瘻から栄養剤や胃液が漏れている場合には，胃瘻チューブが劣化している場合や胃瘻孔のサイズがチューブと合わなくなっている場合があるため，交換時期や胃瘻孔の状態を確認する．

胃瘻の洗浄方法は，泡立てた洗浄剤で優しく洗い，シャワーボトルやペットボトルに入れた微温湯で洗い流す．その後胃瘻の周囲に未滅菌のガーゼをY字に切り込みを入れ挿入したり，ガーゼやティッシュをこよりにして巻きつけ，分泌物が皮膚に付着しないように工夫する（ティッシュであれば2枚重ねを1枚にはがし，それを半分に切ってこよりにした厚さ）．かぶれが強い場合や出血がある場合，浸出液が出ている場合は塗り薬を医師に処方してもらい塗布する．胃瘻周囲の分泌物はそのままにしておくとさらに皮膚トラブルの悪化につながるため，ガーゼが汚染したらすぐに交換することが重要である．しかし分泌物が出ていないならムレの原因となるため，ガーゼをはさむ必要はない．

圧迫による皮膚損傷に関して，特に高齢者や体幹筋力の低下している患者では，臥位では胃瘻のサイズが合っていても，体幹を真っ直ぐに保持できず前傾姿勢となるため坐位時に胃瘻を圧迫しやすい．その場合には，ガーゼをはさんで皮膚表面の圧迫を緩和させたり（胃内壁に潰瘍を作らないようにガーゼは極薄くすることが望ましい），前傾姿勢とならないように調整したり，次回の胃瘻交換日にサイズアップを検討してもらうなどの対応が必要である．

ボタンタイプの胃瘻の場合，毎日翼の部分を90°回転させ，圧迫部位をずらして肉芽予防をするが，肉芽ができてしまった場合には肉芽の上に翼が位置するようにする．肉芽ができている場合でも，痛みを伴わない場合は経過観察でよい．

ポイント！ 眼の乾燥予防

顔面の筋力低下に伴い，眼瞼が閉じないことが原因でドライアイや兎眼が引き起こされる．保湿効果のある点眼液をこまめに点眼し，眼軟膏を使用することで目の乾燥

5　各障害によって生じる苦痛症状　　161

を防ぐことが重要である．また夜間は眼瞼を用手的に閉じ眼瞼が開かないようにテープを貼る，ゴーグルを用いるなどの他，小児の弱視・斜視訓練時に使用するアイパッチというテープ型眼帯を使用する．ラップで目を覆う方法は，通気性が保たれず菌の繁殖につながるため避ける．

　自律神経障害が伴う神経疾患のある患者は，体温調整機能の低下による発汗，身体機能低下に伴う臥床時間の長さが影響し，身体接触部分の湿潤や圧迫が多くなる．
　体温調整に影響が現れる自律神経障害は，発汗により皮膚症状としてあせもなどの湿疹が生じることが多い．特に臥床時間が多くなると，自ら身体を動かすことが困難となっている患者は皮膚湿疹などに十分留意する必要がある．また，胃瘻造設した箇所や呼吸器のマスク周辺の皮膚のトラブルにも注意する．
　臥床時間や同じ体位が続くことで発生しやすい皮膚トラブルとして褥瘡があげられる．褥瘡は同じ姿勢が続くことにより圧迫が生じ，血液循環が損なわれるとともに湿気などがこもってしまうことで生じる．悪化させないためには丁寧に皮膚観察を行い早期発見に努める．観察をするタイミングとしては，着替えや入浴・排泄介助時である．
　特に突起した部分（後頭部・肩甲骨・仙骨・腸骨・大転子・坐骨・腓骨小頭・外踝・踵骨）の発赤に注意する．また，皮膚が重なり合う箇所（耳介・鼠径部・指の間など）も圧力と湿気により発赤がみられる場合もあるため，早期に発見した場合は訪問看護師や主治医などへ状態を伝え適切な処置を行うことが必要である．
　また，皮膚トラブルを予防する手段として，同一部位で長時間の圧迫を避ける体位交換がある．体位交換は2時間程度が望ましく，仰臥位→側臥位（右・左）の3通りの体位交換が基本となる．
　体位交換の際には安楽であるようにクッションなどを利用して負担のない体位保持ができるようにする．クッションを隙間にあてることにより体圧が分散し，筋緊張が和らぐ．
　体圧分散以外には，清潔・摩擦の除去も重要となる．
　皮膚の汚染や湿潤により皮膚刺激が強まり感染する可能性があるため，衣類やおむつなどは交換することが重要となる．また，衣類やシーツのしわが摩擦の原因となり，褥瘡の原因ともなる．着替えやシーツ交換時はしわを除去し，通気性や吸水性のよいものを使用する．
　在宅介護では，介護負担を軽減しながら皮膚トラブルを予防する方法も検討し，適切な福祉用具の導入を検討する．褥瘡予防マットレスやエアマットで体圧分散を行い，体位交換クッションを併用し安楽な体位保持を行うこともできる．また，発汗が多い場合は通気性のよいベッドパッドも有効である．車いすに座る時間が長い場合も，車いすクッションを活用し体圧分散を行うことができる．

ポイント！ 褥瘡予防としての体位変換

　神経疾患患者では，運動麻痺や筋力低下によって自力での体位変換が困難になることも少なくない．さらに，関節拘縮，浮腫，病的骨突出といった問題が加わると，褥瘡発生リスクが高くなる．褥瘡の予防には，皮膚に対する圧迫力を分散・除圧するこ

とが重要である．特に，骨突出部（後頭部，肩甲骨，肘頭，胸・腰椎，腸骨，仙骨，坐骨，大転子，腓骨頭，内果，外果，踵部など）の皮膚が長時間圧迫されることを防ぐことが肝要である．皮膚への圧迫力の分散・除圧には定期的な体位変換が必要となる．

　ベッド上では，2時間以内の間隔で側臥位などへの体位変換を行う．また，体圧分散マットレスを使用している場合は，4時間以内の間隔で体位変換を行うことが推奨されている[4]．側臥位には，30°側臥位や90°側臥位があるが，患者の体型や好みに応じて選択すればよいとされている[4]．

　坐位の場合でも定期的な体位変換が必要である．自力で体位変換が可能な患者であれば，15分ごとに自分で重心の位置を前後左右へ動かすように指導する．自力で体位変換ができない患者の場合は，1時間に1回は体位変換を行うか，必要に応じて連続坐位時間の制限を検討する[4]．また，体圧分散が可能なクッション（ソロ PSV® や ROHO® クッションなど）の使用を検討するのもよい．

ポイント！　ポジショニング

　ベッド上で体位変換を行う際には，局所への圧力の集中を避け，患者が安定した状態で姿勢を保持できるように適切なポジショニングを行うことが重要である．そのためには，ベッドと身体各部との間にできるだけ隙間ができないように，クッションや枕を使用して身体各部を保持することがポイントである（**図 5-F-1**）．ベッドと身体各部との間に大きな隙間があると，ベッドやクッションに接している部分に圧力が集中する可能性がある．また，ベッド上でヘッドアップを行う際は，褥瘡予防の観点からは頭部を 30°以下の低い位置になるように設定したほうがよい．頭部を高い位置にすると背部や臀部へのずり応力が増大しやすい．なお，ヘッドアップを行う際には，先に膝の位置を挙げてからヘッドアップを行うように留意する．ヘッドアップだけを行うと，背部や臀部が下方にずり落ちやすいため，結果として仙骨や臀部に高いずり応力が生じて褥瘡発生リスクを高めることがある．

　関節拘縮がある患者の臥位姿勢では，骨突出部に圧力が集中することがある．例えば，股関節や膝関節に屈曲拘縮があると，踵部と仙骨に圧力が集中しやすい．関節拘

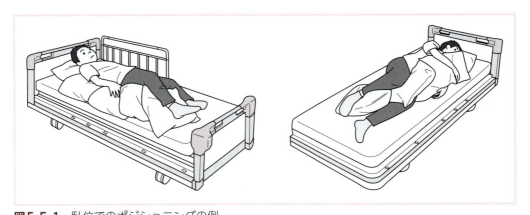

図 5-F-1　臥位でのポジショニングの例
左は 30°側臥位，右は 90°側臥位における枕を使ったポジショニング例．ベッドと身体各部との間にできるだけ隙間ができないように枕を入れて姿勢を保持する．

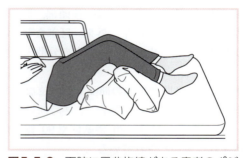

図 5-F-2 下肢に屈曲拘縮がある患者のポジショニングの例
関節拘縮の状態に合わせて枕を大腿と下腿に入れる．踵部が除圧されるように留意する．

縮がある患者では，関節拘縮の状態に合わせて，クッションや枕を使って圧の分散を図るようにポジショニングを行う（**図 5-F-2**）．また，筋緊張の亢進がある患者では，患者自身の筋緊張によって皮膚と皮膚とが圧迫され，圧迫部位にあせもや褥瘡ができることがある．圧迫されている皮膚と皮膚の間に隙間を作るように，クッションなどでポジショニングを行うことが望ましい．

車いすでの坐位時間が長い患者においては，坐位姿勢に十分注意をはらうことも重要である．特に，臀部が前方にずれた状態で座っていると，仙骨部に圧力が集中しやすくなる．臀部をしっかりと座シートの奥まで入れ，股関節・膝関節が 90° 屈曲し，足部が地面やフットレストにしっかり接地した坐位姿勢になるように注意する．また，リクライニング型の車いすでは，背もたれのリクライニング角度を変える際に，背部や臀部にずり応力が作用しやすい．したがって，褥瘡のリスクが高い患者の場合，ティルト型車いすを選択したほうがよい．

ポイント！ 移乗・移動動作時の注意点

褥瘡リスクが高い患者や臀部に褥瘡がある患者の場合，移乗動作を行う際に臀部をベッド上などに擦ってしまうと，褥瘡が発生したり悪化するリスクがある．移乗動作の際には，しっかりと臀部を挙上し，臀部をベッド上に擦らないように介助者に指導し，介助を行うよう注意をする．また，移乗動作の介助量が高い患者の場合，ベッドから車いすへ移乗する際に，車いすのフットレストやアームレストに下腿や臀部をぶつけて，下腿前面や臀部に傷をつくることがある．介助量が高い患者の場合は，フットレストのスウィングアウト機能やアームレストの着脱または跳ね上げ機能がついた車いすを選択したほうがよい．

また，自力で体位変換が困難な患者の場合，ベッド上で臥位姿勢のまま身体の位置を上下左右へ移動させることがある．その際，ベッド上に身体を擦って移動させることも注意が必要である．ベッド上で臥位姿勢のまま身体の位置を移動させる際には，スライディングシートを用いて，皮膚にかかる摩擦力を減じた状態で身体を移動させるようにしたほうがよい．

ポイント！ スタッフ間の情報共有

褥瘡予防のために行う体位変換やポジショニングの方法は，患者の体型や筋緊張や

関節拘縮の状態，患者の好む姿勢などによって異なるため，体位変換時の姿勢やポジショニング方法についてはスタッフ間で正確に情報を共有することが重要である．必要に応じて，体位変換時の姿勢やポジショニング方法を，写真や図を使って共有しておくとわかりやすい．また，皮膚に発赤や褥瘡が確認された場合は，体位変換やポジショニングの方法を再検討しなければならない．そのため，発赤や褥瘡の発生状況や部位については，スタッフ間で速やかに情報共有する必要がある．

介助量が多い患者の場合は，移乗動作の介助の際に臀部や下腿に傷をつくりやすい．安全な移乗動作の介助方法については，口頭や書面だけでの情報共有ではなく，実際の介助場面に介助に関わるスタッフが立ち会ってポイントを確認し，適切な介助方法を共有することが重要である．

ポイント！ 褥瘡予防と栄養について

褥瘡の直接的な要因としては摩擦・ズレ・圧迫などがあげられる．長い時間いすに座ったり，ベッドで同じ位置で寝たりすることはこの要因が大きく影響する．褥瘡の発症の引き金になるのが低栄養である．栄養状態が悪いほど，期間が長いほど治癒しづらい傾向があるので，日ごろからの栄養管理は重要である．

ポイント！ 褥瘡予防のための栄養

1) 熱量（エネルギー・カロリー）

エネルギー不足が慢性化すると体内のタンパク質が分解され消費されてしまうため，皮膚トラブルの原因となったり，褥瘡リスクが高くなる．また免疫の低下や感染症にかかりやすくなるなどのリスクも高まるので，自分の必要なエネルギー確保を心がける．

2) 脂質

エネルギーの摂取として有効．特に中鎖脂肪酸を多く含むMCT（マクトン）オイル亜麻仁油をヨーグルトやスープ・調味料にかけて使用すると良い．

中鎖脂肪酸：他の油より消化吸収に優れ，効率的なエネルギー源になる．

3) タンパク質

体のあらゆる組織のほとんどはタンパク質で作られており，不足すると褥瘡の大きな要因になるので予防・治癒のためにも不可欠な栄養である．

4) 亜鉛

亜鉛は皮膚の構成のために必要なだけではなく，味覚にも関係していて，不足すると味覚障害を起こす．味覚障害になると食欲不振にもつながる．亜鉛の多い食品はカキ（貝）・カツオ・牛肉・豚（レバー）・南瓜の種・ココア・舞茸などである．

5) 鉄

鉄は血液中に酸素を運ぶヘモグロビンの構成成分で，不足すると酸素が体の組織にいきわたらなくなり，褥瘡治癒にも影響する．鉄を多く含む食品は肉類のレバーやひじきなどの海藻類，玉子，大豆などである．

6) カルシウム

カルシウムは骨だけではなく，皮膚のコラーゲン生成のためにも必要である．カルシウムは牛乳の他，チーズ・小魚・桜えびに多く含まれている．

7) ビタミンAとC

ビタミンにも多くの種類があるが，特にAとCは皮膚には大切である．ビタミン

5 各障害によって生じる苦痛症状

Aは脂溶性のビタミンなので，野菜サラダ＋ドレッシングやマヨネーズ，野菜炒めや天ぷらなどのように油脂類と一緒に取ることによってより吸収がよくなる．ビタミンCは褥瘡が発生すると大量に失われるので，毎日摂取するようにする．人間の体内では合成できず，野菜やフルーツに多く含まれるが水溶性で熱に弱いので，調理することが多い野菜よりも生で食べられるフルーツで補うようにするとよい．

このように褥瘡予防のためにはあらゆる栄養素をとる必要がある．そのためにも可能な範囲で食事をとる，摂取量が少ない場合は市販の栄養剤などで補うなどを心がけ，低栄養状態にならないよう努める．

ポイント！☜ 低栄養にならないために

1）食事量が少ない場合は回数を多く

一度の食事量が少ない場合は食事回数を多くするようにする．少なくとも1日3回以上設定することによって，栄養摂取量をより多く確保できる．食事としてとることにこだわらず，おやつでもよいので好きなものを優先するとよい．

2）主食とメインディッシュの2つを基本に

主食とは主にご飯・パン・麺類など炭水化物を多く含む食品，メインディッシュは肉・魚・玉子・大豆製品（豆腐・納豆・豆乳など）などタンパク質を多く含む食品で，この2つを意識して必ず摂るように心がける．料理をしなくても，市販されているもので飲み込みやすく，食べやすい形状のものを利用するとよい（例：ポテトサラダ・マカロニサラダ・とうふ・茶碗蒸し・温泉卵・サンドウィッチ・シューマイ・ハンバーグなど）．

3）補食・間食は好きなものを頻回に

補食・間食に向いているものとして，少量でもカロリーや栄養価の高いものを組み合わせるとよい（例：バナナ・焼き芋・アイスクリーム・プリン・カステラ・中華まん・チューブタイプの栄養補助ゼリー・濃厚流動食・粉ミルク・MCTオイルなど）．

文　献

1）鈴木　央（編著）：在宅で褥瘡に出会ったら．pp.10-16．南山堂，2010．
2）鳥谷部俊一：食品包装用ラップを褥瘡治療のドレッシング材として用いる．褥瘡学会誌 1：180，1999．
3）鈴木　央（編著）：在宅で褥瘡に出会ったら．pp.98-99．南山堂，2010．
4）日本褥瘡学会　教育委員会　ガイドライン改訂委員会：褥瘡予防・管理ガイドライン（第4版）．日本褥瘡学会誌　17：487-557，2015．

（脳神経内科医の視点：高橋貴美子／看護の視点：大永里美／
介護の視点：鞆屋健治／リハビリの視点：上出直人／栄養士の視点：中島千鹿子）

G. せん妄

脳神経内科医の視点

ポイント！ せん妄とは

せん妄は急性の脳機能障害であり，急性錯乱状態，急性脳症候群などとも呼ばれる．通常は急性・一過性の経過を示し，軽度から中等度の意識レベルの低下や意識の変容を背景にさまざまな認知機能障害や精神症状を伴う．迅速な診断と積極的な介入により数日から数週間で改善するため，せん妄の存在を疑いその要因を推定していくことが重要である．特徴としては，急性に発症すること（数時間〜数日），症状に変動があること（夕方〜夜にかけて症状が強くなることが多い〈夜間せん妄〉），せん妄を引き起こすための直接因子があること，などがあげられる．せん妄は複合的な要因で起こるため，患者の一人一人に存在する背景因子（準備因子ともいう）と，せん妄の原因となる直接因子，そしてせん妄を発症する誘発因子について理解しておくことが大切である．また，せん妄では，活動性の量的増加・制御不能や不穏，徘徊などを認める過活動型に加えて，活動量の低下，状況認識の低下，覚醒の低下や無気力を認める低活動型や両者の症状が混在している混合型があり，低活動型は過活動型に比して見過ごされやすいため注意が必要である．診断にはDSM-5やICD-10（**表5-G-1**）などの指標を用いることができ，注意，記憶，見当識の評価から意識障害が存在していることを確認し，その原因となる神経疾患（認知症やパーキンソン病など）または全身性疾患が認められ，急激な症状の変動をきたしていればせん妄と考えることができる．

ポイント！ せん妄を引き起こす因子

せん妄の発症は多因子性であり，個人のせん妄に対する脆弱性（背景因子，準備因子）をもとに，そこに身体疾患や薬物加療などの直接因子と，疼痛，不眠，不動などの身体症状の変化や緊急入院，部屋移動，点滴治療などの環境変化などの誘発因子が加わることにより発症しやすくなるといわれている．つまり，健常人にストレスが加わっただけではせん妄は発症しない一方で，運動障害があるパーキンソン病患者（背景因子）が感染症を併発し（直接因子），体動困難になったため緊急入院となり点滴治療と転落防止にベッド柵を設置された（誘発因子）ことでせん妄を発症することがあるわけである．それぞれの因子については，**表5-G-2**に示すように多数の要因があげられる．

ポイント！ せん妄の病態生理

せん妄はその原因が多因子であることから，病態生理についても単一ではないことが予想されており，複数の生物学的要因が絡み合い神経ネットワークに機能異常をきたすことで発症すると考えられている．現在，アセチルコリンやドパミンなどの神経

表5-G-1 ICD-10によるせん妄の診断基準

A. 意識混濁，すなわち周囲に対する認識の明瞭度の低下．これは，注意を集中する，維持する，あるいは他へ移す能力の低下を伴う．
B. 以下の2つの認知機能障害が認められること．
　(1) 即時想起と近時記憶の障害．遠隔障害は比較的保たれる
　(2) 時間，場所あるいは人物に関する失見当識
C. 以下の精神運動性障害のうち，1項目以上が存在すること．
　(1) 活動性低下から活動性亢進への予想不能な変化
　(2) 反応時間の延長
　(3) 会話の増大あるいは減少
　(4) 驚愕反応の亢進
D. 以下のうち1項目以上が認められる睡眠障害あるいは睡眠覚醒サイクル障害．
　(1) 不眠．重度であると全不眠になることがある．日中に眠気を伴うことも伴わないこともある．あるいは睡眠覚醒サイクルが逆転すること
　(2) 夜間の症状増悪
　(3) 混乱した夢および悪夢．これらは覚醒後，幻覚や錯覚となって続くことがある
E. 症状は急激に出現し，日内変動を示すこと．
F. 病歴・身体診察・神経学的診察・血液検査において，基準A-Dの臨床症状の原因であると推定しうる，基礎となる脳疾患あるいは全身疾患（精神作用物質関連のものを除く）の客観的証拠が存在しないこと．

(中根允文，岡崎祐士，藤原妙子，中根秀之，針間博彦（訳）：ICD-10精神および行動の障害：DCR研究用診断基準新訂版．
p.48，医学書院，2008より)

表5-G-2 せん妄の発症要因

背景因子（準備因子）	直接因子	誘発因子
・高齢 ・認知症 ・慢性脳疾患の存在 ・重篤な身体疾患 ・せん妄の既往 ・アルコール多飲歴 　　　　　　など	・中枢神経疾患 ・代謝性疾患 ・循環器疾患 ・呼吸器疾患 ・感染症 ・その他の全身疾患 ・環境変化や精神的ストレス ・各種薬剤 　　　　　　など	・身体的要因（疼痛，便秘，尿閉，脱水，点滴・ドレーンなどの留置，身体拘束，視力・聴力低下など） ・精神的要因（ストレス，抑うつ，不安，幻覚など） ・環境要因（緊急入院，転居，騒音，照明など） ・睡眠（不眠，断眠，覚醒リズムの障害など） 　　　　　　など

伝達物質の調節障害，インターロイキンや腫瘍壊死因子-α tumor necrosis factor-α（TNF-α）などの炎症性サイトカインの影響，血糖，アシドーシス，CO_2ナルコーシスで起こるような高CO_2血症などの代謝異常，電解質異常，遺伝的因子などの影響が報告されているが，全体としてどのようなメカニズムでせん妄が発症するかについてはまだわかっていないのが現状である．

ポイント！ せん妄のマネジメント

　せん妄は多因子が影響しあって発症するため，治療についても多方面からの総合的なマネジメントが必要となる．治療の第一選択は非薬物療法であり，まずはせん妄の直接因子となるような身体疾患が存在しないか診察・検査を行い，原因が特定できればそれに対する治療を行う．また薬剤が原因である場合（せん妄を引き起こす可能性のある薬剤については「薬剤師の視点」を参照）には，その薬剤の減量・中止を検討する．これと同時に入院治療が必要となる場合には患者背景の把握（生活状況，病前

表5-G-3　せん妄に使用する薬剤例

興奮が軽いとき
ベンザミド系抗精神薬：チアプリド（グラマリール®） セロトニン5HT$_{2A}$受容体遮断薬：トラゾドン（レスリン®など） 四環系抗うつ薬：ミアンセリン（テトラミド®）など
興奮が強いが内服可能なとき
セロトニン・ドパミン遮断薬：リスペリドン（リスパダール®），ペロスピロン（ルーラン®） 多元受容体作用抗精神薬：クエチアピン（セロクエル®），オランザピン（ジプレキサ®）
興奮が強く内服できないとき
ブチロフェノン系抗精神薬：ハロペリドール（セレネース®） ベンゾジアゼピン系睡眠薬：フルニトラゼパム（サイレース®など），ミダゾラム（ドルミカム®）

注射薬使用時は呼吸抑制に注意し，モニター管理が望ましい．

の身体機能，嗜好，年齢，認知症やパーキンソン病などの併存疾患の有無，慢性呼吸障害などナルコーシスの原因となるような疾患の有無など）を行い，不安を助長しないような環境整備，対人交流の確保，病気や治療の必要性の説明などを行う．

せん妄が発症したときには，これらに加え，身体因子の調整（水分管理，低酸素状態の回避，電解質チェック，疼痛コントロール）や，生活因子の対処（睡眠コントロール，排泄コントロール，不安の除去，経口摂取量の維持，活動制限の解除，刺激による見当識の維持など）を行い，その上で必要最小限の薬剤を使用していく．薬剤の使用に当たっては患者本人，家族によく説明した上で，興奮が軽いか強いか，内服が可能かどうかなどを考慮し，表5-G-3のような薬剤を選択していくが，ドパミン遮断薬ではパーキンソニズムの悪化，注射薬では呼吸抑制などに注意が必要となる．高齢者においては少量の薬剤投与でも副作用が出ることがあるため，せん妄の予防，治療目的に薬剤治療を第一選択としてはならない．

以上のことから，せん妄に対する治療は医師のみでは対応できず，看護師，介護士，薬剤師，リハビリスタッフ，心理士などの医療スタッフや，家族を含めた地域の介護スタッフと連携した対応が必要となる．

ポイント！　高齢者は入院するだけでせん妄リスク大！

パーキンソン病など変性疾患は高齢化に伴い増加している．高齢はせん妄発症の危険因子であり，高齢者の入院患者が多い神経内科病棟では必然的にせん妄対応が求められる．生活場所が「病院」となる環境変化がせん妄の発症を高める要因となっており，看護師による環境調整は大切である．まずは入院時に，患者の特性を把握しておく必要がある．入院時の病歴聴取時には，病状や症状の他に，入院前の生活や，活動状況，1日をどのように過ごしていたのか，毎日の習慣や好んでいた事柄，関心事，性格や社会的地位（過去の職業や役割）など，その患者の人となりがわかるエピソードを聴取し把握に努めるとよい．これはせん妄予防や対策の他に，患者のQOLを考える上でも大切な情報となる．この情報をもとに，入院中でもできるだけいつもの日常と変わらない生活ができるよう，病棟全体で共有し検討していくことがせん妄予防の第一歩となる．

ポイント！👉 幻覚妄想症状とせん妄の区別

パーキンソン病の症状の一つに幻覚があり，特に幻視が多い．ヘビや虫などが床や壁をはっているという不安の訴えや，「小さい子供がそこにたくさん来ている」など，看護師に確認してくることもしばしばある．患者によってはそれが幻視であると客観視できている場合もあるが，一人では幻視であるかの確認はできず不安が高まることもある．日々のコミュニケーションで，患者が不安を表出できる環境も整えたい．幻覚や妄想は，患者家族に苦痛を強いるものであり，QOLに影響するものである．幻覚妄想症状とせん妄を区別してアセスメントし，医師へ相談など早期に対応することが望ましい．

ポイント！👉 せん妄を促進させる因子に注目！

できることならせん妄は未然に予防したい．せん妄を促進させる因子としては，環境の変化や精神的ストレス，感覚の遮断や睡眠不足など入院に伴って生じる問題ばかりである．しかしそれらは看護師が工夫して介入できる内容であり，ケアに取り入れるべきである．まずは病室の環境変化に伴うケアだが，病室はみな同じような作りであり，自宅と同じような環境を整えるのは難しい．目指すは，自宅と同じように生活できるかであり，患者にとっていかに心地よく過ごせるかということである．患者にとっての「快」と「不快」を把握し，なるべく多くの「快」を取り入れた環境を調整する必要がある．決まった時間にみるテレビ番組が視聴できる，家族やペットの写真を飾るなど，患者のことをよく理解している家族とともに，環境調整をしてみてはどうだろうか．また，感覚遮断を減らすケアでは，眼鏡や補聴器が適正に使用できるよう管理することが大事である．誤認を防ぎ，不快感や不全感を解消することが必要である．夜間は十分な睡眠がとれるよう支援する．高齢者は就寝が早く，その分起床時間が早い方が多い．入院中でも午後7時から8時に休まれる方もいるので，看護処置やケアの時間など調整し，睡眠環境を整える．眠れない方には，早い段階で医師に相談して睡眠導入剤を検討し，不眠を解消する必要がある．

ポイント！👉 せん妄症状の鍵はコミュニケーションにあり

せん妄症状に関しては，患者が体験していることを汲みとり，患者自身を肯定的にとらえ関わることが必要である．せん妄に対しては，意思疎通が取りづらく，医療や介護に支障が生じることから，看護師はついつい険しい表情や厳しい口調となってしまいそうになる．常にケアリングの姿勢（5章-H「精神的苦痛」〈p.175〉を参照）で関わり，落ち着いた態度で関わり安心を与えるよう努める．入院時に聴取した，患者の人となりがわかるエピソードをもとに，患者の考えや要望を推測して，支援を検討する．せん妄症状の対策としては，関わっている多職種スタッフとカンファレンスなどで共有し，関わりを検討する必要がある．精神科リエゾンチームなどとも協働し，支援していくことが望まれる．

ポイント！👉 家族への配慮

せん妄状態の患者は，意識や注意，認知が障害され，普段の人柄ではなくなってしまうこともある．家族はそのような姿をみて，悲しみ戸惑い，不安や苦痛が生じる．せん妄は一時的なものであることを伝え，家族とともにせん妄症状の改善を目指していく．せん妄症状により安全が保てない患者には，やむを得ず身体抑制する場合がある．抑制による本人の苦痛やストレスはいうまでもないが，家族もまた心を痛めてい

表5-G-4　せん妄を引き起こす可能性のある薬剤

鎮痛薬	麻薬性鎮痛薬（モルヒネ*），非麻薬性鎮痛薬，非ステロイド抗炎症薬（イブプロフェン，インドメタシンなど）
向精神薬	ベンゾジアゼピン系薬*，バルビツール酸系薬，抗うつ薬（特に三環系抗うつ薬*），リチウム，抗パーキンソン病薬（抗コリン薬*，アマンタジン，ドパミンアゴニスト，レボドパなど）
副腎皮質ステロイド	プレドニゾロン，コルチゾン，デキサメタゾンなど
抗ヒスタミン薬	H_1ブロッカー*（ジフェンヒドラミン），H_2ブロッカー*（シメチジン）
降圧薬	βブロッカー，メチルドパなど
その他	抗不整脈薬（ジソピラミド*），ジギタリス製剤（ジゴキシン*），抗悪性腫瘍薬，免疫抑制薬，抗菌薬（クラリスロマイシン，アミノグリコシド系，カルバペネム系，ニューキノロン系など），抗ウィルス薬（アシクロビル，ガンシクロビルなど），抗喘息薬（テオフィリン）など

＊抗コリン作用を有する薬剤

(Alagiakrishnan K, Wiens CA : An approach to drug induced delirium in the elderly. Postgrad Med J 80, 388-393, 2004 および兼子幸一，中込和幸：行動異常．医薬品副作用ハンドブック，高橋隆一（監），pp.261-265，日本臨牀社，2010より作成)

ることを忘れてはならない．看護師は常に患者と家族を気遣い，せん妄の状況や精神面をアセスメントし，不必要な抑制の解除に努める．

　せん妄に対する薬物療法は，主に抗精神病薬が使用される．抗精神病薬は主にドパミンのD_2受容体を遮断することにより精神症状を緩和する．定型抗精神病薬のハロペリドールは，D_2受容体遮断作用が強く，運動症状を悪化させるためパーキンソン病患者には禁忌である．一方，非定型抗精神病薬は，D_2受容体への親和性が比較的低く，他の神経伝達物質の受容体へも作用する特徴がある．それぞれの性質の違いから，セロトニン・ドパミン拮抗薬 serotonin-dopamine agonist（SDA），ドパミン・セロトニン受容体以外にもヒスタミン，アドレナリン受容体に作用する multi-acting receptor-targeted antipsychotics（MARTA），ドパミン部分作動薬 dopamine system stabilizer（DSS）の3つに分類される．

　パーキンソン病治療ガイドラインでは，MARTAのクエチアピンの使用が推奨されている．MARTAは，多様な受容体に作用しD_2受容体遮断作用は他の抗精神病薬に比べ弱いため，錐体外路症状の発現は少ない．クエチアピンは糖尿病ケトアシドーシス，糖尿病性昏睡をきたすことがあるため，糖尿病患者，糖尿病既往のある患者には禁忌である．クエチアピンが無効であるときや糖尿病を合併しているときには，SDAのリスペリドンの使用を考慮してもよいが，クエチアピンと比べて運動症状は悪化させやすい．また，漢方薬の抑肝散においても効果が報告されている．抑肝散は抗パーキンソン病薬を減量・中止することなく精神症状を改善し運動症状には影響を及ぼさないことが示されている．抑肝散は甘草を含むため，低K血症に注意が必要である．

　せん妄を引き起こしやすい薬剤を表に示す（**表5-G-4**）．なかでも特にせん妄の発現頻度が高い薬剤は，麻薬性鎮痛薬，ベンゾジアゼピン benzodiazepine（BZD）系薬，抗コリン作用を有する薬剤である．BZD系薬は，臨床において抗不安薬や睡眠薬として頻用されている．高齢者では特に生理機能が低下していることから，作用時間が長くなり日中の眠気やふらつきなどが出現しやすい．高齢者にBZD系薬を使用する場合は，少量から慎重に開始するべきである．

文 献

1) Inouye SK, Westendorp RG, Saczynski JS：Delirium in elderly people. Lancet 383：911-922, 2014
2) 藤澤大介，横尾実乃里：特集　高齢者のせん妄　1．高齢者のせん妄の機序．日老医誌 51：417-421，2014.
3) 長谷川典子，池田学：特集　高齢者のせん妄　2．認知症とせん妄．日老医誌 51：422-427，2014.
4) 寺田整司：特集　高齢者のせん妄　3．高齢者せん妄の薬物治療．日老医誌 51：428-435，2014.
5) 栗生田友子：特集　高齢者のせん妄　4．高齢者せん妄のケア．日老医誌 51：436-444，2014.
6) 在宅医療テキスト編集委員会（編）：在宅医療テキスト（第3版）．pp.90-91，勇美記念財団，2015.
7) 薬物療法検討小委員会（編）：せん妄の治療指針－日本総合病院精神医学会治療指針1-．p.14，星和書店，2005.
8) 日本神経学会（監）：パーキンソン病治療ガイドライン2011．pp.163-165，医学書院，2011.
9) Alagiakrishnan K, Wiens CA：An approach to drug induced delirium in the elderly. Postgrad Med J 80：388-393, 2004.
10) 兼子幸一，中込和幸：行動異常．医薬品副作用ハンドブック，高橋隆一（監），pp.261-265，日本臨牀社，2010.

（脳神経内科医の視点：長嶋和明／看護の視点：花井亜紀子／
薬剤師の視点：松岡陽子，黒山政一）

H. 精神的苦痛

神経疾患（特に変性疾患）は，発症から診断，症状の進行期まで，その経過中，常に身体的苦痛，精神的苦痛を伴う．特に治癒困難な後遺症をきたす神経疾患や根治療法が確立されていない神経難病に罹患した患者は，発症時から始まる身体症状に対する不安，診断とともに告知される内容に対するショック，落胆，その後疾患を受容するまでに経験する葛藤や怒り，悲しみ，気分の落ち込みなど，避けては通れない数多くの精神的苦痛を味わわなければならない．また患者の周囲，特に身近な家族は，患者を心配すると同時に，今後患者に起こる障害に対して，家族としてどのようにサポートしていけばよいのか，何ができるのか，そもそもサポートや介護などできるのだろうか？など，患者に対することとともに，自分の置かれた状況や家庭環境，経済状況など，今後の療養生活に対する不安や困難を感じる場面に幾度も遭遇していく．このため医療者は自分たちの発する言葉や話の内容が患者・家族に大きな影響を与えることを十分に認識しなくてはならない．つまり，自分が発した一言で患者に希望をもたせることも絶望を与えることもできるということを肝に銘じる必要がある．

ポイント！ どうして精神的苦痛が生じるのか？

神経疾患に限らず，患者は病気により引き起こされた障害に対峙していかなくてはならない．患者・家族は最初，できる限りの検査や治療を受け病気の克服を試みるが，その結果として後遺障害を残すことを余儀なくされたり，経過とともに症状の進行や機能の喪失という現実に直面しなければならなくなったりしたときに感情が大きく動かされる．こうした状況の中で患者・家族は不安，苛立ち，怒り，うつなどの精神的苦痛を感じていく．これはそれまでの自分・家族が置かれていた状況と，病気をきっかけにして今の自分・家族が置かれている状況の違い（差）から生まれてくるものであり，病気のために障害を負っても時間とともに元の生活に戻れる場合には芽生えにくい反面，今後二度と元の状況には戻れない，または今後時間とともにさらに身体機能が悪化していく場合には当然のこととして起こってくる感情である．このため医療者や介護者は病初期から患者・家族に起こりえる精神的苦痛について学び，備えなくてはいけない．

ポイント！ どのような精神的苦痛があるのか？

困難な状況に直面したときにきたす精神的苦痛として，不安，うつ，焦燥感，苛立ち，怒り，絶望感，疲労感などがあげられる．特に神経難病は根治的治療がまだ確立されていない疾患群であり，その病気を告知されるということは，ある意味将来起こる「死」を宣告されたことと同じショックを受けるといわれている．このため告知を受けた患者・家族は，この困難な状況に対処するために，死の受容プロセスと同じよ

うな変遷をたどることが多い．アメリカの精神科医であったエリザベス・キュブラー＝ロスは自身の著書の中で，死を受容するためのプロセスを「否認と隔離」，「怒り」，「取引」，「抑うつ」，「受容」の5段階にまとめている．また，これに加えて告知される前後に今後についての「不安」の感情ももつと考えられる．患者・家族は治らない病気の告知を受け，始めに「まさか！」という感情，まるで自分のことではないことのように思う感情が起こり（「隔離」），その後「何かの間違いではないのか，他でみてもらえば違う病気とわかるかも，そんなはずはない！」など，すぐには現実を受け入れられず否定する感情が湧き起こる（「否認」）．そして，いらだちや怒りの感情の後，何か治る方法があるのではないかと奔走し，人によってはいくつもの病院を受診したり，民間療法や宗教に傾倒していくことなどを経験し（「取引」），最終的にやはりどうしようもないと感じると，何もやる気が起きなくなったり自暴自棄になったりする時期が来る（「抑うつ」）．こうした時期を過ごした後，少しずつ自分の生きる意味を肯定的に考えることができるようになることで初めて，疾患の「受容」ができるといわれている．これらの過程は必ずしも順番に生じるわけでもなく，同時に異なる因子が併存することもある．以上のことを念頭に置き，今目の前にいる患者・家族が，現在どのような心理状態にあるのかを理解しようとコミュニケーションを取ることが大切である．

ポイント！ 🖐 **精神的苦痛に対する対処の仕方はあるのか？**

　精神的苦痛は初めから表出されるものではなく，病初期から少しずつ蓄積され，告知や症状の進行など身体的・精神的状況の変化に伴い変化していく．そのため，患者一人一人の性格や置かれた身体状況や環境によって，そのときに感じている精神的苦痛はさまざまであるといえる．そのため，まず精神的苦痛の存在をとらえることが重要であり，常に患者・家族とコミュニケーションを取り，患者・家族の思いを理解しようとすることが大切である．その上でどの程度の，どのような苦痛であり，苦痛をきたしている原因が何か，について分析する．原因は多岐にわたることが多いが，できること，できないことを見極めて，改善しうるものであれば，優先順位をつけて取り組む．改善が困難な場合は，その現状をいかに「受け入れる」かを話し合う．「あきらめる」とは異なり，「仕方がないことと納得する」ことができると苦痛も変わってくる．患者自らがそのように変化しようとしないと，なかなか自然にできることではないので，ともに語ることで，その援助をする．

　疾患によっては進行により「実際にできること」と「患者・家族がしたいと考えている願望や期待」の差が生じるため，内容を把握し，その溝を埋める努力をする．医療者や介護者がそのような努力をしようとすることそのものも，精神的苦痛を和らげることにつながる．意思決定支援においては個々の患者の主観的な価値観に基づいて治療やケアの方針を決めていくことが肝要である．多職種による日常的な対話の中から患者・家族の考え方や希望を汲み取り治療やケアを提案していくことができれば，患者・家族の精神的苦痛を和らげられる可能性は高まる．その上で場合によってはうつ，不安，不眠などに対する薬物療法を考慮する．ただし，習慣性をきたす薬剤の投与は最小限とし，必要な時期のみ使用するように心がける．また，呼吸筋麻痺をきたす疾患では抗不安薬，睡眠導入剤，鎮静剤などの使用は将来的に呼吸抑制につながる可能性があり，呼吸状態が正常な時期であっても，ベンゾジアゼピン系薬剤は避け，

表5-H-1 精神的苦痛に対する薬剤使用例

睡眠剤	メラトニン受容体作動薬：ラメルテオン（ロゼレム®） オレキシン受容体拮抗薬：スボレキサント（ベルソムラ®） 筋弛緩作用の発現が弱い非ベンゾジアゼピン系睡眠薬（超短時間型）： ゾルピデム（マイスリー®），エスゾピクロン（ルネスタ®）など
抗うつ薬	選択的セロトニン再取り込み阻害薬（SSRI）： フルボキサミン（デプロメール®），セルトラリン（ジェイゾロフト®）など セロトニン・ノルアドレナリン再取り込み阻害薬（SNRI）： ミルナシプラン（トレドミン®），デュロキセチン（サインバルタ®）など 三環系抗うつ薬：アミトリプチリン（トリプタノール®），ノルトリプチリン（ノリトレン®）など
抗不安薬	選択的セロトニン再取り込み阻害薬（SSRI）： フルボキサミン（デプロメール®），セルトラリン（ジェイゾロフト®）など セロトニン1A部分作動薬：タンドスピロン（セディール®） ベンゾジアゼピン系抗不安薬：ロラゼパム（ワイパックス®）など

できるだけ影響の少ない薬剤を選択するようにする（**表5-H-1**）．

精神的苦痛とは，不安，恐怖，苛立ち，孤独感，怒りなどをいう．これは病気に罹患したという精神的苦痛以外に，痛みや不動感など症状による身体的苦痛や家庭や仕事，経済的問題などの社会的苦痛が互いに絡みあっているため，それぞれの苦痛の関連性を考え，精神的苦痛を理解することが大切である．

ポイント！ 心と体は相関している

痛みや呼吸苦，球麻痺に伴う症状は，日常生活のみならず「生」に影響することであり，不安や恐怖とともに「死」をも連想させるものである．まずは身体的苦痛をできるだけ緩和することが，精神的苦痛の直接的な緩和である．身体的苦痛の継続により，自分の状態は悪いものであるとさらに不安や恐怖が増す．そうなると周囲とのコミュニケーションにも影響し孤独感が増す．気分は落ち込み，痛みや呼吸苦がさらに増すといった悪循環に陥る．不眠や動悸といった新たな苦痛が生じることもあり，心のケアと体のケアは分断せず，トータル的な苦痛を理解した上でケアする必要がある．

ポイント！ ケアリングの姿勢

ケアリングとは患者への気遣いや配慮をしたケアが患者へ伝わり，それが患者にとって生活を生命の質を高めることをいう．患者の立場にたち，その思いを知りたい・応えたいという関心をもつことがケアリングの始まりであり，その患者にとって何がよいことなのかを判断して援助につなげる．この過程が患者の不安や恐怖を癒したり，健康状態を改善させたり，成長発達を促したりと何らかの意味合いをもち，この相互的な関わりから看護師や援助者も人間的成長をもたらすことがケアリングであるといわれている．病気や障害によりこれまで身につけてきた生活習慣が崩れ，排泄や清潔など羞恥を伴う行為までも他人に委ねなければならない精神的苦痛は計り知れないものがある．看護師はその思いを気遣い配慮して，不安や絶望，無力感などを軽減し，尊厳を保つケアを提供しなければならない．援助者が患者の苦痛を深めることがあってはならず，ケアリングの姿勢で関わることが必要である．

ポイント！ コミュニケーションの大切さ

ケアリングの基本となるのがコミュニケーションといえる．ケアリングの姿勢で，患者の思いや考えを傾聴し，共感する．これがなによりも精神的苦痛の緩和につながる．患者の気持ちを理解しようとする姿勢で傾聴することが大事であり，看護師の価値観や主観は傍らにおいておく．そして，患者の思いや複雑な感情を受け止め尊重する．看護師はコミュニケーションの中で，患者の思いを傾聴し気持ちを受け止めても，実際にどんなケアをしたらよいのかと悩んでしまうこともあるが，目の前の患者のことだけを考え，気持ちの表出を受け止めているそのときがすでにケアとなっていると考えてよい．しかしながら，神経疾患には構音障害や球麻痺症状，気管切開などで言葉の対話によるコミュニケーションがとれない患者がいる．思いを傾聴できないこともあるが，基本的なケアリングの姿勢が大切であることに変わりはない．言葉が聴き取りづらかったり，時間がかかってしまったりすることもあるが，まずは患者の気持ちを汲み取りたいという姿勢そのものが大事であり，関係性の中で患者が伝えたい感情も掴めるようになるものである．コミュニケーションが取りづらい患者に関しては，日々忙しい業務の中で，つい足が遠ざかってしまうことがあるかもしれないが，足しげく通い，患者の心に耳を傾ける時間を作ることがケアといえる．

ポイント！ 専門職種との連携を

患者は病気や症状の進行による将来の不安や絶望から，「死んでしまったほうが楽だ」，「安楽死を希望したい」など気持ちを表現したりすることもある．患者の苦痛や苦悩を考えれば，そういった思いになってしまうことは当然だろうと理解できる．こういった発言がすぐに精神科の治療対象となるかといえばそうではないが，早い段階で主治医や多職種と共有するべきである．精神科リエゾンチームなど専門チームがあれば，関わりや支援についてコンサルテーションし多職種で協働し精神的苦痛の緩和に努めることが大切である．

リハビリの視点

精神的苦痛とは心理的・精神医学的な状態から生じる著しい感情の動揺の経験と定義される．リハビリテーション治療を行う際には，患者の有する身体・精神機能障害の評価に加え，患者や家族の希望，社会的背景，家庭環境などの情報収集が必須である．リハビリテーション職種はこれらの情報収集のために，患者や家族と接し，その生活歴や家庭環境，抱えている問題を聞く機会が多い．リハビリテーション職種との関わりの中で，患者は主治医あるいは家族には表出や言語化することの難しい，疾病罹患や病名告知，症状の進行に伴う悲しみ，恐怖，不安，苛立ち，抑うつ，パニック，自己の尊厳の喪失感，自分の人生に対する不満といった精神的苦痛や，精神的苦痛に起因する不眠，易疲労感などの身体症状について，担当者に吐露する場合がある．これらの感情や症状を患者が訴えることは患者自身の精神的苦痛を他者が理解するための一助となる一方で，患者のリハビリテーション意欲を失わせ，リハビリテーションのアウトカムにも影響を与える可能性がある．また，客観的に患者が精神的苦痛を感じていることが明らかであっても，患者自身にはその自覚がなく感情自体を否認することがある．あるいは患者が精神的苦痛を感じていても，多忙な主治医や自らを支えてくれる家族の心理的負担に配慮し，自身の苦しみを他者に伝えることができないことや，どのように苦痛について表出すべきかわからず言語化できないことがあ

る．精神的苦痛は患者の身体機能や自己実現および他者との結びつきの程度に影響を与え，また疼痛や呼吸苦といった身体症状や，病状の進行，ADL の低下の自覚は精神的苦痛を増強する．

ポイント！ リハビリテーション職種の対応

　リハビリテーション職種は患者のリハビリテーション治療に対するモチベーションの有無や，リハビリテーション治療中の患者の表情や様子，易疲労性に加え，患者の発言の内容および，患者が心境をコメントした場面を正確に把握する必要がある．リハ中の患者の様子や発言内容，その日訴えていた症状について可能な限り詳細に，患者の言葉を用いて診療録に記載し，主治医や看護師など，患者を支える関連他職種に情報共有できるようにすることを心がける．リハビリテーション職種は患者や家族が必要としている支援や社会資源を提供すると同時に，他職種に提供すべき情報や支援に関してはその職種へ報告し，対応を依頼する．要求や苦痛に適切な対処をされないことが患者の不安や抑うつに関連することが報告されており，患者の精神的苦痛に早急に対処することは，患者が疾患に対峙し，リハビリテーション治療に参加するモチベーションを保つことに有効であろう．しかしながら，もし患者がリハビリテーション治療に取り組む積極的な意欲がないとしても，それは一症状の可能性もあり，患者の意思としても尊重すべきである．

　進行疾患患者に対する運動指導は，疲労や嘔気，疼痛，筋痙攣といった身体症状や，気分や自尊心，QOL の向上などの精神的苦痛の緩和に有効とされるため，ポジショニング・呼吸理学療法・ストレッチ・関節可動域訓練・リラクセーションなど，リハビリテーション治療として実施可能な身体症状の緩和につながる運動を実施し，患者の身体機能・ADL 維持を図る．

　外来や入院，在宅で患者を継時的にフォローする際にも，リハビリテーション職種は変化していく患者の身体・精神機能や ADL，IADL，QOL の評価を定期的に行うとともに，患者と家族の精神的苦痛に常に留意し，その苦痛を少しでも軽減するために役立つリハビリテーション介入を検討する．リハビリテーションプログラムやリハビリテーションゴールを患者の症状や訴えにより見直し，患者・家族の希望に寄り添える適切なリハを提供することを心がける．

ポイント！ 家族や患者を取り巻く人々への対応

　リハビリテーション職種は患者のみならず，患者の療養を支える家族や友人の抱える精神的苦痛にも配慮を要する．例えば遺伝性の神経疾患患者の家族の場合，遺伝の可能性があれば自身が発症する可能性がある疾患によって生じうる，身体機能の低下や認知・精神機能の変化といった疾患の経過を発症前に疑似体験することになり，その精神的苦痛は計り知れない．

　患者を支える人々の介護負担感の軽減や QOL の向上は，患者の精神的苦痛の緩和にもつながると考える．

　うつ病の治療は精神療法，環境の調整，休養などを併用しながら，抗うつ薬による薬物療法を中心に行う．従来は三環系，四環系抗うつ薬が汎用されていたが，現在では忍容性の高い選択的セロトニン再取り込み阻害薬 selective serotonin reuptake inhibitor (SSRI)，セロトニン・ノルアドレナリン再取り込み阻害薬 serotonin

表5-H-2 抗うつ薬の特徴

分類	三環系*，四環系	SSRI	SNRI	NaSSA
一般名	アミトリプチリン*，イミプラミン*，ノルトリプチリン*，ミアンセリン，セチプチリン	フルボキサミン，パロキセチン，セルトラリン	ミルナシプラン，デュロキセチン	ミルタザピン
特　徴	・抗コリン作用の副作用（口渇，便秘，排尿障害）が出現しやすい ・なかでもアミトリプチリンは最も抗コリン作用が強い ・大量服用などで致死的な不整脈（心毒性）を生じることがある ・四環系は三環系に比べ抗うつ作用はやや弱く，副作用も少ない ・効果発現までに2〜4週間要する	・うつ病以外に神経症にも適応をもつ ・抗コリン作用の副作用は少ないが，服用初期に消化器症状（悪心・嘔吐，食欲不振，下痢）が出現しやすい ・効果発現までに2〜4週間要する	・抗コリン作用の副作用は少ない ・排尿障害に注意 ・効果発現が早い	・抗ヒスタミン作用が強いため眠気が出やすい ・食欲亢進や体重増加などの副作用が発現することがある ・効果発現が早い

noradrenaline reuptake inhibitor（SNRI）やノルアドレナリン・セロトニン作動性抗うつ薬 noradrenergic and specific serotonergic antidepressant（NaSSA）が第一選択薬として使用される（**表5-H-2**）．また，うつ病の治療には症状に応じて抗不安薬が併用されることがある．ベンゾジアゼピン benzodiazepine（BZD）系抗不安薬は即効性があり，不安・緊張および不眠の改善に優れているが，依存・耐性の形成，認知機能や運動機能への影響が危惧されるため，うつ病や不安障害の補助的な治療薬として，短期間の使用に留め必要最低限の用量を用いることが推奨されている．

　パーキンソン病のうつには，三環系抗うつ薬のノルトリプチリンの有効性が認められている．三環系抗うつ薬は，抗うつ薬のなかで最も抗コリン作用が発現しやすい．抗コリン作用により錐体外路症状や流涎といった症状を改善させる一方で，副作用としてふらつきや起立性低血圧が発現しやすく，認知機能障害やせん妄の原因にもなりうる．一方，SSRIやSNRIは三環系や四環系抗うつ薬と比べて副作用は少ない．SSRIは消化器症状（悪心・嘔吐，食欲不振，下痢など）の副作用が発現しやすいが，これらは服用初期にみられ，継続的に服用していくと軽減する場合が多い．さらに，初期投与量を低用量から開始することで，嘔気症状の発現を回避しやすいといわれている．なお，抗うつ薬においては，パーキンソン病治療薬のモノアミン酸化酵素阻害薬であるセレギリンとの併用でセロトニン症候群が生じるため併用禁忌である．最近では，非麦角系ドパミンアゴニストのプラミペキソールがSSRI（セルトラリン）と同程度の改善を認めたとの報告がある．

　筋萎縮性側索硬化症 amyotrophic lateral sclerosis（ALS）のうつには，SSRI，SNRIや三環系抗うつ薬が推奨されている．SSRIはうつ病以外に，神経症にも適応をもつ．呼吸抑制作用のあるBZD系抗不安薬が使用しにくいALSにおいてはよい適応となりうる．

　抗うつ薬は，一般的に服用開始時は効果発現までに2週間以上要し，効果発現より

先に副作用が発現することが多く，継続服用が困難となる原因の一つとなる．そのため，効果発現時期や発現する可能性のある副作用について，あらかじめ患者に説明することが，継続服用のために必要となる．

臨床心理士の視点

患者の精神的苦痛が明らかになったときに医師，看護師などから関わりを依頼される．あるいは患者本人が希望する場合が多いと思われるが，可能であれば病名告知の前から臨床心理士の存在を案内して顔合わせをするなど関係性を作っておくことが望ましい．そうすることでタイミングを逃さず介入，サポートすることが可能となり，患者も率直な心情を打ち明けやすい．

ポイント！ どのようなときに介入したらよいか

介入するタイミングとしては次の3つがあげられる．

1） 病状が進行したとき

身体的機能の喪失やそれによる役割の喪失などの喪失体験から気分の落ち込みが生じ，今後の病状の成り行きや生活への不安が増す．

2） 意思決定の必要があるとき

人工呼吸器や胃瘻など侵襲性の高い事柄において家族と意向が異なるときは本人と家族の精神的負担が大きくなる．本人がそれらの治療を望んでも家族の負担を考えて希望を表明できずに悩む，家族は人工呼吸器などを装着した本人の介護に対する不安から積極的に本人の希望を受け入れられず罪悪感を抱くといった状況がみられることがある．

3） 神経疾患の病状に見合わない精神症状，身体症状があらわれたとき

病状が進行したときに球脊髄性筋萎縮症の患者に過呼吸症状があらわれたことがあった．本人からは不安の訴えはなく，不安が過呼吸症状に置き換えられたものとわかった．このように，疾患の症状とは異なる症状があらわれたときも介入のタイミングとなる．

ポイント！ どのようにサポートするか

1） 自由に話せる機会を提供する

患者は精神的苦痛を感じていても，自分の世話をしている家族に「一生懸命みてくれているからつらいとは言えない」などの罪悪感を抱くことがあり，精神的苦痛を訴えられないことが多い．また家族も本人の状態や，それにまつわる本人の不安感を受け止めきれないため，患者が精神的苦痛を語ると「聞きたくない」と拒否してしまうこともある．家族に精神的苦痛を語れないことがさらに精神的苦痛を大きくすることもあるため，患者が自由に話せる機会を提供し，ネガティブな感情も含めて話を聴くことを保証する．

2） 患者の話を否定，修正しない

患者の非現実的な希望（例：治るためにリハビリをする）があっても，疾患受容のプロセスと考えて否定，修正をしない．一方で疾患について知っている情報があれば正しく伝える．

3） 家族をサポートする

患者を支える家族を精神的にサポートすることによって，家族が患者を精神的にサポートすることができるようになるため，間接的なサポートも重要である．家族の労

をねぎらう，普段は言いにくい患者への否定的な感情や負担感などを聴くことが家族へのサポートになる．

4）ともに頑張っていく，支えていくことを明言する

希望をもてるような関わりができれば最善であるが，ともに頑張っていく，支えていくことを明言することが患者の安心感，精神的苦痛の緩和につながっていく．

神経疾患は多くの場合，少しずつ，身体と思考と心の自由を奪っていく．難病という言葉が意味する，治療が難しい，または，できない病という現実は，患者（利用者）や家族に計り知れない精神的苦痛を与えるだろう．患者たちに耳を傾けていれば，「なぜ自分が」，「何がいけなかったのか」，「何かの間違いであってほしい」と悩み，ときには「こんなに苦しいなら死んでしまったほうがまし」という言葉さえ聞くことがある．そんなとき，何が必要なのか．精神科に紹介することだろうか？ カウンセリングのできるスタッフに対応してもらうことだろうか？ 確かに，精神医療や心理療法は悩みや苦しみを解決できないが，和らげることもある．しかし，本当にそれが「最初」にすべきことだろうか．患者たちが苦しみを打ち明けたのは，それを聞いたあなた本人だからであるということをまず大切にしなくてはいけないのではないだろうか？

「あなた」に悩み苦しむ思いを話したのは，医師である，看護師である，リハビリテーション職種である，ヘルパーである，ソーシャルワーカーである，行政担当者である「あなた」が精神的苦痛の専門家だから，ではないだろう．または，医師だから，看護師だからでもないだろう．それは「あなた」が「あなた」だから打ち明けられたのだ．まずそれを受け止めてほしい．じっくり聴いてほしい．「苦しいのなら，専門家に紹介しますよ」より前に．つまり，すべての職種，すべての立場の人が，患者と家族の精神的苦痛を受け止め，和らげる立場にあり，そうできる可能性があるということである．そのときのために，どの職種にとっても精神医学の知識やカウンセリングの技術習得は相当役に立つのである．

文 献

1) エリザベス・キュブラー・ロス：死ぬ瞬間-死とその過程について．中央公論新社，2001.
2) パトリシア・ベナー（著），井部俊子（訳）：ベナー看護論 達人ナースの卓越性とパワー．医学書院，1992.
3) 恒藤暁，内布敦子（編）：系統看護学講座別巻 緩和ケア．医学書院，2014.
4) Bidstrup PE, Johansen C, Mitchell AJ：Screening for cancer-related distress：Summary of evidence from tools to programmes. Acta Oncol 50：194-204, 2011.
5) Menendez ME, Neuhaus V, Bot AG, et al.：Do psychiatric comorbidities influence inpatient death, adverse events, and discharge after lower extremity fractures？ Clin Orthop Relat Res 471：3336-3348, 2013.
6) Kristjanson LJ, Toye C, Dawson S：New dimensions in palliative care：a palliative approach to neurodegenerative diseases and final illness in older people. Med J Aust 179：S41-43, 2003.
7) Borasio GD：The role of palliative care in patients with neurological diseases. Nat Rev Neurol 9：292-295, 2013.
8) Javier NS, Montagnini ML：Rehabilitation of the Hospice and Palliative Care Patient. J Palliat Med 14：638-648, 2011.

9) 日本神経学会（監）：パーキンソン病治療ガイドライン2011. pp.152-155, 医学書院, 2011.

10) 日本神経学会（監）：筋萎縮性側索硬化症診療ガイドライン2013. pp.94-95, 南江堂, 2013.

11) 飛田夕記, 髙橋美由紀, 他：抗うつ薬. この患者・この症例にいちばん適切な薬剤が選べる同効薬比較ガイド1, 黒山政一（編）, pp.45-58, じほう, 2014.

12) 黒山政一, 髙橋美由紀：抗うつ薬. 違いがわかる！同種・同効薬（改訂第2版）. 黒山政一（編）, pp.166-184, 南江堂, 2015.

（脳神経内科医の視点：長嶋和明／看護の視点：花井亜紀子／
リハビリの視点：早乙女貴子／薬剤師の視点：松岡陽子, 黒山政一／
臨床心理士の視点：植松美帆, 櫛谷美華／MSWの視点：植竹日奈）

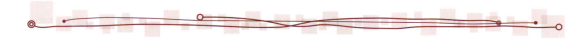

I. スピリチュアルペイン

「スピリチュアル」の日本語訳はなかなかよいものがない．「霊的」とか「実存的」とか訳されるが，ニュアンスが異なる印象もあり，結局カタカナでの表記が一般的である．精神的な苦痛と重複するところもあるが，スピリチュアルペインは精神的苦痛というよりも自分の存在そのもの対する痛みである．

神経疾患は身体障害をきたし，介護が必要になることが多い．「人に頼らなければ生きていけない」，「これまでバリバリ仕事をしていたのに役に立たない人間になってしまった」，「進行性の疾患でどんどん悪くなっていくのに生きている意味があるのか」，「どうせすぐに死ぬなら生きている意味なんてないんじゃないか」というようなつらい思いが，スピリチュアルペインといわれている．これは精神的には認識もできており，うつ病の症状でもない．自分の実存そのものに対する苦痛である．

これまでの人生で大事にしてきたことができなくなる，生きていく楽しみを見いだせなくなるようなときに湧き上がってくる感情である．

また特殊な状況としては，意識ははっきりしながらもコミュニケーションがまったく取れなくなることがあるが，この際も患者本人は非常に強いスピリチュアルペインを感じる．例えば筋萎縮性側索硬化症 amyotrophic lateral sclerosis（ALS）の totally locked-in の状態や，パーキンソン病や多系統萎縮症などの進行期で随意的にどこも動かすことができなくなると顕著になる．

医師としては，患者のこのような苦痛をよく聞き取ることである．あなたは大切な人で，あなたの苦しみを何とかしたいと思っている，力になりたいと思っている，ということを感じてもらうことが，まず大切だと思う．患者の人生，生活に関心をもって関わることでスピリチュアルペインを軽減することができることがある．よい意味でも悪い意味でも医師の存在は患者や家族にとって影響の大きいものと自覚したほうがよい．

「病気そのものや障害そのものなど，現実にあることを変えることはできない．しかし，その状況でどう考えるかは変えることができる．今現在あなたがそう考えるのも無理もないと思うけど，明日死ぬわけではない．どうせ生きるのなら幸せに生きることはできないか考えよう」

「つらいことは思わないようにしようと思っても消すことは難しい．すぐに思い出してしまう．だから，考えないようにするのではなく，もっと楽しいこと，別なことを考えることをしてみよう」

「引き算ではなく，足し算で考える．コップの水をみて，これだけ減ってしまった，と考えるのではなく，まだこれだけある，と考えられたらそのほうが楽ではないか」

これまでの経験で，このような状況に置かれている患者には自分だけでも対処できる人もいないわけではないが，やはりガイドが必要と思う．
　「すぐにそのように考えることは難しいけど，そうしようと思わないとなかなか変われないようですよ．これまでの患者さんでとても上手にそのあたりの対応ができる方がいました．あなたもできるかもしれませんよ」，「感謝の気持ちで同じものを見直してみましょうよ．幸せが見つかるかもしれません」
　このようなフレーズは関係性とTPOを考えないとまったく逆効果となるので，実際には自分自身のスタイル，言葉で対応すべきであるが，一例としてあげてみた．
　できれば，実現可能そうな具体的な提案もできるとよい．小さな目標が見つかると，それに向かって考えることができる．そのようなものを一緒に考え，実現するための援助もする．もちろん医師一人では無力なので，チームでできるとよい．臨床心理士のカウンセリングもよい場合もあるが，患者の了承を得た上で情報共有し，一職種に押し付けることなくチームでの対応を心掛ける．どの職種も同じ思いで対応することで軽減できる苦しみもあるということが実感である．

　ALSのtotally locked-inになりつつあるときの絶望感，スピリチュアルペイン，魂の叫びに対して，どうにもできなかったことがある．複数職種のさまざまな働きかけも，最後には届かなかった．「それでも彼は生きていたほうが幸せだと思ってくれる」と断言できなくなっていった．すべての状況に対応できるわけではない．そのときはチームの誰もが苦しみだし，今でも解決の方法はわからない．

　人は生きていく上で，自分のスタイルやあり方，大切にしているよりどころなど自分自身の存在の土台を個々にもち合わせている．神経疾患のように治らない・症状が徐々に進行する病気となれば，これまでの自分自身が脅かされ，自分の存在の無価値や虚無感，疎外感などに苦しむことになる．それらは「自己の存在と意味の消失から生じる苦痛」であり，スピリチュアルペインである[1]．スピリチュアルペインは個々により異なり，極めて主観的な苦痛である．患者が訴えるスピリチュアルペインは，答えようのない苦しみの表現であり，傍らで傾聴する看護師はどうしてあげたらよいのかわからず戸惑ってしまうことも多い．「なんて返答したらよいのか」，「何をしてあげればいいのか」，「また同じことを言われたらどうしよう」と関わりに悩み，患者から足が遠のいてしまうこともあるのではないだろうか．

ポイント！　スピリチュアルペインを表出された看護師は「選ばれし者」

　「こんな病気になってしまうなら死んでしまいたい」，「食べられなくなったら生きている意味はない」，「どうして私がこんなことになったのか」，「何にもやる気になれない」患者はときに悲しく，ときに怒り口調で，ときに黙々とスピリチュアルペインを語る．リハビリをしたり，テレビを見ていたりしても，そのスピリチュアルペインは頭のどこか片隅に残り，自問自答を繰り返しているのではないだろうか．患者は，誰にでもどんなときでもスピリチュアルペインを表出するわけではない．スピリチュアルペインの表出には，看護師との関係性であったり，ふとしたときであったり，「話

したい」,「語りたい」タイミングがある．したがってスピリチュアルペインを表出された看護師は，「選ばれし者」ではないだろうか．スピリチュアルペインは奥深いものであり，極めて主観的で，人に理解してもらうのは難しいものである．患者にとって，自分の苦しみを理解してくれる人・理解して欲しい人と映り，そのペインが表出されたならば，「選ばれし者」なのである．「選ばれし者」として，どうかそのタイミングを逃さずに，患者の苦痛を傾聴したいところである．しかしながら，医療・介護度が高い神経内科病棟や訪問看護のように限られた時間内でケアを提供する看護師は，その患者が表出したいタイミングで，傍らにどっしりと腰を下ろしゆっくり話を傾聴する時間を作るのは難しいものである．「今，とても大事な話をしてくださってますね」，「もう少し聴かせていただきたいので，時間をつくってまた参ります」と伝えれば，スピリチュアルペインを深めず，孤独感や疎外感を緩和させることができるのではないだろうか．「選ばれし者」となった看護師は，誇りをもって患者との関係性を構築すべきである．その看護師との関係性が患者のスピリチュアルペインを癒し，ケアとなりうるのである．

ポイント！ スピリチュアルペインを「話す」ことで苦痛を体から「離し」，外へ「放つ」

「まだやり残したことがある」，「家族に迷惑かけている自分は一体なんだ」，「あの頃に戻りたい」，「自分が悪いことをしたから，罰として病気になったのか」こういった答えようのない表現が，まさにスピリチュアルペインである．いくら考えても答えが見いだせないことが苦痛となる要因の一つである．そのようなスピリチュアルペインが表出されたとき，看護師はどうしたらよいのだろうか．まずは，その患者の苦痛や苦悩に自分自身の意識を向けることが大切である．ナースコールや他の業務のこと，他患者のこと，そして自分自身の感情は置いておいて，患者が語る苦痛にのみ焦点を当てるのである．まずはその姿勢が患者にとって「自分の苦痛を受け入れてくれる人」として映り，スピリチュアルペインを和らげることとなる．看護師はスピリチュアルペインの表出に対して，「何か答えなければならない」，「元気づけることを言わなくてはいけない」と考えてしまう．患者は看護師よりも人生の経験を積んだ先輩であることがほとんどであり，自己の存在や意味を消失している苦痛に対して，若輩者の言葉はそう必要ではなく，自由に思いを表出できる存在であることが大切である．スピリチュアルペインを話すことで，体の中にとどまっていた苦痛を体内から離し，外へ放つ．これは一人では難しく，その苦痛を受け止める誰かが必要である．患者のスピリチュアルペインの表出を助けることで，患者は思いを言語化し，気持ちの整理をつけていく．人の奥深い苦悩や苦痛は，誰かの言葉や方法論で緩和されるのではなく，それらを傾聴し受け止めてくれる存在があり対話することで癒されるものである．

仕事を通して，こんな声を聞くことがある．「なんでこんな病気になってしまったのだろうか？」，「私は，この先どうなるのだろう？」，「楽しみもなく，解らなくなってまで生きていくのが辛い」，「何もできなくなってしまった」現在では治らないといわれた病気を抱え，障害を負ったことが自分自身へのあるいは家族や友人への苦しさとなり言葉が発せられる．在宅の療養生活の中で私たちケアマネジャーや介護福祉士，介護職者は何ができるのだろうかと考えたときに，安易な慰めや質問に対しての

答えは出せない．利用者が何を苦しみ，つらいと感じているのかともに考えていくために，関心をもって向き合い話を聴くことが必要なのである．

話を聴く（傾聴）ときには，「そんなこと言ってないで……」，「何か楽しみを作りましょうよ」と否定やアドバイスはせず，また自分の価値観にこだわることなく，本人が辛いと思っていること，苦しいと感じている感情を理解することが必要である．そのためには，共感的理解を示し「辛いのですね」，「どうしてそのように考えるのですか」と受容する姿勢が求められている．また，身体的言語も大切で，話しやすい雰囲気を作り，姿勢や声のトーンも意識し相槌や肯定的な態度を示す．

当たり前のことではあるが，一患者としてではなく，人格を持ち，思考する一人の人間として向き合うことで信頼関係は育まれていく．

リハビリの視点

リハビリテーションが患者のスピリチュアルペインを和らげることにどのように役立っているかは明らかになっていない．

疼痛 pain は国際疼痛学会 International Association for the Study of Pain の定義で「実際に何らかの組織損傷が起こったとき，または組織損傷を起こす可能性があるとき，あるいはそのような損傷の際に表現される，不快な感覚や不快な情動体験」とされる．疼痛は常に患者の主観に起因する症状として表されるため，患者が疼痛を訴えた際の原因検索時には，組織への機械的刺激や臓器の炎症，腫瘍による圧迫などによる侵害刺激を原因とした侵害受容性疼痛や，神経の直接的な損傷による神経障害性疼痛に加え，器質的原因が認められず患者の心理的，社会的背景が関与していると推察される疼痛を考慮しなければならない．

スピリチュアリティとは，自己を内省し，自分にとっての価値を選択するため，そして人生の意味を探し，他者や超越した存在（多くは神）との関係性を構築するための人間の能力とされる．

スピリチュアル（日本語では霊的と訳されることがある）ペインは，Cicely Saunders が提唱したトータル・ペインの4つの特徴（身体的・社会的・心理的・霊的）のうちの1つであり，特定の宗教への信仰心が薄い日本人にとってはスピリチュアルが何を意味し，どのようなものかをイメージすることは容易ではない．スピリチュアルペインには生きることや自己の存在意義，信条の喪失，自己決定能力の低下，人間同士のコミュニケーションの不足，自身の運命に対する怒りなどが含まれ，自分という存在が消滅することや，消滅した後どうなるのかといった，想像が難しい，解決できないことに対する痛みや死に対する恐怖を意味する．患者がスピリチュアルペインを抱いていることは患者が問いかける質問や経験していること，態度や表現により認識できる．

ポイント！ 患者のスピリチュアルペインへの対応

「なぜ私が？」という発言は，患者が自分の人生の意味に対する回答を求めていることを暗示し，スピリチュアルペインに付随する発言と考えられる．リハビリテーション職種はリハビリテーションの実施場面で，患者から「なぜ私が？」という言葉を聞くことがある．この発言によりリハビリテーション職種は患者がスピリチュアルペインを抱いていることを認識できるであろう．

精神的苦痛と同様に，スピリチュアルペインを患者が抱えていることに配慮するこ

とは，その患者にとって何が重要なことなのかを理解する手掛かりとなる．そのため，リハビリテーション職種は患者のスピリチュアルペインに気づき，対処することが必要である．その際，身体的・社会的・心理的要因により自覚しうる絶望感や罪悪感，恐怖心と，スピリチュアリティに伴う感情とを分けて理解するように心がける．罹病に伴う患者自身の喪失感を他者が完全に理解することは不可能ではあるが，医療者や家族，友人など患者を取り巻く人々が患者の喪失感・不全感に伴う心理的な反応を理解しようと努力することは患者のスピリチュアルペインを緩和する一助となることが期待できるであろう．しかしながら，患者のスピリチュアルペインに関する発言に対して他者が何か見解を述べたり，行動することは適切ではない．海外では患者のスピリチュアルペインへの対応に最も適した職種は聖職者 chaplain とされる．リハビリテーション職種は患者が自身の言葉で語る，これまでの生き方に関する認識や人生経験，死生観などに関する発言を遮らず，共感をもって傾聴すべきである．また患者の語りを聞く際に，リハビリテーション職種自身の有する信仰心や人生の意味，死に対する私見や信念を患者に強要しないようにする．

ときに患者はスピリチュアルペインによりもたらされる怒りや恐怖，不安といった陰性感情を制御できず，他者に向けることがある．リハビリテーション職種もこれらの感情を患者から抱かれることがあることを意識しつつ，患者に接するようにする．患者から表出された陰性感情は，リハビリテーション職種自身の燃え尽きや精神的・肉体的疲労を増すため，スタッフはこれらの感情を向けられたことを一人で抱え込まず，他の者に打ち明けるなどして，お互いをいたわり助け合うことも重要である．わが国では特定の宗教に対する信仰を示す患者は多くはないが，もし患者がリハビリテーション職種に対し宗教的な信条を告白し，宗教家の介入を希望することがあれば，主治医を含む他関連職種に報告する．これも患者のスピリチュアルペインを和らげる助けとなるであろう．

終末期のがん患者においては，少なくとも約半数の患者が明らかなスピリチュアルペインをもっていることが示唆されており，次のように分類される[4]．
1) 不公平感：なぜ私が？　2) 無価値観：家族や他人の負担になりたくない　3) 絶望感：そんなことをしても意味がない　4) 罪悪感：バチが当たった　5) 孤独感：誰もわかってくれない　6) 脆弱感：だめな人間だ　7) 遺棄感：誰も救ってくれない　8) 刑罰感：正しい人生を送ってきたのに　9) 困惑感：なぜこんなに苦しむのか　10) 無意味感：人生無駄だった

神経難病の患者にも同様のスピリチュアルペインが認められる．
・65 歳 ALS の女性
「動けるうちはできることをやって，動けなくなったらもう（死んでも）よいかな．機械をつけてまで生きていたくはない」，「患者会に行こうと思っても，家族の誰かについて行ってもらわないといけないと思うと，止めようと思う」，「いろんな人に迷惑をかけるんだと思ったら，自分は生きていてよいのだろうかと思うようになった」，「何もできない状態で生きていくのは辛い」
・64 歳 ALS の女性
「元々，運動している自分が一番自分らしいと思うから，今の動けない自分が悔し

い．今の状態は受け入れられない」

　これらの発言からは，生きる意味への疑問，自立性の喪失による苦しみ，自分らしさの喪失による悔しさがうかがえる．何かしたいときに人の手を借りなければならないことは自己価値を低下させる．また，自分らしく生きられないことは生きる意欲を低下させる．

　このような患者との関わりにおいては，できることが限られてくる中でも自分の価値を感じながら生きられる（療養できる）条件，どのように過ごせばよいかというイメージについて話し合うことが大切である．

　スピリチュアルケアにおいては，関わる側の価値観，生き方なども刺激され，問われることも多い．自らが患者と同じ立場に立ったとき，どのようなことで苦しみ，どのようにしたいと願うのか，そのようなことを考える機会は増えるであろう．関わる側は病状の成り行きが予測できるため絶望しやすくなるが，希望をもち続けて寄り添う関わりができることが重要である．

 不可逆的疾患から生じるスピリチュアルペインへの対応　～同事の心～

　「歩けないことが一番つらい．もう死んでしまいたい」．80代の女性で卵巣がんの患者さん．骨転移による脊髄圧迫により，ベッド上での生活を余儀なくされ，排泄も人の世話になり発せられた言葉．医療者は，どうすれば歩けるようになるか，可逆性の中で治療方針を探るが，もう一度歩けるという回復の見込みはもちろんない．不可逆的な疾患に直面したとき，生きる意味を見いだすことは容易ではない．その生きる意味を見失ったときに生じるのがスピリチュアルペインである．

　その患者さんに，いま一番うれしく思うことは何か尋ねた．すると，「そうね，歩けないけど，そのかわりに皆が一生懸命に支えてくれていることが一番うれしいね．それを思うとまだ生きていていいかなぁって思う」と笑顔で答えた．その方にとっては，いま一番つらいことと，いま一番うれしく思うことが別の事柄ではない．歩けないことが一番つらいことではあるが，歩けない悲しみの中で，生きる喜びを感じておられたのである．

　その方に，皆が支えてくれる中で，どのようなことが一番うれしかったのか，さらに尋ねた．「色々励ましてくれる人は居たけど，それはすごくつらかった．励まされても歩けるようにはならないからね……．一番の支えは励ます言葉ではなくて，一緒に泣いてくれた人が居たことかなぁ……」．悲しみの中で，その悲しみをともに悲しみ，ともに涙してくださった存在が，その人の支えとなっていたのである．

　仏教で「同事」という言葉があるが，これは，自己の身を相手と同じ立場におくことを意味する．歩けない人に対して，歩けるようにするのは，相手を自分の立場に引き上げているのであって，同事ではない．歩けないことをそのまま受け容れ，相手の立場に身をおくことが同事である．ともに涙する姿は，自己の身を相手と同じ立場においている姿であり，まさに「同事」の心といえるであろう．

　脊髄小脳変性症で入院してきた60代女性の患者さん．普通ならば気管切開をして人工呼吸器によって延命は図れる．しかし，ご本人とご家族の望みは，死んでもいいから，最期まで口から食べて死にたい．食べればもちろん誤嚥のリスクは高まる．そのような想いをもって仏教ホスピスである当院に入院された．われわれは患者さんの立場に身をおいて，患者さんのニーズに応える選択肢をとった．その方は肺炎を繰り返しながらも，最期まで口から食べながら笑顔で息を引き取られた．

　一般的な医療の現場では，「老い」に対して，身体の機能を改善し「若い」状態に．「病」に対して

は，疾患を治療し「健康」に．「死」に対しては，生命を維持し「長寿」を．医療は「老・病・死」に対して，治療を施し可逆性をもって幸せを実現しようとする．しかし，「老・病・死」それ自体が本来，不可逆的なものであり，ALSなどの疾患によるスピリチュアルペインに対しては，可逆性のみではケアしがたい問題が生じてくる．

「悲しみは，悲しみを知る悲しみに救われ，涙は，涙にそそがれる涙に助けらる」

真宗大谷派の僧侶，金子大榮師の言葉である．悲しみを喜びに，涙を笑顔に変えることを医療者は考えてしまうが，それだけがケアではないのであろう．悲しみをともに悲しみ，涙をともに涙する「同事」の心こそが，不可逆的な疾患の場合に求められる大切な姿勢ではないだろうか．

文　献

1) 田村恵子，河正子，森田達也（編）：看護に活かすスピリチュアルケアの手引き．pp.1，青海社，2012.
2) 特定非営利活動法人 日本緩和医療学会　緩和医療ガイドライン作成委員会：がん疼痛の薬物療法に関するガイドライン．2010年版．金原出版株式会社，2010.〈https://www.jspm.ne.jp/guidelines/pain/2010/chapter02/02_01_01.php〉(2018年1月アクセス)
3) Deeken A：An inquiry about clinical death--considering spiritual pain. Keio J Med 58：110-119, 2009.
4) Kearney M：Spiritual pain. The Way 30：47-54, 1990.
5) 小川朝生，内富庸介：精神腫瘍学ポケットガイド　これだけは知っておきたいがん医療における心のケア．創造出版，2010.

（脳神経内科医の視点，コラム①：荻野美恵子／看護の視点：花井亜紀子／
介護の視点：早田　榮／リハビリの視点：早乙女貴子／
臨床心理士の視点：植松美帆，櫛谷美華／コラム②：花岡尚樹）

J. コミュニケーション障害

脳神経内科医の視点

　ここでは，コミュニケーションを，患者とその医療・介護を行う人々との，相互の知覚・思考・感情の伝達と定義する．患者からの意思，知覚，感情，質問，要求などの伝達と医療・介護担当者からの説明や質問で形成されることが多い．患者からの発信や応答がしにくくなってきていることで気付かれる．神経内科医に期待されることは，患者が知覚し，思考や意思を形成する過程，その内容を話す，書く，文字盤，各種機器を用いて発信する機能に不具合が生じていることの確認と障害プロセスの推定かもしれない．また，患者の感情とコミュニケーションの成立は不可分であり，患者の感情への配慮も同時に求められる．広範な内容で，医師だけでは回答に窮する．以下にいくつかの提案を述べる．

支援関係者でチームを形成し，患者の情報収集に努める

　医師が自身で直接知りうる情報はきわめて少ない．一方で，チームの調整役と統括責任が求められる．調整役は経験のある看護師などに依頼することもできる．ただ，誰かが責任者としての役割を担わなければチームは機能しない．まず，患者が現在の認識・思考・感情からどのような物語（ナラティブ）を構成しているのか推量できるような情報を関係者に求める．医師には，病歴や診察に加えての時間はとりにくい．しかし，ここで焦ってはならない．ここの準備が，後の対応に響く．得た情報は，支援関係者間で情報共有に努める[1]．予期せぬ患者側の感情の表出への対応には，神経疾患を担当する医師にも知識と教育機会が必要である．

神経疾患の症状および進行は個々により大きく異なる

　型にはめての判断は避ける．個別に高次脳機能を評価，判断したい．一方，例えば筋萎縮性側索硬化症 amyotrophic lateral sclerosis（ALS）では，随意運動機能の進行性障害が目立つが，高次脳機能低下を伴う例も少なくない[2]．パーキンソン病 Parkinson disease（PD）では進行すると高い確率で認知機能障害が生じる．ALS や PD は単一の疾患ではなく，症候群と認識する．ALS の場合，コミュニケーション障害や高次脳機能の低下が明らかになる前から，仮名文字の脱字，助詞の脱落，仮名・漢字の錯書，感情の表情認識障害が生じる．コミュニケーション障害が明らかになった後，さまざまな支援機器を提示しても患者が利用できない場合，感情の問題の他に，認知機能，聴力（中耳炎の可能性も含めて）の評価を考慮する[1]．

コミュニケーション障害の評価

以下，ALSを念頭に紹介を進める．

ポイント！ 構音と書字

ALSでは，身体機能評価として，重症例での細かい評価には不足ながら，ALS functional rating scale（ALSFRS-R，0～48点，重症ほど低い）がある．医師以外の医療スタッフや家族も評価でき，信頼性と経時的評価の有用性が確認されている[1]．経時的変化をδ-ALSFRS-Rとして表示できる．構音障害では，一定の文章を読んでもらい発語の速さを測定する．健常期の65％を下回るようになれば補助機器導入の目安となる[1]．

ポイント！ 前頭葉機能評価

前頭葉機能評価にFrontal Assessment Battery（FAB）がある．6項目を0～3点で採点する．健常者ではほぼ満点（18点）をとり，15点未満では認知機能障害が疑われるが，わが国でのFABの評価についての標準化はまだなされていない[1]．ALSの約半数に何らかの認知機能障害が検出されるが，臨床的に明らかな認知症はおよそ15～20％程度である[2]．認知機能障害は，前頭葉機能の低下（行動異常や意欲の低下，言語機能低下）が前景に立つことが多く，重度の記憶障害や見当識障害は比較的まれである[2]．

ポイント！ 療養現場での総合的評価

患者宅など療養現場を訪問して，コミュニケーション能力を評価し，家屋調査を基に対応する．生活場面や相手に応じて手段や機器を適切に使い分ける[1]．医師が直接，現場に行くことができない場合，チーム内の訪問看護師や保健師などの訪問が有用である．許可を得て，療養環境を写真撮影して情報共有に役立てる．

ポイント！ TPPV開始後の機能評価

ALS患者で気管切開下人工呼吸療法tracheostomy positive pressure ventilation（TPPV）開始後のコミュニケーション能力を5段階で評価する方法がある[3]．経時的に評価すればコミュニケーション能力の予後を推測する手がかりとなる（表5-J-1）．

多彩な補助手段

ALSでコミュニケーション障害が生じてきた場合，筆談，指文字，文字盤がまず使われる．進行すると各種IT機器（拡大・代替コミュニケーションaugmentative and alternative communication〈AAC〉）が状態に合わせて試みられる[1,4]．

表5-J-1　TPPV後のALS意思伝達能力障害Stage分類

Stage I	文章にて意思表出が可能
Stage II	単語のみ表出可能
Stage III	イエス／ノーのみ表出可能
Stage IV	残存する随意運動はあるがイエス／ノーの確認が困難なことがある
Stage V	全随意運動が消失して意思伝達不能な状態（TLS）

（林健太郎，望月葉子，中山優季，他：侵襲的陽圧補助換気導入後の筋萎縮性側索硬化症における意思伝達能力障害　—Stage分類の提唱と予後予測因子の検討—．臨床神経 53：98-103，2013より作成）

ポイント！ 文字盤

　文字盤は使い慣れると一番速いツールとなる．透明アクリル文字盤（対面式）は，文字の大きさ，配置など個別に作成される．母音式（口文字盤）は，文字盤がなくともコミュニケーションが可能である．いずれの方法も患者と読み取り手の双方が使い慣れる必要がある．文字盤は内容と伝達できる空間が限られる．文字盤でのコミュニケーションが十分とれているうちに，IT機器を使い細かな内容を伝える技術を習得することが重要である[1]．

ポイント！ IT機器

　AACとしてさまざまなIT機器が使われる．どこか随意的なシグナルが拾えれば，電気的信号変換により，さまざまなAAC機器に接続できる．随意的なシグナル源として，四肢，下顎，眼瞼，眼球などの運動，筋電図，視線，脳波，眼電図，前頭葉脳血流量変動（近赤外光）などが用いられている．しかし，ALSでは進行に伴い利用できるものが限られていき，完全閉じ込め症候群 totally locked-in status（TLS）という究極のコミュニケーション障害に至る例もある[1]．IT機器は日常生活に深く浸透してきており，コミュニケーション手段に特化したものばかりでなく，現在ある機器を用いてさまざまな工夫が試みられている．担当医や支援チームの個々が，そのすべてを把握することは困難である．患者会や支援NPO組織などへ情報提供や支援を依頼する[1,4]．

　患者-医師関係に代表される患者-支援者の関係はコミュニケーションにより成立する．コミュニケーションは言語的な側面ばかりでなく，非言語的な要素も大きい．非言語的なサインに気付き，その内容をテキスト化して支援者に共有する作業ともいえる．感情に配慮し，早めに，運動機能，摂食・嚥下機能，呼吸機能に加えて，コミュニケーションの問題を患者側にきちんと伝える役割は医師が担っている．

看護の視点

　神経疾患のコミュニケーション障害への緩和を考えるとき，横断的には，対応が困難であることは，想像に難くない．

　進行性であるという疾患の特徴からも，脳血管障害などを除けば，ある日突然，コミュニケーション障害が発症するのではなく，徐々に進行する．このため，看護では，目の前の困難への対応とともに，これから生じるであろう困りごとを見越し，かつ先回りしない支援が求められる．これは，療養行程を的確にとらえ支援する，難病看護の本質的な視点に通じるものといえる．

　看護でのコミュニケーション障害への対応は，1）対応について知ること，2）進行に応じること，3）先を見越す（伝えられなくなったら？）ことの3点に集約される．

　対応について知ることは，AACの基本（「リハビリの視点」〈p.193〉を参照）の理解，対象の気持ちの理解の上での対策の提案・提供が含まれる．

　近年の情報テクノロジーの発展により，障害者向けのAACは，多種多様となった．会話によるコミュニケーションの方法は，あらかじめ自分の声を収録し，会話補助装置で入力，自分の声で出力[5]ということが可能である．さらに，文字入力をする方法としても，voice output communication aids（VOCA）によるワンボタン式のものから，走査式文字列を選択していくスキャン方式，各種ユニバーサルソフトによるキーボード入力と選択の幅が広がった．特に，近年のアクセシビリティ向上への取り

5　各障害によって生じる苦痛症状　　191

組みにより一般の携帯電話やスマートフォンがある程度，意思伝達装置として利用できることは，特筆すべきである．「障害者向け」と身構えなくても，これまで使用していたものを使い続けることの方が心理的な抵抗感も和らげることができる．意思伝達装置の使用者調査においても，発症前のIT機器の利用経験が，よりその後の意思伝達装置の利用への慣れを示していた[6]．普段から通信機器に慣れ親しんでおくことが大切な要素でもある．AACのうち，ローテクと呼ばれる電気を使わない手段の習得も重要である．これは，対人の対面コミュニケーションである．これには，透明文字盤や口の形の読み取り（口文字），手が使えれば筆談という方法もある．これにより，移動中や電源のない環境下でも意思伝達が可能となる．

　進行に応じることが，難病における最大の特色であり，難しさである．AACに対する幅広い知識をもち，そのときの最善の意思伝達装置や入力スイッチを選んだとしても，それで解決というわけにはいかない．その方法の確実性と安定性を日頃から見極めながら，「設置に5分以上要する」，「疲労が強い」，「伝わりにくくなったとき」などの徴候がある際には，次の（他の）手段を検討する必要がある．ただし，このとき，患者本人に伝わりにくいという自覚があるとは限らない．いつもと同じようにしているのに，なぜわかってくれないのか？という疑念が生じることもある．また，手段の変更は，病期の進行を自覚せねばならない瞬間でもあり，できるだけ引き延ばしたいと思う患者も少なくない．また，次の手段はもうないのではないか，という不安にかられる患者もいる．このような気持ちを受け止め，支えながら関わっていくことが求められ，視線で入力しながら他の残存部位を呼び鈴に使うなど，最初からできるだけ複数の手段を確保しておく支援の重要性が指摘できる．このことは，重要である一方，制度設計の矛盾も指摘できる．視線入力装置は，かつては障害者総合支援法の中で，「特例補装具」での申請が必要であった．承認されるためには，「他の手段がないこと」が前提の条件となるため，制度で複数手段の確保が困難であった．現在までに制度設計の見直しがされてはいるものの，必要な時に必要な手段をタイムリーに導入できる支援が求められている．一方，視線入力に用いるカメラなど，方法そのものは安価に入手できる時代となっており，使用するソフトとの組み合わせなど導入時の支援が確立していけば，制度利用を前提にしなくても利用可能な状態になっているといえる．

　さらに，先を見越す支援は，「備える」ということを意味する．近年は，ボイスバンクの取組み[5]が知られるようになり，声を失っても自分の声でやり取りができる可能性が広がっている．さらに，前述した進行に応じることも，「備える」ということにつながるが，対象は，「伝えられなくなったらどうしよう」という不安にかられている場合が多い．技術革新により，肉眼的な動きがみられなくても，伝えられるさまざまな方法が開発途上にある．これらの技術に期待を寄せながらも，現実には，入手（利用）困難な場合も多い．看護では，このやりきれない思いと向き合いながら，日常の全身状態の安寧を目指すケアを提供し，ともに待つ姿勢が欠かせないといえる．

介護の視点

　日常生活やケアを行う上では，患者の気持ちを十分に理解することが重要となる．そのためには，十分なコミュニケーションが取れることで安心感が保たれ，対象者と支援者との信頼感につながることとなる．丁寧にコミュニケーションをとることが

重要である．

　また，対象者の障害受容の過程を理解しながらコミュニケーションツールの利用の段階を考えていくことが大切である．

　気管切開を行った対象者が電気喉頭を使用する際は，患者が伝えたい内容を長く話す傾向があるため，文章を短くしてゆっくりと話してもらう声かけが大切である．聞き取れなかったことは正直に伝え，再度話してもらい丁寧に患者の話を理解する．

　運動麻痺が進行してくると電気喉頭から文字盤やPCソフト（伝の心®・話想®）などへの移行時期がくる．患者からの意向を的確にとらえることが大切であるため，本人・家族介護者・各サービス関係者とも確認し合いコミュニケーションツールの変更提案を行う．

　コミュニケーションツールの利用を臥床時・離床時など場面によって使い分けることも大切である（臥床時はPCソフト，車いすなどの離床時は文字盤など）．

　気管切開を行うことを決めている患者は，今後の生活を想定して文字盤を早めに購入してお互いに慣れる練習を実施した例もある．関係性を築きながら，今後迎える障害に対して準備しやすいツールを用いて一緒に考えていく提案が必要である．

　電気喉頭やPCソフトによるコミュニケーションツールは身体障害者認定をされると補助金が出るため，行政担当課職員や病院のソーシャルワーカーなどへ確認を行いながら手続きを進める．

　通常の電話連絡などすべて家族支援者を仲介するのではなく，PCツールを利用している対象者へは電子メールを活用することで，主体性を損なわず本人を中心とした在宅生活の支援を行うこともできる．

ポイント！ 要因別のリハアプローチ方法

　運動障害性構音障害（ディサースリア）に対する訓練として，発話明瞭度を向上させるために構音自体に働きかけるアプローチや，構音器官に関連する筋群の筋力強化，筋緊張の調整があげられる．訓練による機能改善には限界があり，代償コミュニケーション（イエス／ノー反応，筆談，文字盤，意思伝達装置など）の紹介，補助によるアプローチ（人工喉頭，拡声器）も有効な手段である．特に，日常生活での会話を支援するためには，積極的に代替コミュニケーションを使用することが大切である．

　認知機能低下によるコミュニケーション障害に対しては，家族や身近な人から使用頻度の高いメッセージ（例：暑い，寒い，トイレなど）を列挙してもらい，それを指し示す方法が有効である．また，患者に質問をする際には，イエス／ノーで答えられる質問を行うなど工夫する．

　神経疾患患者は，原疾患の進行に加えて，合併症としての肺炎や尿路感染により，一時的にコミュニケーションが困難になることがある．解熱後に，意思疎通を図り，回復が困難な場合には代替手段の紹介が必要となる．

ポイント！ 評価：程度，ADL・IADL低下，本人・家族のニーズ，意欲

　患者・家族がどのような場面でコミュニケーションに特に困っているのか聴取する．例えば，対面でのコミュニケーション，遠方の家族とのコミュニケーション，趣味活動の制約などがあげられる．また，代替コミュニケーション機器の導入において

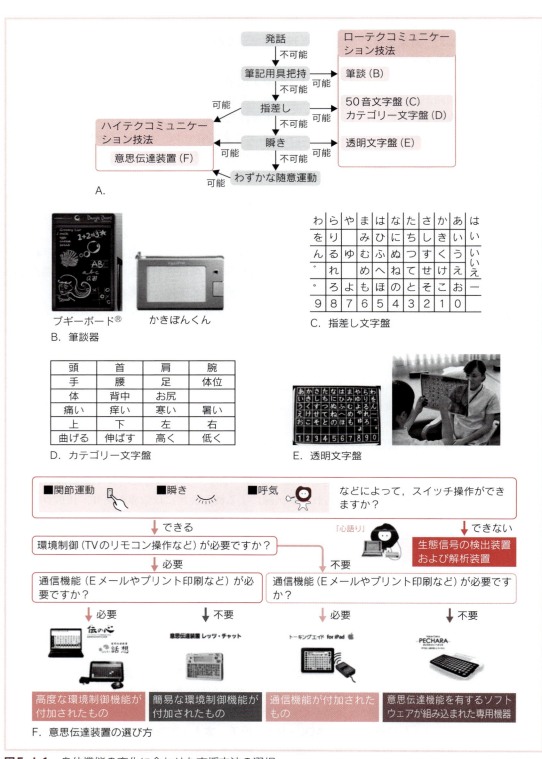

図5-J-1 身体機能の変化に合わせた支援方法の選択

(柴喜崇, 下田信明 (編): PT・OTビジュアルテキスト ADL. p.212, 羊土社, 2015より改変)

は，パソコンの使用経験の有無が練習がスムーズに進むか否かを左右するので聴取する必要がある．また機器の設定者である家族や介護者の協力体制も評価する．コミュニケーション機器の設定などのキーパーソンは，主介護者ではない方が好ましい．

ポイント！👆 対応方法

身体機能の変化に合わせた代替コミュニケーションの選択方法は，**図5-J-1**の通りである．意思伝達装置に関しては，使用する場所や介護者などの環境面，患者が行いたい活動により機器を選定する（**図5-J-1**）．意思伝達装置は，残存している能力がわずかな力や表情の変化であっても使用できる．身体症状の特徴と操作スイッチ設置のポイントは**表5-J-2**の通りである．また，代替コミュニケーション方法は，1つに限定せず，例えば外出時は文字盤を使用し，自宅では意思伝達装置を使用するなど，数種類のコミュニケーション手段を状況に応じて使い分けることが望ましい．

ポイント！👆 予後や進行に対する質問への対応，フォローアップ

予後不良の病気について理解していない場合，医療者側から一方的に機器の紹介を行うと患者は混乱をする．一方で，コミュニケーションがまったくとれない状態から機器の準備を始めるのでは，導入時期が遅くなってしまう．リハビリテーション職種は，患者や家族の気持ちに寄り添いながら，拒否が強いときは「機器がある」という認識が残る程度の紹介に留め，本人の練習に対する意欲が出現してきた時期に，「機器の練習」を始める．拒否がない場合は，機器の練習は症状が軽度のときに始めることが望ましい．

また，進行に伴い，機器や操作スイッチの変更が必要となる．現在使用しているスイッチに違和感を感じ始めたら，早急に次のスイッチを紹介し，練習を開始する．ス

表5-J-2 身体症状の特徴と操作スイッチ設置のポイント

症状の特徴	設置のポイント	使用するスイッチ	スイッチ設置例
手の震え	手の震えでスイッチが誤入力しないように大きめのスイッチを用意する．	ビッグスイッチ	操作中に，スイッチがずれないように下方に滑り止めシートを敷いている．
四肢筋力低下著明 わずかに指先が動く	手首の角度で手指の力の発揮のしやすさが変化する．手指の力が発揮しやすいポジションを探す．	ニューマティックスイッチ	ニューマティックスイッチを2つ折りにして握りやすくしている．力が発揮しやすい位置を選び，お腹の上や肘を伸ばした状態で設定している．
四肢筋力全廃 わずかに表情変化がある	表情変化で皮膚が動く部分を探す皮膚が弱く，テープ被れする場合には，バンドなどを使用してスイッチを固定する．	ピエゾスイッチ	眉毛を挙上させる動きで，表情筋が働き，皮膚が動く．眉毛の上部にピエゾスイッチを設置し，バンドで固定している．

5　各障害によって生じる苦痛症状　195

ムーズにスイッチの移行をするには，現在のスイッチと次のスイッチの併用期間を設ける工夫が必要である．

ポイント！ コミュニケーション機器の活用について

　機器を選ぶ際，まず，患者の機能について正しく評価できていることが必要であるが，これはかなり専門性の高い作業である．インターフェースとしてどの機能が活用できるのか，身体機能とコミュニケーションエイドについて両方の知識をもった医師，OT，STに評価を依頼する（他の患者であの機器を使っていたから，というような選び方では，病気が進行すればするほどうまくいかない．それぞれの患者の微妙な機能の違いを評価して初めてスイッチや機器を選ぶことができる）．機器選びと評価には相当の根気がいる．入院中の病院スタッフから地域での訪問リハビリスタッフにつなげる，またその逆など，十分な連携をもって丁寧な評価を続ける必要がある．機器は福祉機器業者にデモ品を用意してもらう，医療機関などの備品を借りるなどの方法で試してもらう．地域によっては貸し出しのシステムがある場合もある．県の福祉サービスの窓口である更生相談所や難病相談支援センターに相談してみるとよい．実際に使える機器が決まったら，福祉サービス（補装具，日常生活用具）の申請を行う．これらの制度の運用は地域によってかなり違いがあるので，窓口（県，市町村の障害福祉担当）に相談する．医療機関のソーシャルワーカーに調整を依頼してもよいだろう．

文　献

1) 日本神経学会（監）：Clinical Question 9-1〜7，コミュニケーション．筋萎縮性側索硬化症診療ガイドライン 2013．pp.161-177，南江堂，2013．
2) 日本神経学会（監）：Clinical Question 1-9 弧発例の認知機能障害の頻度はどのくらいで，その特徴は何か．1.疫学，亜型，経過・予後，病因・病態．筋萎縮性側索硬化症診療ガイドライン2013．pp.18-19，南江堂，2013．
3) 林健太郎，望月葉子，中山優季，他：侵襲的陽圧補助換気導入後の筋萎縮性側索硬化症における意思伝達能力障害 ―Stage分類の提唱と予後予測因子の検討―．臨床神経 53：98-103，2013．
4) 日本リハビリテーション工学協会：「重度障害者用意思伝達装置」導入ガイドライン2012-2013．〈http://www.resja.or.jp/com-gl/index.html〉
5) 本間武蔵：人スイッチとマイボイス．〈http://www.rehab.go.jp/ri/event/assist/papers/19.pdf〉
6) 井村保：平成26年度厚生労働科学研究費補助金　障害者対策総合研究事業（障害者対策総合研究開発事業（身体・知的等障害分野）音声言語機能変化を有する進行性難病等に対するコミュニケーション機器の支給体制の整備に関する研究．平成26年度総括・分担研究報告書．
7) 日本神経学会（監）：筋萎縮性側索硬化症診療ガイドライン2013．南江堂，2013．

（脳神経内科医の視点：成田有吾／看護の視点：中山優季／介護の視点：鞆屋健治／
リハビリの視点：大寺亜由美／MSWの視点：植竹日奈）

Part 2

その他緩和的視点を
もつべき事項

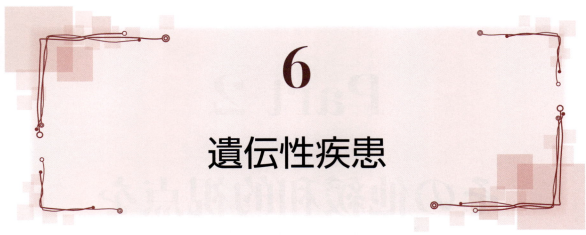

6

遺伝性疾患

ポイント！👆 遺伝性疾患とはなにか

　一般的には遺伝子あるいは染色体に何らかの異常が生じることによって起こる疾患をいう．しかし，実際の臨床の場では「遺伝性神経疾患」といえば遺伝子の異常によるものを指すことが多い．この遺伝情報の乱れは次世代に伝えられるため，子や孫などに同様の病気がみられる．

ポイント！👆 遺伝性疾患にはどのようなタイプがあるか？

　遺伝性疾患には次のようなものが含まれる．

1）単一遺伝子疾患

　その名のごとく単一の遺伝子の異常により引き起こされる疾患であり，一般に遺伝性疾患というとこのタイプを想定することが多いであろう．

　遺伝の形式は基本的に3つある．常染色体優性（顕性），常染色体劣性（潜性），X連鎖性劣性（潜性）である．常染色体優性遺伝（顕性遺伝）（**図 6-1A**）は両親からもらった1組の遺伝子の一方に異常があれば病気を発症するもので，両親のどちらかが異常遺伝子をもっていれば男女に関係なく50％の確率で発症リスクがある．多くの方のイメージする遺伝性疾患のイメージはこのタイプであろう．父か母のどちらかが疾患をもっており，その子どもたちに同病がみられるものである．

　常染色体劣性遺伝（潜性遺伝）（**図 6-1B**）は1組の遺伝子の両方に異常がないと疾患を発症しないタイプである．発症者が子孫を設ければ50％の確率で子どもは異常遺伝子を受け継ぐが，配偶者が正常パターンの場合は保因者（異常遺伝子を1つ有するが対となる遺伝子が正常であるため発症しない）となる．

　実際には両親とも疾患をもたず1組の片方の遺伝子のみに異常を有する保因者同士が父母となり起こることも多い．この場合は25％が正常，50％が保因者，25％が発症リスクをもつ．昔のように子どもが多いと兄弟発症で遺伝性であることがわかったが，子どもが少ないと一見孤発性にみえることも少なくない．この場合は臨床症状から遺伝性疾患の可能性を考える必要がある．

　X連鎖性劣性遺伝（潜性遺伝）（**図 6-1C**）はX染色体上に存在する遺伝子の異常により起こる．女性はXXの性染色体パターンをもつため，異常遺伝子があっても他方のX染色体上の遺伝子が正常であれば発症せず保因者となる．男子はXYの性染色体パターンをもつため1つの遺伝子の異常で発症する．このため家系の中で男子だ

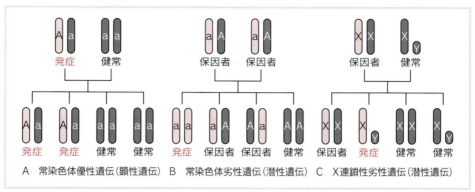

図6-1 単一遺伝子疾患の遺伝形式

けが発症してくるパターンをとる．代表的な例としてはデュシェンヌ型筋ジストロフィー症などがあげられる．

表6-1に代表的な単一遺伝子による神経疾患を示すが，ここにあげきれないほど多種多様な疾患がある．

2）染色体異常

多くは生殖のための減数分裂の際に染色体が均等に分かれないことにより起こる．もっとも多くみられるのは21番染色体が1つ余分にある21トリソミーのダウン症候群であろう．純粋な神経疾患というよりも奇形や多臓器の障害をもつことが多い．妊娠早期の流産の大きな原因の一つでもある．

3）多因子遺伝病

複数の遺伝子が関係する疾患である．局所の奇形（口蓋裂，二分脊椎，心奇形など）や高血圧，成人の糖尿病などがあたる．

4）ミトコンドリア遺伝病

細胞内小器官であるミトコンドリアに存在するDNA（16,568塩基対）の異常による遺伝性疾患で，ミトコンドリア病とも呼ばれる．ミトコンドリアは精子には含まれないためすべてのミトコンドリアは母親由来である．このためごく一部の例を除き母系遺伝の形式をとる．

5）体細胞遺伝病

体の中の細胞内で後天的に遺伝子異常が起きて引き起こされる疾患で，代表的なものはガンである．

ポイント！ 主な遺伝性神経疾患にはどのようなものがあるか

遺伝性神経疾患は膨大な数があり，専門医であっても一生診療する機会がないものが多くある．神経難病の緩和の領域で比較的遭遇する（この疾患についてはある程度知っていた方がよい）と考えられる疾患を便宜的に主たる障害部位別に示す（**表6-1**）．

別な見方からは，いわゆる遺伝性疾患と，一般的には孤発性な疾患でその一部が遺伝性を示すものに分けてとらえることができる．後者の例としてはパーキンソン病，筋萎縮性側索硬化症，アルツハイマー病などがある．ほとんどが孤発例だが，少数で

6　遺伝性疾患　199

表6-1　主たる障害部位からみた代表的な遺伝性疾患

1. 主に筋をおかすもの	進行性筋ジストロフィー，糖原病
2. 主に末梢神経をおかすもの	シャルコー・マリー・トゥース病
3. 主に中枢神経をおかすもの	脊髄小脳変性症，ハンチントン病 遺伝性パーキンソン病，遺伝性筋萎縮性側索硬化症
4. 多臓器をおかし多彩な症状があるもの	ミトコンドリア病 筋強直性ジストロフィー

はあるものの遺伝性で類似の症状を呈する患者がいる．このような疾患が遺伝性の場合，主な症状は類似しているが発症年齢が若かったり，他の随伴症状を有する場合があるので注意が必要である．

ポイント！　遺伝性疾患の診療で注意すべき点は？

現在は多くの遺伝性疾患において遺伝子検査により診断が確定できるようになっている．このため，発症した患者の診断確定のために遺伝子検査が行われる．しかし普通の臨床検査と異なり，遺伝子異常は血縁の親族に共有されている可能性がある．つまり患者の遺伝子検査をするということは，患者の親族にもその影響が及ぶということである．このことを含めて十分にメリット・デメリットを理解していただいた上で，本人の同意を得て行われなければならない．家族内の問題により専門的な対応が必要な場合は遺伝カウンセリングを行っている施設に紹介するほうがよい．

患者の意思決定能力の低下がある場合，非発症保因者診断，発症前診断，出生前診断，患者が小児であるなどの場合はより一層の慎重な対応が必要である．日本医学会の「医療における遺伝子検査・診断におけるガイドライン」などのガイドラインを参照されたい．

遺伝について相談されたとき

誰しも一定の確率で遺伝子異常をもっていること，遺伝の病気はその人自身のせいでも親御さんのせいでもないこと，ほとんどの患者は発症したからといってそれまでの人生も否定して生まれてこなければよかったとは思わない．子どもをもったとしても，その子どもが自信をもって生まれてよかったと思えるような育て方をすればよいのではないかとアドバイスしている．その上でどう考えるかはその人次第ではあるが，医療者はその苦悩について一緒に考える姿勢が必要である．

遺伝性でないとしても，非常にまれでしかも治らない難病になぜ自分がなったのかと，自身の過去を振り返り，原因探しをする方もいる．多くの場合，原因はわかっておらず，明確な原因などないので，そのような考えをしないようにアドバイスする．

治癒の見込みがなく，進行性でよくなるフェーズがない場合など，生きている意味がないと絶望する患者もいる．しかし，疾病や障害があるから不幸なのではなく，疾病や障害があることを不幸と思うことが不幸であることを，時間をかけて気付いていただくように問いかけを繰り返す．同じ病気になっても，考え方次第で前向きに生きている方もいることを説明したり，紹介することで，徐々に考え方を変えられる方もいる．

1）症例1

30代の男性．父は遺伝性神経疾患で亡くなっている．自分にも自覚症状があるため，他院に受診するも正常といわれた．妻は妊娠3ヵ月で，産むかどうかを考えるために遺伝子診断を希望して

来院．父親を見ていて自分がどうなっていくのかを想像できる，その状態で妻が2人の子どもと自分を見ていくことは難しいだろうと考えていた．遺伝子検査目的の受診について妻にはいっていないし，妻の気持ちも聞いていない状況だった．

浸透率の低い遺伝子異常だったため，もし遺伝子異常があったとしても発症するかはわからない．しかし，遺伝子異常がなければ発症のリスクはほぼ100％ないと考えられる．果たして検査をすること自体がよいことなのかはこれらの状況を正確に理解して，他の関係者とともに本人が考えなければならない．このケースは発症前診断，着床前診断，堕胎の問題などいくつも問題があった．たまたまそのような家系に生まれたという本人にはどうにもできないことで深く悩み苦しむことになり，緩和的なアプローチが必要な症例であった．

2）症例2

遺伝性末梢神経障害の20代女性．両親に障害がなかったため，診断したときには結婚を考えて付き合っている人がいて，話をしなければならないとボロボロと泣いていた．数年後，その方と結婚したが，そこで，子どもをもつことをどう考えたらいいのかと相談された．「子どもは欲しかったけど，子どもも病気だとかわいそうだと思うとあきらめたほうがよいかとも思う」という彼女に「あなたは生まれてきて幸せだった？　ご両親が大事に育てられて，今あなたを大事にしてくれるご主人もいて，幸せなのではないですか？　そうであればお子さんをそのように育てたらどうでしょうか？　病気はあっても自分は生まれてきてよかった，と子供が思うように育てることはできると思う．あなたのご両親がそうされたのだから」

元気な男の子を産みましたが，もしかしたら発症しているかもしれないとのことだった．小児科受診してみるということだったが，母親として凛として報告してくれた．自分のような遺伝性疾患をもつものは幸せな家庭は望めないと考える方は多い．そのときに医療者がどのように関わるかで，その人の人生が変わってしまう．責任ある職業だなと改めて思う．

ポイント！　本人および at risk への対応 －家族アセスメント・家族ケアが重要－

神経疾患では多くの原因遺伝子が同定され，遺伝学的検査が可能となったが，多くは単一遺伝疾患であり，診断がついても治療法が確立していないものが多い．成人期に発症することの多い遺伝性神経疾患患者の最も大きな課題は，次世代に遺伝させているのではないかという不安であり，強い罪責感をもつ．患者は自分が遺伝性疾患であることを受け止めなければならない苦悩ともに，血縁者への情報の開示についての苦悩がある．

血縁者は，自分も病気を発症する可能性があること（at risk）を'知る'と，発症する前に遺伝子診断を受けたいと希望する人も出てくる．将来発症するかもしれない恐怖に脅えながら患者の介護をしている人もいる．また，患者や at risk の人の中には，出生前遺伝子診断を考える人もいる．

少子高齢化で家族形態が複雑化している現代において，遺伝性疾患家系であることで家族ダイナミクスがどのように複雑化しているのか，医療者は家族関係について情報収集・アセスメントし，誰が当事者であるのかよく考えて対応しなければならない．

ポイント！　知る権利，知らないでいる権利についてともに考える

治療法が確立されていない遺伝性神経疾患の発症前遺伝子診断についての調査研究によると，将来発病するかもしれないという漠然とした不安から開放され，確実な情

報に基づいた将来計画を立てるために"不確かさ"を解消したいという欲求がある一方で，"知らないままでいる"ことを選択する人も多いという事実が報告されている[1]．

血縁者には，病気について"知る権利"があるが，一方で"知らないでいる権利"もある．しかし，この"知らないでいる権利"は，あくまでもいったん自分が遺伝性疾患の家系であることを知った上での"知らないでいる権利"である．そのため，子どもに遺伝性疾患であることを知らせるのか知らせないのかは，患者の最大の苦悩となる．医療者は，患者の気持ちをよく受け止めながら，子どもにいつ・どのようなタイミングで・どのような内容を伝えていくのか，ともに考えていく姿勢が重要である．

ポイント！ 遺伝は特別な相談ではないことを理解する

遺伝の話題は，家族に波紋を及ぼすため，医療者は遺伝の話題にどこまで踏み込んでよいのか迷うことが多い．しかし，遺伝は特別な相談ではない．医療者は，患者や家族の生活に密着するからこそ，ラポールを形成して生活上の問題も解決し始めた頃になって遺伝についての悩みを打ち明けられる対象になることが多い．また，多くの疾患に何らかの遺伝子の関与が明らかになっている現状を鑑みると，遺伝性疾患は特別なものではない．多くの疾患が遺伝子の影響を受けているととらえることもできるため，遺伝についての悩みは決して一部の限られた人たちだけの問題ではないことを理解しておかなければならない．医療者にとって大切なことは，患者や家族の思いの根底にある心情を傾聴し，正解はない課題に患者や家族とともに向き合うことである．その上で，患者や家族が遺伝に関して間違った情報で考えていないか確認していくことが重要である．大学病院や総合病院には遺伝子診療部などが設置されている．正しい遺伝学的情報が必要な場合には，遺伝医療の専門部署と連携をとって対応することも必要であろう．

また，遺伝看護専門看護師も誕生している．遺伝的問題を抱える患者と家族への専門的支援において，看護の中での遺伝の専門家としての活躍を期待したい．

家族の介護力をアセスメントする上でも，遺伝性疾患であることを，本人・家族がどのように疾患を理解し，共有されているかを知ることは必要であるが，聞き取りには十分な注意を払う必要がある．現在においても疾患に対しての理解の不足から発症を機に離婚となるケースも存在する．また，告知された本人は，家族に対しての気兼ねや子どもに対しての発症の不安など胸の中に抱えているものが大きいことを理解した上で支援していくことが必要である．なぜならば，家族関係が在宅生活の継続の可否に影響を与える要因の一つとなるからである．

また，支援にかかわる家族が，両親と未婚の子の世帯の場合，父母のどちらかが2人の介護をしている状況にあり，介護の負担は心身にわたる．また，経済面において，介護負担は増強していることも認識しておく必要がある．家族の構成によっては，関係機関は医療機関，行政関係者，介護保険関係事業所にとどまらず総合支援法関係事業所など多機関に及ぶため，複合的な課題を抱えた家族への円滑な支援のための多職種連携が求められる．地域ケア会議などを通して支援のシステムが構築されることも必要であろう．

ポイント！ 「遺伝性」についての悩みや不安への対応

自分の病気が遺伝性かもしれない，遺伝性であるということを知った患者さんやその家族の悩みは多岐にわたる．その悩みは，他人にはなかなか打ち明けにくい悩みであり，自分の中に抱え込んで悩み続けてしまう場合もあるだろう．まずは，患者さんや家族が自分の病気について，いつでも話し，悩みを打ち明ける場が開けていることが必要である．医療機関の「相談室」のソーシャルワーカーたちもその前線にいる職種である．また，「相談」という構えにまでたどりついていなくても，日々ケアに訪れる訪問看護師やヘルパーにふと悩みが洩らされることは少なくない．患者さん，家族の言葉に耳を傾け，わからないことは一緒に専門家に聞きに行きましょう，と支えてほしい．本当のことを知ること自体がとても怖いということはよくあり，支えが必要なことも多い．

遺伝については遺伝カウンセリングという方法があり，専門の医師，看護師，臨床心理士などが行っている．遺伝についての不安はまずは神経疾患の主治医に相談し，必要に応じてしかるべき専門の遺伝カウンセラーなどに紹介してもらうことになる．

ポイント！ 遺伝カウンセリングとは

遺伝カウンセリングとは，疾患の遺伝学的関与について，その医学的影響，心理学的影響および家族への影響を人々が理解し，それに適応していくことを助けるプロセスである．このプロセスには，1) 疾患の発生および再発の可能性を評価するための家族歴および病歴の解釈，2) 遺伝現象，検査，マネジメント，予防，資源および研究についての教育，3) インフォームド・チョイス（十分な情報を得た上での自律的選択），およびリスクや状況への適応を促進するためのカウンセリングなどが含まれる[2]．

遺伝カウンセリングには，さまざまな段階がある．1) 一般外来などで担当医に寄せられる遺伝に関する質問に担当医が対応する一次遺伝カウンセリング，2) すでに発症している患者への診断のために遺伝学的検査を実施する際に行われる一・五次遺伝カウンセリング，3) 遺伝カウンセリングのトレーニングを受けた担当者が行う二次遺伝カウンセリング（ほとんどの遺伝カウンセリングはこの意味で使用されている），4) 倫理的問題などのために，遺伝カウンセリング担当者の個人的努力では対応困難な事例で，大学病院の遺伝子診療部などで行われている三次遺伝カウンセリングである[3]．

ポイント！ 認定遺伝カウンセラー®の役割

現在，わが国には，遺伝カウンセリングを専門的に担当する者として，医師である「臨床遺伝専門医」と非医師である「認定遺伝カウンセラー®」が存在し，いずれも日本人類遺伝学会と日本遺伝カウンセリング学会が共同で認定している．認定遺伝カウンセラー®とは，「質の高い臨床遺伝医療を提供するために臨床遺伝専門医と連携し，遺伝に関する問題に悩むクライエントを援助するとともに，その権利を守る専門家」（認定遺伝カウンセラー制度規則第1章第1条より）であり，日本には318名の認定遺伝カウンセラー®がいる（2021年12月現在）[4]．

認定遺伝カウンセラー®は，遺伝医療を必要としている患者や家族に適切な遺伝情報

や社会の支援体制などを含むさまざまな情報提供を行い，心理的，社会的サポートを通して当事者の自律的な意思決定を支援する．そのために，最新の遺伝医学の知識をもち，専門的なカウンセリング技術を身につけていなければならない．また，倫理的・法的・社会的課題に対応できる能力や，主治医や他の診療部門との協力関係（チーム）を構成・維持できる能力も必要となる．

ポイント！ 保険でできること

遺伝カウンセリングでは遺伝学的検査だけを扱うわけではないが，その比重は大きく，保険診療でできる遺伝学的検査は年々増えている．また，2008年度より，保険医療機関内に遺伝カウンセリングを要する治療に係る十分な経験を有する常勤の医師が配置されており，施設基準が満たされていれば，遺伝学的検査を実施し，その結果について患者または家族に対して遺伝カウンセリングを行った場合には，遺伝カウンセリング加算として，患者1人につき月1回に限り，1,000点を所定点数に加算できる（2018年4月より500点から1,000点に変更）．

遺伝子診療部で実施される遺伝カウンセリングは，通常は保険外診療である．費用は医療機関によってさまざまに設定され，1回あたり約3,000～10,000円で初診料と再診料を別途設定してあることが多いため，受診する医療機関に確認した方がよい．時間は1回1～2時間のことが多い[5]．三次遺伝カウンセリングを行っている医療機関については，全国遺伝子医療部門連絡会議のホームページに検索システムがある[6]．

患者や家族が，病気が遺伝性であるか不安で悩んでいるとき，遺伝の確率について知りたがっているとき，当該の病気に対して発症前遺伝子診断や出生前遺伝子診断ができるかどうか知りたがっているとき，結婚や挙児に際して家系内の病気の影響を不安に思っているとき，家族や親族への告知に不安があるときなどは遺伝カウンセリングが必要になるときである．また，これらの情報を確認したい場合や遺伝性疾患の最新の診断や治療法に関する情報を得たいときには，専門職でも遺伝子診療部に連絡することができる．今後，医療者にとって，さまざまな疾患への遺伝的関与が明らかになることを考えると，遺伝子診療部と協働して対応することも必要になる．

文 献

1) Bird TD：Outrageous fortune：the risk of suicide in genetic testing for Huntington disease. Am J Hum Genet 64：1289-1298, 1999.

2) National Society of Genetic Counselor's Definition Taskforce, Resta R, Biesecker BB, et al.：A new definition of Genetic Counseling：National Society of Genetic Counselor's Task force report. J Genet Couns 15：77-83, 2006.

3) 福嶋義光，山内泰子：遺伝カウンセリング概論．遺伝カウンセリングハンドブック．福嶋義光（監），pp25-28，メディカルドゥ，2011.

4) 認定遺伝カウンセラー制度委員会ホームページ〈http://plaza.umin.ac.jp/〜GC/About.html/#list〉

5) 柊中智恵子，武藤香織：遺伝に関する相談への対応．難病医療専門員による難病患者のための難病相談ガイドブック 改訂第2版．吉良潤一（編），pp.71-90，九州大学出版会，2011.

6) 全国遺伝子医療部門連絡会議ホームページ〈http://www.idenshiiryoubumon.org/〉

（脳神経内科医の視点：荻野　裕／コラム：荻野美恵子／
看護の視点：柊中智恵子／介護の視点：早田　榮／
MSWの視点：植竹日奈／認定遺伝カウンセラー®の視点：柊中智恵子）

7

病名告知

脳神経内科医の視点

ポイント！👉 **病名告知の意味を考えてみる**

　簡単に治る場合の病名を告げる作業に対しては「病名告知」とはいわないように，予後がよいとはいえない場合に「病名告知」という言葉が使われる．予後が悪いことを，今現在はそこまで悪いわけではない患者に告げなければならないときは，伝える方もつらいものである．筆者は筋萎縮性側索硬化症 amyotrophic lateral sclerosis（ALS）の専門家として100名以上の告知をしてきたが，毎回とても疲れることであった．

　われわれは医療介入を行うことで患者の幸せに貢献することを目的としている．であるならば，病名告知が行われたことで，患者のQOLが向上しなければならない．とてもショックな嫌なことを聞くことであったとしても，聞いてよかったと思っていただけるような告知の仕方を目指さなければならない．

　そのためには患者自身がなぜ告知をされなければならなかったのかを理解する必要があり，告知を行う側は予測されるショックをいかに和らげるか，十分に慮って行う必要がある．それも，後々やはり告知されてよかった，と思うだけでなく，告知された直後でさえ，つらいことながら聞いてよかったと思っていただけるように話さなければならない．

　医師はどのようなことが患者にとって有益な情報となるのかを認識する必要がある．医学部でならったような，疾患の病態生理や解剖学的知識などは多くの患者にとってあまり意味があるものではない．この疾患は治るのか治らないのか，世界のどこかにいけば治すことができるのか，治療の開発はどの程度進んでいるのか，どうしても治らないとしたら今後どのようになっていくのか，その結果生活はどのように変わっていくのか，それに対して誰がどのように助けてくれるのか，自分は何を覚悟しなければならないのか，あなたは何をしてくれるのか，今具体的になにをすればいいのか，などの方がよっぽど知りたいことである．

　医師はもっと想像力をもち，今この瞬間この患者，家族はどう感じているのか，何を思っているのか，どうすれば安心できるのか，に配慮すべきと思う．

ポイント！👉 **段階的告知について**

　現在はインターネットで簡単に検索できる時代であるため，それを前提に話した方がよい．中には「インターネットで見ておいてください」と言われた，という患者がいたが，非常にショックな内容を初めて自分一人で画面越し（画面から？）に知るこ

とは，十分に慮った医師が直接対面しながら話すのとまったく異なる．

また，患者は自分がどのような情報を得たかを逐一医師に報告したりはしないため，誤った情報で理解しているかどうかも分からなくなる．

個別性はあるとしても疾患の予後などを含めた概要，疾患の全体像は伝えるようにし，詳細は都度説明を加えていけばよい．人によっては段階的告知（小出しにする告知）を推奨する場合もあるが，そもそも多くの場合インターネット情報を読んでしまうため，意図したような段階的告知にはならない．

ポイント！👉 最初に誰に対して話すべきか

予後の悪い疾患について話す場合，かつてはまずは家族に話していた．その段階で家族が本人には言わないで欲しいと希望されると，本人への告知は行われない傾向にあった．

もちろん家族は本人のことを慮ってのことではあるが，本人の疾患に関する情報は本人固有のものである．自分のことであるのに，自分には知らされないで，他の人が知っている状況を心地よく思わない人が増えたから，個人情報保護法ができたのではなかったか．

家族は本人のためを思ってそのように考えるが，果たしてそれが本当に本人のためになるのかは疑問である．家族は本人の性格傾向は把握しているかもしれないが，これまで経験したこのない事実に直面してどのようにふるまうかについて，必ずしも予測できるわけでもないというのが，これまで経験してきたことである．「本人が耐えられないと思うから話さないでください」と家族が訴えた患者も，多くの場合実際には冷静に受け止めて，時間はかかっても受け入れていったように思う．少なくとも告知の直後に自殺をされた症例はまだ経験していない．

また，家族だけから話すときには家族の負担にも配慮する必要がある．本人よりも家族の方がその状況に耐えられない時もある．また，本人に隠し通す負担も大きい．つらい状況，大変な状況であるからこそ，隠し事なく，支え合ったほうが，結果的につらさは軽減できるように思う．

実際には，患者に検査の結果など大事な話をしたいと思うが，一緒に聞きたい人がいるかを尋ね，話をするときに連れてきてほしいと依頼すると，患者の意志でだれと聞きたいのかを選択することができる．そして，なぜ，家族だけに言ってくれなかったのかと思う家族もいるかもしれないので，両者に同時に話す意味について説明しておくと，納得を得られやすい．

ポイント！👉 どのように話すのか

予後の悪い疾患の病名告知については，がんの領域で使用されている SPIKES という方法が参考になる．ALS を例に告知に際して話すべきことおよび SPIKES に沿ってまとめたものを**表7-1，2**にまとめてあるので，参考にされたい．

ポイント！👉 病名告知とチーム医療

病名告知は最初は通常医師が行うが，必ずしも医師だけが担うものでもない．チームでどこまでご本人は知っているのか，理解できているのか，誤解していないか，受け入れの状況はどうか，などの情報を共有し，それぞれの職種がどのようなアプローチができるか方針を共有する．例えばリハビリテーションのスタッフは定期的に一定の時間体に触れながら話をするため，いろいろな話をする環境にある．どこまで話し

7 病名告知 **207**

表7-1 告知に際して話すべきこと　チェックリスト

☐ 告知をする前に環境を整え準備状況を確認し，十分な時間を確保する．
☐ 患者が現状をどのように捉えており，病期をどの程度知りたいと思っているかをつかむ．
☐ すべての詳細な情報を一度に伝える必要はない．必要に応じて数回に分けて詳しく説明していく．
☐ 重要な情報は最初に伝えるようにする．その際，患者にとって厳しい情報はよい情報とともに伝えること．患者の動揺が大きいからといって悪い情報を伝えたのみで終わることのないようにする．
☐ 患者や家族の反応をみながら，伝える内容，量，伝え方を調整する．
☐ 全体を通して病状や予後など個人差が大きい疾患であり，インターネットや本に書いてあることが必ずしも当てはまらないことを説明する．
☐ 治癒を望めない状態だからといって見捨てられるわけではなく，病状を改善するさまざまな方法があることを伝える．
☐ どうしてこのような伝え方をしたかについても説明を加える．

①診断に至った理由
・診療所見のまとめやそこからわかること
・検査の目的，結果，そこからわかったこと
② ALS についての一般論（原因・遺伝性・頻度・発症要因は特定困難・病態の概略）
・主な症状（四肢麻痺，球麻痺，コミュニケーション障害，呼吸筋麻痺）
・今後の予想される症状およびその対処（リハビリテーション，補助療法，経管栄養，呼吸補助機器など）
・治療の選択は自己決定が原則であり，自ら理解し選択することが必要となること
・症状を緩和する方法が種々あること
③現在提供できる医療
・リルゾール・エダラボンは完治させる薬ではないが予後を改善する可能性があること
・過度ではない範囲で希望を奪わないように
・提供可能な治験について
④研究がどのように進んでいて，今後の見通しはどうか
・諸外国の状況も踏まえて説明する
⑤社会制度利用について
・指定難病制度，介護保険，障害者総合支援法，患者会など
⑥今後の生活を支えるシステムについて
・介護の補助，在宅医療，施設や病院など
⑦経済的支援について
・休職手当，傷病手当金，障害年金，生命保険高度障害，難病医療費助成制度など

（日本神経学会監修，筋萎縮性側索硬化症診療ガイドライン作成委員会編集：筋萎縮性側索硬化症診療ガイドライン．p.47. 南江堂，2013 より許諾を得て転載）

表7-2 SPIKES を踏まえた ALS の推奨される告知

STEP 1：Setting up the interview　面談の設定
・静かで心地よく，プライバシーの保てるところで対面して座って行う．
・十分な時間をとって（少なくとも 45～60 分）中断されないように準備し，院内コールも預けるもしくはサイレントモードにする．時間が限られている場合はあらかじめ患者に伝える．
・家族が多数参加する場合には代表者を指定してもらう．
・家族，精神状態，社会的立場，病歴，問題となる検査結果などの患者情報を知っておき，すべての情報を手元にもっておく．
・可能であれば専門の看護師やソーシャルワーカーを確保し，同席の許可を得る．

STEP 2：Assessing the patient's perception　患者の認識を評価する
・患者が自身の体に起こっている異変をどのように捉え，どの程度知っているかを確認する（「お身体の状態について，今までどのようなことを伝えられたことがありますか」「検査を行う理由についてどのようなお考えをお持ちですか」など）．
・患者の理解に誤解がないか，どのように感じているのか（悲観的なのか，非現実的な期待をもっていないかなど）を探る．

STEP 3：Obtaining the patient's invitation　患者からの求めを確認する
・患者が自身の疾患についてどの程度知りたいと思っているかを探る．
・悪い知らせを聞くことから目をそむけることは妥当な心理学的対処方法である．
・できれば検査を始める前に悪い知らせだったとしても聞いておきたいかを聞いておく（「どのように検査結果をおしらせしましょうか，悪い結果であったとしてもすべての情報を知らせてほしいですか」など）．
・患者自身が聞きたくない時にはほかの誰に話しておいたらよいか指定してもらう．

STEP 4：Givining knowledge and information to the patient　患者に知識と情報を提供する
・悪い知らせであることをあらかじめ予告する（「申し上げにくいのですが…」，「少し厳しい話になりますが…」）．
・患者が理解しやすい知識や語彙を用いること，過度に直接的な表現（「根治療法はありません」，「死に至る病気です」），実施可能な治療までも否定するような表現（「治療法はありません」，「当院ではできることはありません」）はすべきでない．
・今のところ完治させることはできず，症状は少しづつ悪くなることを伝えるが，根治が難しくとも症状緩和のための治療はあること，実際の生活を少しでも楽に過ごすためのケアや補助があること，合併症は治療できること，最後まで責任をもってかかわっていく医療機関があることを，前向きな考えや，希望を持てるように説明する．
・患者が病気の経過を知りたい場合にはおおよその進行と予後について正直に話すが，個人差が大きいことや，予測には限界があることを認識させる．予後は変動が大きく，5年，10年もしくはそれ以上生存する人もいることに言及する．
・進行抑制薬（例：リルゾール）や現在行われている研究，参加できる治験について知らせる．
・簡単な絵を描いて疾患についての解剖を説明する．
・質問する時間を頻回にかつ十分にとる．
・患者の機能を維持するためにあらゆることを行い，患者の治療に対する意思決定は尊重されることを保証する．
・患者のことを継続的に気にかけ，決して見捨てることはないことを保証する．
・患者支援組織（患者会など）について伝え，患者が望めばセカンドオピニオンにも同意する．

STEP 5：Addressing the patient's emotions with empathic responses　患者が抱く感情に共感を込めて対応する
・患者の感情は，ショック，孤独感，悲しみ，沈黙から疑い，涙，否定や怒りまで様々である．
・医師の共感的対応（患者の気持ちを推察し，必要に応じて言語化して確認する．非言語的コミュニケーションや沈黙も共感的な対応となりうる．医師としてももっとよい知らせができたらよかったのにと思っていることや，そのような感情を抱くには無理もないと理解していることを伝えるなど）は患者をささえ，連帯意識を与えたりすることができる．
・温かみをもち，注意を払い，尊重すること，正直で思いやりをもつこと，過度に感傷的にならないこと．
・相手のペースに合わせて話すこと．

STEP 6：Strategy and summary　方針とまとめ
・治療計画について議論する心の準備ができているかを患者に尋ねる．
・実施可能な治療の選択肢を提示し，期待される効果を具体的に議論することで治療効果を誤って理解していないか確認する．
・話し合いの内容をまとめて話し，記載もしくは録音してまとめておく．
・告知後の最初の外来は2～4週後とし，今後定期的なフォローアップをしていくこと，治らないからといって見捨てられるわけではないことを説明する．
・以下のことは避ける：診断を保留する，不十分な情報を与える，患者が知りたがらない情報を与える，無感情に情報を伝える，希望を失わせる．

（日本神経学会監修，筋萎縮性側索硬化症診療ガイドライン作成委員会編集：筋萎縮性側索硬化症診療ガイドライン．p.48.南江堂，2013より許可を得て転載）

ていいのかわからなければ，戸惑うこともある．また，どのような問題が起きているのかを知れば，リハビリテーション中の会話の中でフォローすることができる．医療ソーシャルワーカーは本人の心配に対して制度などをどのように活用すれば負担が軽

減するかなどを説明することで少しでも安心を与えることができる．看護師も傾聴し，説明されていることが誤解なく理解できているか確認し，補足することができる．そのように，各職種がそれぞれの特性を生かして告知に関わることで，よりよい状況を作り出すことができる．

ポイント！ 認知症や精神疾患を有する方に対する告知

認知症や精神疾患については，もちろん重症度などにより個別性があるが，基本的には認知症があっても程度によっては理解できることもあるので，忘れてしまうとしても話す努力をした方がよい．患者本人もまったく話さないよりも混乱が少なくなると同時に，家族にとって，秘密にしなければならないつらさの軽減にもなる．

精神疾患は特にうつ病のときなど，程度によっては話すことが難しいこともある．精神科の主治医とよく相談して判断する必要がある．

ポイント！ 告知に際して言ってはいけない言葉

医学的に事実だったとしても伝え方がある．「伝える内容が残酷だったとしても伝え方が残酷である必要はない」という言葉を教えてくれたのは日本における臨床倫理の草分けであった白浜雅司先生だった．その通りと思う．

「この疾患には治療法はありません」，「当院でできることはありませんので，今後は地元でみてもらってください」，「死に至る病です」……．

セカンドオピニオンで受診された患者から前医での言葉を聞くにつれ，おそらくそのようなつもりで言った訳ではないのだろうと思いながら，患者はそのように受け取ってしまうのだ，と思ったものである．

そもそも，医療が行っていることは必ずしも完治させることではない．高血圧や糖尿病など，完治ではなくコントロールしているだけである．もっとも神経内科領域にはコントロールすらできない疾患が多いが，それでも症状緩和ができる方法は多々あり，それらを駆使するとしないでは，患者のQOLは明らかに異なる．神経内科医はそこに誇りをかけているはずであるのに，「この疾患には治療法はありません」と言ったとしたら，それは神経内科医としての敗北宣言，責任放棄である．

「確かに，今の医学でこの病気を完全に治す治療があるわけではないのですが，少しでも症状を和らげる治療をすることはできるのです」，「申し訳ありませんが，当院は重症患者さんや難しい診断を受け入れる病院ですので，当院でずっと拝見することは難しいのですが，責任をもって，みていただける先生を紹介しますし，必要があればわれわれもまたみせていただきますので，安心して下さい」，「このことをお伝えするのは私もつらいのですが，この病気は進んでしまうと命に関わる病気です．そうならないことを願っておりますが，これからのことをいろいろとお考えにならなければいけないこともあるかと思います．そのような可能性もあるということをお伝えしておきます」

神経疾患は，難病で希少疾患であることが多く，一般的に初発症状や進行状況で疾患を想定することが難しい．そのため，病院や診療科を転々としてようやく確定診断にたどり着くことも少なくない．やっとたどり着いた診断に一瞬安堵することもあるが，すぐにまたそのなじみのない疾患名にさまざまな精神的苦悩を抱くこともある．看護師はその苦悩を十分に理解し，揺らぐ心情に寄り添う必要がある．その揺らぎは

一時的なものではないため，病名告知の支援は，告知の場面だけではなくその前後を含めた継続的な支援が求められる．

ポイント！ 病名告知前

病名告知の際には，患者はどの程度病気を理解しているのか，どの程度知りたいのかを理解し，医師と共有しておく．患者が何を思い，どんなことを考えているのか，関係している医療従事者で明確化しておくとよい．他の医療従事者が看護師の知り得ない情報をもち合わせていることもあり，その細かな情報が病名告知・インフォームドコンセントに役立つこともある．また，患者のみならず家族の思いについても把握しておく必要がある．病名告知に関しては，医療従事者側の「支援する・ケアする」心構えが必要である．

ポイント！ 病名告知時

病名告知は，今後の患者家族の生活を大きく揺るがす決定的な瞬間であり，そのあり方には配慮が必要である．看護師は，患者が落ちついて説明が受けられるよう，人の出入りや物音が最小限の環境を整える．ナースコールや電話などの音声も遮断されるべきである．看護師は同席をして，患者とともに医師の説明を聞き，どのような情報提供が行われているか確認するとともに，患者の表情や言動から理解度をうかがう．必要に応じて，患者のわかりやすい言葉に言い換えたり，質問しやすい状況を提供して理解を促していく．また，患者・家族の反応を観察し，感情を受け止め，今後の支援や対応について検討していくとともに，患者・家族には今後のさらなる支援を約束する．

ポイント！ 病名告知後

病名告知時，理解しているようにみえていても実は「あまり覚えていない」，「病名しか頭に残っていない」といった患者が多い．ましてや神経疾患は，患者・家族にとって初めて耳にする病名であることが多く，名前を聞いたことがあっても，実際にはどんな病気でどんな経過をたどるのか知らないことが多い．告知の場で確認できなかったことや新たな疑問がわいてくることもあり，継続的な支援が必要である．適宜追加や補足をするとともに，必要に応じて再度医師の説明の場を設定したりもする．病名告知に同席した看護師は，患者・家族の反応や理解度，感情などを医療従事者へ情報共有し，皆の認識を統一しておく必要がある．告知後，不安や抑うつ，不眠などから，日常生活に支障が生じることもあり得ることである．これは通常の反応であるといえるが，ときには深刻な精神症状を有し，専門的介入が必要となる場合もある．精神科やリエゾンチームとの連携が必要である．また家族も同様に今後についての不安を抱き，患者を心配し精神的に苦痛を抱えるケアの対象者であることを忘れてはならない．患者・家族が今後の生活について前を向いて考えていけるように，多職種で可能な限りの支援を提案し提供していかなければならない．

利用者の中には，出現している運動障害や精神症状に悩み，診断が確定するまでが長く，「こんなに通っているのに……」と医師に対しての不信感を募らせてしまい，処方されている薬が合わないと医療機関を転々とする人も少なくない．状況によっては，受診同行をすることで医師からの話を本人・家族と共有し，どのように理解されているか確認することも行っている．

ポイント！ 医師へのお願い

診断確定前の段階で，検査の説明などはされていると思うが，本人や家族の理解ができていないことも多く，医師がどのような病気を疑いどのような検査をしているのか，わかりやすく説明をしてもらいたい．

病名の告知に至っては，初めて聞く病名に戸惑い「治らない」という響きだけが残り，さまざまな制度を活用し病気と向き合っていく状況にまではすぐには至らない．また，「治らないから何をやっても無駄」といった考えに陥ってしまっている場合などには，医療ソーシャルワーカーに連絡を取り，再度，説明の機会を設けてもらえるように依頼することもある．

また，自治体の難病担当保健師との連携を取り，病気の受け止めや生活の困難さなどの相談に乗ってもらうことも可能である．

いずれにしても進行性の病気であり，病状の節目節目には医師からの丁寧な説明が望まれる．

リハビリの視点

ポイント！ 情報収集をする

病名告知は主治医から患者または家族に対して行われることが多いため，リハビリテーション職種が告知の場に立ち会うことはほぼないと思われる．しかし，病名告知がどのようなタイミングで，誰に対し，いつ，どのようになされるのかはリハビリテーション科担当医やリハビリテーション職種が把握すべき情報の一つである．告知前からリハビリテーション診療を受けている患者の場合，記銘力や説明理解力などの認知機能の評価や，抑うつや強迫などの性格傾向について可能な限り把握する．主治医や他職種が把握していない情報があれば，事前に関連職種に周知する．また，患者が抑うつ・希死念慮などの精神症状を呈していることが疑われる際には，主治医や担当看護師に報告し，対処を依頼する．告知前は患者の抱く不安や恐怖といった心理的負担を少しでも軽減すべく，リハビリテーション治療実施内容や話題に配慮する．患者が希望する際には無理にリハビリテーション治療を実施せず，一時的に中止するといった柔軟な対応も必要であろう．患者の気持ちを慮り，その発言や態度に寄り沿う姿勢が，患者の告知に伴うストレスの軽減につながると期待される．

ポイント！ 告知後の配慮

病名告知後の患者心理は，告知された病名や内容，患者の病前性格，認知機能，年齢，就労の有無，経済状況，家庭環境，身寄りの有無などにより影響を受けることが考えられる．リハビリテーション職種が告知後初めて患者にリハビリテーション治療介入を行う際は，患者の表情や様子，言動を注意深く観察し，支持的に対応する．同時に告知内容に関して患者や家族が誤った理解をしていないか，身体・精神機能に急な変化が生じていないか，抑うつ傾向の出現・増悪や希死念慮について評価および観察を行い，明らかに告知前と変化があるようならば，臨機応変に主治医や担当看護師に報告する．また患者や家族からリハビリテーション職種のコメントを求められることがあるかもしれない．このような場合，リハビリテーション職種は個人的見解を伝えることは控え，患者と家族が主治医からどのように説明を受けているかを確認し，主治医から説明を聞くよう促すと同時に，主治医にも患者や家族の認識について報告を行う．

告知直後から，患者と家族には，今後についての不安や疾患の進行に伴う介護負担，療養にかかる費用負担といったさまざまなストレスがかかる．それらを少しでも軽減できるよう，リハビリテーション職種は患者や家族の要望を把握し，在宅生活に役立つ用具や福祉機器，福祉サービスの選定について助言や資料の提供を行う．

ポイント！ 在宅環境を整える

退院直前に主治医より患者と家族に検査結果の説明および病名告知がなされることもあり，退院後から必要とする福祉サービスの導入や，日常生活用具・福祉機器などの準備をできないことがある．その際は，担当看護師やソーシャルワーカーと連携し，地域の在宅医療のキーパーソン（ケアマネジャー，保健師，訪問看護師など）に情報提供を行い，患者と家族が在宅生活を負担や不安なく快適に過ごせるように支援する．

臨床心理士の視点

ポイント！ 病名告知を受けたときの患者の反応

病名告知を受けたときの患者の反応はさまざまである．ある患者は「難病」であること，「治らない」ことに衝撃を受けるが，病名がはっきりわかったことへの安心感を語り，ある患者は「聞きたくはなかったけど，聞かないと（この先）どうにもできない」と述べる．一方で，「すべては聞きたくない．希望がなくなってしまう」と常識的に考えて理解できる程度の否認をする患者もあれば，今後の展開をイメージしにくいために，あまりショックを受けていないように感じられる患者もいる．

ポイント！ 告知後の変化

このように病名告知を受けたときの患者の反応はさまざまであり，受けた衝撃の度合いも異なるが，徐々に疾患の成り行きに関する疑問や，この先どのくらい生きられるのかという不安感が生じてくる．入院患者の場合は病名告知後に病室を訪問したり，外来患者の場合は告知後や次の診察の機会に時間を取り，告知を受けた後の気持ち，疾患についてどのように理解したのか，その確認を行うことが望ましい．患者によっては「呼吸器をつけると寝たきりになって家から出られない」というように誤解している場合もあるため，「車いすで外出できる場合もある」というように間違った理解を修正する必要も出てくる．

しかし，臨床心理士のこのような関わりが患者の中に複雑な感情を引き起こす場合もある．入院中のある筋萎縮性側索硬化症 amyotrophic lateral sclerosis（ALS）の患者は，臨床心理士が病室を訪問した際には自分の感情を比較的話すものの，次回の訪問については「自分からは（来てくれと）呼ばないけど，来てくれれば話す」と述べ，自分から援助を求めるつもりはない，と暗に表現した．徐々に身体の自由を失い，他者の援助を求めざるを得なくなっている患者にとっては，さらに精神的援助を他者に求めることは自尊心が傷つく体験となる可能性がある．また，話すことで現実に直面して病気に目を向けざるを得ない状況になることもあり，それを恐れて精神面への関わり，援助を避ける可能性もある．

このように患者の中には複雑な感情が起こる．表面的には精神的苦痛への援助を求めていないようにみえる患者がいるが，「何か話したいことがあったら呼んでほしい」では継続的に関わる可能性が途絶えてしまうことも予想されるため不十分である．そのような場合も，次回の訪室，面接の約束を取り付けてフォローしていくことが望ま

しい．看護師にも，患者の体調や気持ちを気遣ったこまめな声かけをお願いしておくことが重要である．

ポイント！ 特定医療費の申請

　制度については9章「もの・ひと・お金　そして生きる場所」〈p.213〉で触れている．病名告知の項目であえて特定医療費について触れる理由は，多くの患者さんたちが，初めて診断名を聞くとほぼ同時に特定医療費の申請について説明を受けるからである．場合によっては病気について詳しく聞く，知る前に「医療費の手続きに行ってください」という言葉を聞き，自分が国に指定された「難病」であることを事実上，告げられることになる．特定医療費の申請をする，ということは患者と家族にとって単なる医療費軽減のための手続きではない．しばしばそこから病名告知を受けた患者さんと家族への心理的サポートが始まる，そういうポイントである．

ポイント！ 医師からの説明，患者さんの知りたいこと

　告知という作業は多くの場合医師の行うこととされるだろう．しかし，自分が重篤な疾患に罹患していることを告げられた患者さんたちが知りたいことは，医師が説明する内容を超えて，より広い範囲に広がっていく．たとえば，筋萎縮性側索硬化症という病名を聞き，運動神経由来で筋力が落ちていく，呼吸に関する筋肉が機能しなくなれば呼吸が止まってしまう，人工呼吸器を利用して呼吸を確保することはできる，ということを知ったとき，患者さんたちは，説明を受けた医学的な事実が，自分たちの生活の中でどういうことになるかを知りたいと思うだろう．人工呼吸器をつけて生きていくということはどういうことか，そのとき，どんな風に移動し，何を食べ，排泄はどうなるのか．家族はどんな生活になるのか．お金はどのくらいかかるのか．それらすべてについて医師のみで情報提供することは難しい．患者さんが医師からどのように説明を受けたか，その説明をどう理解したかを確認しながら，看護，リハビリ，介護，福祉，ソーシャルワークなど多職種が，ケアについて，経済について，生活についてなど自らの専門とする部分の情報を提供していくことが大切である．病名告知は，医療機関の診察室で行われるだけではなく，患者さんが病いとともに生活していくプロセスの中で続いていく作業なのである．

文　献

1) National End of Life Care Programme（NEoLCP）in association with NCPC and the Neurological Alliance：End of life care in long-term neurological conditions – a framework for implementation. pp.15-20, 2010.
〈https://www.mssociety.org.uk/sites/default/files/Documents/Professionals/End%20life%20care%20long%20term%20neuro%20conditions.pdf〉

（脳神経内科医の視点：荻野美恵子／看護の視点：花井亜紀子／
介護の視点：早田　榮／リハビリの視点：早乙女貴子／
臨床心理士の視点：植松美帆，櫛谷美華／MSWの視点：植竹日奈）

8

協働意思決定

患者は様々な場面で意思決定を迫られるが，その際のプロセスは「人生の最終段階における医療・ケアの決定プロセスに関するガイドライン」が参考になる．医師等の医療従事者から本人・家族などへ適切な情報提供と説明がなされた上で，介護従事者を含む多専門職種からなる医療・ケアチームと十分な話し合いを行い，本人の意思決定を基本として進めるというプロセスである．

ポイント！ 意思決定能力の有無

意思決定をする際には，当該患者が意思決定をする能力があるかどうかが問題となる．意思決定能力がない場合，本人の希望をそのままを受け取ればよいという事にはならない．案件により相対的なものではあるが，意思決定能力は当該決定しようとしていることについての情報を理解し（理解），それを自分の事として認識し（認識），その上で自分自身の価値観に照らし合わせて合理的に思考し判断する（比較考量）能力とされる．さらにそれを表明する（伝える）こと（伝達力）ができ，またその判断はある程度恒常性のあることが求められる．決定を求める医療者は当該患者の意思決定能力を判断し，その案件について，充分な能力を有しないと判断したときには，本人に代わって判断する人物（代諾人，代理決定者）および方法を特定する．

代諾人の選定に当たっては最も本人の意思を推定できる人物がなるべきであり，単に家族であるというだけでは代諾人として適切でない．代諾人は自分自身の希望を述べるのではなく，本人であればどのように考えるだろうかという患者本人の推定意思を考える立場である．その際にも判断能力が十分といえないながらも本人が何らかの意思表示をしているアセントまたはディセントは尊重されなければならない．

医療者は家族などの代諾人に対して「あなたはどのようにしたらよいと思いますか？」とたずねるのではなく，「ご本人ならどうお考えになると思いますか？」と尋ねるとよい．

ポイント！ 情報提供について

本人にしても代諾人にしても意思決定の前提条件として適切な情報提供と理解が必要となる．現在の病状・病態の説明，行おうとすることの目的，どのようなことを行おうとしているのか，行ったとき，行わなかったときの両者についてメリットおよびデメリット，起こりうる主な合併症および対処法，他の選択肢の可能性について，コストについて，入院期間など生活に与える影響について，医学的に事項のみならず今

後の人生における価値・位置づけについてなどにつき患者および代諾人が理解できる方法で，十分に説明する必要がある．

ポイント！ 協働意思決定 （意思決定における医療者等の役割）

医療者等は医療のプロフェッショナルとして，どのような選択が患者の人生の目的に沿うものであるかにつき，アドバイスを行う．この考え方はパターナリズムではなく，プロフェッショナルとしてのエキスパートオピニオンと捉えられる．決して医療者の意見を押し付けるのではなく，本人の気持ちや希望を聞きながら，患者の価値観，人生観などをよく理解するように努め，医療に知識があるものとして患者よりも介入後の状況を想像しやすいという点で選択肢をともに検討していくという shared decision making の考え方にそった協働意思決定である．

本人に判断能力がない時にも，代諾人一人に決定を押し付けるのではなく，代諾人とともに本人の事をよく知っているスタッフなどの医療・介護チームで本人の推定意思を検討し，患者にとって最も良い選択になるように検討する．

ポイント！ 作成モデルと解釈モデル

医学的に正解があるというよりも，個人の価値観に依存することの多い意思決定については，その意思決定の過程が倫理的でなければならないことは言うまでもない．さらに同意した内容について，実際に適用するときには，患者に再度確認して行う．確認ができない状況の場合には，安易に事前に示していた結論を当てはめるのではなく，もう一度，本人の推定意思につき検討する．実際にはこのような解釈モデルがより重要となる．

神経疾患は難治性であり，症状は徐々に進行する．症状の進行とともにさまざまな機能や役割を喪失し，その度に「生活」や「生きていく」ことを脅かされ，常に重要な意思決定を迫られている．また，それは本人のみならず，家族への影響も大きいといえる．そのため神経疾患の意思決定支援は病状初期から，進行期，終末期までと療養過程において常に必要な支援であり，病院医療者のみならず在宅医療者とも連携し協働して継続的にサポートしていく必要がある．

発病初期

ポイント！ セカンドオピニオンへの対応

症状を自覚し，確定診断に至った後も誤診であってほしいという望みからセカンドオピニオンを選択する患者・家族は少なくない．医療者への遠慮からなかなか言い出せない心情を理解し，セカンドオピニオンの意思が表明されたときには速やかに受けられるよう支援する．

ポイント！ 患者はこれから起こりうることを想定できないもの

一方で，初期の段階では病名告知を受けても，疾患に対する理解が乏しく，先のことが想定できない患者・家族も多い．なんとなく「怖い病気」といった印象を抱くものの，「そのときになったら考える」という話もよく聞かれる．今後のことをあえて考えない，決めない患者・家族に対しては，疾患の経過を想像できる看護師はジレンマを感じることも多い．患者・家族の心情を捉え配慮しながら，徐々に疾患理解を深めていけるような関わりが必要である．発病初期で症状も軽く日常生活にさほど支障

がない状況では，今後症状が進行するかもしれないとは受け入れ難い．自分は違うと信じたいだろうし，やはり想像はつかないものである．その気持ちを理解し寄り添いながら継続的にサポートし，必要なときにタイミングよく意思決定支援ができるとよい．発病初期でも，症状の進行が速いと思われる患者に対しては，退院の時点から在宅医療を整備し，訪問看護師の介入を検討することで，継続的な療養支援とともに，重要な意思決定のタイミングを逃さずに支援できることが多い．

■ 症状進行期

ポイント！👉 ADL はリハビリテーション職種と連携して意思決定支援を

　症状の進行とともに，身体機能が障害されさまざまな ADL に支障をきたす．一人では歩けなくなる，食べられなくなる，トイレに行けなくなるといったまさに「生活」の中枢が脅かされる状況となる．症状の段階によって，杖や歩行器，車いすといった補助具の使用を余儀なくされ，人やものに委ねなければならない現実と直面する．患者によっては，これらの日常生活用具を使用していくことや介護を受けることに葛藤が生じたり，拒否を示したりすることもある．看護師は，機能の喪失を受け入れられない患者の苦悩を理解しつつ，患者自らが生活に必要な日常生活用具や介護を選択できる「自律」を支えられるよう，そばに寄り添いサポートする存在でありたい．リハビリテーション職種と連携し協働して患者支援を検討していくことが望まれる．

ポイント！👉 胃瘻，人工呼吸器，療養場所の選択

　症状進行期には，呼吸や嚥下障害といった生命に危機をもたらす症状も重度化する．気管切開や人工呼吸器装着，胃瘻の造設など「生きる」上で必要となる医療処置の選択を迫られることとなる．そして，医療・介護依存度が重度化されるために生活する療養場所についても検討しなくてはならなくなる．これらの意思決定を患者・家族が主体的に行えるよう，看護師は必要な情報を提供し，助言し，ともに考えていく姿勢を示していく．これらの意思決定は，患者の育った環境や背景，生きてきた文化・時代など，個々の価値観や人生観に影響される．看護師が患者のためを思い発言したことは「看護師の価値観」にすぎないこともあり，気をつける必要がある．医療者の価値観を押し付けるのではなく，患者が現状をどう捉えているのか，今後をどのように生きていきたいと考えているのかを理解して支援していかなければならない．

　人工呼吸器装着や胃瘻の選択は，それらを選択しなければ遅かれ早かれ「死」が訪れることを意味する．単純に呼吸苦の緩和や栄養摂取だけを考えるのならば，それらを選択する患者も多いのかもしれない．しかし神経疾患の場合，それらを選択し「生きる」ということは，その後の症状の進行から，生活において全面的に他者の介護を受けいれることを意味する．その決断をすることは決して容易なことではなく，患者・家族ともに精神的な負担は大きいものである．看護師は患者や家族が幾度となく悩み，考え，揺らぐ感情に配慮して，それが当然のことであることを保証する．ときには患者と家族の意向が相反することもある．その場合には，身近にいる看護師が，双方の思いや気持ちが十分に表出されて話し合える場を提供していくことが必要である．患者・家族お互いの思いや感情，葛藤を引き出し，つなぎ，まとめていく役割が担えるとよい．看護師はそのプロセスをともに歩むことが，患者・家族の精神的負担を緩和し，主体的な意思決定の支援になるといえる．

8　協働意思決定　217

人工呼吸器装着にしても胃瘻造設にしても，なかなか想像し難いものである．中には偏った情報のみをもち，偏見をもっている患者・家族も少なくない．なるべくわかりやすい資料（写真や動画や模型，実物）を用いて，患者・家族が実際に想定できるような支援も大切である．患者・家族の心情に合わせて段階的に適切な情報を提供するとともに，ここでも，看護師のみならず各専門スタッフと協働して支援していくことが望まれる．

　症状の進行とともに，医療・介護依存度が重度化すると，生活の再編を余儀なくされ療養場所についても検討しなくてはならない．住み慣れた家で暮らしたいと思っていても，家族への介護負担や考えると容易には選択できない患者も多い．退院調整部門やソーシャルワーカーと連携して，利用できる社会資源や制度の情報を提供し，選択肢を広げることでなるべく自由な意思決定ができるよう支援していく．

　意思決定支援は多職種と連携して支援するものであり，看護師は患者・家族の心情を理解している職種として，各スタッフとの橋渡し役を担う存在である．重要なのは意思決定がなされた後も，選択された事柄が「これでよかった」と思えるよう継続的に支援していくことである．そこに新たな自分の価値を見いだしていけるよう，患者の自己実現に向けてチームで支援を継続していくことが望まれる．

介護の視点

　患者や家族が，望む暮らしを送るための意思決定をどのように支援をするかは，本人や家族の死生観や経済状況などに関係し，介護体制にも影響してくる問題である．できれば進行性難病と診断をされた初期の段階から，予後についての理解を深め，胃瘻の造設や呼吸器の装着が必要になった場合はどのようにするのか家族で話し合っておくことで，状態の変化が生じたときに慌てることなく意思決定ができるのではないだろうか．

　医療措置についての意思決定のプロセスにおいては，本人の理解，家族の理解がどこまでできているのかを見極め，一度だけではなく回数を重ねていく必要があると思われる．特に医師には遠慮して聞けないような疑問や意見などを身近な介護職には話すこともあり，介護職が説得するのではなく，本人や家族がどのような疑問や悩みを感じているのかを医師や看護師と共有しながら，連携して対応していくことが望ましい．

　本人の意思を尊重した支援を行うが，場合によっては家族による代行意思決定ともなることを理解し，家族の負担感の増強の確認や受け止めや，介護技術の確認などを支援していくことも必要である．新しい介護内容に戸惑いはないか確認し，訪問介護員の訪問時に新しい技術の獲得の支援に当たるなども，重要な役割となる．

リハビリの視点

ポイント！　意思決定支援におけるリハビリテーション関連職種の役割
　患者が生を全うするために，罹病後の人生を自らの意思でどのように生き抜くか決断し，後悔しない選択をできるよう患者と家族を支え，療養に必要な情報を提供し，助言や指導を行うことと考える．

ポイント！　補装具使用の提案
　補装具は「身体の欠損又は損なわれた身体機能を補完・代替する用具」と定義され，神経疾患患者のADL/IADL能力維持や転倒などの危険防止に有用である．リハビリ

テーション職種は患者の機能障害を代償・軽減するために適切な補装具導入を勧めることがあるが，患者によっては補装具使用による更なる機能低下を懸念したり，汎用性や外見上の理由で受け入れないことがある．補装具使用の長所と短所を説明し，最終的な導入の判断は患者にゆだねる．

ポイント！ 患者・家族，他職種との関わり方

　病名告知後の意思決定は，患者と家族にとってさらなる試練であり，医療者にとっては高いコミュニケーションスキルを要する場面でもある．意思決定に際し，リハビリテーション職種は患者の尊厳やQOLを損なわないために，自身の主観を交えずに支持的な態度を示す必要がある．コミュニケーションスキルの低さは自身の燃え尽きや疲労につながるため，複数のリハビリテーション職種間で患者・家族への対応を統一し，自身の心理的負担の軽減を図る．主治医による疾患の経過や予後の見直し，今後の治療方針，および看護師，MSWによる療養に必要な機器の提案や福祉・経済支援に関する選択肢と患者や家族の希望が一致しないことが起こりうる．病名告知や意思決定の前から患者や家族と接するリハビリテーション職種は，患者の抱える心理社会的素因や患者の性格を理解し，患者や家族が主治医や看護師，MSWからの説明を正確に十分理解しているか把握するよう努める．患者や家族が誤った認識・理解の下，意思決定を行おうとする際には，主治医や担当看護師および関連職種に伝える．患者・家族の選択が医療者の見解と必ずしも一致しないときは，リハビリテーション職種も葛藤を抱えるが，患者や家族自身が納得して療養に必要な選択を行うために，主治医の了解の下，患者の意向に沿うべくリハビリテーションゴールを設定し，サービス導入に関する助言や，家族支援を行う．

　患者・家族が表出する言葉のまま患者が自身の人生をこれまでどのように生きてきたのか，またどのようなことに価値を抱くのか，どのように今後過ごしたいのかを傾聴し，記録することは，患者が自らの意思や希望を表出できなくなったときの参考になる．

　胃瘻を造設する，人工呼吸器を装着するなど，今後の生活に影響を与える重要な意思決定をする際には，本人の価値観，人生観だけではなく，これまでの家族との関係性が浮き彫りになることがある．あるALSの患者では，表面上は良好にみえる家族関係であったが，実は家族が本人に対して好意的感情を抱いていないため，本人の人工呼吸器装着の意思を尊重しにくいという事態に陥ったことがあった．このように重要な意思決定に接すると，平常時には顕在化しない感情が露わになることもある．また，患者自身は呼吸器を装着したいという思いが多少あっても，家族が昼夜問わず吸引することなどを家族への負担や迷惑と感じ，決断できないこともある．家族に対して手間を掛けさせて申し訳ないと罪悪感を抱いたり，何かやってほしいことがあっても家族に声をかけるのを控えるなど気を遣ったりする一方で，自分のつらさを家族にわかってもらえないことへの不満や怒りを患者は抱いている．このように，患者の家族に対する感情は非常に複雑である．

　重要な意志決定にあたっては，患者の家族に対するさまざまな思いを聴くとともに，自身はどうしたいのか，本人の希望を話し合う．家族に対しても，本人の意志決定をどのように受け止めるのか聴く機会を作ることができるとなおよいと思われる．

患者の中には，「迷ったり，悩んだりすることは当然」であることや，「今決めたことを，この先で気持ちが変わったら変えてもよい」ことを伝えると安心する人もいる．しかし，あるALSの患者がもらした「自分で決めないといけないのはつらい．先生が決めてくれた方が楽」という本音があらわしているように，自らの命についての決定を行うのは患者に大きな精神的負担をもたらすものである．患者に関わる者すべてがこの精神的負担を理解し，意識して関わることが重要である．

意思決定支援において大切なことが2つある．

1つは必要な情報を提供することである．例えば，人工呼吸器を選ぶかどうか決めるのに，人工呼吸器を利用して生活するとはどういうことかを知らないで意思を決定することはできないだろう．人工呼吸器とはどんなものか．どんな管理が必要なのか．どのくらいお金がかかるのか．そのとき，体はどのくらい動き，不自由さをカバーするどんな方法が存在するのか．人工呼吸器装着が声を失うことと多くの場合一致することを知っている人はそう多くはないだろう．そのようなことも伝えなくてはならない．そのためには複数の職種がそれぞれの立場で情報提供をすることが必要である．

そして，もう1つは，「その人が決めるプロセス」を支援することである．答えをあげるのではなく，その人が考えやすいように，(言葉は変だが)悩みやすいようにサポートすること．専門職たちは，しばしば，より多くの知識と経験をもとに，正解を先に出してそれを伝えようとしてしまう．答えを出すのは本人たちである，という基本を常に忘れないことが重要である．

ポイント！ 話す技術について

情報提供や意思決定支援において，「話す技術」が身についていることは大切である．話す技術は聴く技術でもあり，ひいては心理的サポートにもつながっていく(心理的サポートは心理職だけでなく，すべての職種が行うことである)．機会をみつけて，ロールプレイなどの研修を経験するとよい．

 人の心は揺れ動くもの(延命はしないと決断したが・・・)

事例1(筆者の施設が訪問看護を初めて1年目，ALSとの初めての関わり)
K氏：60代男性　ALS　妻と二人暮らし　長男と長女は別世帯　キーパーソンの奥様が病弱(精神的にも不安定)

「俺がいつまでも生きていると妻の方が先に死んでしまうから胃瘻作らない，呼吸器はつけない，食べられなくなったら，苦しくなったら自分の命は，そこで終わりにする」と本人は延命しない選択，介護者は延命を望んでいて，夫婦の意見はいつも平行線だった．

訪問看護師の立場としては中立で家族に寄り添いながらも，本人の意思を尊重する．

本人の気持ち，妻の気持ち，子供の気持ちをそれぞれに傾聴する時間を持った．

息苦しさが出てきて夜間のみNPPVを装着していたが，気管切開はしないと決断し24時間NPPV装着となる(食事が摂れない，吸引の時にマスクを外すと苦しい，口腔からの吸引では気管までの痰が吸引出来ない為，鼻腔から頻回に吸引)そんな状況の中，娘さんが10年間不妊治療をしていて，双子を妊娠したと朗報が入る．

K氏「孫の顔を見るまで生きたい」あと10ヵ月．

今からは胃瘻は造設できないので，CVポートより栄養を補給するために病院へ行く．「あなた

は延命しないとカルテに以前サインしましたよね．ポートの造設はできません」と医師に言われた．奥様が泣きながら私に電話をしてきた．

人の心は揺れ動くもの．最期のその時まで意志が変わってもいいのではないか．

在宅医に相談して，他の病院に頼んでいただきCVポートを造設した．

双子の孫が誕生しK氏の家に逢いに来た．笑顔で小さな小さな手にタッチして（いかにも人生のバトンタッチをするように）．

「ありがとう」，「もうこれでいい」と小声で言って満足して一週間後に旅立たれた．

事例2

K氏：60代男性　独居　ALS30例目

夜間のみNPPV使用となる．今はマスクを自分で装着できるが，手が使えなくなったらどうなるのか…．

一人暮らしも限界になる．「年金生活でお金がないから，施設には入居できない，病院には入院させてもらえない，俺が死んでも誰も悲しむ人が居ないから，いつ死んでもいい」と訪問看護に行くたびに言っていた．「私がシェアハウスを造ろうと思っているけど，そこで24時間介護することができれば，そこに来ますか？」と問うと，「生きられるものならまだ生きたい」，「一緒にどこへでもついて行くよ」シェアハウスに入ったK氏は毎日が楽しかったが，やがて呼吸が苦しくなり，食事が出来なくなった．「呼吸器をつけて生きたい」と決断する．「気管切開して呼吸器をつけて落ち着いたら旅行に皆で行こうね」と約束して入院した．まだきっと食べられるはずと判断して，喉頭気管分離術をすることにした．

入院して，1週間が過ぎて手術の予定など何の連絡もないので病院へ行くと，「あなたは，気管切開はしない，胃瘻も何もしないと言っていたので，気管切開はできません．麻薬を使って呼吸が楽になる方法があると医師に説明を受けた，だから俺は死ぬしかない，手も足も動かなくなって声もでない状態で旅行に行って何が楽しいと，医師に言われた」と元気のない声でK氏は私に言った．

「気管切開をして呼吸器装着して生きたいから，先生にそう言ってくる」と意気込んで病院へ行ったK氏，それを医師は受けて入院になったはずなのに…．

病院にこのままいたら，K氏の命は消えて亡くなる．一度退院させて再度意思を聞くことにした．

ほんとに自分の命をここまでにしたいのか？

「まだ死にたくはない，せめて東京オリンピックを観てから死にたい」，「呼吸器を装着したい」二度目の決断．他の病院で喉頭気管分離術をした．退院時，迎えに行った介護タクシーの中で「呼吸器を付けていることを忘れるくらい呼吸が楽，気管切開をして良かった」退院してきた日は，にぎり寿司を1.5人分，次の日は焼き肉を完食され大好きな焼酎も呑まれて満足されていた．

意思決定をどのタイミングで，誰がどのように支援していくかで，その人の人生も変わる．

文　献

1) 厚生労働省：補装具費支給制度の概要.〈http://www.mhlw.go.jp/bunya/shougaihoken/yogu/gaiyo.html〉

2) Connolly S, Galvin M, Hardiman O：End-of-life management in patients with amyotrophic lateral sclerosis. Lancet Neurol 14：435-442, 2015.

3) Oliver D, Campbell C, Sloan R, et al.：End-of-life care and decision making in ALS/MND：A cross-cultural study. Amyotroph Lateral Scler 8：13-15, 2007.

4) Brown R, Dunn S, Byrnes K, et al.：Doctors'stress responses and poor communication performance in simulated bad-news consultations. Acad Med 84：1595-1602, 2009.

5) Gama G, Barbosa F, Vieira M：Personal determinants of nurses' burnout in end of life care. Eur J Oncol Nurs 18：527-533, 2014.

6) Foley G, Timonen V, Hardiman O：Exerting control and adapting to loss in amyotrophic lateral sclerosis. Soc Sci Med 101：113-119, 2014

7) Foley G, Timonen V, Hardiman O：Understanding psycho-social processes underpinning engagement with services in motor neurone disease：a qualitative study. Palliat Med 28：318-325, 2014.

（脳神経内科医の視点：荻野美恵子／看護の視点：花井亜紀子／
介護の視点：早田　榮／リハビリの視点：早乙女貴子／
臨床心理士の視点：植松美帆，櫛谷美華／MSWの視点：植竹日奈／
コラム：冨士惠美子）

9

もの・ひと・お金　そして
生きる場所～社会資源について

社会資源とは何か

　社会資源というと，介護保険や障害年金，指定難病についての特定医療費などの「制度」を思い浮かべるだろう．しかし本来，この言葉の指す範囲はもっと広い．制度になっていなくても，その人が社会的存在として生きていく上で手に入るもの，人，お金，環境などすべてを社会的な資源，社会資源ととらえてみよう．例えば，息子さん夫婦が多忙で通院に付き添えないときに，隣の家のお孫さんが学生で時間があるから一緒に行ってくれるなどという場合（地域社会の力である．こういう力がどんどん失われていっているのは事実だが），この若者も立派な社会資源である．その人の生活，生きる手段を，なにも行政サービスや制度の枠だけにはめて考えることはないのである．

難病ロードマップ

　患者と家族を支える仕組みは，医療，福祉，介護の複数の分野にわたって多くの制度，組織がある．大枠での仕組みを示した「ロードマップ」を参考に，身近な社会資源を探してみてほしい．1面（**図9-1**）で制度や組織の名称，2面（**図9-2**）ではそれらのおおまかな機能を示している．

制度は生き物

　社会福祉，社会保障の制度は生きている．つまり常に変化しており，同じ姿でいてくれる時間は長くはない．多くの制度やサービスが国から県，県から市町村に権限委譲されており，さらに市町村によってその運用解釈が異なったりするので，この制度はこうなっているということを一般論として説明するのはとても難しいのが現状である．つまり，その都度情報収集をし，行政窓口や担当部署と相談しながら該当する制度を探し出すことが必要になってくる．市町村のホームページには，制度についての概略が掲載されている．県についても同様である．厚生労働省のホームページを見れば，それらの制度が根拠とする法律，政令，通知を探し出すことができる．これらを手掛かりに，患者（利用者）に必要な制度を手繰り寄せていく．

図9-1　難病ロードマップ（1面）

①病院，⑨地域の診療所

医療機関は，急性期病院（治療を行う病院），療養目的の病院（安定期に必要な医療を行い急性期の治療は担当しない），診療所（自宅や施設などでの生活を支える，往診なども行う）などの役割分担をしています．

医師，看護師の他にリハビリテーションのスタッフ（理学療法士，作業療法士，言語聴覚士），臨床心理士なども，それぞれの専門の立場で相談を聞いてくれます．

病院には，病気になったことで生じる生活上の悩み（治療費，療養の場所，介護について，など）の相談を受ける医療ソーシャルワーカーが配置されていることも多いです．

・レスパイト入院とは

日常生活にさまざまな医療行為が必要となった場合，患者さんの体調管理と療養方法の見直しのために行う短期間の入院のことです．「地域包括ケア病棟」のある病院などでも受入がある場合があります．主治医や医療ソーシャルワーカーに相談してみましょう．

②セカンドオピニオン

現在の主治医以外の医師があなたの治療についてどう考えるかを聞いてみることをセカンドオピニオンと言います．

現在の主治医からの「診療情報提供」が必要なので，まずは現在の主治医に相談してみましょう．

病院の中にセカンドオピニオンについての窓口が設けられていることもありますので探してみましょう．

⑧ハローワーク

病気の治療をしながら，就職先を探すのは，健康な時とは違った悩みも多くあります．

ハローワークでは状況をお聞きしながら適切な職を探すのをお手伝いします．

難病で療養されていることを窓口でおっしゃってください．

③保健福祉事務所保健師

保健福祉事務所（保健所）には難病を担当している保健師がいます．

治療について，療養生活についてなどさまざまな分野の相談をお聞きしています．

⑩市町村保健師

市役所，町村役場にも保健師がいます．

役所の部署（福祉や介護の担当など）と連携をとりながら相談をお聞きしています．

⑪市町村福祉担当窓口

難病の患者さんは福祉サービスの制度利用をすることができます．

状況によっては「身体障害者手帳」を取得できる場合もあります．

なお，福祉や介護のサービス利用については，病院の医療ソーシャルワーカーにまず相談してみましょう．

病状について把握したうえでそれぞれの窓口と連携して相談にのってくれます．

⑫市町村介護担当窓口

病名に関係なく65歳から，難病の一部は40歳から介護保険を利用することができます．利用するには市町村窓口に申請して介護度の認定を受けることが必要です．

④難病相談支援センター

各県に設置されています．難病の療養や生活上の悩みなどの相談をお聞きしています．

⑤難病医療ネットワーク

難病の治療を行っている医療機関の相互の連絡を促進して，入院できる病院を探すなどの調整を行っています．

⑥患者会

病気によっては同じ病気の患者さんやご家族が患者会活動をしている場合があります．

病院のソーシャルワーカーや難病相談支援センターに聞いてみましょう．

⑬介護保険ケアマネージャー

介護保険サービスを利用する場合サービス利用について相談するのがケアマネージャーです．

包括支援センター，市町村で指定された居宅介護支援事業所などが窓口になります．

⑯介護保険各種事業者

介護保険で利用できるサービスはいろいろあります．訪問介護（ヘルパー），訪問入浴，デイサービス，通所リハビリ，訪問リハビリ，福祉機器（車いすなど）の購入やレンタルなど．

サービス利用はケアマネージャーが調整しますのでどこにどんな事業者があるかケアマネージャーに相談してみましょう．

⑮福祉機器や医療機器の業者

車いすや電動ベッド，てすりやスロープ，段差解消などの住宅改修，人工呼吸器や酸素吸入の器械，病状によっては福祉機器や医療機器が必要になる場合があります（もちろん病気によってその必要性は違いますので，どのような道具が必要になるかは主治医に聞いてみましょう）．そのような器械を専門に扱う業者を病院やケアマネージャーから紹介してもらいましょう．

**⑲障がい者総合支援法
相談支援専門員**

障がい者総合支援法のサービス利用の対象となる方の相談をお聞きします．

**⑳障がい者総合支援法
各種事業者**

介護保険同様，さまざまなサービスがあります．

移動支援など，介護保険にはないサービスもありますので，市町村窓口や⑲の相談支援専門員に相談してみましょう．

⑭入所施設

自宅での療養が難しくなった時，

介護保険や障がい者総合支援法などによる入所施設の利用を検討しなくてはならないかも知れません．病状や必要な介護の内容について入所要件がいろいろありますのでそれぞれの制度の窓口や病院のソーシャルワーカーに相談してみましょう．

⑰訪問看護ステーション

看護師が訪問して，状態観察や療養の相談，一部の医療行為や身の周りの看護を行います．

主治医から訪問看護師に「指示」をすることが必要ですので，主治医に相談してみましょう．

⑱訪問リハビリ事業所

理学療法士，作業療法士，言語聴覚士などのリハビリスタッフが自宅でリハビリを行います．

どのようなリハビリをしてもらうかを主治医を相談しましょう．

⑦インターネット

インターネットでさまざまな情報を集めるのも有効な方法です．

難病は病状に個人差が大きい病気も多く，一般論があなたの状況にあてはまるとは限らないので，インターネットで得た情報について主治医など，あなた自身についてよく知っている担当者と話し合ってみることが大切です．

まつもと医療センター　植竹日奈　　2017.9Ver.

図9-2　難病ロードマップ（2面）

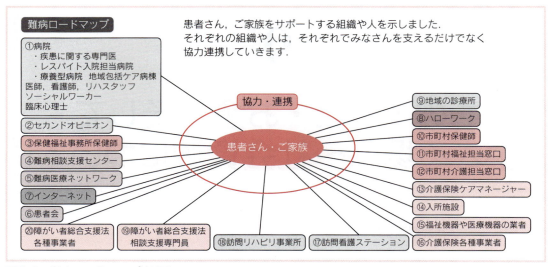

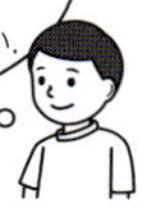

制度をうまく使うために必要なこと

　制度をうまく使うために最も大切なのは，制度を熟知していることではない（ある程度は，例えばこの項の後半に記載することくらいは理解していると楽だが）．当たり前だが，どれほど制度を知っていても，その人に必要なことが何かを的確に評価できなければ有効な活用はできない．まず，その人に必要なことは何かを，制度の枠やサービスの供給状況に縛られず，明確にすることである．例えば介護保険は多くの仕組みをもち，いろいろな状況に対応できる可能性があるが，だからといって，具体的な見通しや戦略がないのにとりあえず介護保険を申請するというのでは患者（利用者）の真のニーズからずれた対応になってしまうこともある．守備範囲にこだわらず，制度ありき，ではなく，とにかくこれが必要，このことを実現してくれる仕組みはどれか？お金を出してくれる仕組みはどれか？と探していくほうが，膨大な量の社会資源について情報収集をし続けるより効率もよい．自分の「守備範囲」にこだわらないことも大切である．たとえば，長時間の見守りが望ましい状況に，ヘルパー利用だけでは不十分な場合，長時間，慣れたスタッフに支えてもらう方法として，小規模多機能型居宅介護の利用がある．ところが，小規模多機能型居宅介護を利用するとケアマネジャーも交代するので，現在のケアマネジャーからは利用提案しにくいようである．自分の役割が終わることになっても，その人に必要ならば提案する，そういう発想をもつためにも患者・利用者の真のニーズをアセスメントすることは重要なのである．

　次に必要なのは説明し，交渉するコミュニケーション能力である．行政窓口担当者の多くは医療従事者でも介護サービス提供者でもないため，患者や利用者の状況を実際に見る，知る機会はあまりない．行政の窓口担当者の知識と患者（利用者）の状況が一致するような説明ができないと，制度がそこにあるのに辿りつかないこともある．そして，「あきらめない」こと，つまりここで「それは対象になりません」と言われてすぐにあきらめないことである．なぜ対象にならないか，根拠を求める．窓口担当者に説明を求めるだけでなく，形になった，明確になった文言での根拠を提示するようにお願いする．制度活用は法に基づいた市民の権利であり，根拠は明確なはずである．このようなアプローチから，行政担当者が再検討してくれる可能性はおおいにある．

お金のこと〜今がそのとき，という考え方について

　サービス提供をする場合，少しでも経済的負担を軽くしようと考えることは必要であり，不必要な出費を強いることはないが，その人が老後のためにためてきたお金に何がなんでも手をつけてはいけないわけではないであろう．制度は使えないし，高額だが，どうしますか？　という提案はちゃんとしなくてはいけない．

　多くの人は「いざというとき」のためにある程度の備えをもって生活している．保険をかけたり，貯金をしたりである．患者（利用者）にとって神経難病に罹患するということは多くの場合，この「いざというとき」である．介護について，医療について，患者は今こそ，その備えを使うべきなのかもしれない．社会資源を考えるとき，公的な制度や仕組みで，できるだけ負担を少なくして，と考えるのはもちろん大切だが，その範囲に限定して考えるのではなく，患者（利用者）がもっている資源を使う，

患者（利用者）にとっては今がそのときかもしれない，と考えることも必要なのである．例えば，視線入力によるコミュニケーション機器が望ましいとなったとき，自治体で支援できる金額では機器の費用すべてを賄えないことが多い．数十万円の自己負担が出てしまう，とわかったときに，そんなに自己負担が出るなら無理と支援者があきらめてしまってはいけない．数十万円の自己負担があるが，どうしますか？と選択肢を提示することが大切である．患者（利用者）にとって，それが必要なら，いざというときにためていたお金を出すことを決心するかもしれない．もちろん，そんな蓄えなどもっていない状況で泣く泣くあきらめるということもあるだろう．結果がそうであったとしても，支援者が患者（利用者）の財産のすべてを把握できるわけではなく，つまり支援者が患者（利用者）の選択肢のすべてを理解し，判断できるわけではない以上，支援者の判断で選択肢を奪ってしまってはいけないのである．有償ヘルパー，有料老人ホームなど，行政窓口で扱わない（つまり公的制度ではない）社会資源についても十分な情報提供をすることが大切である．

最大の資源は「ひと」〜詳しい人を探そう！

神経難病に多く関わっており，経験ももち，さまざまな状況に対する知恵をもっている人が地域に何人かはいるはずである．病院のソーシャルワーカーはその守備範囲が医療から福祉までと広いので，神経難病を扱う病院のワーカーにはまずアプローチしてみよう．難病相談支援センターの相談員や地域で長く活躍している訪問看護師，保健所の保健師などにもあたってみよう．福祉制度までとても詳しいスーパードクターに出会えることもある．とはいっても，この職種なら大丈夫，というアドバイスにはなかなか難しい．どの職種にもいわば当たり外れはあるのが現実である．職種は問わず，「当たり」の人を探し出そう．探し出すためには，とにかくまず電話をかけたり，訪ねていったりしてアタックし，そして最後まで質問することである．わからないことを残さずに，自身が理解できるまできちんと質問し，教えてもらうことである．コミュニケーション能力がここでも問われることになる．そんなふうに続けているうちに，あなた自身が頼れる社会資源に成長しているに違いない．

医療的ケア

神経疾患の大きな特徴は人工呼吸器管理，吸引，経管栄養，浣腸などの本来医療職と本人（家族は本人と同義とみなされる）にしか許されない処置（医療的ケア）が頻回になることである．介護施設や福祉施設，療養型病床，在宅療養においては，医療的ケアを行うことができるのは，本人，家族，医師，看護師，一部のリハビリスタッフに限られる．しかし，介護施設，福祉施設にはこれらの職種の配置は薄く，夜間は不在の施設もある．特にネックになるのが人工呼吸器管理と吸引である．医療機関である療養型病床においても頻回の吸引の対応が可能なだけの配置があるとはいえず，吸引が頻回であるとか，気管切開後，人工呼吸器管理がある患者は受け入れにくいことが多い．在宅療養においては訪問看護師はこれらの処置ができるが，ヘルパー（介護保険，障害者総合支援法）については，定められた研修を受けたスタッフが口腔，鼻腔の吸引を行うことは認められるものの気管内吸引はできない．これらの制度の制約の中で患者に必要なケアを確保するケアプランを検討する必要がある．医療職による

リスク評価，福祉職（ソーシャルワーカーやケアマネジャー，相談支援専門員）によるケアプランの検討，行政の判断が三位一体となった制度活用が望まれるところである．

生きる場所

　医療依存度の高い神経難病の患者（利用者）にとって「どこで生きるか」ということは深刻な課題である．人工呼吸管理，吸引や経管栄養などの医療的ケアが増えると，介護保険の施設では対応できず，かといって急性期病床には長期入院は不可能，しかし療養型病床でも高頻度の吸引に対応できるマンパワーはない，となり，最後に残された選択肢は在宅療養しかないという状況になりがちである．制度として唯一，長期の滞在と医療的ケアの提供が可能であるのが，障害者総合支援法に基づく「療養介護事業」であるが，まだまだ病床数も少なく，利用ができない場合も少なくない．患者が生きていくかどうかを決めるときに，生きる場所がないということがネックになることも多いのが神経難病の現実である．

　認知症の患者にとっても生活の場所は深刻な課題となる．身体機能があまり低下してない認知症患者が徘徊などの行動が頻回になると，24時間365日の見守りが必要になる．この状況は，寝たきりの患者を介護するよりはるかに過酷であり，家族も本人も疲弊しきってしまうことが多い．見守りの役割をできるだけ多くのサービスで提供することが必要になってくる．一時的にでもグループホームや老人保健施設などを利用する，小規模多機能型居宅介護を利用する，頻回にデイサービスを利用するなどの方法が必要になってくるだろう．

ひと

ポイント！ 医療ソーシャルワーカー

　医療機関において，医療職と医療に関する情報を共有しながら，福祉援助を行っている．病状や障害に関する医学的情報と患者（利用者）の生活に関する社会的情報をつなげていく．後述の人々や組織への連携窓口として，医療チームと医療機関の外のサポートメンバーとのつなぎ役としても機能する．

ポイント！ 介護支援専門員（介護保険のケアマネジャー）

　介護保険利用の際のケアプラン作成を援助する．神経難病の場合，介護保険によるサービス利用だけでは不十分な場合も多く，より広範囲の制度を扱える医療ソーシャルワーカーとの連携が重要である．

ポイント！ 相談支援専門員（福祉サービスのケアマネジャー）

　身体障害者や難病患者が福祉サービスを利用するときのケアプラン（サービス等利用計画）の作成を支援する．神経難病は病状変化があるので，ケアプラン作成においては医療との連携が大切である．

ポイント！ 地域包括支援センターのケアマネジャー

　介護保険の介護認定で要支援の認定となった利用者のケアマネジメントを行い，介護保険を利用できるようにする．虐待を疑われる場合に関わる，介護保険を超えた他の制度との調整を行うなどの役割も担う．

表9-1 末期の悪性腫瘍患者その他別に厚生労働大臣が定める疾病等

（末期の悪性腫瘍の他の疾病等）
○多発性硬化症 ○重症筋無力症 ○スモン ○筋萎縮性側索硬化症 ○脊髄小脳変性症
○ハンチントン舞踏病 ○進行性筋ジストロフィー症 ○パーキンソン病関連疾患（進行性核上性麻痺，大脳皮質基底核変性症，パーキンソン病（ホーエン・ヤールの重症度分類がステージ三以上であって生活機能障害度がⅡ度又はⅢ度のものに限る。）をいう。）○多系統萎縮症（線条体黒質変性症，オリーブ橋小脳萎縮症及びシャイ・ドレーガー症候群をいう。）○プリオン病 ○亜急性硬化性全脳炎 ○後天性免疫不全症候群 ○頸髄損傷及び人工呼吸器を使用している状態

（特掲診療料，別表第7より）

ポイント！👉 訪問看護師

医療依存度の高い患者を支えるには，訪問看護のサポートは必須である．厚生労働大臣に指定された疾病（**表9-1**）の場合，介護保険ではなく医療保険適用となる．医療保険による訪問看護は特別指示がなければ1日1回，週に3回までが原則だが，この場合，特別指示がなくても1日3回まで，週に4回以上の訪問が可能である．医療保険適用であるので，特定医療費の負担限度額の負担だけでサービスを受けることができる．高頻度の訪問を1つのステーションのマンパワーだけで担えないときは，複数のステーションが関わることができる．週に6日までなら2つのステーションで，週に7日，つまり連日訪問なら3つのステーションで分担してよい．1日に複数回の訪問の場合，同日に複数のステーションが入ることはできない．

ポイント！👉 ヘルパー

介護保険による利用と福祉サービスによる利用がある．介護保険を利用できる人の場合は介護保険利用が福祉サービス利用に優先する．介護保険の限度額内での利用では足りないとき，福祉サービスを利用できるかどうかは市町村の判断によるところが大きい（利用できないとする根拠はないが，利用できないとする市町村は多いようである）．福祉サービスには重度訪問介護という方法もあるが，介護保険利用か福祉サービス利用かどちらかのみしか認めない方針の市町村もあり（重度訪問介護を利用すると介護保険サービスとしてのデイサービスは利用できなくなる，など），どのように利用するか検討が必要である．医療的ケアについては一定の研修を受け，事業所が届け出た場合，限定的に（吸引は口腔，鼻腔まで）行うことができる．

ポイント！👉 訪問リハビリ

1章-D「運動失調・不随意運動」（p.42）を参照．

ポイント！👉 薬剤師（在宅患者訪問薬剤管理指導）

医師の指示により，薬剤師が自宅に薬剤を持参し，薬剤についての指導を行う．薬の服用について，また副作用についてなど適宜相談できる，院外薬局から大量の薬剤や栄養剤を自分で持ち帰る必要がなくなる，などのメリットもある．医師が院外処方に，指示を記載すればよい．

ポイント！👉 成年後見人（法定後見・任意後見）

判断能力の不十分な場合に本人を保護するために，本人のために法律行為を行う（後見），または法律行為を助ける（補佐，補助）．財産管理，療養上の手続きなどを行うが，実際の看護，介護を行うことは課せられていない．医療上の同意を代行する権限もないことに注意する．

ポイント！👆 日常生活自立支援事業

認知症，精神障害などで判断能力が低下した場合の支援である．福祉サービスの利用手続きや金銭管理の代行などを行う．

支援者のいる組織

ポイント！👆 難病相談支援センター

各県に設置され，難病に関する相談全般を受け付けている．患者や家族からの相談だけでなく，ケアマネジャーや訪問看護師や行政窓口など，患者に関わる幅広い関係者にとっての相談窓口でもある．

ポイント！👆 市役所，区役所など自治体窓口

介護保険，障害者総合支援法に基づく福祉サービスなどの利用窓口である．これらの法律運用の上での多くの権限が市町村に委譲されているので，自治体によって対応のバリエーションがある．医療費助成の窓口の場合もある．

ポイント！👆 保健福祉事務所（保健所）

難病担当の保健師が患者を個別訪問するなどして関わる．医療費助成の窓口でもある．

ポイント！👆 社会福祉協議会

認知症に伴う生活障害への援助（日常生活自立支援事業）や成年後見人制度利用への援助，ボランティア組織の運営，生活福祉資金の貸付など，地域に密着した福祉事業を運営している．介護保険ケアマネジャーの事業所（居宅介護支援事業所）やヘルパー事業所を併設していることも多い．

ポイント！👆 患者会

活発に活動している患者会も少なくない．患者同士だからこそ理解できるさまざまな悩みの受け皿となり，患者・家族を支えている．

もの

ものの手に入れ方，住宅改修については，1章-A「筋力低下総論」（p.5）を参照．

お金（医療費）

ポイント！👆 国民健康保険，職域保険，後期高齢者医療制度

皆保険制度で原則としてすべての人が加入している．退職するときに職域保険（協会けんぽ，組合，共済など）を任意継続するか，脱退して国民健康保険に加入するかは保険料を比較して決めればよい．

ポイント！👆 特定医療費（指定難病）

難病医療法（難病の患者に対する医療等に関する法律）施行によって対象疾患は大幅に広がったが，医療費助成の仕組みも大きく変わった．すべての疾患に助成対象となる基準が設けられ，一定以上の重症度や診断基準を満たさなければ対象とならなくなったので，申請時には基準をしっかり確認し，適用となるか検討しなくてはならない．また，特定疾患治療研究事業では，院外処方による薬剤費や訪問看護費用は，自己負担区分にかかわらず負担なしだったが，新制度になって，これらも負担区分に含まれるようになった．高齢者でもともと1割負担の場合などは利用するメリットがない人も増えている．住民票，所得証明などの書類をそろえ，個人票の作成費用を負担

9 もの・ひと・お金 そして 生きる場所～社会資源について 229

して申請した結果，メリットがないということにならないよう，主治医の所属する医療機関の医療ソーシャルワーカーとよく相談することをお勧めする．

なお，人工呼吸器にかかわる「在宅人工呼吸療法指導管理料」については3章-D「気管切開による人工呼吸（TPPV）」〈p.102〉の項目を参照．

ポイント！👆 重度心身障害者医療費助成制度

身体障害者手帳，精神保健福祉手帳，療育手帳などの対象となっている障害者の医療費自己負担分を助成する障害者制度．市町村によって対象者，所得制限などに違いがある．

■ 収入を補う

ポイント！👆 傷病手当金

協会けんぽ，組合，共済などの職域医療保険による所得補償．3日間の待機期間（雇用主から報酬が支払われない期間）の後，4日目から支給される．在職中に支給開始されれば，退職（医療保険の資格喪失）後も，支給開始から1年6ヵ月は受給資格があるので，在職中に待機期間を完了し，支給開始しておくことが大切である．

ポイント！👆 失業保険

「働けるが職がない」状況が支給対象なので，病気や障害で働けないことが事由で退職した場合（傷病手当金受給中など）は対象にならないことに注意する．

ポイント！👆 障害年金

65歳までに発症し，障害認定日（原則として初診日から1年6ヵ月後）に障害の程度が基準に該当する場合受給できる．国民年金の場合，障害年金2級が老齢年金と同額である．初診日や障害の程度の確認，事後重症についてなど，さまざまな要件がある．病状や予後の見通しについての個人情報と制度をすりあわせる必要があるので，病状や障害の度合いなどの医学的判断についての情報を医師や医療ソーシャルワーカーに確認した上で，市町村窓口や年金事務所に相談する．

ポイント！👆 特別障害者手当

重度の障害が重複する障害者が対象．所得制限がある．長期に入院，もしくは施設に入所すると支給停止される．

ポイント！👆 生命保険

重度の障害の状態になった場合などの契約内容を確認し，有効に活用したい．

ポイント！👆 生活保護

憲法に謳う「健康で文化的な最低限度の生活」を国の責任において守る制度である．財産，収入などが最低限度とされる一定の状況以下になったときに，一定の状況にまで保障する考え方である．最近の運用として，1つの疾患に一医療機関の受診しか認めない傾向があり，複数の診療科や専門医の受診を必要とする難病患者が十分な受診ができない場合が出ている．病状や受診の必要性について行政に説明して，複数医療機関の受診を認めてもらうなどの支援が必要となる．

ポイント！👆 その他

ボランティア組織，患者自身が組織したケアチームなどが患者を支えている例は多くある．法律や制度に基づいた組織や人だけでなく，患者を囲むすべての環境が患者の社会資源となりうるのである．

「福祉のかかわり」を担う法律・制度

難病患者の生活の困難さを支える制度，特に介護やケアを支える制度としては介護保険法と障害者総合支援法がある．介護保険法は原則65歳以上が対象であり，40歳以上は指定された特定疾病については対象となる．指定された疾病でない40歳未満の場合は介護保険は使えず，障害者総合支援法を利用することになる．

ポイント！☞ 難病医療法

2014年に成立し，難病医療についての医療費助成，調査研究の推進，療養生活環境整備事業の実施を骨子とする．難病を「発病の機構が明らかでなく，治療方法が確立していない希少な疾病であって長期の療養を必要とするもの」と定義し，331疾患（2018年4月現在）を指定難病として医療費助成を行う．全国的な取り組みとしては難病医療支援ネットワークとして各分野の学会，国立高度専門医療研究センター，難病研究班が診断の補助や治療に関する情報提供，きわめて希少な疾患に関する問い合わせ，特定の機関でのみ検査可能な疾患の検体送付や患者の紹介を行う．療養生活環境整備事業としては，難病相談支援センター事業，特定疾患医療従事者研修事業，在宅人工呼吸器使用特定疾患患者訪問看護治療研究事業を都道府県が行うことができるとする．

ポイント！☞ 介護保険法

原則として65歳以上で介護が必要になった場合，認定された介護度に応じてサービス利用対価に対して援助がある．筋萎縮性側索硬化症，パーキンソン病，脊髄小脳変性症，多系統萎縮症，認知症の一部など，一部の神経難病は40歳から利用できる（2号被保険者）．対象はヘルパー（訪問介護），デイサービス，通所リハビリ，福祉用具の給付やレンタル，ショートステイ，家屋改修の一部への援助，小規模多機能型居宅介護（デイサービスを行う事業所での宿泊，デイサービスでのスタッフによる訪問介護などが特徴．費用負担が出来高でなく包括であり，高頻度のデイサービス利用や事情に応じた宿泊を利用したい場合有効なサービスである），グループホーム（認知症の状況の利用者を対象とした小規模の施設），特定施設（有料老人ホームの一部），介護老人保健施設，介護医療院，介護老人福祉施設（特別養護老人ホーム）などである．

ポイント！☞ 障害者総合支援法

身体障害，精神障害，知的障害，そして難病のある人々を障害の種類にかかわらず総合的に支援する目的で整備された法律である．補装具（上下肢装具，スプリングバランサーなどの装具，座位保持装置，車いす，電動車いす，重度障害者用意思伝達装置，義眼，眼鏡，歩行器，盲人安全杖，歩行補助杖）は，更生相談所の判定が必要なものと市町村で決定できるものがある．日常生活用具（ベッド，頭部保護帽，吸引器，ネブライザー，酸素飽和度測定器など）については更生相談所の判定は必要なく，市町村の判断で支給される．その他，ヘルパー（居宅介護），就労支援，グループホーム，療養介護事業などの施設入所支援，タイムケア事業，移動支援，地域移行支援などのサービスがある．原則としてこの法律より介護保険の利用が優先される．たとえば，車いすが必要な場合，介護保険を使える患者なら，介護保険の利用を検討し，車いすに特殊な機能が必要などの理由で介護保険では対応できないとなると，補装具制度が使えるということである．制度のすりあわせが困難な場合も見受けられる

ので，病状や治療経過についての個人情報を扱える医療ソーシャルワーカーと行政が十分に連携することが有効な利用の鍵である．

ポイント！👉 就労支援

ハローワークに難病患者就職サポーターが配置され，難病相談支援センターなどと連携しながら病状の特性を踏まえた就労支援，就労継続の支援を行っている．地域障害者職業センターにおける職業リハビリテーション，ジョブコーチ支援，障害者就業，生活支援センターでの支援などを活用し，仕事と治療の両立を支援していきたい．その際，本人の病状や見通しについての正しい情報に基づいた支援を行うために，主治医との連携を行う．つなぎ役でもある病院ソーシャルワーカーに相談することも大切なプロセスである．

（植竹日奈）

10

就労支援

就労支援の意義と支援枠組み

　神経疾患を含め，治療をしながら働く人への就労支援は，労働，教育，福祉，生活，保健，医療分野などの多様な専門支援機関に加え，家族，患者会やNPO組織などフォーマル／インフォーマルを問わない支援ネットワークを構築し，それぞれの専門性を活かした支援が必要となる．裏を返せば多様な支援があれば働けるということで，生活補助具などの福祉分野の支援や，職業訓練，職業紹介などの労働分野の支援，さらに体調に無理なく働くための医師からの助言など多様な支援があれば職場定着も可能となることがすでに調査研究より明らかとなっている．神経系の難病患者の就労率は 42.8％で，循環器系や消化器系の難病患者と比較すると低いが，就労は不可能ではない（**表 10-1**）[1]．

表 10-1 就労支援に参考になる調査報告書および支援マニュアル

神経疾患を含む難治性疾患患者を対象とした調査研究の報告書など
1）障害者職業総合センター：難病の症状の程度に応じた就労困難性の実態及び就労支援のあり方に関する研究．調査研究報告書 No.126，2015． 2）障害者職業総合センター：難病等慢性疾患者の就労実態と就労支援の課題．No.30．1998． 3）厚生労働省職業安定局：難病の雇用管理・就労支援に関する実態調査　調査結果．2006． 4）厚生労働省難病の雇用管理のための調査・研究会：難病の雇用のための調査・研究会報告書．2007． 5）厚生労働省難病の雇用管理のための調査・研究会：難病のある人の雇用管理・就業支援ガイドライン．2007． 6）障害者職業総合センター：難病就業支援マニュアル．2008． 7）障害者職業総合センター：難病のある人の雇用管理の課題と雇用支援のあり方に関する研究．調査研究報告書 No.103，2011． 8）障害者職業総合センター：難病のある人の就労支援のために．2011． 9）障害者職業総合センター：難病のある人の雇用管理マニュアル．2018．
地域の支援機関を対象とした調査研究の報告書など
1）障害者職業総合センター：就労支援機関等における就職困難性の高い障害者に対する就労支援の現状と課題に関する調査研究〜精神障害と難病を中心に〜．調査研究報告書 No.122，2014． 2）障害者職業総合センター：保健医療機関における難病患者の就労支援の実態についての調査研究．資料シリーズ No.79，2014． 3）障害者職業総合センター：難病患者の就労支援における医療と労働の連携のために．2014． 4）障害者職業総合センター：難病のある者の雇用管理に資するマニュアルの普及と改善に関する調査研究．2018． 5）障害者職業総合センター：難病のある者の雇用管理マニュアル．2018． 6）障害者職業総合センター：地域関係機関・職種の連携による　障害者の就職と職場定着の支援．2019．

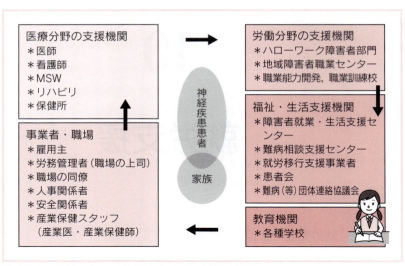

図10-1 地域における神経疾患患者の就労支援ネットワーク

　しかし，神経系難病の多くが進行性や再燃性を有し，無理による症状悪化が病気の進行を早める側面を併せもつ．そのため，支援者や健康管理を要する労働者は，患者や家族，ハローワーク支援担当者，職場の上司などに対し，医師は病態や治療内容の説明，働きながらの健康管理への助言，体調に無理のない労働かどうかの医学的な見解を求められる．また，難病患者全体の就労支援は，仕事と健康管理の両立支援であるため，医師などの医療者を含む支援ネットワークの構築が支援の前提となる（図10-1）．

　さらに近年，国連総会での障害者権利条約の採択[2]，障害者基本法の改定（2011年）により障害者の定義が，心身機能の障害だけでなく，社会的障壁により継続的に日常生活，社会生活に相当の制限を受ける状態にあるものとされ，地域社会における共生を目指し，雇用の促進（第19条）や職業相談等（第18条）を含め，15の基本的施策が盛り込まれた[3]．加えて，『障害者に対する差別の禁止に関する規定に定める事項に関し，事業主が適切に対処するための指針（障害者差別禁止指針）』と，『雇用の分野における障害者と障害者でない者との均等な機会若しくは待遇の確保又は障害者である労働者の有する能力の有効な発揮の支障となっている事情を改善するために事業主が講ずべき措置に関する指針（合理的配慮指針）』が制定され[4]，2016年4月より義務化されるなど，障害者の社会参加を保障する制度が整いつつある．

　以上から，就労支援は当然行われるべき基本的な支援であり，治療をしながら働く患者への支援を労働，生活，福祉，教育分野など関係支援機関や支援者とともに担うことが求められている．

神経疾患と診断されたときの支援

　多くの神経系難病は希少性，難治性をもち，TV番組や一般雑誌からの重症イメージ，家族，職場の同僚からも「仕事はよくなってから」と言われ，診断と同時に退職

を申し出るケースが後を絶たない．最近10年間の難病に関連した離職は，神経系難病では36.2％に及び，離職者の約半数が就職活動をするものの新規就職・再就職は40％程に留まっている．特に治療やその後の生活の見通しも立っていない診断告知前後は，「難病＝寝たきり」，「難病＝働けない」という先入観から，誰にも相談せずに退職に至るケースが少なくない．医療者は，病初期においても可能な範囲で病態や治療の見通しを可能性として伝えるとともに，同病をもちながら働く人もいることや，医療のみならず支援者（機関）が支えることを伝え，性急な判断を止めることが先決である（図10-1）．

ポイント！ 今は重要な判断をするときではない

診断前後の混乱している時期には，判断を先延ばしにすることを提案する．深刻な障害や症状が残る可能性がある場合や，職場への迷惑を鑑み，早い時期の決断が必要と本人が考える場合でも，「今は判断はしないこと」を，診断告知と同じタイミングで本人や家族に伝える．

ポイント！ 「働く」意識を途絶えさせない

同病者たちが多く就いている職種や働き方に特徴があることを伝え，仕事と健康管理の両立に関する情報を得るための支援者（機関）を紹介する．例えば，同病者が集う患者会や，難病相談支援センター，障害者就業・生活支援センター，各都道府県の難病（等）団体連絡協議会に加え，障害者の労働を支援する専門家であるハローワークの障害者部門などがある（図10-1）．ここでは何よりも患者が「この病気をもちながらでも働ける」と認識することが重要である．

発病により，これまでの働き方が難しくなると予想される場合は，アルバイトやパートでの就労も可能であることや，福祉的就労という考え方も含めた説明が必要となる．短い診療時間では丁寧な支援ができないため，外来看護師やMSWにつなぎ，専門的な支援に結び付ける．

診断告知前後に主治医にお願いしたいこと

診断告知前後の混乱期における性急な離職を防ぐためのポイントをあげる．
1) 生活上の問題として告知する．
2) 生活費や治療についてMSWに相談することを勧める．
3) 仕事や生活に関する相談先をもつことを勧める．
4) 絶対に一人で考えない（孤立無援にならない）．

神経系難病の診断告知後は，精神的なショックなどを鑑み，慎重に患者の反応を観察しながら行われ，その後も丁寧なケアがなされている．過酷な身体や精神機能障害の説明に加え，難治性，進行性を伝えた後に，おまけのように「仕事は辞めないでください」と伝えたところで，患者の頭の中には残らない．そのため，生活状況の確認から診断告知を進めることを提案する．伝え方の工夫として，目の前の患者の就労を含む生活の大枠を聴き取る．その上で，「（検査結果の説明後）○○という疾患にかかっていることがわかりました．まず△△という治療をするために，これまでの□□のような生活は，当分難しくなります」，「仕事は◇◇でしたね．相談できそうな方はいますか？」，「将来的に仕事内容や働き方を見直すことが必要になると思います．今，早急に辞める必要はありません」，「生活に関して一緒に考え，支援してくれる人はいますか？ 経済的支援サービスもありますので，MSWに相談してください」などと，生活変化は支援により対処できると認識い

ただくことが重要である.

　最後に,「次回の診察日は○月○日でしたね. お待ちしています」と, 付け加えてほしい.

　特に神経系難病の治療医は, 他の領域の難病治療医よりも就労支援を行っていると回答した割合が高い. しかしながら, それが診断告知と同時に行われているわけではない. 神経系難病の罹患はそれ自体人生に大きな影響をもたらすが, 診断告知前後の医師による助言もまた, その後の生活の質に大きな影響をもたらすことを念頭に置いてほしい.

治療により長期入院／自宅療養を要する場合の支援

ポイント！ 就業規定などの確認と窓口となる人を決める

　長期入院の場合, 患者は勤務先のルールに従った手続きが必要となる. 普段は目にしない就業規則や人事規定などでルールを確認すること, 人事・労務関係および入院中などに, インフォーマルに職場や仕事の様子を確認できる同僚などをあらかじめ窓口として決めておくと必要に応じ職場や仕事の状況を確認でき, 職場復帰の準備ができる. なお, 仕事と健康管理の両方を安心して相談できる産業保健スタッフ（産業医や産業看護職）がいる場合は, 検査の段階から相談することを勧める.

　療養中は, 病人になりきらないよう, 患者は, 負担にならない範囲で定期的に職場の窓口担当者や同僚に治療や病状を報告しながら仕事や職場の情報も得る. これは患者, 職場の双方が前向きな職場復帰の取り組みにつながることに加え, 労働者（社会の担い手）としての尊厳を守ることにもつながる.

　医療者は, 病室訪問時,「仕事や職場の対応などは大丈夫か」と尋ね, 問題がありそうな場合は難病相談支援センターや, 障害者就業・生活支援センター, ハローワークなどに相談するように伝える.

ポイント！ 診断書など病気開示時の守秘に留意する

　長期の入院や自宅療養が必要となった場合は, 診断書の提出を求められる. その際には, 病気に関する情報の扱われ方や漏えいについて, 本人と充分に話し合い, 情報がどこまで広がるかの確認をしながら, ときには病名を伝えることは控え, 症状や障害についてのみ伝えるなど, 慎重に進める必要がある.

ポイント！ 仕事遂行や職場の人たちの立場を考えるよう助言する

　雇用主や職場は, 病気のことよりも「復帰できるのか？」,「どのくらいの期間休むのか？」,「仕事内容や働き方の変更は必要か？」など, 仕事遂行について不安を抱えている. 医療者は, 診断書などによる病気／病状開示に加え, 休みを必要とするおおむねの期間や, 症状や障害による仕事への影響の可能性についても本人, または本人が希望する場合は事業者や人事・労務管理者に説明する. これは職場復帰がスムーズに進むことにつながる.

職場復帰時の支援

ポイント！ 担当医に具体的に確認することを促す

　多くの患者は, 治療の目途が立ち始めると仕事や職場復帰のことを考え始める.

　患者は担当医に仕事復帰の目途や, 労働時間, 休息時間を含む働き方, 控えるべき仕事内容などについて尋ね, 患者自身が職場で「どのような働き方ができるか」,「ど

んな仕事ならできそうか」を考えイメージする．このイメージが具体性に欠けたり，職場の意見とそぐわない場合は，職場復帰は難しくなり，無理による病状の悪化につながることもある．患者から職場や仕事についての相談がない場合でも，医師の立場からは「職場に戻ったときに無理なく働けそうですか？」などと声をかけることが求められている．ここでの患者-医療者（医師）間コミュニケーションは，その後患者自身が職場の人たちに無理なく働くための配慮を求める場合に活用され，職場からの理解を得る基盤となる．

ポイント！👆 勤め先に就労意思や希望を伝えることを支える

「専門外のため仕事についての相談をすべきではない」と考えている医療者も多く，患者は一人で不安を抱えている．職場には長期休暇による後ろめたさもあり，積極的に職場とコンタクトをとれない場合も少なくない．一方職場は「無理／労働を強要してはいけない」と考えており，患者からの申し出を待っている．医師からは「職場復帰に関して心配はないか？」，「職場と連絡は取り合っているか？」と尋ね，勤め先に就労希望があることを伝えるよう促す．

なお，難病相談支援センターや同病の患者会，障害者就業・生活支援センターがあることを伝え，MSW に詳細を尋ねるように促すことも重要である．

ポイント！👆 職場での急変時対応を確かめる

職場での健康管理は基本的に患者自身の責任で確実に実践するものであり，職場はそれを支援するにすぎないことを伝える．その上で，症状や障害の急な悪化の可能性と，そのときの対処方法を患者や家族，必要に応じて本人の同席／了承の上，労務管理者に直接伝える．これは本人の職業準備性を高めるとともに，事業者による安全配慮義務および合理的配慮義務を助け，職場の不安を軽減することにつながる．

ポイント！👆 復帰プログラムの作成を勧める

勤め先の就業規則に則り，本人（必要に応じて家族），人事・労務管理者，産業保健スタッフ，安全担当者，担当医など関係者と連絡を取りながら復帰のプログラムを立てるように促す．事業者から患者の働き方の制限や，控える作業の内容や方法など，労働による病状の悪化を起こさないための意見を求められた場合は，それに応じる．

仕事内容の検討支援

ポイント！👆 「無理のない仕事」と「企業ニーズに応える仕事」の検討

仕事内容の検討で重要なことは，患者として「無理のない仕事」と，職業人として「企業ニーズに応える仕事」の双方を検討することにある．医療者は，患者のもつ働くイメージに沿って，無理のない仕事や働き方を提案することが求められる．他方の「企業ニーズに応える」支援は，ハローワークの障害者窓口や障害者就業・生活支援センター，難病相談支援センターなどの労働分野の支援機関への相談を提案する（**図10-1** 参照）．

ポイント！👆 能力を発揮できる仕事内容の検討

この身体で何ができるかという考えに傾倒した仕事内容の検討は，後に仕事のやり甲斐や楽しみを見いだせず，離職につながる可能性をもつ．「働きたい理由」，「あなたの強みと弱み」，「引きつけられること／やりたくないと思っていること」，「達成感や自分らしさを感じること」，「興味のあること」，「職業的知識やスキル，経験」なども

10　就労支援　　237

併せて検討することを勧める．これらの専門的，具体的支援はハローワークや障害者職業能力開発校などで行われている．

ポイント！ 無理なく能力を発揮できそうな仕事内容の検討

「実現可能と思える仕事は？」，「そのための条件は？」，「現在は無理でも，将来的にできる可能性のある仕事は？」などを，患者自身が事業者や職場の上司に伝えることが必要となる．そのために医療者は，患者および事業者／職場の上司に**図 10-1** の労働分野の支援機関の専門支援員による職業能力，職業志向と仕事のマッチングをしてもらうとよいことを伝える．

また，調査研究結果からも症状や障害種別，疾患別に就いている職種は明らかにされているので，参考にするとよいことを伝える[5]．

■ 職場での理解や配慮の確保支援

ポイント！ 雇用主や職場の不安に応える

事業主や職場は，「職場での感染可能性」，「復職や仕事による悪化可能性」，「悪化させないための職場における具体的な配慮事項」，「担当医や産業医などの詳細な意見」について，明確な意見を望んでいる．医療者は，患者に医師の話や自身の変化する体調について，患者自身が勤め先の関係者にわかるように説明することが必要であると伝える．また，患者が説明に自信をもてない時は，ハローワーク支援担当者，障害者就業・生活支援センター，難病相談支援センターに相談し，説明の練習をさせてもらうことや，勤め先に同行を依頼することを提案するとよい．

ポイント！ 勤務先に貢献するために必要な支援・配慮事項の検討

事業者や職場は，どのように協力すればよいかがわからずに不安を増幅させている．「求めたい施設改善，人的支援，雇用管理」などの合理的配慮事項，「それによって解決できる職業的課題」，「企業のメリット」，「勤務先の負担の軽減案」を，患者は労働分野，生活支援分野の支援者（機関）と相談しながら検討する．勤務先へは，患者自身または，労働支援専門家が説明するとよい．医師は，無理のない通勤や作業内容，仕事の仕方を診察時に尋ね，病状や治療に差し障るような場合は，その旨を患者自身に伝えることが必要となる．

ポイント！ 雇用管理上の課題と必要な配慮例

神経系難病患者の就労支援で最も効果のある支援は，「上司，同僚による病気や障害についての正しい理解」であり，正しい理解を得ると，移動／運搬／作業姿勢問題，指先での細かな作業問題，技術習得や書字，読書，計算など，複数の問題解決につながる．他にも「職場の出入り口の施設改善」は，休まず出勤することにつながる．このような情報を患者や労働側の支援者（機関）が，事業主や職場などを紹介できるとよい（**表 10-1** 参照）．また医師は，労働負荷が身体に及ぼす影響に関して助言するとよい．

■ 患者自身の対処スキルの向上支援

ポイント！ 症状や障害の悪化／進行経験からの学びを活かす

患者は，「症状や障害の悪化／進行のきっかけや，その兆候」，「仕事への影響」，「留意すること」，「そのときの対処法」などについて事前に整理する．医師は，「仕事

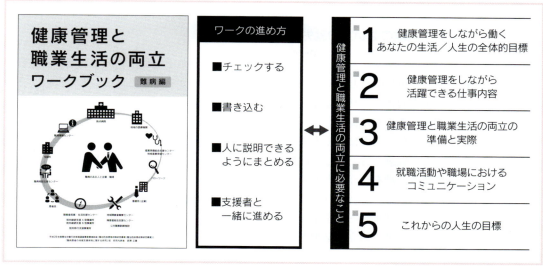

図10-2 健康管理と職業生活の両立ワークブック（難病編）
（平成29年度厚生労働行政推進調査事業費補助金（難治性疾患等政策研究事業（難治性疾患政策研究事業））「難病患者の地域支援体制に関する研究」班：健康管理と職業生活の両立ワークブック（難病編）．2018より）

への影響の少ない診療日や治療／薬の選択」，「事業主による安全配慮への意見」，「急を要さない検査や手術などの日程」，「できるだけ入院せずに治療を受ける方法」などの相談を受ける．また，病状に影響する仕事内容，職場の配慮状況，疾患の自己管理方法を確認する．

ポイント！ 職場での人間関係を豊かにする

患者は，自分の業務だけでなく，職場に貢献できることを考える．配慮を頂いたら「ありがとうございます」と，感謝の気持ちを伝えることが大切となる．診察場面においてもその姿勢をもつことを伝えることが大切となる．

これまでの業務ができなくなったときの支援

ハローワークの障害者窓口や地域障害者職業センター，職業能力開発，職業訓練校の支援を得ながら，仕事内容の検討をすることが必要である．また，雇用契約による就労が不可能な場合，就労移行支援事業所による支援を得るとよい．

さらに職場への円滑な適応を図るために職場にジョブコーチが出向き，難病のある従業員と事業主双方に職業的課題の解決に向けた専門支援を行う制度（職場適応援助者〈ジョブコーチ〉事業）なども利用できる可能性があるため，地域障害者職業センターで相談するよう伝える．

退職後の就職活動時の支援

大切なことは，患者自身が就職活動時から職場での配慮事項などを具体的に検討することを支えることである．これは就職準備→就職活動→職場定着と段階的に捉えず，就職活動時に症状や障害の変化も考慮した対策を可能な範囲で検討することが職場定着につながる．医療者は，無理のない働き方について助言するが，病態の変動，

10 就労支援 239

治療内容に応じた助言を求められる.

就労経験のない方の就労支援

就労生活経験をもたない患者が働くイメージを創る上では，家族や同病者，患者会関係者，仕事見学など日常生活場面で出会う職業人がモデルとなることが多い．そのため，医療者はキャリア発達支援も専門にするハローワークや障害者職業センターなどに相談するように促す．

また，病いとともにある人生から学んだ人を敬い大切に思う気持ちや，患者にしかわからない経験をもとにした活動など，患者であることで得たことを強みとして活かせる職業や活動を行う患者も少なからずいることを伝えることも大切である．

「健康管理と職業生活の両立ワークブック（難病編）」は，支援者（機関）と利用できる制度，研究結果の一部を紹介しながら，ステップ1〜5の5段階のステップを設け，仕事と健康管理の両立に必要とされることを具体的に記載している（**図10-2**）．難病情報センターホームページからダウンロードできるので，参考にされたい[6]．

文 献

1) 独立行政法人高齢・障害・求職者雇用支援機構　障害者職業総合センター：研究部門　研究成果等のご紹介．〈http://www.nivr.jeed.or.jp/#research〉
2) 外務省：障害者の権利に関する条約．
〈http://www.mofa.go.jp/mofaj/gaiko/jinken/index_shogaisha.html〉
3) 厚生労働省：障害者基本法の一部を改正する法律の概要（主な改正点）．
〈http://www.mhlw.go.jp/shingi/2004/06/s0604-3c.html〉
4) 厚生労働省：改正障害者雇用促進法に基づく「障害者差別禁止指針」と「合理的配慮指針」を策定しました．
〈http://www.mhlw.go.jp/stf/houdou/0000078980.html〉
5) 障害者職業総合センター：「難病の症状の程度に応じた就労困難性の実態及び就労支援のあり方に関する研究」調査研究報告書No.126, 2015.
6) 平成29年度厚生労働行政推進調査事業費補助金（難治性疾患等政策研究事業（難治性疾患政策研究事業））「難病患者の地域支援体制に関する研究」班：健康管理と職業生活の両立ワークブック（難病編）．2018.
〈http://www.nanbyou.or.jp/upload_files/fromkenkyuhan20180301.pdf〉

（伊藤美千代）

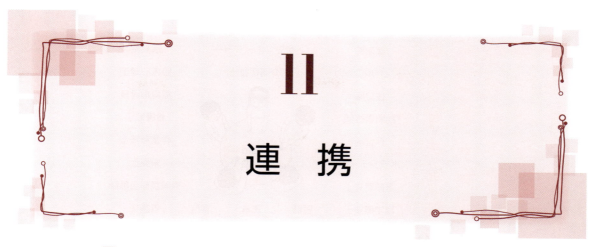

11 連携

連携とは

ポイント！ なぜ今，多職種連携が重要なのか

　近年の高齢化の影響で疾患構造は感染症，慢性期疾患から老人退行性疾患へ変化してきた．老人退行性疾患は加齢に伴い身体生理機能が不可逆的に低下した状態であり，障害を抱えた生活を余儀なくされる[1]．つまり治療モデルが医療の中心であったのが，高齢者の増加で生活モデルへシフトしてきたといえる[2]．また医療は高度化，細分化，分業化が進み，さらに医療の安全性や質の保証を高い水準で要求されるようになってきた[3]．このような状況下で，今までのような医師を中心とした専門職の在り方では対応できなくなっている．その理由として佐伯[4]は以下の3つの限界性をあげている．

1) 個人で仕事を行うことの限界性：医療技術の高度化，複雑化，細分化
2) 専門職種が縦割りで仕事を行うことの限界性：専門職の連携不足が医療事故や質の低下につながる
3) 単独の領域で仕事を行うことの限界性：医療だけでは「生活」を支えられない

　神経疾患は治療法がなく，徐々に身体機能が低下し，療養が長期にわたる．また，意思表明が困難になることで倫理的問題に悩むことも多い．このように神経疾患の医療・ケアは身体的・心理社会倫理的な要因が複雑に絡み合う．そのため医療だけでなく介護，福祉などの専門職の役割が重要であり，多職種の連携が必須となる．

　では連携とは何か．大辞林第三版（三省堂）では「連絡を密に取り合って，一つの目的のために一緒に物事をすること」とある．しかし医療・介護・福祉領域における多職種連携の明確な定義は定まっておらず[1,5]，この用語を使う人々によってさまざまな意味で解釈されている．しかしいくつかのキーワードをまとめると，多職種連携とは「複数の専門科が，それぞれの知識と技術を提供し，共通の目標達成を目指す活動（プロセス）」と定義することができる[1,2,5]．近年ではinterprofessional work (IPW) という概念が用いられることが多い．これは多職種連携，チーム医療，地域医療連携などを包括する広い概念である．

ポイント！ 多職種連携の実践における問題

　多職種連携は多くの専門職の集合知により期待以上の効果を引き出せる反面，価値・信念の対立による機能不全を引き起こす問題がある[3]．この価値の対立は個人的

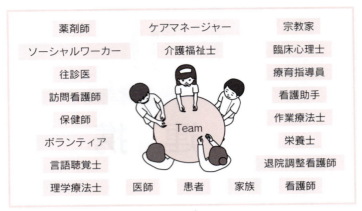

図11-1 多職種協働でのチームアプローチ

な価値や，職種や職場，社会における価値体系などさまざまである．例えば病院と地域が連携する場合，このような価値の対立はよくみられる．疾患のコントロールを目的に治療（cure）を目指す病院医療と，患者の生活を支えその人らしく生きること（care）を目的とする在宅医療の間には価値観や組織文化の違いが存在する．そのため相手に意図が伝わらず異文化コミュニケーションとなってしまい，お互いに困難さを感じることがしばしばみられる[6]．まず連携において大事なことは，この価値の対立を自覚することである[3]．この対立に気づかないまま関係を継続すると，いずれ連携が破綻してしまう可能性があるため注意が必要である．

また，連携における情報共有は重要なことであるが，情報が相手に伝達されさえすれば相互理解ができるという誤解がある．情報を相手に送信しただけでは，こちらの意図が伝わらないことは多い．受け取った情報をどう解釈するかは，受け取った側がどう意味づけるかである．ここにも個人や各専門職の教育的背景，価値観，言語の違いが影響している．最近ではinformation and communication technology（ICT）を利用した情報共有システムが有用とされているが，このような点については注意が必要である．情報を伝えるコツは，相手にどのように行動してほしいかを具体的に伝えることである[3]．

ポイント！ よりよい多職種連携のために

まずは関わる人たちが同じ方向を向くために，共通の目標を設定する必要がある．患者・家族がよりよく生きるための短期的，長期的な目標を設定し，各職種で共有する．この共通の課題への取り組みが人々を結びつけるのである．また多職種連携のプロセスにおいて価値の対立は必ず起こりうるものである．円滑なコミュニケーションによってその対立を見出し，お互いが自覚することでよりよい関係が築かれる．各職種の多様性を理解し，相手を尊重する双方向のコミュニケーションが良好な連携につながると考える．

院内連携

神経疾患は病状の進行に伴いさまざまな機能が低下する．病状は全身に及び専門的な治療やケアが必要となってくる．院内には医師，看護師，薬剤師，PT，OT，ST，

管理栄養士，ME，臨床心理士，MSW などの専門的な知識や技術をもったメディカルスタッフが存在している．患者のニーズに合った安全な医療を行うためには，これらのメディカルスタッフが連携・協働して治療やケアを提供することが重要である．

ポイント！☞ 院内連携における主な職種の役割

1) 医師

医師は医療チーム全体を把握し，適切な指示を出してチームをまとめるリーダー的存在である．しかし決して独りよがりにならず，各スタッフが円滑にコミュニケーションを取れるように調整する能力も必要である．また神経疾患の診療では胃瘻造設や気管切開，人工呼吸管理など他の専門科にお願いすることも多い．緊急な場合でも速やかに対応してもらえるように，相談しやすい関係づくりを常に心がけておく．

2) 看護師

看護師は患者・家族にとって最も身近な存在である．入院中の関わりの中で患者や家族のさまざまな苦痛や問題をとらえることができる立場にある．神経疾患のケアは患者個々による個別性が高いため，訪問看護や家族から在宅療養中のケアの方法を聞き取り，入院中もできるだけ継続して行われることが望ましい．病棟内においても統一したケアが行われるように情報を共有する必要がある．また外来看護師と病棟看護師の連携も重要である．外来通院中に問題となったことがあれば，入院時に病棟看護師に申し送るとよい．

3) 薬剤師

患者の症状に合わせた処方の提案や処方設計の支援などを医師と協働して行うことで医師の負担軽減となる．また患者への服薬指導，副作用や相互作用のモニタリングを行い，安全に薬物療法が行えるようにサポートする．

4) リハビリテーション (PT，OT，ST)

リハビリテーションは単なる機能回復訓練に焦点を当てるのではなく，患者が望む日常生活活動や社会参加への援助など，患者を取り巻く環境を包括的に捉えサポートすることである．セラピストは国際生活機能分類 International Classification of Functioning, Disability and Health（ICF）に基づいて患者の医学的側面と生活の両方の視点でアプローチするため，病院と地域をつなぐ重要な立場であると考える．

5) 専門チーム

院内には栄養サポートチーム nutrition support team（NST）や症状緩和チームなど各専門家で構成されるチームが機能している．例えば NST は嚥下障害のある患者に対し適切な栄養管理を提案，実践する．人工呼吸器を装着している患者では呼吸器の設定や排痰管理，口腔ケアなどを呼吸サポートチーム respiratory support team（RST）がアドバイスをしてくれる．高い専門性で対応してくれるため非常に有用である．

6) MSW

神経疾患は療養が長期にわたるため，患者や家族は心理的・社会的な問題を抱えることが多い．MSW は社会福祉の立場からそれらの問題に対し専門的援助を行う．また退院支援において中心的役割を担い，地域医療連携においては必要不可欠な存在である．

ポイント！👉 情報共有の方法

実際の現場では，それぞれのメディカルスタッフが電子カルテにさまざまな情報を記載している．しかし膨大な情報の中から意義のある情報を収集することは時間がかかるし，相手に伝えたい意図が伝わらないこともある．そのような場合はやはり直接話し合うことが重要である．双方向のコミュニケーションをすることで新たな方向性が見つかることもある．短時間のカンファレンスを開いて，関わり合うスタッフが共通の目標を設定できることが院内連携において重要なことである．

ポイント！👉 アドバンス・ケア・プランニングとしての連携

各職種が治療やケアを通して患者や家族と接するなかで，患者自身の希望や気がかり，価値観などを聴き取り，その情報をカルテに記載しておくことがアドバンス・ケア・プランニングにつながる．もし将来患者自ら意思表明ができなくなったとしても，その情報は本人の価値観や人生観を推測する手掛かりとなる．具体的に人工栄養や気管切開の有無などの個別のケアについての意思が確認できていなくても，これらの情報が残されていれば本人の意思を推定し意思決定を支援することが可能となる．

■ 在宅（自宅）チーム内の連携

在宅に関わるのは，日常的に患者宅を訪問する医師・看護師・介護士・訪問リハビリ・訪問薬剤師・訪問歯科衛生士・訪問入浴，マネジメントを行うケアマネジャー，医療福祉機器業者，さらに難病医療専門員・難病相談支援員や保健師など多職種である．患者・家族が安心して生活を送るためには，これらの職種が連携し状況に合わせて医療ケアを提供することが重要である．

ポイント！👉 在宅ケア体制をどう構築するか

在宅支援の必要な患者を最初に把握できるのは，市町村の介護保険課や福祉課，病院のMSW，地域の保健師などである．ケアマネジメントは患者・家族が行うこともできるが現実には困難である．実際には，患者・家族から直接または各機関の要請に応じて，在宅における継続したケア体制を構築する役割を担うのは，介護保険所有者の場合はケアマネジャー，障害者の場合は市町村および市町村が委託した事業所のケアマネジャーとなる．また，レスパイト入院の調整などには難病医療専門員や難病相談支援員，地域の調整・相談などには地域保健師も関わる．

特に重要なケアマネジャー，かかりつけ医，訪問看護師について述べる．

1）ケアマネジャー

ケアマネジャーは，患者の病状を把握し進行に応じてケア体制を見直し再構築していかなければならない．患者・家族の希望や必要性を考慮し，訪問看護師や介護士など各種訪問サービスの導入を適切な時期に行い，適切な配分を調整することが求められる．また，日常生活用具や環境整備を行うことも重要である．そのためには，医療的な問題については医師や看護師に情報を求めることが重要である．日常生活用具や環境整備の際には必要に応じてリハビリや医師などの専門家の意見を聞き，適切で無駄のないサービスを提供することが重要である．

必要に応じて在宅カンファレンス（在宅患者緊急時等カンファレンス料算定月1回可）を開催し，顔の見える多職種間の情報共有の場を設けることも重要である．状況変化を早くに把握できる訪問看護師や介護士からの情報を得るのもよい．開催日時

は，できるだけ多職種の関係者が出席できるように早めに各職種の都合を聞き設定することが必要である．

また，患者・家族の状況を考慮し，デイサービス・デイケア，ショートステイ，レスパイト入院（難病医療専門員や難病相談支援員，保健師に相談するのがよい）などの調整を行うことも大切である．

在宅支援体制の構築はケアマネジャーの力量により大きく左右されることを強調したい．なお，ケアマネジャーが最も苦労するのは医師との連携との声をよく聞くが，ケアマネジャーの役割を理解しできるだけ協力する医師が増加することが望まれる．

2) かかりつけ医

かかりつけ医は医療面の要であり，病状の問題点・注意点と対処，医療方針や看取りをどうするかなどについて，必要なときに他職種に情報提供を行わなければならない．また，多忙であるとは思うが，カンファレンスなどに医師またはスタッフが積極的に参加することが望まれる．

3) 訪問看護師

在宅ケアを支える最も重要な存在は訪問看護師である．日常的看護・ケアはもちろんであるが，救急時の対応などではまず看護師が呼ばれることが多く，患者の医療上の問題点を最も把握できる立場にあり，看護師から在宅カンファレンスの開催やサービス変更の提案がなされることも多い．看護師不足のために 24 時間対応ができなかったり閉鎖したりする訪問看護ステーションも出てきている．救急対応が可能で看取りへの理解があるステーションが増加するような施策が必要であると思われる．

ポイント！👉 病院に送るときはどのようなときか

在宅療養中の入院は，1) 医療処置のための入院，2) 検査や治療目的の入院，3) 救急搬送，4) 終末期に不安のため入院，などがある．

1) 医療処置のための入院

胃瘻造設や気管切開などの医療処置は，患者の自己決定により，患者が意思決定できない場合は事前指示があればこれを尊重し家族に決定してもらい，入院を依頼することになる．患者・家族は，紹介元の病院や近くの処置可能な病院を希望することが多い．症状を評価し適切な時期に紹介することが重要である．

2) 検査や治療目的の入院

入院検査が必要なとき，誤嚥性肺炎などの合併症で入院治療が必要な場合に入院を考慮する．入院を望まず在宅でできる範囲での検査や治療を望む患者・家族もいるため（特に進行期），患者・家族の希望をよく聞いて決定する．

3) 救急搬送

原疾患以外での急変や治療可能な急変時の救急搬送と，そうではない場合とは区別して考えるべきである．前者は異論がないと考えられるため後者について述べる．

気管切開下陽圧換気療法 tracheostomy positive pressure ventilation（TPPV）などの延命処置を希望しない場合，進行期に肺炎や痰の喀出困難により急性呼吸不全をきたし救急搬送され，緊急挿管・人工呼吸器装着となり離脱できず，後悔する患者・家族は少なくない．また，進行期や終末期に呼吸あるいは心停止の状態で発見され介護者が動転して救急搬送という場合もある．そのような事態に陥る危険性と，そのときには慌てないことを介護者に繰り返し説明し，緊急連絡先をよく見えるところに置

き，かかりつけ医や訪問看護師に連絡してもらうようにすることが重要である．なお，前述のような進行期・終末期の病態は，"急変"ではなく"疾患の自然経過"ととらえるべきと考える．

4）終末期に不安のため入院

終末期に在宅療養が不安で入院を希望する患者・家族もいる．かかりつけ医と看護師が協力し，看取りについての対応を説明し安心感をもってもらうことや，実際に介護しているなかで不安感が軽減し，在宅で最期を迎えるように変化する患者・家族もいるが，不安のために入院を希望する例もある．この場合は，終末期の入院を受け入れてくれる病院（患者・家族の多くは近い受け入れ病院を希望することが多い）を探し入院を依頼する．

病院から地域へ

神経疾患は障害を抱えながら生活することを余儀なくされる．そのため退院支援は生活への復帰を支援することであり，医学的な情報だけでなく生活の場としての情報が不可欠となる．しかし病院のスタッフは実際に在宅療養の現場を見たことがなく，患者の生活をイメージできないことが多い．逆に，地域のケアスタッフは生活の場でケアや介護にあたっており，実際の生活の関わりや会話から本人や家族の思いを聞く機会が多い．そのため病院から在宅や施設へ退院するときには，早期から病院スタッフと地域ケアスタッフが協働して，患者が望む生活を維持できるようにすることが重要である．

病院における退院支援は，適切な退院先に適切な時期に退院できるように，入院早期より退院困難な要因をスクリーニングすることが求められている（退院支援加算）．患者の生活に合った具体的な療養支援を行うことが最も重要なことであり，生活状況，家屋の構造，介護力などを確認するために入院中もしくは退院日に患家を訪問することができる（退院前訪問指導料）．また医療依存度が高い場合や介護力に問題があるような場合には，退院前に病院スタッフと地域スタッフが病院に集まり情報を共有する退院前カンファレンス（退院時共同指導料）を行うことが有用である．退院前カンファレンスは医療者や介護従事者による情報交換のための場だけでなく，患者本人が生活へ復帰することを調整する場でもある．よってなるべく本人も参加することが望ましい．「家に帰ったらどう過ごしたいか」，「なぜそう思うのか」など本人の価値観を共有する場でもある．つまり退院支援は意思決定支援であり，患者，家族，医療ケアスタッフが患者の意思決定プロセスを共有することでアドバンス・ケア・プランニング advance care planning（ACP）につながる．患者にとっての最善の生き方を支えるという共通課題への取り組みが多職種を結びつけ，1つのチームとして協働できるようになると考える．

神経疾患は身体機能の低下がみられ，通院が困難となることが多い．そのため訪問診療を導入することで本人や家族の通院に伴う負担を軽減することができる．できれば在宅医と病院神経内科医の二人主治医制が望ましいと考える．しかし神経難病の診療は非専門医にとって困難さを感じられることが多い．そのため，あらかじめ予測される経過やその対処方法などを診療情報提供書などで情報提供しておくとよい．在宅医と病院神経内科医が気軽に相談できるような関係づくりが望ましい．地域からみた

病院は敷居が高く，連絡が取りにくいと思われていることが多い．そのような問題に対して最近では，ICT を利用した情報共有ツールの導入が進んでいる．迅速かつ適切に患者情報を共有・連携することができ，有用とされている．病院も積極的に ICT による情報共有に参加することで，タイミングよく望ましい治療やケアが提供でき，患者・家族が安心できるような療養を支えられることになる．

地域から病院へ

地域（在宅／施設）から病院への連携に際しては，入院目的，患者の病状と ADL・経過・合併症・問題点や注意点，家族の状況，入院中の病状変化時の医療処置や対処についての方針などの情報を伝えることが必要である．特に，進行期・終末期の患者のレスパイト入院では，医療処置についての方針をその都度確認し情報提供を行うことが重要である．医師・看護師・ケアマネジャーからの総合的な情報提供を行う．

情報提供の方法としては文書によるものがほとんどで，診療情報提供書（医師・看護師・ケアマネジャーの場合診療情報提供料算定可），看護師やケアマネジャーも所定の情報提供用のフォーマットを使用しているところが多いようである．問題点や注意点が多いときには，直接病院に赴き病院スタッフと情報交換を行うのがよい．

新たな医療処置が加わったり（特に人工呼吸器装着），病状や介護状況などに問題が生じたりすることが予想される場合は，退院前に病院に在宅関係者が集まり，患者・家族を交えて入院中の経過や病状・今後の問題点などを話し合い，退院後のケア体制の調整を行うカンファレンス（退院時共同指導料算定可）を開催できる．病院の医師や看護師からの依頼により MSW が在宅関係者に呼びかけて開催されることが多く，患者・家族と在宅チームにとって非常に有用である．病院によって温度差があり，活用が広がることが望まれる．

入院中の患者を訪問して状況を把握したり，家族から情報を得たりして，退院後に備えての準備や情報交換を行うこともある．医師の場合は開放型病床登録病院であれば，開放型病院共同指導料を算定できる（退院時共同指導料との両者算定はできない）．

回復期リハビリテーション病棟の立場から（主に脳卒中をイメージ）

脳血管障害 cerebrovascular accidents（CVA）は回復期リハビリテーション病棟の入院適応となる主要な疾患の一つである．

片麻痺や随伴する疼痛，高次脳機能障害，構音障害，嚥下障害，排尿障害，睡眠障害，性機能障害，精神症状（抑うつ・不安・感情過多）など，CVA 発症により生じるさまざまな神経症状に附随する運動および精神機能障害の速やかな回復を目的として，回復期リハビリテーション病棟でのリハビリテーションが推奨される．現行の医療保険制度下では，CVA 患者が医療施設でリハビリテーションを受けられる期間に発症日から上限 180 日までの算定日数制限があるため，この期間内に患者が最大限の機能回復を図れるよう，リハビリテーション職種は最適なプログラムを模索している．

ポイント！ 機能回復と患者心理

回復期リハビリテーション診療を経て，患者が発症前とかわらぬ生活を取り戻せることが最善ではあるが，重度の身体・精神機能障害のため，回復期で集中的なリハビリテーション治療を行っても十分な運動・精神の自立性を甦らせることができず，

11 連携　247

ADL実施に何らかの介護や援助を要する状態での自宅復帰もしくは施設転院になったり，ADLが自立しても，家事動作などのIADLに介助を要する患者が存在する．特に若年でCVAを発症した患者は，後遺障害のため復学や進学，就労などの社会的役割を果たせなくなったり，職業選択や結婚，出産，育児をあきらめざるを得ないことがあり，CVA発症に伴う患者・家族の喪失感は深い．脳卒中発症3年後までに観察されるQOLスコアの低さと患者の身体機能が有意に相関することや，抑うつがQOLと身体機能に影響することが知られている．また10～50％の患者はCVA急性期に抑うつを呈するが，発症1年以上の慢性期には抑うつよりも不安症状の頻度が増すとの報告がある．目に見える後遺症なく社会復帰する患者もいるが，CVA罹患によって経験した身体・精神への影響は残存し，慢性期にも疼痛や易疲労性，抑うつ・不安などの症状を呈することもある．回復期から生活期への移行に際し，患者や家族の身体機能および心理的負担感に対処できるよう，回復期から地域医療や職場，学校への連携も考慮が必要である．

ポイント！ 回復期リハビリテーション終了時に留意すべき点

患者が回復期リハビリテーション病棟を退院後も医療保険や介護保険サービスを利用したリハビリテーションを継続する際に，リハビリテーション職種はリハビリテーション継続による達成可能なリハビリテーションゴールを提示し，老人保健施設やデイサービス，外来リハビリテーション実施施設などの担当者に申し送るよう配慮する．退院後に復学や復職を希望する患者では，学校や職場の担当者から，患者の機能障害に関する情報提供を求められることもあるだろう．その際は患者や家族に情報提供の可否について意向を確認し，承諾を得られたのちに対応する．患者の復学や復職を妨げる結果にならないよう十分配慮しつつ患者の状態を学校・職場の担当者に報告し，患者の社会復帰につなげる．

治験

昨今，医療の進歩により治療可能な疾患は増えましたが，いまだ十分な治療法がなく苦しんでいる患者も数多く存在します．近年，治験は一つの国だけでなく，世界各国の患者を対象とする世界的な薬の開発が年々増加しています．特に，これまで有効な治療法がなかった神経系の疾患については，徐々に開発が進んでいます．

臨床試験コーディネーターとは

臨床試験コーディネーター clinical research coodinator (CRC) は臨床試験のスペシャリストであり，薬剤師，看護師，臨床検査技師などの資格を持つ人が多くいます．治験は医師の他にも，多くの医療関係者が携わります．その中でCRCは，それぞれの医療関係者の間で，患者が安心して治験に参加できるように患者のサポート，治験の管理・調整をします．

臨床試験（治験）は，製薬企業などによって開発された化合物が，実際の薬として患者に使用されるために必要な臨床研究で，患者に参加してもらい，薬の安全性や有効性などを確認します．

薬を使用するためには国の承認が必要であり，治験は国が定めた医薬品の臨床試験の実施の基準に関する省令 good clinical practice (GCP) に従って行われます．

患者へのサポート

　CRCの役割は，患者の不安な気持ちを理解し，相談に乗る，質問に的確に答え，患者からの要望，気持ち，相談などを医師に伝えることが大切です．また，治験参加中に患者本人はもちろんのこと，患者を支える患者家族や周囲の人などからの相談，質問や不安な気持ちに対しても的確に説明，対応が必要になってきます．

　難治疾患では患者本人が一人で通院できないこともあるため，家族や周囲の支えの中で治験に参加する必要があり家族など支えが必要になることも少なくありません．

　長期の試験になるにつれて徐々に患者の背景や環境などに配慮することも必要となり，その中で信頼関係が徐々に築かれていくことも少なくありません．特に治験の期間中には患者はもちろんのこと医師や医療関係者においてもCRCのサポートが必要不可欠なものとなります．

治験のスケジュール管理・調整

　CRCは治験が円滑に行えるように治験のスケジュール管理を行います．治験の参加期間は短期間で終わるものから1年以上継続するものまであり，あらかじめ決められたスケジュールで目的に応じて定期的に通院して診察や検査を受けます．治験では一般的な治療では行わないような細かい問診や診察，検査が行われるので通常の診療よりも時間がかかるために，疾患が進行した患者にとっては待ち時間などが非常に負担になることもあります．その中で，診療時間の調整をするなど，患者に負担がかからないよう配慮しながら医師，医療関係者の連携が必要です．また，CRCは，患者が病院へ来院した際に検査・診察への同席，服薬状況の確認など，密接なやりとりが必要とされます．診察時間も限られているため医師が説明できない治験の内容や疾患，治療法について，医師の指示の下で，患者あるいは家族などに直接CRCから時間をかけて補助的に説明することもあります．

　治験によっては，患者に日誌や電子手帳を自宅へ持ち帰ってもらい，症状の変化や服薬記録を毎日つけるもらうことがありますが，患者の疾患によって，患者本人が記録することが困難な場合があり，その際は家族や周囲あるいはCRCが協力することがあります．また，スケジュール以外での体調変化などによる急な来院に対しても適切な対応を取って患者の安全を守る必要があります．

　円滑に業務を行うためには，患者，医師を含む医療関係者などの治験に関係する全ての人とのコミュニケーションをしっかり取り，スケジュール調整を行うことが重要です．これらを実施するには医学知識に加え，薬学，看護学，法律など幅広い知識とともに，患者を気遣いながら治験を進めていく必要があります．

　神経疾患領域の治験はまだまだ多くはありません．その中で，患者が治療の1つとして治験を選択した際には通常の治療よりも厳しいスケジュールや制限の中で治験を進めていく必要があります．治験に参加する患者が安心して最善の治療を実施してもらうためには，医師，医療関係者とCRCの連携は欠かせません．

文　献

1）松岡千代：多職種連携の新時代に向けて：実践・研究・教育の課題と展望．リハビリテーション連携科学 14：181-194，2013．
2）平原佐斗司：今後の多職種協同のあり方を考える．Geriat Med 51：475-478，2013．

3) 藤沼康樹：専門職連携実践における価値のマネージメント．Modern Physician 36：445-448，2016.

4) 佐伯知子：IPE（InterProfessional Education）をめぐる経緯と現状，課題：医療専門職養成の動向を中心に．京都大学生涯教育フィールド研究 2：9-19，2014.

5) 吉池毅志，栄セツコ：保健医療福祉領域における「連携」の基本的概念整理：精神保健福祉実践における「連携」に着目して．桃山学院大学総合研究所紀要 34：109-122，2009.

6) 杉浦　真：在宅医療で遭遇する代表的な神経難病とその対応．在宅新療0-100 2：978-984，2017.

7) Dy SM, Feldman DR：Palliative care and rehabilitation for stroke survivors：managing symptoms and burden, maximizing function. J Gen Intern Med 27：760-762, 2012.

8) Creutzfeldt CJ, Holloway RG, Walker M：Symptomatic and palliative care for stroke survivors. J Gen Intern Med 27：853-860, 2012.

9) Patel MD, McKevitt C, Lawrence E, et al.：Clinical determinants of long-term quality of life after stroke. Age Ageing 36：316-322, 2007.

10) Kwok T, Lo RS, Wong E, et al.：Quality of life of stroke survivors：a 1-year follow-up study. Arch Phys Med Rehabil 87：1177-1182, 2006.

11) Vall J, Brage VA, De Almeida PC：Study of the quality of life in people with traumatic spinal cord injury. Arq Neuropsiquiatr 64：451-455, 2006.

12) D'Aniello GE, Scarpina F, Mauro A, et al.：Characteristics of anxiety and psychological well-being in chronic post-stroke patients. J Neurol Sci 338：191-196, 2014.

13) Johnson JL, Minarik PA, Nyström KV, et al.：Poststroke depression incidence and risk factors：an integrative literature review. J Neurosci Nurs 38：316-327, 2006.

（連携とは，院内連携，病院から地域へ：杉浦　真／
在宅（自宅）チーム内の連携，地域から病院へ：難波玲子／
回復期リハビリテーション病棟の立場から：早乙女貴子／コラム：小泉亮輔）

12

看取りの場

脳神経内科医の視点

　"看取り"という言葉は，その言葉を受け取る人によってさまざまな意味でとらえられている．例えば「死の瞬間（臨終）」であるとか，特に病院においては「何もしない」，「ただ見守る」という意味合いでとらえられていることもある．ここでは看取りを死が意識されてから死に至るまでの一連のケアのプロセス（死後の家族ケアも含む）と定義する．看取り＝臨死期のケアにおいて重要なことは，最後の療養場所の選択，緩和ケア，家族へのサポートである．

ポイント！ 最後の療養場所の選択

　最後をどこで迎えたいかをどの段階で，どのように聴いたらよいだろうか．非がん疾患である神経疾患の終末期がどこからか判断することは難しい．しかし人生の最後における療養場所を話し合うことは重要である．また死が予測された時点で，ほとんどの神経疾患の患者は意思表明や判断能力が低下しており，本人の意思を確認することができない状態である．そのため人生の最後をどこで過ごしたいかと具体的に本人に聴くことは不可能である．そのような状態でも，本人の意思が推定できるように早い段階から患者が大切にしたいこと，穏やかになれることは何かを聴いておくことが重要である．「孫と一緒にいることが幸せである」とか「部屋から庭を眺めることが好き」という思いを聴くことができたならば，本人にとって自宅で過ごすことが最善であると推測できる．また，神経疾患は療養が長期にわたるため，本人の思いだけでなく家族の思いも十分に考慮する必要がある．最後の時まで本人と家族が穏やかな生活が送れることが重要であり，どこで亡くなるかは看取りのプロセスの結果であると考える．

ポイント！ 緩和ケア

　緩和ケアはがん疾患においては確立しているが，神経疾患などの非がん疾患ではまだ十分に提供されていないのが現状である．しかしよりよい看取りを行うためには緩和ケアが最も重要である．感染症に伴う発熱，喀痰や唾液の管理，痛みやせん妄などに対処する必要がある．また呼吸苦がある場合は酸素投与やモルヒネの使用も考慮する．

ポイント！ 家族ケア

　看取り期の家族ケアも重要である．今後予測される経過や死の直前にみられる下顎呼吸や死前喘鳴などは自然な経過であると伝えることで，家族は安心する．多系統萎

縮症でみられる突然死の可能性についても家族に十分説明しておく必要がある．がんで使われている看取りのパンフレットを利用することもよい．

ポイント！ DNAR について

病院では入院時に do not attempt resuscitation（DNAR）指示が主治医より出される．しかし DNAR の意味が個々の医療者によってさまざまに解釈されている．本来は「心肺停止時に蘇生の可能性が低い心肺蘇生は行わない」という患者自身の事前指示に基づいて主治医が出す指示であるが，心肺蘇生以外の治療やケアが差し控えられることもある．DNAR 指示とは別に，予期せぬ急変が起こった場合の対応について家族，病棟スタッフとあらかじめ話し合っておく必要がある．

在宅医の視点

在宅で最期を迎えることを希望する人は 60～80％との調査[1,2]があるが，実際の在宅死は 12.9％（2013 年）に過ぎない．在宅死が困難な大きな理由として，1) 介護の問題（介護する家族がいない，家族への負担が心配など），2) 医療看護の問題（症状が急変したときの対応への不安，家で死ぬことへの不安など）があげられる．

筆者らの施設は，神経疾患を対象の在宅療養支援診療所で，できるだけ在宅で過ごしたいと希望する患者・家族の訪問診療を行っている．年間約 30～40 名の看取りを行っており，長期入院は 1，2 名，治療やレスパイト入院中および末期入院の死亡が数名，他は自宅または施設（年次によって異なるがほぼ半々）で亡くなられている．この経験から在宅での看取りの条件や問題点について述べる．

ポイント！ 在宅死で何が重要か

まず，患者・家族が**最期まで自宅で過ごしたいという希望と覚悟**があることが前提となる．近年は身近で在宅死の経験がなく，病院に行くことが当たり前と思っている人が少なくない．治療法がなく終末期を迎えて入院する意味があるのかどうか，患者自身は限られた人生をどこで過ごしたいかを十分に問いかけ，患者・家族の不安をできるだけ軽減する医療・ケアを行うことを保障することが重要である．患者は家で最期を迎えたいが家族は不安なため，当初は入院を希望する例もあるが，十分に話し合ったのち自宅で看取りをされた例も少なくない．

在宅死で最も重要なことは"**患者・家族の安心感**"である．遺族は全員「何かあったらすぐに電話で相談ができ，必要に応じてかかりつけ医や訪問看護師が来てくれたので安心して最期まで家で看取れました」と述べられる．したがって，かかりつけ医や訪問看護師の 24 時間対応の体制が必須である．また，相談や悩みを聞いてくれる介護士やケアマネジャーなどの在宅支援者の存在も大きい．

また，苦痛がある場合は**苦痛緩和**（5 章-B「呼吸苦・呼吸困難感」〈p.129〉を参照）も必須であり，医師は実践しなければならない．

最後に，在宅支援に関わっている多職種が連携し，統一した方針で患者・家族に寄り添って対処していくことが重要である．

ポイント！ 入院を希望する場合

終末期になって在宅では不安で最終的に入院を希望する患者・家族もあり，当事者が希望する病院や引き受けてくれる病院に入院を依頼する．このとき，どこまでの処置を希望されているか，どのような背景があるのか，苦痛の有無と対処などについての情報を提供することが必要である．

なお，**終末期の緊急入院はできるだけ避けるべきである**．そのためには，どのような事態が起こりうるか，例えば，睡眠中の呼吸停止，突然の心停止などが起こりうることを十分に説明し，慌てないでかかりつけ医にまず連絡すること，連絡先がすぐわかるようにしておくことが必要である．また，誤嚥性肺炎など生命に関わる感染症を繰り返す場合は，どこまでの治療をどこで行うかを十分に話し合う．これは在宅での治療を行う方針の場合も同様である．

患者の死が迫っている時期，家族はさまざまな感情や苦悩を抱えている．そばにいる看護師は，患者との最期となる時間を大切に過ごせるよう家族へのケアも意識する必要がある．

ポイント！ まず大切なことは，患者が苦痛なく安楽に過ごせていること

患者が苦しんでいたり，辛い思いをしている姿は，そばで寄り添う家族も同様に苦痛である．看護師は，患者が心身ともに安楽に過ごせるよう，苦痛症状に対して，適切な症状マネジメントを行うことが大切である．長期にわたり患者の介護をしてきた家族は，患者の苦痛やその緩和の方法を誰よりも熟知している．家族とともに症状マネジメントすることも有効であるが，そのケアを家族に任せるのではなく，家族の心情に配慮し，支えながらともにケアしていく．

ポイント！ 最期のときはいつまでも家族の心に残るもの

最期のときとは，看護師にとっては沢山経験する場であっても，患者・家族にとってはたった1回きりのときであり，印象に残る出来事である．看護師は，病気になりさまざまな苦悩を抱えながらも人生を生き抜いた患者とそれをそばで支えた家族に敬意を表し，貴重な場を共有させていただく意義を忘れてはならない．病棟では，他患者のケアや業務もあり多忙を極めるが，看取りの場ではなるべく受け持ち看護師が集中して患者に関われるよう，病棟全体で配慮できるとよい．退院後の家族は，さまざまな手続きや連絡，葬儀の準備などやることに追われ，患者との別れをゆっくり惜しむ時間もなく過ぎ去ってしまうこともある．できれば，亡くなった直後だけでも患者と一緒にゆっくり過ごせる時間を用意して差し上げたいものである．しかし業務上，こういった時間がとれない病棟も多い．家族の心情を悟り，気遣い，自分たちができうる最大限の支援を提供したい．

ポイント！ 患者の尊厳を守ることが家族のビリーブメントケアにつながる

息を引き取り「ご遺体」となった患者は，その後も尊厳ある「人」であることに変わりはない．ケアの前後では声をかけ，配慮し気遣いを忘れてはならない．エンゼルケアは，家族に参加してもらうかどうか必ず希望をうかがってほしい．介護をしてきた家族であれば，患者の心地よいケアやなにげない配慮，大切にしてきたことなど，こだわりポイントがあることもある．家族にとって患者への直接的なケアは最期となるこのときに，「いつものケア」ができるよう支援したい．改めて患者と家族の関係性に気付いたり，家族のこれまでの苦労や楽しかったエピソードが垣間みえたりする．家族が患者に話しかけたり，思い出を語りながらケアする中で，涙を流したり，笑ったりといった感情表出は，ビリーブメントケアにもなる．ケアをしながら，「○○さん，シャンプーは必ず2回でしたよね」，「奥様のこといつも自慢してましたよ」など，生前の患者とのやり取りや会話をしながら，家族とともに患者のことを想う時間とな

ればよい．死別は悲しいことであるが，あたたかな時間を作り出し，最期の「よい時間」を過ごしていただきたい．

ポイント！👉 気管切開部，胃瘻，ペースメーカーのケア

気管切開部については，一般的にはカニューレ抜去後，吸引にて分泌物を除去し，高分子吸収剤と脱脂綿を使用して処理する．防水フィルムで覆うこともあるが，ご遺体からは体内ガスの放出が起こるため，フィルムが膨張し血液や分泌物が隙間から漏れ出るといったこともある．分泌物が多いようなら，交換できるようなガーゼで処置する．気管切開部はスカーフなどで覆ってもよい．

胃瘻は，抜いても抜かなくても問題はない．胃瘻に関しては，食事を摂取していた新たな「口」であったことから，「抜くとあの世でご飯が食べられなくなるのでは」など心配になる家族がいるかもしれない．主治医とも事前に相談しておく．

ペースメーカーは，取り去らずそのままにして火葬できるが，あらかじめ火葬場や葬儀社に確認しておく必要がある．ペースメーカーは取り去り時，切開する必要性があり，「痛い思いはもうさせたくない」と家族が希望する例もあるため，エンゼルケアの前に家族とも話し合っておくとよい．

ポイント！👉 剖検を承諾してくださる家族へ最大限の配慮を

神経疾患は今もなお研究段階の疾患が多く，「今後の医療の進歩に役立ちたい」と生前に剖検を承諾している患者がいる．患者亡き後，最終的に剖検の承諾をするのは家族である．家族は「これがこの人の望みだったので」「役立ってほしい」と患者の意思を継いで承諾するわけだが，剖検することで「最期まで辛い思いをさせるのはどうなのか」と，家族の心情も複雑に揺れ動くことを理解しておきたい．お別れの際には，医療に携わるものとして，患者と家族に最大限の敬意を表し，できるだけ多くのスタッフでお見送りができるよう配慮する．

訪問看護の視点

ポイント！👉 看取りの場の選択

神経難病の療養者および家族は病気の進行に伴う病状の悪化を繰り返し，徐々に終末期を意識するようになると考えられる．そして，その中で最期を自宅で迎えるのか，病院や施設などの自宅以外で迎えるのかを意思決定していく必要に迫られる．どこで迎えるかを決めるにあたり，一番は本人や家族の希望が重要であるが，介護力，医療や看護，福祉の体制，今後の病状の変化や苦痛の緩和状況などが影響してくる．その際には，自宅での場合，自宅以外の場合，それぞれの医療の体制や苦痛の緩和方法などの具体的な情報提供を行い，本人，家族が納得した選択ができるよう支援することが大切である．また病気の進行に伴うコミュニケーション障害によって自分の意思を伝えることが難しくなるため，病状が大きく変化した際など時期を選んで，治療や医療の選択とともに最期をどこで迎えたいかについても話し合う機会をもつことが必要である．また，いったん決めたことでもいつでも変更可能であることを伝え，揺れる思いを受け止め寄り添っていくことが大切である．

ポイント！👉 自宅での看取りを希望された場合

本人，家族が最期まで安心して自宅で過ごせるよう環境を整えることが大切である．終末期は呼吸・嚥下障害に伴う症状と栄養や水分の摂取量低下により全身状態の低下がみられ意思伝達も困難になる．そのため，心身の苦痛症状への緩和とセルフケ

アへの支援が必要となる．自宅は病院と違い24時間医療者がそばにいるわけではないため，小さな病状の変化にも不安になることが多い．あらかじめ予測される病状の変化に対しては，対応方法を指導しておくことや緊急時の連絡先を明確にしておくことが必要である．また，医療者が介入しない時間の様子を把握するために観察日記や連絡ノートを作成し情報の共有に努め，苦痛の対応方法や家族の不安の軽減に役立てることが重要である．

療養の途中で自宅での看取りが困難となった場合に入院できる病院の確保を，主治医と相談しておくことも必要である．

ポイント！ 家族ケア

病状悪化を繰り返す過程で家族は少しずつ最期を意識し始め，受け入れるようになると考えられる．家族の不安を軽減するためにも落ち着いて話す時間を作り，現状について説明し不安なことやつらい思いを傾聴し予期的悲嘆を軽減する支援が必要である．また，死が近づいたときの意識の変化，呼吸や尿量の変化などの身体的変化が起こること，そのときは慌てず主治医や訪問看護師に連絡するよう，そして呼吸が止まるなどの死の兆候が見られた際にも救急車を呼ぶことはせず，主治医もしくは訪問看護師に連絡するよう説明しておくことが大切である．

ポイント！ 連携について

家族だけでの介護が難しい場合には，ケアマネジャーをはじめ訪問介護や訪問入浴などの介護サービスを導入され関わる人も多くなるため，カンファレンスを開き，病状やケア内容などの情報の共有と緊急時の連絡方法を明確にし，それぞれが安心してサービスを提供できるよう調整する．またケア提供中に急変する可能性もあるため，その際の対処方法などを家族も含め統一しておくとよい．

介護の視点

人間は誰でも死を迎える．どのように，どこで，そのときを迎えるかは本人・家族の希望に沿って支援をしていきたい．在宅療養生活を支援してきた家族や支援者が，穏やかに死を受け入れられるように体制は整えておく．

1) 在宅で死を迎えたいと希望されたとき，関係者全員でカンファレンスを行い，本人・家族の意思を共有し次のようなことを確認しておく．
・状態変調時には家族だけであっても慌てず救急車は呼ばないこと．
・この後，起こる状態について医師から説明をしてもらい共有しておく．
・どのような状態になった時に医師に連絡をするか．
・24時間の訪問看護・訪問診療が入っている場合には連絡の手順をあらかじめ決めておく．

方針が決定してからも家族の気持ちの揺らぎはあるが，不安を解消できるようにコミュニケーションを十分にとり，在宅で最期を迎えたいと希望が出された場合には，早めに訪問診療などの調整をしておくほうがよい．

2) 本人や家族の意思確認ができず，独居で息を引き取った状態のところに訪問した場合は，一人での入室は控えて事業所や担当ケアマネジャーの事業所に連絡を取り，訪問介護の責任者，担当ケアマネジャーと入室する．脈と呼吸状態を確認し，息をしていない場合には，まず，かかりつけ医に連絡を取る．かかりつけ医が無理だという場合は，警察へ通報する（もっとも，かかりつけ医がいないことは想

12 看取りの場　255

定しづらい).

介護施設職員の視点

特別養護老人ホームは平均介護度4前後，平均年齢も86歳前後の高齢者が生活する場である．実際には多くの利用者，そして家族にとって重介護になった高齢者の「終の棲家」であることが期待されている．2013年調査による特養における平均在所日数は1,405日（2007年1,465日，以下同様），約4年である．また入退所の経路では，入所は28.8％（52％）が医療機関・老健施設からであり，家庭からの入所は28.9％（33.4％）となっている．不詳は32.1％となっているがこれは老健，療養型医療施設でも同様の数字である．そして退所は72.7％（63％）が死亡退所，加えて医療機関が21.6％（31.5％），家庭復帰はわずか1.8％（1.6％）なのである（2013年度介護サービス施設・事業所調査）．2007年調査との数字の変化は特養の役割の変化が伺われる．その要因は特養利用が介護度3以上に限定され（2015年）重介護化が進んだことにある．重介護者の長期にわたる特養での生活の後，7割以上の利用者は死亡退所となっていることから特養の「終の棲家」としての意味，看取り介護の重要性が浮かび上がる．

だれもがいつか死を迎える．2017年における主な死因では癌，心臓病，脳卒中に続き第4位が老衰となっている（2017年人口動態統計）．老衰は顕著に増加傾向にある．老人施設（特養，老健等）での死亡は多くはないが2005年に2.8％，2016年には9.2％と増加している．特養での死亡は2002年に病院搬送が41.6％，特養内での看取りが30.7％であったものが，2012年には病院死3.8％，特養内が42.3％と逆転している（5年ごと実施老人ホーム基礎調査・老施協）．わが国の死亡数と死亡率の推移をみてみると，1966年の年間死亡者数67万人に対して2013年には127万人と2倍近くになっている．そして死亡率（人口千人対）は1979年に6であったが2013年には10と跳ね上がった．特に80歳以上の死亡数の増加は顕著で2013年には全死亡数の59.4％となっている．

特養での看取りが介護報酬面で重度化対応加算としてオーサライズされたのは2006年である．これにより人的，環境的整備，そして指針を策定し家族も含めた連携が取れることを条件として，特養での看取りを推進していく方向が定まった．医療的な機能が薄い生活介護施設にいて看取りを行うことは，直接介護を担当する介護職員にとっては極めて負担の大きな業務である．しかし同時に人間の尊厳に深く関わることのできる看取りケアは高齢者の介護を担当するものにとっての大きな試練であり，学びであり，そして仕事の価値に気づくケア場面なのである．特養常勤医師である石飛幸三は，安らかな看取り「平穏死」を主張している[4]．それは口から食物を摂ることができなくなったら，延命治療を行うのではなく，天寿をまっとうしようとしている高齢者の旅立ちのお手伝いをすることが特養のケアの本質だという．「人の幸せは，精いっぱい生きて，心安らかに最期を迎えること」という援助観と価値観，そして生死を超える職業倫理観がその背景にある．介護の手間と事故の回避，そして栄養の補給の手段としての「胃瘻」は必ずしも本人のQOLを高めることにはならない場合もある．あえていえば，胃瘻や管による栄養補給を経口摂取に回復させる努力とケアが，穏やかな看取りの実現につながること多い．それを実現するためには医療職，介護職，MSW，家族との丁寧なコミュニケーションと合意作りの努力が特養の

介護現場職員には求められるのである.

難病患者のケアマネジメントの特徴

　ケアマネジメントが日本で制度化されたのは2000年の介護保険制度開始からである.居宅の要介護者などが介護保険サービスを利用する場合にはケアマネジャーと契約し,ケアプランを作成し支援が提供される.ケアマネジャーは,「居宅介護支援事業所」を設立し介護保険サービスの一つとして要介護者などと契約し,ケアマネジメントを提供するシステムである.ケアマネジャーは,保健・医療・福祉で5年の実務経験のある者が試験に合格し研修後に,都道府県に登録しケアマネジャーになる.試験合格者は60万人,ケアマネジメント業務についている者は14万人,その約6割が居宅で介護サービスを利用する要介護者のケアプランを立てている（自己ケアプランもあるが希少である）.ケアマネジャーの基礎資格は6割が介護福祉士であり,看護師は1割,他は社会福祉士やMSWである.

　難病は生まれつきの疾患から加齢に伴い発症するものなど多様であるが,発病原因が明らかでなく,治療法が未確立の希少な疾患であり,多くは進行性で,長期にわたる療養が必要な疾患である.2013年から障害者総合支援法の対象に難病等が加わり,難治性疾患克服研究事業対象疾患130と関節リウマチが障害者福祉サービスの対象になった.

　患者数は2013年度で85万5,061人（難病情報センター）である.主な難病は潰瘍性大腸炎が15万5,116人,パーキンソン関連疾患が12万6,211人,再生不良性貧血が6万1,211人,筋ジストロフィーが2万5,400人,筋萎縮性側索硬化症 amyotrophic lateral sclerosis（ALS）が9,240人などである.

　難病の相談窓口は市町村による相談支援と都道府県知事が指定する相談支援事業者による相談支援があり,後者には相談支援専門員（ケアマネジャー）が配置されている.相談支援専門員は障害者の保健・医療・福祉・就労・教育の分野における相談支援・介護などの業務における実務経験（3〜10年）をもつ者が研修を終了し従事するシステムである.

　同時に障害者手帳を持つ40歳を超えた者は介護保険の被保険者であり,介護保険が優先される.ケアマネジメントに即した介護保険サービスが提供され,対応できないニーズには障害者総合支援施策を併用するシステムである.この場合,介護支援専門員は難病疾患の知識や状態把握,生活ニーズ,障害者総合支援法の生活支援などの情報把握が不十分である者が多いのが一つの課題である.

生活全体の総合的支援をするケアマネジメント

　難病は疾患によって医療ニーズや生活ニーズ,環境調整や患者の生き方への支援は多様であるが,日内変動や進行性,周期的変化などの状態変化に対する観察力やアセスメント力が問われる.そのためには,主治医や保健師・看護師との日常的な連携が不可欠である.また,難病患者の生活の意向を尊重し,福祉,保健,医療,教育,就労などの幅広いニーズを把握し,患者と家族のエンパワーメントを活かす視点から,さまざまなサービスや地域資源や市町村事業を総合的・計画的に利用できるように相

談・支援することが求められている．そのポイントは次の4点である．

ポイント！ 難病患者や家族との信頼関係の構築

患者や家族には個々の思いや生活習慣や価値観や文化性がある．当然ながらケアマネジメントが向きあう以前に患者は難病診断から症状緩和の対応，難病に伴う症状や苦痛と向きあいさまざまな経験や困難，葛藤を経て今日がある．また，難病であるがゆえに，今後起こりうる病態変化や身体的，心理的困難に対して逃れられない現実を感じている．その当事者や家族と向き合い信頼関係を構築することが第一の課題である．

ポイント！ 病態変化への対応が第二

難病の多くは感染症により急激な悪化につながりやすい．呼吸器関係では風邪をこじらせ肺炎などを合併すると一気に重篤な状態になる．温度や湿度，喫煙などの室内外の空気の汚れにより症状は増悪することがある．定期的なモニタリングでは季節に応じた環境，病態変化の兆候の観察や発見，早期の対応などが不可欠である．腎機能に障害がある場合には状態に応じて，食塩やタンパク質，水分などの制限が必要になる．肝・胆・膵疾病では，門脈圧亢進による食道静脈瘤，腹水，脾機能亢進などの肝不全症状の兆候の観察が必要である．生活の中で便秘や下痢や薬のアドヒアランスなどの体調管理が必須である．摂食や呼吸などの日常的な生活行為の状態変化の把握が必要であり，多発性嚢胞腎では嚢胞が尿路を圧迫することで，感染症が引き起こされることがある．さらに嚢胞が大きくなると，打撲などで腎臓が破裂する場合もある．これらは緊急対応が求められる場合が多い．　腸の疾病の場合には粘血便，下痢，腹痛が慢性的に再発したり，緊急手術が必要な場合もある．常に主治医や看護・介護・関係者の情報共有と連携できる体制作りが求められる．これらを通じた支援チームの日常的な情報共有と意見交換の体制作りが第二である．

ポイント！ ボランティア，インフォーマルサービス，ピアカウンセリング・地域資源の活用や開発

難病患者の長期的で24時間に関わる生活全体の支援体制を組むには既存のサービスでは間に合わないことが多く，専門職やボランティアなどのチーム作りが不可欠である．40歳以上の場合には介護保険サービスと家族だけは負担が大きく，在宅生活の全般にわたり地域資源の導入，切れ目のない支援体制作りが不可欠である．そのためには制度では対応できない生活の狭間は専門職はもちろん，ボランティアなどの患者との適合性を構築する協働関係作りが必要となる．特に支援者間の情報共有や，支援を継続するためのモチベーションを維持するには医療連携や交流や学びの場も必要である．また，新たな支援のメンバーを獲得するためにも，同じ疾患のグループの集まりやピアカウンセリングや自立支援団体との協働など，地域や制度への働きかけなどの活動作りも課題となる．

通院する場合でも，医療機関との連携，外来予約や付き添い支援，介護タクシーの手配，待ち時間における排泄や吸引や状態維持への対応，医師への在宅での日常生活の報告や質問の支援，薬の変更や観察の視点，医師の指示内容の関係者への連絡など，さまざまな調整が必要である．

ポイント！ 難病患者のサービスとの適合性の調整

難病患者にとっては，自身の疾患や医療・生活面における葛藤や，介護が十分でないことによる不満は常に付きまとう．コミュニケーションのとりにくさや，生活支援

のケアや介護者との関係性のジレンマなどの調整が日々不可欠である．サービス提供者の支援方法や患者との向き合い方，そのすり合わせや情報の共有など，適切な介助や援助を行うことで患者の心身のQOLが向上できる．特に第二号介護保険被保険者の場合には，高齢者のデイサービスに行くことへの抵抗や自宅で介護職から入浴などの介護を受けることに対する抵抗感も少なくない．ベッドからの移動や姿勢の保持，排泄や入浴や食事介助などを自分で調整できない難病患者にとっては，心理的な苦痛や違和感なく援助を受けるためにさまざまな調整が必要である．

看取りのケアマネジメントは当事者の意思決定支援

　高齢者やがん患者の看取りでは状態の悪化に伴い終末期の予後予測が可能であり，患者も家族も「こうしたい」という希望を示すことが多くなった．難病患者も状態の進行に伴い，急性増悪と救命処置を繰り返し，自分の状態の変化を感じるようになる．大切なことは「当事者が終末期の説明を希望するか否か」，患者の意思に基づいて「今後の疾患の予後やこれから起きること」を丁寧に説明することである．この場合には「本人が希望するか」，「知りたくないのか」，「説明してほしくないのか」の意思をできるだけ早い時期に確認することが必要である．ある程度落ち着いて考えられる状態や精神状況の際に，主治医が患者と家族を中心に看護師，ケアマネジャーに疾患の説明と今後の状態変化を説明し，質問に答え，当事者が考える時間を取ることが大切である．特に「ALSの場合には呼吸ができなくなった際に人工呼吸器になるか否か」は大きな決断である．この場合も，人工呼吸器を装着後の生活のイメージや苦痛の緩和が正確に説明されることが必要である．そのためにも「ALS患者会」などの同じ思いや不安を共有できる人の話を聞くことは大切である．本人の意思決定を支援する環境作りや情報提供，その後の心理的支援，その支援を取り巻く関係者の協働チームの関わりがケアマネジメントの基本である．人生最後の決断になるかもしれない決定を支援するために，落ち着いて考えられる環境作り，相談できる関係者作り，話を聞く同じ疾患の仲間などの調整が重要となる．何が最適な決定かは誰も決めることはできない．本人が考えて，決める，または考えたが決められない現状を受け止め，共感し，寄り添うことが重要であろう．

覚悟していても，死は長く続く喪失

　死は予測していたこととはいえ，ある日突然に来る．家族や関係者にとって「覚悟していたことである」ものの，喪失を感じずにはいられない．喪失を埋めることはできないが，喪失感を癒すのは患者と共有した時間とそれまでの関わりである．「これでよかったか」という思いが常にあるが，「よかった」と思えるようなかかわりが看取りのケアマネジメントであろう．

緊急時退院そして看取り（本人の望む場所で）

I氏　発病して5年　60代　男性　独居　ALS

　体調が悪化し　入院するたびに独居ではもう難しいのではと思われるたびに会議を何回も行った．カンファレンスの出席者は病院の医師，看護師，メディカルソーシャルワーカー，理学療法士，ケアマネジャー，在宅医師，訪問看護師，訪問介護士，訪問入浴の他に，市役所の方，保健

師，障害者基幹センターの方，最期どうしても困ったら「難病（ALS）シェアハウスななみの家に行くよ」と一昨年から言っていた．

両上肢も筋力低下著しく緊急コールが押せなくなり，寝返りも打てない状況．独居では，どう考えても無理な状態．ヘルパーが24時間入れる体制が作れない，重度訪問介護時間数がもらえない，23時から5時まで誰もいない時間がある，その他も一人でいる時間が多い状況だった．普通に考えたら独居は無理な状態で過ごしていた．

いよいよななみの家の入居が決まる．市を越えてくるので，主治医を変えなくてはいけない．気切をしないので，苦しくなった時のために麻薬を使えるドクターにお願いする（主治医を決めるためだけに1週間悩んだ）．呼吸困難で入居前々日に緊急搬送される．このまま病院で死を迎えることになる

「入居は，もうないね」とスタッフと話をしていた時に，病院から電話がくる．「今から退院させます」「退院できる状態ですか？」と医師に問うと，「いえ，家には帰せませんが本人が望むななみの家さんなら最期を看ていただけると思って，電話しました」

筆者**「状態が悪いから退院ですね」**病院嫌いのⅠ氏は入院したらすぐに帰るといい，病院では死にたくない，自分の最期の場に帰りたいと言う想いを汲んで，退院させてもらうことにしたようだ．

退院時顔色不良，いつもの元気がなく小声しかでない，呼吸苦が続いているため酸素ボンベを持って退院．主治医には緊急搬送されたので，入居はないと話してあった．突然の退院をTELして状態報告し，在宅酸素を導入してもらう．

ALSの患者にとっては，酸素を多く使用することは，禁忌だが，呼吸苦を緩和するために使用することには有効．意識は鮮明だった為，意思を聞いておく（最期の意思決定支援）．

「苦しくなったらどうしますか？　気管切開しますか？」

Ⅰ氏「いかない」「何もしなくていいですか？　このまま，ここで看取りをしてもいいですか？」

Ⅰ氏「それでいい，ここで死にたい」と意思を確認する．

昼食はチョコレート二個と水のみ，坐位になることが出来ない．夕食は食べる元気がもうなかった．

夜中にうわごとでⅠ氏が「救急車」と言った，意識がはっきりしている時に，意思を聞いていなかったら救急車を呼んだかもしれない．3年間Ⅰ氏の介護をしてきたヘルパーに最後の夜は付き添ってもらった．Ⅰ氏は彼女に何回も「ありがとう」と感謝の気持ちを伝えた．

朝になり，血圧が徐々に落ちてきた．皆で看取ることができた．

自分の最期に死にたい場所で旅だったⅠ氏は満足な死に顔だった．

文　献

1）森田達也，白土明美：死亡直前と看取りのエビデンス．医学書院，2015．

2）厚生労働省：第22回社会保障審議会医療部会資料．2011．〈http://www.mhlw.go.jp/stf/shingi/2r9852000001t7j0.html〉

3）東京新聞：人生の最期をどこで迎えるか（No.411）希望は「自宅」かなえるには．2012．〈http://www.tokyo-np.co.jp/article/seikatuzukan/2012/CK2012070102000158.html〉

4）石飛幸三：平穏死のすすめ．講談社，2010．

5）鳥海房枝：介護施設におけるターミナルケア─暮らしの場で看取る意味．雲母書房，2011．

（脳神経内科医の視点：杉浦　真／在宅医の視点：難波玲子／

看護の視点：花井亜紀子／訪問看護の視点：高橋洋子／

介護の視点：早田　榮／介護施設職員の視点：橋本正明／

ケアマネジャーの視点：服部万里子／コラム：冨士惠美子）

13

ビリーブメントケア

脳神経内科医の視点

　ビリーブメント（死別）は死によって大切な人を亡くすという体験であり，グリーフ（悲嘆）は死別を含む喪失に対するさまざまな心理的，身体的症状を伴う情動的反応である．死別は誰もが経験するし，悲嘆も自然な反応であるが，生活や身体的に支障をきたすような場合には支援が必要である[1]．

　ビリーブメントケアは死別による悲嘆に対するケアである．そのためビリーブメントケアは患者の死後から始まると考えがちであるが，むしろ強い悲嘆を予防するために患者が亡くなる前からの関わりが大切である．療養生活や臨死期に対する満足感や達成感は，大切な人を亡くした悲しみのなかにいる家族にとって救いとなる[1]．家族も患者と同様にケアを必要としている人であると意識することが重要である．では，具体的にはどのようなことをすればよいだろうか．何よりもまず患者自身が穏やかで苦痛なく過ごすことであり，十分な緩和ケアが提供されることである．緩和ケアは診断・告知を受けるときから始まり全人的苦痛（身体的，精神的，社会的，スピリチュアル）に対応しなければならない．臨死期においては予測される経過や症状についてあらかじめ家族に説明することが望ましい．死前喘鳴や下顎呼吸などの症状が出てきた場合は，それが自然な経過であること，本人は強い苦痛は感じていないことなどを伝えることで家族の不安を和らげることができる．

　「この看取りの経験は私のこれからの人生の糧になります」というように，大事な人を看病し，亡くすプロセスに立ち会うことで残された人たちがエンパワーメントされる経験を時にする．医療者は医学的視点のみでなく，患者の物語としての人生にも思いを馳せ，家族との対話を通じて家族自身が気づくような支援ができれば理想である．

　神経疾患は療養の経過が長く介護負担も大きいことから，家族だけでなく関わる医療・介護スタッフにも死別後のグリーフが生じることがある．特に生活の場で患者，家族を支える在宅のスタッフは関わりが深く，喪失感は強い．そのためスタッフのケアにも心を配る必要がある．デスカンファレンスを開くことは自身を振り返る場として有用である．在宅医療を利用していた患者であれば，病院スタッフと在宅スタッフが合同でカンファレンスを行うとよい．病院スタッフは在宅での様子がどうであったかわからないし，在宅スタッフは入院中の様子を知らない．正解を探し出すカンファレンスではなく，ただお互いに思い出を語り患者の言動や想いを共有することでよい[2]．関わった死を深く内省することで気づきが生まれ，医療者としての成長につながると思われる．

ポイント！ 亡くなる前からの対応

遺族が最も気にかけるのは，死に際し苦痛がなかっただろうかということである．また，十分な介護をしていても，本人の思いに添った介護ができていたのだろうか，対応がよかったのだろうかとの悔いをもつことも少なくない．筋萎縮性側索硬化症 amyotrophic lateral sclerosis（ALS）や多系統萎縮症 multiple system atrophy（MSA）などでは，死の前まで苦痛を訴えることなくいつも通りに過ごし，睡眠中に亡くなった場合，"突然の死"に心の準備ができなかったと述べられることも多い．ほとんどの家族は最期は苦しんだり何らかの予兆があったりすると思っているが，その日の予測は非常に困難である．他方，自宅で最期まで介護ができ充足の意を表する遺族も少なくない．

これらからいえることは，死の前の**苦痛をできるだけ緩和**すること，**疾患や病態に応じた死の前の状況や最期の日の予測は困難であることを繰り返し説明**しておくこと，ケア体制を十分に整え日頃から家族の介護への労いの思いを伝えることが重要と考える．

また，介護者の疲労を軽減するためのショートステイやレスパイト入院の利用も重要である．介護者が体調不良やうつ状態になることもあり，**介護者の体調・精神状態にも気を配り**，治療が必要なときには介護者が不在の間の介護体制を調整することも重要である．

ポイント！ 死後の対応

遺族の状況は非常にさまざまである．看取りをやり遂げて悔いがなく，その後の人生を充実して送りたいという人，同居の家族がいたり孫の世話をしたりで充実していると語る人もあれば，長期間後悔の念を抱えている人，しばらくしてうつ状態になる人，なかにはできるだけ触れたくない・忘れたいという人もある．その人その人の生活環境，性格などにより非常に多様であり，個々に応じた対応が望まれる．

当院では，死後1，2ヵ月後に訪問を行い遺族から話をお聴きすることしかできていない．訪問看護や介護施設でも同様なことや葬儀への参列を行っているところは多いが，神経疾患において死後のサポートを行うシステムはなく，個々の医療機関や施設でも系統的に行っているところはほとんどないと思われる．

がんのホスピス・緩和ケア病棟では，遺族ケアプログラムとして，手紙を送付（89％），追悼会（75％），電話相談（64％），個別カウンセリング（40％），葬儀への参列（39％），知識や情報の提供（38％），家族カウンセリング（31％），家庭訪問（27％），サポートグループ（19％）などが行われている[3]．

遺族のサポートは個々の施設でできることをまず行うとともに，今後，神経疾患においても遺族のサポートの必要性を普及すること，人員の養成や確保などの制度化が望まれる．

神経疾患で在宅療養している患者家族の生活の中心は，患者の医療や介護である．その生活が長ければ長いほど，患者の介護は家族の生活そのものとなり，大変ながらも当たり前の日常となる．患者との死別は，その当たり前の生活をも失うこととなり，大きな喪失感と悲嘆を伴うものである．一方で，症状の進行が早く，十分な医療・介護体制が構築できずに死別してしまうことがあるかもしれない．残された家族は情緒的な反応を引き起こされるのみならず，生活上の変化も余儀なくされる．家族が大切な人を亡くした悲しみをもち合わせながらも，また前を向いて歩きだせるようケアが必要であり，緩和ケアとしても組み込まれている．

ポイント！ ビリーブメントケアは，患者との死別時からはじめるものではない

　悲嘆は，患者と家族がどのような時間を過ごし，生活してきたのかに影響される．患者が亡くなり，無力感や虚無感を感じることは当たり前の悲嘆である．それでも「一生懸命介護してきたから悔いはない」「大変なときもあったけどいい時間を過ごすことができた」「最後にやりたいことをやらせてあげることができてよかった」といった思いが大きければ大きいほど，悲嘆は癒される．このために，すでに療養の段階からわれわれ医療者のビリーブメントケアは開始されているといってよい．病気や障害があっても，日々心揺れ動きながらも，まわりに信頼できる医療・介護スタッフがいることは大きな支えとなる．問題が生じても，その都度患者・家族・スタッフとともに，そのとき「何が一番よいことなのか」検討し生活を築き上げていくプロセスは，患者亡き後の介護に対する後悔の念を緩和させることができ，「やれることはやった」感を後押しできる．

ポイント！ 家族とともに患者との思い出を語り合い，一緒に涙を流すもよし

　療養が長期にわたる患者のケアにおいて，看護師は患者・家族と関係性を構築し，そのケアの中で看護師自身が学ぶこと・癒されることは多い．患者との死別は看護師にとっても悲嘆を生じさせるものである．家族と同様に，「精一杯の看護はできたのか」「もっとやれることがあったのではないか」と，自らのケアを振り返り患者との時間を巡らせることもあるだろう．療養を支えてきた家族にとって，これまでの経緯を分かち合い理解してくれている看護師の存在は大きいものである．これまでの家族の苦労や苦悩，楽しかったことなどを共有してきた看護師と，患者について語り偲ぶことは心の癒しとなる．看護師は感情を表現してはならないと教えられたこともあったが，そのときだけは看護師もともに涙を流したり感情を表出してよいのではないだろうか．家族にとって，自分の大切な人を思い共感しあえる医療者がいて，その存在を実感できることは悲嘆ケアそのものとなる．

ポイント！ 神経疾患病棟でもビリーブメントケアプログラムを

　家族は，患者との死別後も日常生活を営んでいる．問題なく生活していても，月命日であったり，故人との思い出に触れる出来事があったりすると，悲嘆反応が再び生じたりするものである．わが国ではビリーブメントケアのプログラムとして，遺族に対して手紙の送付や遺族会・家族会の開催などが実施されているが，ほとんどは緩和ケア・ホスピス病棟においてであり，それはがん患者の家族が対象である．神経疾患では病院内にとどまらず，長期に渡り在宅療養している患者も多い．地域で包括的にビリーブメントケアが提供できるシステムを構築するのもよいだろう．

ビリーブメントケアの実際

　療養生活の中で死別により残された人は様々な苦悩や葛藤などを共に経験し，当事者をいかに家族が支えたか，終末期をどのように家族が関わったかによって，その悲嘆に大きく影響を及ぼす．どう生きるかを選択し意思決定をして，当事者や家族の意思を通すことができたかどうかによっても，当事者の死後に家族が後悔や自責の念にとらわれるかどうかの要因となる．終末期に当事者が希望したことを，可能な限り叶えてあげることは，本人の満足感を引き出すだけでなく，家族の想いを汲むことになる．ビリーブメントケアは，亡くなった後に行うものだけではなく，訪問看護を始めた時から家族の関わりをサポートすることから始まっているといえる．

ALS　60代　女性
医療的ケア：CVポート・吸引　キーパーソン夫　子供なし

夫婦とも県外出身で親戚，友達は近くにいない
妻を介護するだけが夫の生きがいになっていた．

　「最後に旅行に連れて行きたい」「毎年旅行していた，本人がお気に入りの場所に，もう一度連れて行きたい」と御主人からの相談があり，キャンナスが同行して旅行に行った．そして春は桜，五月は藤の花を観に外出することが出来た．
　奥様が亡くなった後に「飛び降りたい，死にたい」と電話が来た．
　訪問すると部屋の中の吸引器は奥様のベッドがあった時と同じ場所．他の介護用品もそのままの状態だった．「片付ける元気がない」と話される．
　お出掛けした時のDVDを一緒に鑑賞すると「手や目が動いている，笑っている」と御主人，
　筆者「そうそう生きていますよね．お父さんの心の中にお母さんは生きていますよ」「御主人がそんなに悲しんでいたら，奥様も悲しい思いをしますよ」
　「御主人が前向きに笑顔で奥様の分まで生きると決めたら，奥様も天国で喜ぶのではないですか」
　御主人「そうだな，元気を出さないと，片付けするわ」
　「このDVDを観ながら少しずつ片づけてください」
　「今日はありがとう．誰も話す相手もなく一人でくよくよ泣いていたよ，今日は，想い出話が一杯できて良かったよ．気持ちが，とても楽になった」

反省点

　この事例は，訪問看護を始めて一年目ALS2例目だった（現在10年目でALS60名）．今反省することは，介護していた御主人を最後に深い悲しみにさせていたことである．
　死別とは，亡くなることの覚悟である．一人になることへの覚悟について話しておくべきことが不十分であったことに気づいた．
　住み慣れた家で夫に一生懸命に介護してもらい奥様は，とても幸せだった．頑張って生きてくれたこと，呼吸器を付けないと決断し，本人の望み通りに亡くなったこと・生きたあかしと愛のエネルギーを受けたことを亡くなる前に話が出来ていたら，夫は死にたいと思わなかっただろう．後に看取りへの満足感を少しでも感じることができるように話しが，訪問看護中に出来ていることが大切だった．それが出来ていれば必ず亡くなった家族皆にビリーブメントケアは必要にはならないと考える．
　一回のビリーブメントケアでどこまで悲嘆な気持ちに寄り添い，救ってあげられるのだろうか？と考えると満足に看取ることが出来るように日頃から支援していくことが，訪問看護の大きな役割であると考える．
　死後の処置（エンゼルケア）時は介護者と共に旅立ちのケアを行い，本人の思い通りに天国へ旅立って逝ったこと，家族の介護が十分に行われていたことを評価してあげることが看取りへの満足感，納得感を得られることになる．
　訪問看護の一時間ではなかなか，納得死，満足死を支援することは難しい，ケアマネジャーや医師はもちろん，臨床心理士や僧侶（臨床宗教師）からの死との向き合い方の話を聞くことができ，相談が出来れば看取りの後の悲嘆な気持ちが少しでも楽になると考える．

　　文　献

1）坂口幸弘：緩和ケアにおけるビリーブメントの理解．緩和ケア27：77-80，2017．
2）白石恵子：スタッフのグリーフについて考える．緩和ケア27：98-101，2017．
3）坂口幸弘：悲嘆学入門―死別の悲しみを学ぶ．昭和堂，2010．

（脳神経内科医の視点：杉浦　真／在宅医の視点：難波玲子／
看護の視点：花井亜紀子／コラム：冨士惠美子）

14

医療者のこころのケア

ポイント! 👉 **神経疾患患者を支える医療者の苦しみ**

　神経疾患の患者・家族は，治らない病気とともにさまざまな苦痛を抱えている．その苦痛は，進行するたびに生活を脅かす症状，これまでの生活・役割の再編，人工呼吸器や胃瘻といった「生」の選択や生活場所の選択，家族の介護負担など，多岐にわたり，どれも簡単に解決するものではない．医療者は，何が患者によいことなのか，何ができるのか，何と声をかけたらよいのかを常に考えている．しかし，考えても答えが見つからないことも多く，苦しんでいる患者を前になす術なく立ちすくんでしまうこともある．それは，日頃から患者のために存在してケアする医療者にとっては，考えれば考えるほど苦しいことである．その苦しみから，無意識に患者の苦痛にはふれずに淡々とケアしたり，あえて向き合わないようにする自分を責めたり，さらに苦しみを広げていることもあるのではないだろうか．その大きな要因は，症状によりコミュニケーションが円滑に図れないことにある．コミュニケーションに障害があると，患者の『言葉』を理解するのに手間取り，患者の思いをキャッチするのに時間を要するため，多重業務の中では目の前の患者の苦痛に丁寧に対応できないこともある．

　このように，患者の力になりたいと思いながらも，日々の業務に追われて，患者に向き合えない現状が，医療者の苦しみを広げているといえる．

　われわれ医療者が，患者の苦痛や苦悩をさらに深めてしまうことはあってはならないことである．患者主体の質の高い医療やケアを提供していくためには，苦痛を抱える患者を支えている医療者の心身の健康が大切であり，とくに神経疾患に携わる医療者にはこころのケアは重要であるといえる．

　神経難病患者をケアする看護師のバーンアウトに関しては，いくつか研究報告がなされている．研究ではバーンアウト尺度として Maslach's Burnout Inventory（MBI）が用いられており，多くの看護師が「情緒的消耗感」が強く，「個人的達成感」が著しく低下していてバーンアウトのリスクが高いとされていた[1]．別の研究では，看護師の社会的スキルの低さがバーンアウトに関連していることも報告されており[2]，バーンアウト対策においても検討するべき課題となっている．

　では，心身の健康を維持していくにはどうしたらよいのだろうか．一つには，「自分を知ること」が大切である．今，自分の心はどんな状態なのか，ストレスを感じることは何なのか，ストレスの対処法は何なのか，自分自身をよく知りセルフサポートコーチングを心がけたい．自分自身の心と身体は自分で守るべく，セルフケア法を身

につけていくとよいだろう．ストレスに関しては，日頃から意識しておき，早めに気づいて対処することが望まれる．ときには自分を甘やかし心の充電をしてもよいのではないだろうか．心と身体は密接に関係しているものであり，身体の疲労に関しては良質な食事や睡眠などを意識することをお勧めする．日頃から自分を知り，ストレスをマネジメントして心身の健康を意識することが大切である．

また，「自分の思いや体験を丸ごと大事にする」ことが大切である．例えば，患者に「なんで私はこんな病気になっちゃったの？　これからどうなるんだろう」と言われたのに，何も答えられなかったという体験をしたとする．たとえそれが自分にとってネガティヴな体験であったとしても否定的にとらえることはせずに，「患者が辛い思いをしていたのに，なんて声をかけていいのかわからなかったんだな」と落ち込み，悲しい気持ちになった自分自身の気持ちに気づき，ありのままを優しく受け止める．これを身につけると，ポジティヴな体験もネガティヴな体験も「今，自分が感じていること」として受け止めることができ，この感覚を大切にしようと思うことができる[3]．これが自分を大切にすることにつながり，日常業務の中のストレスケアとして取り入れることができるといえる．

ポイント！ 個人的達成感の向上

神経疾患のケアの目標は，病気の治癒ではなく，患者・家族のQOLの維持と向上を目指すことである．QOLは極めて主観的なものであり，患者個々において個別的であり，ケアは多様である．ケアの第一歩は，患者が何を望み，どうありたいのか，QOLはどこに重きを置いているのかを把握することであり，その後の支援が検討される．

神経疾患専門の病棟では，日々の業務に追われ，患者とのコミュニケーションの時間がもてず，患者理解を深めることが困難であることもしばしばである．患者のケアや支援を検討するにしても，患者とゆっくり向き合えず，患者が何を望んでいるのか，どうしたらよいのか悩んでしまいがちである．

改善や治癒が望めない神経疾患であったとしても包括的なQOLの向上を目指すことはできる．疾患の進行に直接関係しない本人の"幸せ度"（客観的QOL）を包括的に評価する方法として，Schedule for Evaluation of Individual Quality of Life（SEIQoL）がある．SEIQoLは患者と面談者との対話から，患者が人生において大切だと考える5つの分野を言語化しそれぞれに，現時点でのレベル（満足度）と重み付け（重要性）をして，QOLの評価スコアが計測される[4]．そのスコアは，患者個人の中での評価であり，他の誰かのスコアと比べるものではない．

SEIQoLは評価のみならず自分自身が前向きに受容してゆく介入になる．患者が大事にしていることがわかり，またそのレベルがvisual analog scale（VAS）にて数値化されることで，その大切な分野のレベルを上げる支援を検討することにも利用できる．普段の業務の中では，患者の思いをゆっくり傾聴できないことも多く，ジレンマを抱えることもあるが，SEIQoL評価では患者と対話する時間をもつことができる．患者自身はその対話から「自分に関心を寄せている」と実感し，その安心感や満足感から医療者への信頼を寄せる．医療者もまた，患者との時間をもてたことにより患者理解が深まり，充実感を得たり，ときに患者に癒されることがある．患者のQOLを理解し，患者の支援を患者自身と検討できることは，医療者の達成感向上に寄与するものであり，医療者のモチベーションに影響する．SEIQoL評価は患者・医療者の双

方によい効果をもたらすことができる QOL 評価ツールといえる.

ポイント！ 多職種との横断的な関係性が医療者のこころを癒す

神経疾患患者のケアは個別的で多様化しており，一職種では患者にとって適切な支援は困難である．例えば，下肢の筋力低下が進行してきた患者に適した補装具の選択や，自宅の家屋状況での移動方法，コミュニケーション障害による意思伝達装置の選択などは，リハビリテーション職種の専門分野である．患者が利用できる社会資源や制度，就労に関しての支援は MSW に相談する．このように患者 1 人に対して，さまざまな職種のスタッフが関わり，その専門性を生かした支援が提供されている．いわば，患者 1 人に対して多職種チームが 1 つずつ形成されているといってもよい．多職種チームが目指すものは「患者・家族にとってよりよい生活」，「QOL の維持・向上」であるが，ときにその専門性の違いから，チーム内で意見の相違が生じることもある．それは患者の「よりよい生活」を考えた上での，各職種からの専門的見解であり，それぞれの立場からの意見の相違は悪いことではない．多職種間のカンファレンスを密に行い，患者にとって何がよいことなのか，その都度方向性の一致を図ることが大切である．カンファレンスでは，それぞれがそれぞれの専門性を認めあった中で，その関心事にも目を向けて意見交換をすることが重要である．このプロセスは，患者への適切な支援の提供だけでなく，医療者も 1 人で悩むのではなく大勢のスタッフと協働して患者の支援ができているというこころの支えとなる．このように多職種が横断的に患者を支援できる体制は，患者のこころを癒し，そして私達医療者も分かち合える仲間とともに癒されるものである．院内で多職種の交流の場や行事などを設け，自然と多職種間が連携・協働できるような風土が生まれるとよいのではないだろうか.

ポイント！ 仲間との交流

日頃のケアや支援に対して悩んでいる医療者は，関係する分野の学会や研修会に参加することをおすすめする．参加してみると，全国に同じ分野で同じような悩みを抱え，切磋琢磨している医療者がいることを知る．悩んでいることは「自分の施設だけではない」と気づくことになり，「情緒的消耗感」を軽減させてくれる．また，他施設の活動を学んだり，意見交換することは，日々の臨床の可能性を広げることとなり刺激を受け，またモチベーションを保つことができる.

日本難病看護学会では，難病看護の質の向上に主体的に取り組める看護師の育成を目指して，2013 年より日本難病看護学会認定「難病看護師」制度を開始した (http://nambyokango.jp/nambyokangoshi)[5].

また，リハビリテーションの分野では 2011 年に神経難病リハビリテーション研究会が発足され，神経難病に関するリハビリテーションの進歩と健全な発展を推進していくことを目指し，コミュニティ作りを続けている (http://nanbyoreha.com).

同じ志をもつ者同士のネットワークは，日々の臨床の悩みを分かち合い，ともに励まし合い，心の支えとなるものである.

ポイント！ デスカンファレンスのすすめ

デスカンファレンスの目的は，亡くなった患者のケアを振り返り，今後のケアにつなげて医療の質を高めることにある[5].また，ケースを振り返り語ることで，医療者自身のグリーフケアとなることも目的の一つとなる．がん医療の領域，特に緩和ケア病棟などでは多職種を含めたデスカンファレンスが多く開催され，考えや思いを共有

し，さらなる支援へつなげている.

　神経内科領域の一般病棟では，診断や治療がメインとなり，連続的・継続的な関わりはまれである．定期的な評価目的や，症状悪化時の緊急入院，レスパイトなどで断片的な関わりとなる．患者が「患者」である姿としか関われず，患者の生活がみえにくい．窒息や肺炎など，最期の時だけ関わることも少なくはなく，ケアの不全感ややりきれない思いなどが生じることがある．ALSなどの疾患では，人工呼吸器を選択するかしないかでその後の予後が決定してしまう．患者の意思を尊重しつつも，「本当にこれでよかったのか」，「最期は苦しまなかっただろうか」と悩んだり，無力感が生じたりする．

　一方で療養病棟では，長期にわたり関わりをもち，関係性も構築されている．日々「生活者」である患者に触れ必要なケアや介護を提供しているため，最期のときは家族と同様に医療者もまた悲嘆にくれるものである．それは在宅療養でも同様である．バーンアウトのリスクが高い神経疾患の医療者こそ，デスカンファレンスを行い，医療者のグリーフケアをするべきではないだろうか．頻度はがん領域に比べて少ないが，その分，多職種で1事例1事例を丁寧にカンファレンスすることができる．そこでケアを振り返り，患者とのエピソードを語りあうことで，多職種でのチームの連携も深めることができ，明日へのケアへとつなげることができる．

　石川県金沢市にある国立病院機構医王病院では，神経筋難病・重症心身障害者（児）を対象とした多職種の緩和ケアサポートチーム（PCST）が設立され活動している．その活動の中で，介入の一つとして死亡退院時カンファレンスをあげている．PCSTでは，死亡退院時カンファレンスが円滑に運用し，医療者の悲嘆をケアし，次に向かう意欲につながる機会となるよう，マニュアル化しカンファレンスの開催を推進・実践されている．神経疾患に携わる医療者誰もが，病気を治してあげることができずに少なくとも無力感を感じたことがあるのではないだろうか．患者が亡くなった後に，その思いを多職種で共有し，問題や課題を見いだしつつも，次なる患者へのケアにつなげていくようなデスカンファレンスは，神経疾患領域だからこそ必要である．こういった緩和ケアサポートチームやデスカンファレンスが，神経疾患領域や在宅療養でも浸透し，普及することを願う．

文　献

1) 阿部百合恵，清水みどり，髙橋陽子：障害者施設等一般病棟において神経難病を専門とする看護師のバーンアウト対策の効果．日本難病看護学会誌 16：167-174，2012.
2) 安東由佳子：神経難病患者をケアする看護師の社会的スキルとバーンアウトの関連．日本難病看護学会誌 12：101-112，2007.
3) 佐藤絵美：ケアする人も楽になる マインドフルネス&スキーマ療法 BOOK1，医学書院，2016.
4) 中島孝：QOLの向上．ナーシングアプローチ 難病看護の基礎と実践 すべての看護の原点として．川村佐和子（監），中山優季（編），p.55，2014.
5) 小長谷百絵：難病看護師育成に向けた取り組み．ナーシングアプローチ 難病看護の基礎と実践 すべての看護の原点として．川村佐和子（監），中山優季（編），p.233，2014.
6) 広瀬寛子：悲嘆とグリーフケア．p.201，医学書院，2011.

（花井亜紀子）

15 災害への対応

脳神経内科医の視点

　わが国における日常生活では，安全や電気・ガス・上下水道などの公共設備（社会インフラ）があって当然のものと，一般に認識されている．しかし，移動の不自由さや機器に依存して生活している神経疾患患者とその家族は，大規模災害でなくとも，社会インフラのいずれかが不具合を起こすだけで，非常に困難な状況に陥る．社会生活の孤立化が進むなか，「ご近所づきあい」は希薄となり，孤独死を身近な問題と感じる者の割合も増加してきている[1]．

　脳神経内科医が中心となり作成された「災害時難病患者支援計画を策定するための指針」[2]（2008年公開）は，2005年から新潟大学，西澤正豊教授を中心に，厚生労働省研究班「重症難病患者の地域医療体制の構築に関する研究」班（主任研究者：糸山泰人東北大学教授）によってまとめられた．新潟地震，東日本大震災，熊本地震，および大阪北部地震などを経て，この指針に示されたコンセプトの重要性が再確認されている．自治体への避難支援アクションプログラムなども求められている[2]．一方，平常時から災害時の支援計画を策定するのは自治体だけでは不十分である．療養者（患者・介護者）が主体となって地域のフォーマルおよびインフォーマルな支援のネットワークを形成しておく必要がある．これには療養者が自らの疾患を受容し，周囲に援助を求めて発信することが前提となる．医師および支援チームから感情に配慮した情報伝達と，療養者への冷静な危機管理意識の醸成を求めることが重要である．災害時支援は「公助」，「共助」，「自助」に分けて考える．周囲も支援することが困難なほどの大災害では，まず「自助」が重要である．「公助」や「共助」が届くまでの時間は災害が大きければ大きいほど長くかかる．少なくとも3日間，「自助」で持ちこたえるための工夫や地域での支援体制が期待される[2]．特に電源の確保が重要である．呼吸器（非侵襲的陽圧換気療法 non-invasive positive pressure ventilation (NPPV) および気管切開下人工呼吸療法 tracheostomy positive pressure ventilation (TPPV)），吸引器など，多くの医療機器は電源が必須である．地域電力会社への呼吸器などの使用者であることの通知，自動車バッテリーの利用，発電機と発電機燃料の確保，などさまざまな準備が必要である．また，津波や洪水などの恐れがある場合，避難するのか，自宅で持ちこたえるのかなど，療養者の状況，地勢，地域の利用可能な医療・福祉などの人的資源などから個々に判断しなければならない．もちろん，机上の空論とならないために，個別避難訓練を実施しておくことが推奨される．自宅から出ようと

すると担架では狭い通路や階段を回れない，段差での振動が大きく機器接続が外れないか心配になる，など，事前にわかれば，支援も具体化できる．一方，なかなか療養者側から避難訓練を言い出すことは難しい．保健所が中心となって患者会や地域自治会，民生委員など，行政まで巻き込んで対応する避難訓練の取り組みが始まっている[3]．安全確保は，個人情報の保護より優先されるが，ここでも良好なコミュニケーションが前提となる．

なお，2017年5月30日施行の改正個人情報保護法により，町内会が名簿を作成・共有することで，災害発生時などの緊急時に身体の不自由な方，介護を要する方などの避難誘導を適切に行うことが可能になった[4]．また，地方公共団体が保有する個人情報を災害時に共有する場合は，各地方公共団体の個人情報保護条例が適用されることになった．なお，避難行動要支援者名簿については「災害対策基本法」に規定される[4]．

個々の療養者に該当する箇所を「災害時難病患者支援計画を策定するための指針」を参照して，実用的な基本情報が記入された「緊急時連絡カード」を作成し，いざというときに備えておきたい[2]．

看護の視点

ポイント！ 災害対策準備（支援計画）

平常時からの準備として，難病患者要援護者台帳が作成され，個別に支援計画が策定されている地域においては，療養者の承諾を得て，保健所と訪問看護ステーションなど関係機関の連携のもと情報が整理され，地域で共有されている．保健師が管轄地域の対象者の把握とリスト作成，マッピングを行い，訪問看護師などが，療養者の情報提供を行っている．療養者の自宅では関係者会議をもち，療養者・家族も含めた情報共有を行って，個別支援計画の作成を進めることが大切である．

また支援計画の作成にあたっては，既存の災害時対応ハンドブック[4]や災害時支援指針[5]などを参照し，地域の実情に応じた内容にしていく必要がある．

ポイント！ 自助意識を高める働きかけ

療養者の居住地域で想定される災害（ハザード）にはどのようなものがあるだろうか．療養者や家族と一緒に地図を見たり，過去の災害を調べてみることをおすすめしたい．避難訓練の状況設定を考えてみることそのものも，自助意識を高め，有効な策となりうる．

在宅療養では，緊急発生時，訪問看護ステーションが第1連絡先で，安否確認は療養者のもとに訪問することが前提となっていることが多い．しかし災害の内容や程度によっては，看護師も被災したり，巻き込まれたりする危険性が高いため，訪問できない場合がある．このため救助がくるまでの数日間，実際に療養者と家族だけで対応することができる自助力を高めることや，近隣住民に日頃から支援を依頼しておくことなどが重要である．

ポイント！ 充電スポットの確保

人工呼吸器など，電源が必要な医療機器を使用している療養者に対しては，電源を確保するための避難場所を調べ，搬送の方法や手順などを確認しておくことも必要である．公共施設は，災害時の一般住民の避難場所となることもあり，療養者のスペースが確保できるかなども事前に確認しておくとよい．

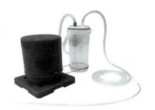
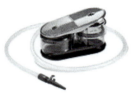
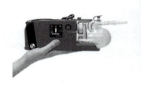
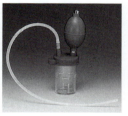

図15-1　足踏式吸引器アモレ®FS1（トクソー技研株式会社）
（http://www.tokso.net/iryo1.htm より）

図15-2　アンブ ツインポンプ（アイ・エム・アイ株式会社）
（http://www.imimed.co.jp/products/vent_related/twin-pump より）

図15-3　ポータブル吸引器Q-Suction（tkb RespiCare）
（https://www.tokibo.co.jp/portfolio-jp_detail-hc より）

図15-4　手動式吸引器HA-210（ブルークロス）
（https://www.bluecross-e.co.jp/suc.html?tab=2 より）

ポイント！　停電時の対応（痰吸引）

停電発生により，電気式痰吸引器が使用できない場合の備えの一例として，足踏式吸引器（図15-1，2），電池式吸引器（図15-3），手動式吸引器（図15-4）などがある．手動式吸引器は，成人から乳幼児を対象とし，口鼻腔の吸引に対応できる．

また停電などにより通常使用している吸引器が使用できない，など他に手段がなく，やむをえない場合として，注射器を用いた吸引方法が情報提供されている[6]．

ポイント！　安否確認の方法

LINEなどのソーシャルネットワーキングサービスの活用も1つの有効な手段である．また，災害時に限定して利用可能な「災害伝言ダイヤル171（電話サービス）」は，被災地内の電話番号および携帯電話などの番号をキーとして，安否などの情報を30秒録音・再生できるボイスメールである．「災害用伝言版（web171）」は，1伝言あたり100文字以下を入力することができる．

いずれも毎月1日および15日などに体験利用日が設定されている．

NTT東日本・災害への取り組みは https://www.ntt-east.co.jp/saigai/index.html を，NTT西日本・災害への取り組みは https://www.ntt-west.co.jp/corporate/disa.htm を参照．

ポイント！　災害対策の定期的な見直し

年に1回程度は，見直しが必要と考える．時期は，梅雨や台風の到来前などそれぞれのハザードに応じて設定するとよい．また療養者の状態変化や，医療処置の導入の機会には，体制そのものの見直しが必要である．

医療依存度の高い対象者が在宅で療養生活を行う上で準備を行わなければならないものの一つとして，災害時の対応がある．

医療依存度が高ければ高いほど，1人の介護者が介護を担っていることが多く，また介護者の高齢化もあり持病がありながらも介護を続けている状況が多くみられる．

このような介護状況から，在宅療養を長く行うためには医療・介護の関係機関が在宅生活の支援に参加することとなる．災害の発生は家族だけのときやサービス提供時など予測が不可能であるため，発生時に速やかに安否確認，対応ができる準備を行う必要がある．

15　災害への対応　271

特に重度の要介護者は酸素や呼吸器などの医療機器，特殊寝台やリフトなどの福祉用具を使用していることが多いため，災害時には電源の確保をする必要がある．日頃より使用している機器の確認や電源確保の準備を意識することが大切となる．

　災害時の準備として，支援者は電源を必要とする機器を把握する．

　電源が必要となる医療機器には呼吸器・吸引器・在宅酸素など，福祉用具では特殊寝台・エアマット・移動用リフトなどがある．医療機器に関しては生命に直結するものもあるため，バッテリーの時間の把握（内蔵バッテリーや付属バッテリーの本数）と家庭電源以外の電源把握（自家用車のシガーソケットの利用など）が重要となる．（付属バッテリーは，定期的な充電を行っておくことが大切である）．

　また，福祉用具はバッテリーが内蔵されていないため，停電時の特殊寝台のギャッジアップ解除方法やエアマットのエアー抜けを防ぐ対応，移動用リフト使用者は特殊寝台から車いすへの移乗方法など，応急的な対応方法も事前に確認しておくことが必要である．

　在宅サービス事業所としての災害時の対策として，事業所の個別ファイルへ医療依存度の高いケースはラベリングなどを行い，災害時に安否確認がスムーズにできる体制をとる．また，スムーズに駆けつけられるよう所在地のマッピング作成を行うことも有効である．

　個別ケースに対しては関係事業所・機関一覧票の作成と配布を行うことで，災害時の情報共有や対応をよりスムーズに行えるようにする．

　行政関係課では，担当保健師が医療依存度の高い対象者を把握し「災害時マニュアル」を作成し自宅への設置も実施されていることがあるため，災害時マニュアルの設置場所や内容の確認・共有と状態変化・サービス内容の変更に伴う対応についてはマニュアルをタイムリーに更新できるようにする．

　日頃より対象者との関わりの中で，支援者が意識して災害時の対応を確認できるよう，サービス担当者会議などを利用し情報の共有を行うことが，災害時においては有効となる．

ポイント！　被災地でのリハビリテーションの関わり方

　被災地でのリハビリテーションでは，神経疾患患者や家族が必要としていることを明確化し，問題解決型のアプローチが重要であり，漫然と行うものではない．多職種の医療チームや行政，地域住民，ボランティアと連絡を密にし，情報を共有するシステムを構築する．例えば，水不足のため自宅のトイレの使用が困難であることや，避難所の仮設トイレは和式が多いことなどは，障害者用トイレを利用する神経疾患患者にとって深刻な問題となる．災害用の障害者簡易トイレなどがあればよいが，汚水溝の上にポータブルトイレを設置し，ダンボールで仕切りを作るだけでも患者に役立つことがあり，その場に適した方法で臨機応変に対応する．

　避難生活では不活動が要因となり廃用症候群や深部静脈血栓症に，また精神的には抑うつ傾向に陥りやすい．近年ではヘルスプロモーションとして，避難所で自主的にできる体操を指導することで不活動予防に努めるようになっているが，神経疾患患者には自ら動くことが困難な患者も多く，個別の対応が不可欠である．そのため被災地では早期かつ継続的なリハビリテーションの介入が望まれるが，混乱した中で神経疾

患者の自宅や避難所などの居場所を把握することが困難な場合もあるため，平時より家族や療養支援者に対し，不動に伴い筋力低下や関節拘縮を起こしやすい部分を説明しながらリハビリテーションを行う．

ポイント！ 災害時の備え[9]

人工呼吸器が作動しなくなる場合を想定し，家族や介護者にバッグバルブマスクでの換気の指導をする．また，神経疾患では舌咽頭呼吸（カエル呼吸）を獲得することで人工呼吸器がなくても換気を維持することができる場合があるため，その指導を行うことや，人工呼吸器がなくても換気を維持できるか確認をしておくことは必要である．また，換気不全に対し，呼吸理学療法として呼吸介助による換気が維持できるようにする練習は継続的に実施する．

ポイント！ 平時より自律の教育

自律 autonomy とは，たとえ障害が重度であり，医療依存度が高く，ADL の介助が必要な状態であっても，療養の責任は患者にあり，自らを律することにより療養生活を構築し，社会の一員として主体的に生きることである．つまり，神経疾患患者は介護を受ける弱い立場（受動的）という視点ではなく，多くの療養支援者を管理し，ときには療養支援者を育て，自身の療養生活を継続的かつ発展するよう指導していくことが必要である．特に神経疾患患者の自律においてコミュニケーションの確保は極めて重要である．意思疎通に補助的ツールを使う場合，意思伝達装置などのデジタル機器に加え，透明文字盤や口文字などのアナログな方法でコミュニケーションがとれることは災害時において有効な方法となる．神経疾患患者が自律することにより，災害時に広域搬送された療養先において，療養支援者が変わったとしてもこれまでと同じ療養生活が構築できる[10]．

ME の視点

ポイント！ 普段から備えておくことは？

在宅医療という一般環境の中で人工呼吸器を使用する場合には，災害時以外にも停電やブレーカーの遮断などによる電気の供給が停止された場合やさまざまな場所への移動時などにおいても電気を供給し続けなければならない．最近の人工呼吸器にはAC 電源以外に内部バッテリーが内蔵されており，また，外部バッテリーでの使用も可能になっているため，制限された時間内であれば問題なく人工呼吸器を作動させることができる．また，ほとんどの機種では，自家用車のシガーソケットから電気の供給を受けることができるケーブルを備えているため，普段からそれらを想定した準備，対策が必要と考えられる．複数台の外部バッテリーや他の外部電源などを準備すると同時に，災害時に適切に取り扱うことができるように普段からトレーニングしておくことも重要である．2012 年度の診療報酬改定においては，人工呼吸器加算の中に外部バッテリーも含まれると明記されており，原則は人工呼吸器と一緒に医療機関から提供しなければならないが，実際には，バッテリーの装備率は約 66％との報告[13]があり，装備率は高くないのが現状である．また，この診療報酬の中には，バッグバルブマスクなどの用手式蘇生器も明記されているため，それらを準備しておくことも重要である．

なお，バッテリー（内蔵，外部含む）は使用してもしなくても時間の経過とともに劣化するため，一般的に交換時期は 2～3 年といわれている．内臓バッテリーに関し

表15-1 災害時に考えられる電源の確保

メーカー純正/推奨外部電源
・純正外部バッテリー
・メーカー純正シガーソケットケーブル
・医療用 UPS（無停電電源装置）

⇨ **安全使用可**

一般外部電源
・発電機（ガソリン／カセットボンベ）
・インバーター（DC／AC 変換機）
・汎用バッテリー
・汎用 UPS（無停電電源装置）

⇨ **使用時注意**

ては，人工呼吸器本体を定期的に交換（オーバーホールなど）していれば，その都度，製造販売業者（メーカー）によって点検または交換を行うため，保障されている時間は使用できると考えられる．外部バッテリーに関しては，病院からの提供か個人購入かによって管理が変わってくる．病院からの提供であれば病院またはメーカーで交換するが，個人購入の場合には，高価なバッテリーをこの期間内で買い換えることは経済的な負担が大きいと考えられる．買い換え時期を超過した外部バッテリーであっても使用することは可能であるが，その場合には必ず保証されている使用時間よりも短くなっていることを認識しながら使用することが必要である．また，劣化によって充電時間も長くなるため，ときどき，充電時間をチェックすることが必要である．

1）メーカー（製造販売会社）純正外部バッテリー

メーカー（製造販売会社）から供給される純正外部バッテリーは，接続ケーブルなどがそれぞれの人工呼吸器専用になるため，他の人工呼吸器で使用することは困難である．また，使用時間も限られているため，それらの時間を把握しておくことが重要である．外部バッテリーを複数台確保しておくことが可能であれば，使用ごとに充電を繰り返して使用することができる．

2）シガーソケットケーブル

自家用車のシガーソケットに接続すれば自家用車のバッテリーから電気の供給を受けることもできる．しかし，長さに制限があるため，使用する際には自家用車まで患者を搬送する必要がある．

3）医療用無停電電源装置

医療用として販売されている無停電電源装置 uninterruptible power supply（UPS）は，人工呼吸器の電源プラグと電源コンセントの間に設置することで，停電などが発生したときに瞬時に UPS から電気を供給することができ，また，機種に関係なく使用することができるが，使用時間が短いため注意が必要である．また，UPS を用いた場合には，停電時に人工呼吸器電源切り替え警報が作動しないことも考えられるため，注意が必要である．

4）その他の外部電源

発電機，インバーター（DC／AC 変換機），汎用バッテリー，汎用 UPS などが考えられる．しかし，これらの外部電源を使用する場合には，電気の供給波形が正弦波で安定した電圧で供給することが必要であるが，人工呼吸器を取り扱うメーカー（製造

販売会社）が推奨するものではないため，十分に注意しながら使用すると同時に「通常の使用方法ではなく，リスクが伴う」ことを認識しながら使用することが重要である（**表15-1**）．

ポイント！　実際に災害になったときの対処方法

　災害が発生した場合には，まず，患者の安全を確認した上で人工呼吸器が正常に作動しているかどうかを確認することが重要である．その上で停電が発生した場合には，電源の確保が必要になる．一時的に内部バッテリーや外部バッテリーで作動するが，これらの使用時間には制限があるため，速やかに他の電源を確保することが必要である．また，外部バッテリーを複数台保有している場合には，発電機などで充電を繰り返しながら使用することができる．万が一，人工呼吸器が作動しなくなった場合には，バッグバルブマスクなどの用手式蘇生器によって換気を行う．

災害時での周囲への伝え方

　災害は，地震，水害，雪害などさまざまで，またそれらの程度によってもおかれた状況はまったく異なってくる．災害の程度が大きくなればなるほど，療養者の置かれた環境は悪く緊急を要する状況になる．しかし，当然周囲の被災者も同じ状況におかれるため非常に混乱している．このような場合，どのように周囲に伝えたらよいのだろうか．

　災害時支援において「自助」，「共助」，「公助」に分けて考える場合，大災害になればなるほど「自助」が重要であることはいうまでもない．「共助」，「公助」が届くまでに時間がかかるため，その間とにかく持ちこたえなければならないからである．そして，混乱の中「共助」が少しずつ浸透し，「公助」の出番となる．このような過程の中で，スムーズに移行するためには周囲への伝え方が重要になる．とはいえ，突然起きる災害で，急に「現在，神経難病のため在宅療養中で，呼吸器などの医療機器がついています．家から出られないので早急に助けてください」と家族が大声で周囲に伝えても，大混乱している状況の中ではその希望がすぐに通るとは限らない．また，地域で指定されている避難所に入れたとしても，その環境の特殊性のためさまざまな症状が悪化する可能性もある．さてどうするか．そうなると伝え方をどうするか以前に事前準備が必要であることはいうまでもない．特に運動機能が悪化し自力で避難できない療養者はなおさらで，あらかじめ自治体や民生委員などと災害時の対応について話し合い，準備を進めておくことで，災害時に周囲へ伝えやすくはなるだろう．はたしてそれだけで十分なのだろうか．災害混乱時，いくら事前に準備をしていたとしても，知らない周辺住民に丁寧にお願いしても本当に協力してもらえるだろうか．いささか不安がよぎる．そこで考えると，この場面でも鍵になるのは療養者の自律なのかもしれない．仮に療養者が受動的ではなく地域の一員として自律している，つまり平時より周辺住民と何らかの接点をもっているとどうであろう．そうすれば，お互いを理解しあうことができる可能性があり，それが地域の寛容さに繋がり，災害時混乱し余裕がない中でも，弱い立場からの「お願い」ではなく，地域の一員としてスムーズな「共助」につながるのではないか．理想ではあるがそう思いたい．

　われわれ医療従事者は，災害時支援に備えて準備をしているが，どこか机上の空論になっているのではないかとも思うこともある．それは，療養者のために論じていることが，当の療養者の主体性が見えないことも要因なのではないかと思う．災害という一見特殊な状況においても，療養者自身がどのように行動しなければならないのか，どうしたらうまく生活できるのかを主体的に考えられるように，われわれは教育し続け支えることが必要なのではないか．災害時での周囲への伝え方，結局その答えは療養者の自律の中にあるのかもしれない．

文　献

1) 内閣府：平成26年版高齢者社会白書（概要版）. 第1章　第2節　6　高齢者の生活環境. 〈http://www8.cao.go.jp/kourei/whitepaper/w-2014/gaiyou/s1_2_6.html〉

2) 災害時難病患者支援計画策定検討ワーキンググループ：災害時難病患者支援計画を策定するための指針. 〈http://www.nanbyou.or.jp/pdf/saigai.pdf〉

3) 山中賢治：地域ネットワークで日本初の在宅人工呼吸器装着患者の災害訓練. 難病と在宅ケア 16：13-16, 2011.

4) 小川久仁子：災害・危機管理ICTシンポジウム2018 -災害時の情報流通とプライバシー保護-. 改正個人情報保護法の概要と災害・危機管理対応. 〈http://ictfss.nict.go.jp/yokohama2018/dl/lecture01_ogawa.pdf〉

5) 宮城県神経難病医療連携センター：自分で作る災害時対応ハンドブック2014年版. 2014.

6) 東京都福祉保健局：東京都在宅人工呼吸器使用者災害時支援指針. 2012. 〈http://www.fukushihoken.metro.tokyo.jp/iryo/koho/books.files/shishin.pdf〉

7) 公益財団法人　東京都医学総合研究所難病ケア看護プロジェクト　難病ケア看護データベース：シリンジ吸引の方法. 2011. 〈https://nambyocare.jp/results/teiden/syringe.html〉

8) 社会福祉法人AJU自立の家　災害時要援護者支援プロジェクト：障害者は避難所に避難できない　災害支援のあり方を根本から見直す. 〈http://www.aju-cil.com/public-doc/bousai/manual/rep_201104.pdf〉

9) 上月正博：災害リハビリテーション-東日本大震災被災地での3カ月-. Jpn J Refabil Med 48：576-587, 2011. 〈http://www.med.tohoku.ac.jp/d_report/report/doc2/19-05.pdf〉

10) 西澤正豊：東日本大震災と難病～今何をすべきか. ワークショップ記録集. 2011

11) 今井尚志：難病患者の"じりつ"を育む支援の構築に向けて-研究班の成果と東日本大震災の経験を踏まえて-＜シンポジウム 18-4＞神経難病患者の総合的支援. 臨床神経 51：1029-1030, 2011. 〈http://www.neurology-jp.org/Journal/public_pdf/051111029.pdf〉

12) 中島孝：災害の難病化とその中に見えた希望-逆トリアージ. 特集 東日本大震災 危機を生きる思想. 現代思想 5：218-224, 2011.

13) 宮地隆史：在宅人工呼吸器装着者の都道府県別全国調査～装着患者数および外部バッテリー装備率の検討. 平成25年度希少性難治性疾患患者に関する医療の向上及び患者支援のあり方に関する研究班報告書, 2014.

（脳神経内科医の視点：成田有吾／看護の視点：岩木三保／
介護の視点：鞄屋健治／リハビリの視点：寄本恵輔／
MEの視点：瓜生伸一／コラム：北山通朗）

Part 3

疾患各論

I 筋萎縮性側索硬化症

脳神経内科医の視点

ポイント！ 筋萎縮性側索硬化症とは

　筋萎縮性側索硬化症 amyotrophic lateral sclerosis（ALS）は脳神経系の運動ニューロンが選択的かつ進行性に変性脱落していく疾患である．そのため全身の筋に萎縮と筋力低下が起こり障害を引き起こす．通常，一肢から始まり，経過とともに四肢に症状が広がり，それと前後して球麻痺（構音障害，嚥下障害），呼吸筋障害が加わり，発症から平均して3～5年で人工呼吸器が必要になってくる．発症年齢は徐々に高齢化しており，現在60代後半から70歳前後にピークがあるが，若い人は10代，高齢では90代で発症することもある．有病率は世界中ほぼ同様で，人口10万人当たり5人前後という統計が多い．ALS患者全体の5％程度に家族歴が認められ，SOD1をはじめ20種類近くの遺伝子異常が報告されている．初発部位により上肢型，下肢型，球麻痺型があり，まれであるが呼吸筋障害から発症する患者もいる．治療はリルゾールの内服とエダラボンの点滴が承認されているが，効果は限定的である．また現在，肝細胞増殖因子 hepatocyte growth factor（HGF）の髄腔内投与やペランパネルの内服・遺伝子治療の治験が進行・準備中であり，今後，病状進行の停止や症状の改善を認める治療法の確立が強く望まれている．

ポイント！ ALSの進行と障害

　ALSの進行は個人差が大きく，発症1年以内に呼吸器の選択が必要となる例もあれば，5年以上経過しても呼吸機能が保たれる例もある．必ず出てくる症状として，四肢筋力低下，構音障害（コミュニケーション障害），嚥下障害，呼吸機能障害があり，またしばしば出現する症状として，認知機能障害，気分障害・うつ，便秘，痛みなどがある．また，陰性徴候とされている眼球運動障害，膀胱直腸障害，褥瘡は気管切開下人工呼吸療法 tracheostomy positive pressure ventilation（TPPV）を使用する患者では進行とともに認めることがある．またTPPVで長期に生存した患者では，外眼筋を含め全身すべての筋が動かなくなる完全閉じ込め症候群 totally locked-in status（TLS）に陥る例がある．

ポイント！ ALSにおける緩和ケアについて

　ALS患者に対しては病初期から身体機能に対する治療・ケアとともに，今後起こるであろう症状に対する不安や意思決定に対するケアが必要となる．特に医療処置が必要な胃瘻造設や気管切開などに対しては，言葉で説明するだけではなく，実際の器

具を提示したり，パンフレットを用いたりして，処置後の療養生活をイメージしやすくする工夫や配慮が必要である．また，筋力低下に対しては早期から機能維持目的のリハビリ，コミュニケーション障害や嚥下障害に対しては早い段階から代替手段の紹介・導入や機能維持のリハビリ，呼吸機能障害に対しては排痰の工夫や呼吸リハビリ，人工呼吸器選択に対する意思決定支援を行う必要がある．いずれの場面においても，患者が困っていること，援助が必要と考えられることから介入をはじめ，無理強いをしないようにする．また，胃瘻や人工呼吸器など意思決定が必要な場面では必ず，処置をした場合しなかった場合それぞれで，その後に予想される経過や，その選択をしなかった場合，代わりに何ができるか，予想される症状や苦痛を和らげる方法など，考えられるメリット・デメリットの説明が必要である．できるだけ複数回患者・家族との話し合いを行った後，意思決定を行うことが望ましく，ひとたび意思決定を行ったとしてもいつでも修正可能であることを保証することが必要である．

脊髄性筋萎縮症の治療

　脊髄性筋萎縮症 spinal muscular atrophy（SMA）は常染色体劣性遺伝形式の遺伝性運動ニューロン病で全身の筋萎縮・筋力低下を呈する．発症時期には広がりがあるが最も多いのは乳児期に発症するⅠ型（以前はWerdnig-Hoffmann病と呼ばれていた）である．このタイプではほとんど運動機能の発達がみられない．原因遺伝子として survival motor neuron1 遺伝子（SMN1）が同定されている．

　長らく疾患の経過を修飾する治療はなかったが2017年にSMAの初の治療薬となるヌシネルセン（商品名スピンラザ®）が発売された．ヌシネルセンはアンチセンスオリゴヌクレオチドであり髄注で投与される．SMN遺伝子にはSMN1とSMN2があるが基本的にSMN1が神経細胞の生存をサポートする働きを担っている．SMN2は遺伝子配列の違いのためmRNAのスプライシング時にエクソン7がスキップされてしまうため機能しないSMN蛋白が産生される．SMAではSMN1が遺伝子異常のため産生できないために神経細胞死が起こると考えられる．ヌシネルセンはSMN2のmRNA前駆体に結合しスプライシングの際エクソン7のスキップを抑え完全長のSMN蛋白を作ることができるようにすることで効果を表す．Ⅰ型の治験では最終解析時に51％に運動マイルストーンの改善がみられ（対照群では0％），死亡または永続的換気補助のリスクが対照群に比し47％と著しい有効性が示された．まさにSMA治療のエポックメイキングである．欠点としては脊椎の変形が強い場合も多いSMA患者に髄注しなくてはならず，また生涯定期的に髄腔内投与を行わなければならない点がある．また1バイアル932万円とかなり高価な薬である．

　SMAの治療薬は他にも研究が進んでおり，すでにAVX-101（商品名ゾルゲンスマ®）は米国で承認されている．日本でもすでに承認申請が出されており，ごく近い将来使用が可能となるであろう．AVX-101はアデノ随伴ウイルス9にSMN1遺伝子を挿入したもので，投与すると患者DNAに正常SMN1遺伝子を導入することができ，正常SMN蛋白を産生させるというものである．優れた点として治験において15例前例で20ヵ月後に死亡または永続的呼吸管理が不要（対照群8％）と効果が良好であること，一回の投与で治療が完了すること，投与経路が静脈であり投与のリスクが低いことがあがられる．薬価は米国では2億3000万円と非常に高額となっているが，乳児期から全介助で呼吸器などの高度な処置が必要な本疾患で効果が十分あれば医療経済的には正当化できるという考え方もある．もう一つの治療としてはアンチセンスヌクレオチドではなく低分子化合物によってスプライシングを修飾するタイプの薬が開発中である．RG7916（Risdiplam），LMI070

(Branaplam) のふたつがあり RG7916 の方が治験が先行しており，わが国でも来年以降に申請が予定されている．本薬剤は経口投与である点が投与経路として優れている．

つい数年前まで治療法のなかった SMA で患者さんやご家族が待ち焦がれていた．進行を抑える治療が次々とでてきており SMA 診療は大きく様変わりしつつある．

ポイント！ 病初期：症状が出現し，診断されるまで

初発症状には個人差があるが，最初に神経内科を受診する患者はまれである．複数の病院の複数の科を経てようやく神経内科を紹介される患者が多く，神経内科を受診する頃には症状が進行していることが多い．ALSの可能性を示唆され神経内科を受診しても，患者はALSではない可能性に望みをかけ検査を受ける．近年はインターネットなどで簡単に病気の知識を得られるが，いざALSであるとインフォームドコンセント informed concent（IC）で告知されるときというのは「死刑宣告を受けた」と言った患者もいるほど，患者にとってショックな出来事であると推測する．

医師からALSの病名や今後の予想される病状，ゆくゆくは人工呼吸器の必要性もあることを丁寧に時間をかけてICされるが，ショックのあまりICの内容を記憶していない患者・家族も多い．そのため，この時期は患者・家族がICの内容をどの程度，どのように理解したか，どう受け止めたのかゆっくりと言葉を引き出せるように，看護師が時間を確保して関わる必要がある．患者・家族の理解度や希望を確認し，必要ならばICの場を再度設けるよう医師に相談する．

ポイント！ IC後から疾患受容に至るまで

ICでショックを受けてから時間が経過し，ICの内容を自分のこととして理解すると次に怒りや否認などの感情が出てくる．筆者の経験からいえば，患者は「あのとき不摂生したからこんな病気になったのだ」と病気になった理由を探したり，「私は頑張って生きてきたのに，何でこんな目に遭うのか」と怒りや悲しみを吐露したり，中には自分の感情を表出できずに，「あの人は○○をしてくれない」など看護師や周囲の人間に対して怒りの矛先が向く患者もおり，反応はさまざまである．この時期は悲嘆のプロセスを学習している看護師であっても，患者と接することが精神的負担となる．自然とベッドサイドから足が遠のき，腫れ物に触るような対応をしてしまいがちである．しかしここで患者が今の悲しみや怒りを吐き出し，これまでの人生を十分に振り返ることが，患者が今後「どう生きたいか」を考える段階に進むために必要不可欠であるため，患者の感情表出を支援するのが看護師の役割であると考える．

具体的にはIC直後や翌日に「先生からの話を聞いて，いかがでしたか」，「わからなかったことはないですか」などの質問を会話の糸口にして，患者がどのように医師の話を理解したか質問する．会話ができない状態であれば，「緊張して聞き逃したことも多いと思うので，わからないことはいつでも医師につなげるため声をかけてほしい」ことを伝え，次の機会を待つ．会話ができそうであれば，「話を聞いてみて，今のお気持ちはいかがですか」，「突然の話で，驚かれましたね」など気持ちを表出できるように声をかけると，患者も答えやすい．患者から表出があれば，否定や意見を述べるのではなく「そうだったのですね，○○という風に感じたのですね」と患者の動揺した気持ちに理解を示すようなメッセージを返すことで，患者は理解してもらえ

た安心感をもつ．まずは医師の話を聞き理解できたこと，できなかったことを患者自身でも整理し，自分がどのような感情を抱いているのか患者自身が理解できるように関わる．

次に感情を表出する機会を重ねる．落ち込んでいるように見えるとき，不眠時，イライラしているように見えるとき，家族の面会があったときなどに，「元気がないように見えますが，どこかつらいところ，痛いところがありますか」，「眠れないのですね，体がつらくないですか」，「少し気持ちが落ち着かないように見えますが，体がつらいですか」，「ご家族が来ていましたね．ご家族は○○さんにとってどのような存在ですか」，「お仕事は何をしていた（る）のですか」などの質問をする．気持ちのつらさを聞くのは荷が重いと感じるが，始めに体のつらさを聞くことで，自然と気持ちのつらさを引き出す会話に結び付けられることが多い．また家族や仕事というキーワードを出し，雑談することで家族関係や家族と病気について話し合ったかだとか，これまでの経験や人生を振り返る，などの会話に発展することもある．看護師は知りたい情報を得ようと肩肘を張って会話を始めるのではなく，雑談や何気ない会話から患者・家族の思いを引き出すようにすると，自然に情報を得ることができる．看護師は患者や家族がどのような人生を歩んできたか，どのような気持ちをもっているのかを理解したいという気持ちをもち，患者・家族を観察し会話のタイミングを逃さないことが重要である．

ポイント！ 👆 **今後の人生を考えるとき：意思決定の時期**

ここまで十分に悲しみ，怒り，そして自分の人生を振り返ると，次に患者・家族は「どのように生きていきたいか」を考えられるようになる．看護師は病初期から継続して患者・家族がどのような人生を送ってきたか，どのような価値観のもち主であるか，これまで何を生きがいとしてきたか，大切にしていることは何かなどの情報を少しでも多く患者・家族から引き出し，チームで共有しておくことが重要である．

患者・家族によって価値観はさまざまで，「死ぬまで食べたい．死んでもよいから食べたい」，「人間らしく，できるだけトイレに行きたい」，「家の庭を見るだけで，家に帰ってきてよかったと思える」，「私はこれまで家族のために十分頑張った．だからこれからは（TPPV をつけて）夫に頑張ってもらって，自分のために生きたいの」と千差万別である．医療者からみると誤嚥のリスクが高く，経口摂取をとても勧められない状態だとしても，十分にリスクを説明し，患者・家族が十分に理解した上で，それでも強い希望がある場合には頭ごなしに否定することはできない．医療者が十分にリスクを説明し，患者・家族がそのリスクを十分理解した上で下した決断であれば，医療者は多様な価値観を受け入れ支える度量をもつことが重要だと考える．

症状の進行に伴い排泄方法や栄養摂取方法の変更，コミュニケーション方法の変更，非侵襲的陽圧換気療法 non-invasive positive pressure ventilation（NPPV）・気管切開下人工呼吸療法 tracheostomy positive pressure ventilation（TPPV）装着の意思決定など，次々と喪失体験を繰り返し，決定しなくてはならない事柄が押し寄せる．患者・家族は悲嘆と受容を行ったり来たりと揺れ動きながら意思決定を行う．医療者は患者に悲嘆の反応は当然であること，決定した方針を何度でも変更できることを説明し，患者・家族とともにチームで十分検討し最善の方策を見いだせるとよい．患者・家族が後悔しないような意思決定にたどり着くためには，医療者が患者・家族

Ⅰ　筋萎縮性側索硬化症　281

の悩みを聞き十分に話し合うことに加え，患者・家族の決定を医療者が支援する体制づくりが重要だと感じる．

ポイント！ 継続看護

精密検査から病名告知までは入院中に行うことが多い．しかし患者・家族の反応を把握できないまま退院することも少なくない．加えて患者・家族の意思は変化していく．入院中に支援・調整できることは限られており，実際に退院後に支援する必要があるため，在宅での療養生活や意思決定支援は訪問看護や外来の力なくしては成り立たない．そのため地域・外来との連携は不可欠である．

訪問看護師が自宅で困惑することとして，病院と地域とで吸引の指導方法が異なること，自宅の間取りを考慮したトイレの移乗訓練がされていないことなど，自宅の状況に合った指導がされていなかったために退院後に苦労したという声を聞く．そのため継続看護は単に連絡書の申し送りだけに留まるのではなく，入院中に病棟看護師が訪問看護師から自宅で行う吸引指導方法やトイレ動作の課題などの教えを請い，その方法を家族に指導したりリハビリテーションにつなげたりすることで，患者・家族がスムーズに在宅療養に移行することにつながると考える．

コラム② ALS患者の自律を考える

「こんなことまでできなくなって，俺はもうダメだ」，「下の世話まで若い子にさせて申し訳ない」と，人の援助を受けることが多くなると自尊心を保てなくなる患者が多い．患者も医療者もできなくなることばかりに目が向く傾向にあるが，運動機能が低下し，たとえ人にADLを介助される状態であっても，自分の意思をもって生活することでALS患者の自律は保たれる．

一方で完全閉じ込め症候群 totally locked-in status (TLS) や認知症を伴う状態になる患者もおり，その方たちの自律とは何か考えさせられる．自分の意思を伝えることが困難であるが，ともに生活していることが大きな支えになっている，と言う家族にも多くお会いしてきた．レスパイト入院中に「お父さんがいないと何だか寂しい」というTLSの患者の妻，「俺のことがわからなくなっても，人工呼吸器をつけて一緒に生きてほしい」という認知症を伴うALS患者の夫．そんな方々にお会いすると，患者が意思表示できていたときの意思を考慮して，家族が決断したことが家族の支えになっているのだと実感する．患者が意思表示が困難な状態でも，その家庭それぞれで患者が生きる意味をもって生きていると実感するのである．

ALSは進行性の難病である．その時々の状態にあった介助が必要になるため，介助者も進行状況の把握は常にしておくべきである．患者は今日できたことが明日にはできなくなっているかもしれない恐怖と常に戦っている．ぎりぎりの状態までそのやり方で踏ん張ろうとする患者に，無理だからやめましょうと簡単に言ってはいけない．患者も家族も介助者も試行錯誤して話し合いを重ね介助の仕方を変えていく．それでも無理が生じてくるときや介助に危険が出てくる場合は，患者に理解してもらう．

例えば排泄介助の際，支えがあればトイレまで歩けるのならトイレで排泄する．歩行が困難となると車いすで移動，補助して便座に座らせトイレで排泄する．便座に座ることができても狭いトイレ内での介助が困難となると，ポータブルトイレを部屋において体が倒れないよう支えての排泄となる．移動や排泄に体力を使うため，呼吸が

早くなる（呼吸器をつけている方〈NPPV，TPPV〉はつけて対応）．TPPV装着患者にはバッグバルブマスクも適宜使用する．ついには，体力的な問題，呼吸の問題などによりベッド上での排泄となる．患者は歩いてトイレにいけなくなった，トイレで排泄ができなくなった，支えがなければ座れなくなった，呼吸が苦しくなってきたと段階を理解している．しかしトイレで排泄したいしベッドでは排泄したくないと思っている．だからこそ介助者も動作の1つ1つにおいて，無駄のない動きでどうすればスムーズに介助できるかやり方を変えていく必要があり，もうこれ以上の改善は無理であればその旨を伝え，患者自身が理解して次へ進んでもらう．そのためにも介助者は他者のやり方を見学して自分にできそうなところを取り入れ，介助者同士で話し合い，介助の方法は1つではないことを学ぶ必要がある．これは排泄介助に限ったことではなく食事，体位変換，身体の位置のセッティング（枕，頭，手，指先，足，足先，クッションなど），布団（かけ方）なども同じである．

　患者・家族と話し合いができないときは（介護移譲の抵抗などで）無理に話し合いをせず，無理に入り込まなくてもよい．患者も家族も病気の知識が必要で，病気に対して勉強するべきである．この病気は進行するスピード，進行する箇所，どこで安定するかも個々で違う．アドバイスができたとしてもそれがその人にあてはまるかわからない．理解していない患者に介助に入ることは危険である．患者・家族自身が理解と納得を繰り返す考えをもってはじめて話し合い，介助ができるのではないだろうか．理解したくない・納得したくないという気持ちはわかるが，そこをクリアしなければ在宅生活を続けることはできないに等しい．

　日中独居や独居の患者には，障害の制度を使い長時間入る必要がある．重度訪問介護を使い長時間入ることは可能だが，入ってくれる事業所があまりないのが現実である．患者の進行状況にもよるが，介助者が1人でみることはかなりのリスクがある．家族にも患者にも介助者が1人でみることのリスクを理解してもらい，緊急時の対応ができるようにする必要がある．個々の状態にもよるが呼吸介助，バッグバルブマスク，カフアシスト，回路交換，呼吸器交換，カニューレ交換などがそれにあたる．ヘルパーができることは限られている．医療行為は痰の吸引など一部は条件を満たした場合2012年4月より行うことができる．しかし，緊急時に医療職に連絡したり，家族に連絡したりでは間に合わないことがほとんどである．常にやるのではなく，どう交換しているのかを観察してどういったときに必要になるのかの理解をしておくことが大切であり，それは患者，家族，医療職，介護職などの納得の上でやるべきである．

　呼吸介助について，われわれでも長く息を止め苦しくなって呼吸を再開したときには，空気を多く吸い込み呼吸が早くなる．患者は吸引などで呼吸器を外したとき，自発呼吸があってもなくても酸素が足りず苦しくなる．呼吸器をつけても酸素が足らないときは（全力疾走をしたあとで普通に呼吸してくださいといわれているのと同じである）胸を押して酸素を多く入れ呼吸の補助をする．10〜12回程度で安定する（個々により異なる）．バッグバルブマスクも呼吸介助と同じ作用がある．その他にも移動時に使用したり，排痰介助にも使用できる．バッグバルブマスクはどのくらい押すと酸素がいくつ入るかなどを確認する．カフアシストは基本，看護師が行うもので介護職員はしてはいけないが，いつ痰が詰まるかはわからないので事前にやり方を理解しておくことは大切である．回路交換は穴が開いたり切れたりしたときに必要になる．

I　筋萎縮性側索硬化症　　283

呼吸器に何らかの異常が出た場合（アラーム等）すぐに呼吸器のメーカー・医療職に連絡する．呼吸器のアラームの内容を報告してどう対応すべきか確認する．事前に呼吸器の情報を知っておく必要がある．呼吸器は定期交換があるが，交換した呼吸器が以前と同じ設定であっても，前の人の呼吸の癖が呼吸器にあり違和感がある患者もいる．そのようなときは医師に報告し設定を変えてもらうとよい．カニューレは，（あってはならないが）外れてしまった場合にはすぐにつけないと患者の命に関わる．事前に交換時に観察し，どういう手順で変えているのか知識として知っておくのが大切である．

緊急時対応は普段からの観察と異常の早期発見，機械の認識，注意などが重要になる．
すべてにおいてコミュニケーションが必要不可欠となる．徐々に発話ができなくなるため，コミュニケーションの方法を考え場面に応じて変える必要がある．「伝の心®」，「話想®」などの機器や文字盤，母音語を使う．

コールの位置決定に1時間以上かかるときもあれば，痰がとれるまで2時間以上かかるときもある．1つのことを行うのに時間がかかるのは当たり前として理解しなければならない．

リハビリの視点

ポイント！ 目的・ゴール設定に関する留意点

進行性疾患であることを考慮し，患者が混乱しないようリハビリテーションゴールを提示する際には，「機能改善・回復」といった言葉は使用せず，「身体機能の維持，安定した生活の継続」などと表現する．心身機能は低下するが，ADLなど能力レベルを維持し，QOLの維持向上を図ることが，リハビリテーションのゴールといえる．筆者らは，「筋萎縮性側索硬化症のリハビリテーションにおけるPT・OT・STの役割」というパンフレットを作成し，それぞれの職種が介入する．患者（または家族）の生活上の困難さをあげ，リハビリテーションの目的と役割について初回時に患者と家族に説明をしている．

ポイント！ 評 価

心身機能（上肢・下肢・体幹筋力，関節可動域，認知機能など），活動レベル（ADL/IADL能力），環境（家庭環境，就労・経済状況など），QOLなどを，包括的に把握しておく必要性がある．特に，心身機能は進行に伴い低下していくことが予測されるが，その速度や部位によって予後予測が可能であり，生活上の工夫の仕方を検討したり，福祉用具を導入するタイミングを図るためにも，定期的に評価し変化をとらえることが重要である．筆者らは，毎回のリハビリテーション受診時（月1回の頻度）に握力・ピンチ力・上肢／下肢筋力，発話明瞭度，歩行速度などを測定し，職種間で情報共有をしている．特に，呼吸筋力低下や嚥下障害などは，生命予後に直接的に影響する可能性が高いため，定期的な評価が重要である．

ポイント！ リハビリテーションアプローチ（PT・OT・ST）

ALSの症状については，1章-A「筋力低下」〈p.2〉，1章-C「痙性による機能低下」〈p.35〉，2章-A「摂食・嚥下障害」〈p.51〉，2章-B「構音障害」〈p.62〉，3章「呼吸筋障害に伴う症状」〈p.70〉，5章-J「コミュニケーション障害」〈p.189〉などそれぞれの項をご参照いただきたい．なお，痙性は出現／消失し，筋力低下も変動しやすい上に痙性と混在することもあるなど，ALSの症状は個別性が高い．そのため，その時々の状

況に合わせた柔軟な対応が必要となる．

　また，アプローチの時期も重要である．ALS は比較的進行が速いため，動作方法の変更や福祉機器・自助具の導入は早めに行うことが重要といわれている．しかし，進行の速さゆえに障害受容が進んでいない患者にとっては，福祉用具に対して拒否的なことも多い．そのため，当院では少し早めの時期から福祉機器や自助具を紹介し，その際に複数の選択肢を提示するようにしている．例えば，母指球と手内筋の萎縮から箸での食事に困難さを感じている患者の場合，自助具の箸のみを勧めるのではなく，市販品（すべりにくい箸や割り箸），市販品と一工夫（はしパンツ®），自助具箸（箸ぞうくん®），といったようにさまざまな段階の方法を紹介し，患者自身に選んでもらう（図Ⅰ-1）．筆者らは，まだ福祉用具の導入には早い患者にも，ひとまず紹介（見るだけ，触るだけ）するようにしている．その場で患者が機器を選ばなくても，その先にもさまざまな工夫の方法があることが伝わり，安心感につながると考えるからである．実際，患者の多くは初回の紹介では市販品を選ぶが，進行に伴い自ら自助具を購入するなど，少しずつ段階的に受け入れていく例が多い．

ポイント！ 患者・家族教育

　ALS 患者の場合，知的に保たれるケースが多いため，患者自身が問題解決できるように情報提供を行っていくことも必要である．例えば，生活上の困難さ（字が書きにくい）の原因（握力の低下）をともに分析し，代償手段（太柄で筆摩擦の少ないペンを使用）をともに考えることで，患者自身が問題を分析し解決策を考えられるようになる（図Ⅰ-2）．また，福祉用具のカタログや入手方法などの情報を伝えておくことで，来院時以外でも自身で動けるため，よりタイムリーな導入が可能となる．

ポイント！ 診断名告知・意思決定

　未告知の患者を担当することも少なくない．その場合，予後についてはなるべく触れずに，「現在困っていることに対して，工夫の仕方を考えましょう」と柔軟な対応をするようにしている．明らかに筋力低下が進んでいる患者に対しても，前回と比較をするのではなく，その時その時の結果を踏まえ，できる工夫を提示していく．

　また，リハビリテーションでは患者と PT・OT・ST が 1 対 1 で接する時間が長いため，胃瘻や人工呼吸器の装着・非装着について相談を受けることも少なくない．決断をするのは本人であるため，PT・OT・ST としてどちらかを勧めることは一切しない．しかし，発症早期から，動作方法の変更や福祉機器の導入など，さまざまな取捨選択をする経験を重ねていくことで，患者が自分の人生を自分で考え選ぶ力を身につけられるように意識している．

ポイント！ 在宅療養の場合の地域連携

　在宅療養の場合，訪問リハビリが多く関わることとなるので，病院の PT・OT・

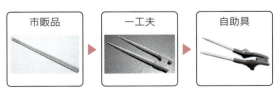

図Ⅰ-1　段階付けの方法

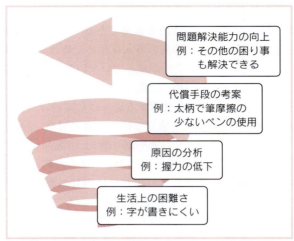

図I-2 問題解決能力の構築

STは随時情報共有をしていくことが必要である．また，コミュニケーション機器や車いすなどさまざまな機器の導入が必要となるため，役所との連携や，業者との連携も重要となる．

ALS（人工呼吸器装着）の訪問看護の実際

問題点	解決策
1：気管切開し人工呼吸器を24時間装着している． 1）気道内分泌物や人工呼吸器に関連する呼吸経路閉塞のリスク	1）バイタル測定，全身状態の観察 ①呼吸数，リズム，SpO_2，呼吸困難状 ②人工呼吸器の管理， 　呼吸器回路閉鎖はないか，一回換気量，外れ，破れはないか蛇腹を確認，リーク量 　人工鼻交換，フレックスチューブ（2日に1回） 　呼吸器回路交換（毎月1回） 　排痰ドレナージ，呼気介助，アンビューバッグによる換気補助，気管内吸引 ③気管切開部位の管理 　・周囲を清潔にし観察する，Yガーゼ交換 ④カフ圧確認（カフ圧計にて35 hpを保つようにする，1日3回確認）
2）肺合併症のリスク	2）排痰を促し，吸引を充分に行う ①低圧持続吸引（口腔内 or サイドチューブ） ②体位交換 ③口腔ケア（朝，昼，夜，寝る前） ④呼吸リハビリ ⑤カフアシスト
2：ADLの低下によるセルフケア不足 1）胃瘻を造設している	1）皮膚炎予防の為，胃瘻の周囲を清潔に保つ ①PEG周囲の観察 　胃瘻の周りの皮膚を観察し，周囲を洗浄し，こよりを交換する（発赤や肉芽がある場合は医師の指示によりワセリンやゲンタマイシンを塗布） ②栄養（ギャジUP30度以上） 　朝：経管栄養剤　（500 mL＋白湯　100 mL） 　昼：経管栄養剤（半固形　300 mL＋白湯 300 mL 　15時：白湯　200 mL 　夜：経管栄養剤（500 mL＋白湯　100 mL）

	就寝時：眠剤＋白湯　100 mL
2）排便・排尿困難	2）腹部症状の観察 　①排便，排ガスの状況，腹部膨満の有無，腸蠕動音， 　　・排便時は差し込み式便器を使用． 　　・腹部温罨法，マッサージを適宜行う． 　　酸化マグネシウム，パンテチン内服 　②排便困難時は，浣腸施行 　③排尿は尿器　排尿困難時は導尿を行う 　　尿量（1回分，1日のトータル量・性状の観察）
3）清潔の保持困難	3）①訪問入浴を週に2回行い，その他は全身清拭，洗髪，足浴，手浴 　②陰部洗浄を毎日行う 　③耳掻き，髭剃り，頭部ブラッシング整容
3：ALSの進行による筋力の低下	1）訪問リハビリ実施 　①四肢，体幹の筋力維持訓練 　②四肢，体幹の筋ストレッチ，関節可動域訓練 　③基本動作訓練 2）テレビのリモコン操作や身の回りの介助
4：言語のコミュニケーションが取れない	1）コミュニケーション支援 　①文字盤をスタッフ皆が読めるようになる 　②自分の意思が十分に伝えられるように，色々な意思伝達装置を試していく 　③コールは左手の少し動く指で，ピアゾスイッチを利用して鳴らしている． 　④会話時の口の動き，表情，首の動きなどから，本人の訴えを観察する．

　これらは訪問看護で実施する項目の一例です．ALSの訪問看護は，コミュニケーションが取れる早期から関わり，リハビリを中心に行いながらその人の想いを引き出し，今後起こりうる事をアドバイスする．胃瘻造設するか，気管切開するか，呼吸器を装着するのか，何もしないのか意思確認を，色々な場面で（気持ちは変化するものと言うことを念頭において）その都度していき一緒に悩みながら答えを出していく事が，難病を支えていく訪問看護師の役割だと考える．

■*Case* 70歳代，男性

　2007年2月，右上肢脱力で発症．比較的進行の早い経過で，同年5月構音障害，8月嚥下障害をきたし，10月呼吸困難を主訴に当科受診，入院精査にてALSと診断．度重なる説明や家族の説得にもかかわらず，TPPVは本人が拒否[*1]．独居で近隣に娘3人．
経過：同年12月，夜間のみNPPV導入．2008年1月には呼吸困難が増悪，それ以上待つと造設できなくなることを考え胃瘻造設施行[*2]．この間四肢麻痺が進行し，介護負担が増大してくるなかで家族間の葛藤があり，最期は娘の1人が休職して介護にあたることになった．この葛藤を支えることで，どこまで在宅で頑張るのかについての覚悟ができた[*3]．しばらく落ち着いて生活できていたが，5月にはNPPV装着時間延長が必要となり，それでも労作時に呼吸苦があるため，頓用でモルヒネ塩酸塩投与開始．複数回使用するようになったため，同月下旬には増量を経て硫酸モルヒネ徐放剤に変更．モルヒネは導入および増量時にはそれぞれ呼吸苦の緩和が得られたが，しばらくするとまた再燃し，その都度増量を繰り返した[*4]．6月にはNPPVもほぼ24時間使用するようになった[*5]．硫酸モルヒネは基本的な用法の1日2回投与から3回投与に変更してしばらくよかったが，8月中旬，モルヒネを増

I　筋萎縮性側索硬化症　287

量するも効果が一過性であったこと，また，昼夜逆転の傾向にあり，家族の介護疲れもあったため[*3]，モルヒネコントロールを目的に入院とした．硫酸モルヒネを増量しても効果が切れてきたころに呼吸苦の訴えがあり，気管切開下人工呼吸器についても，「呼吸苦が緩和できるのであれば」と迷い始めた[*1]．しかし，導入後の生活を考えて，最終的にはNPPVでできるところまででよいと結論された．また，入院当初は昼夜逆転も認めたため，夜間の鎮静および睡眠薬を使用したところ，睡眠リズムは正常化した．この際，当初当直医からジアゼパムが処方されたが，すぐにできるだけ呼吸抑制のない睡眠薬に変更している．夜間の興奮状態に対してクエチアピンも投与開始している[*6]．本人・家族ともに苦しみがしっかりとれないと，在宅生活に戻る自信がないということもあり，9月よりモルヒネ持続皮下注射を開始したところ，意識を落とすことなく，持続的な呼吸困難の緩和が得られた．やはり最期は家で過ごしたいという本人の希望も強く，在宅医の協力も得られることとなったため，携帯型輸液ポンプを用いた持続皮下注射に変更し，同月下旬退院[*7]．在宅に戻ってからも皮下注射からのモルヒネ注射量は増量が必要であったが，穏やかに過ごされた．亡くなる数日前からは傾眠傾向となり，10月家族や友人に見守られる中，在宅で穏やかに看取りとなった[*8]（図Ⅰ-3）．

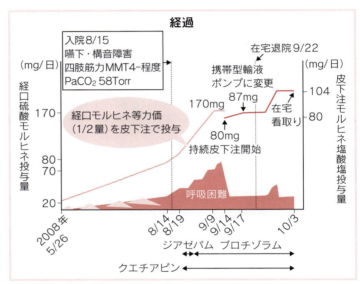

図Ⅰ-3

本ケースから学べること

ポイント！ *1：気管切開下人工呼吸器の選択について

気管切開下人工呼吸器の選択については，経過とともに考えが変わっていくことはよくあることである．症状の進行に伴い現状を受容し，この延長線上であれば受け入れられると思えるようになる方もいれば，麻痺が進行した状態で生き続けることを拒否する方もいる．医療者は変わりうるものであることを前提として，繰り返し支持的に意思決定支援を行う必要がある．

ポイント！ *2：胃瘻造設の適用について

進行が速い症例での胃瘻造設の医学的適応については迷うことも多いと思われる．呼吸機能が先に低下している場合，食べられなくなったときにはすでに胃瘻造設をすること自体が危険になる．そのため，まだ経口摂取可能であっても，胃瘻造設を行うこともある．単に栄養補給の意味だけでなく，終末期に苦痛緩和の投薬を行うルートを確保する意味でも，患者にとって意味がある．筆者は予後が半年以上見込めるときには胃瘻を提案することとしている．当院では内視鏡対応マスクによるNPPVを使用しながら胃瘻造設を行うことで，胃瘻

造設に伴う合併症のリスクを最小限にしている.

ポイント！👉 ＊3：ALS の介護体制について

最期まで本人や家族の望む療養を支えるためには，単に医学的な問題のみならず，介護状況を整えることも重要である．ときには家族内の立ち入ったところにまで踏み込んで調整せざるを得ないこともある．それぞれの家族の背景から，人生における優先順位もよく聞きながら，無理のない範囲で協力体制が組めるようにする．そうすることで，後々，後ろめたさなどの後悔が残らないように，院内および院外のチームとともに公的資源も最大限考慮の上調整する．特に，ALSの場合，難病制度，介護保険，障害者総合支援法，医療保険による訪問看護など，多種類の制度を熟知してあたる必要がある．心ある家族も疲れすぎては優しくし続けることは難しい．言わなくてもいいことを言ってしまったりして，自己嫌悪に陥り，介護の自信の喪失につながる．個人のキャパシティーにもよるが，レスパイトステイなど適度に休息がとれる体制を組めるように努力する．

ポイント！👉 ＊4：モルヒネの導入時期と増量について

モルヒネの導入時期については，はっきりとした決まりがあるわけではない．本症例の場合，呼吸苦に対して用い始めたが，入浴や食事動作などで呼吸苦を生じ，NPPVだけでは緩和できない状況が生じて，呼吸苦が生じることが予測される場面に対して頓用で使用を開始した．徐々に使用回数が増えてくるので，長時間型に変更し，レスキューの使用量を勘案して増量していった．

ポイント！👉 ＊5：24 時間 NPPV の注意点

24時間NPPVを使用することとなると，離脱は困難となる．中止するとすぐに死亡するような場合には因果関係が濃密になるため，気管切開下人工呼吸器の離脱と同様の問題が起こるからである．そのため，24時間使用になる前に，このまま使用時間を延長していくのか，呼吸苦の解消にむしろ薬物療法を積極的に用いるようにするのかといった選択について，十分に意思確認をする必要がある．

ポイント！👉 ＊6：睡眠薬などの使用

睡眠薬はできるだけ呼吸抑制に影響がでないものを選択する．具体的には5章-B「呼吸苦・呼吸困難感」〈p.129〉を参照．夜間せん妄の要素があるときにはメジャートランキライザーを用いる．

ポイント！👉 ＊7：モルヒネ注射薬の使用について

大概の場合は経口薬で問題なくコントロールできるが，中には持続的投与で安定する場合もある．塩酸モルヒネ注射薬もALSに対して保険で処方できるが，この症例で用いた携帯型ディスポーザブル注入ポンプPCA機能付きは悪性腫瘍でないと保険適用がなく，自費で用いた（C166 携帯型ディスポーザブル注入ポンプ加算　2500点）．なお，在宅で緩和ケアを行う場合に通常算定できるC108 在宅悪性腫瘍患者指導管理料，C161注入ポンプ加算1250点も在宅中心静脈栄養法，悪性腫瘍の鎮痛療法に対しての適用であり，ALSでは請求できない．

ポイント！👉 ＊8：在宅看取りについて

緩和ケアを行いながら在宅看取りを達成するのは，単にモルヒネなどの薬物を使用すればよいということではない．特にALSの場合は体力的，精神的に介護負担も多大なため，介護体制の構築が必須である．できる限りの援助を行い，大変ながらも在宅看取り（必ずしも最期の瞬間が在宅である必要はない）を達成したご家族は，それ自体がグリーフケアになっ

Ⅰ 筋萎縮性側索硬化症　289

ており，その後の人生にも前向きに取り組めることが多い.

（脳神経内科医の視点：長嶋和明／看護の視点，コラム②：大永里美／
介護の視点：宗形妃鶴／リハビリの視点：髙橋香代子／
コラム①，症例：荻野美恵子／コラム③：冨士恵美子）

II

パーキンソン病

脳神経内科医の視点

ポイント！ **パーキンソン病とはどのような病気か？**

　パーキンソン病は60〜70歳代を中心に発症する中脳黒質の神経細胞の障害を主体とする神経変性疾患である．頻度は100〜150人/10万人と高く，神経変性疾患としてはアルツハイマー病に次ぐ多さである．このため医療や介護に携わる者なら必ず出会う疾患といえる．

　よく三大症状として振戦・筋強剛（固縮）・無動と書かれているが，この3つは同じように重要なのではない．振戦は非常に目につく症状であるが，普通は安静時にみられ動作時には軽快するので，ADLの障害にはあまりならないことが多い．実際には運動障害の本質となるのは無動であり，無動ゆえに患者は動作がうまくできなくなる．これに姿勢反射障害（バランスが崩れたときに元に戻そうとする反射）を加えて四大症状ということもある．以前はパーキンソン病＝動きが悪くなる病気というとらえ方がされていたが実は運動症状以外にもさまざまな症状がみられ，これらを非運動症状という．非運動症状としては次のようなものがあげられる．

- うつ状態，不安
- 行動障害：病的買い物，病的賭博，常同行動，薬物に対する渇望，性欲亢進など
- 睡眠障害：不眠，むずむず足症候群，レム睡眠期行動障害など
- 嗅覚障害
- 自律神経障害：便秘，血圧変動，起立性低血圧など
- 認知機能低下

　特に認知症状については長年「パーキンソン病では認知機能低下はない」とされてきたが，同様の病理変化（レビー小体）を有する認知症（レビー小体型認知症）の存在が明らかになり，現在では運動症状を主としたパーキンソン病から認知症状で発症するレビー小体型認知症までを1つのスペクトラムと考え，まとめてレビー小体病と称することもある．

ポイント！ **治療はあるのか**

　進行を止める薬はない．しかし運動症状はレボドパなどでかなり改善できる．このため現在では発症から10〜15年くらいはなんとか外来に歩いて来られる患者も少なくない．抗パーキンソン病薬は飲み始めにはあまり副作用もなく1日安定して効いている．しかし長く服用していると効果が減弱したり，ジスキネジアという不随意運動

や幻覚など副作用が出てくることがある．これらの副作用がでてしまうと抗パーキンソン病薬が増量できず，あるいは減量を余儀なくされ ADL が低下してしまう．ジスキネジアについては，レボドパが効いて体が動く時間に出るためか患者はそれほど気にしないことが多い．程度が軽ければ ADL 維持を優先し抗パーキンソン病薬の減量を行わないこともある．アマンタジンがある程度効果があるが，進行期で幻覚が出やすい人には使用しにくい．

　非運動症状，特に行動障害は治療が難しい．基本的にはアゴニストの影響が考えられていてその減量を試みる．病的賭博は生活の破綻の恐れもあり，積極的なリスクの説明と聞き取りが必要である．

　性欲の亢進もときにみられるが，そのほとんどは男性である．外来終了後に奥様がそっと戻ってきて「先生，夫が毎晩くっついてくるようになって困っています」と言われたことが何度かある．わが国ではこういう話題はあえて触れない傾向があるが，特に女性の家族からは言い出しにくいことがあるので，こちらからさりげなく聞いてあげるようにした方がよい．

　不眠に関しては特に認知症状や幻覚のある例では安易には使用しない．エビデンスはないが，筆者はレム睡眠期行動障害にも用いるクロナゼパムを使用することがある．

ポイント！ ジスキネジアへの対応

　病気の進行に伴って内服量が増えると，ジスキネジアなどの有害症状が出やすいため，きめ細やかな観察を行うことが大切である．ジスキネジアは他者からは奇異な目で見られることが多い症状であり，多くは薬を減量して対処するが，「ジスキネジアがあっても体が動ける方がよい」と考える患者も多いため，転倒などのリスクを考慮して，患者の生活に合わせた調整がされるようにする．

ポイント！ 精神症状への対応

　精神症状では幻覚や妄想がある．患者本人が幻覚と自覚している場合はよいが，幻覚が本当のことのように感じられ，行動に移ってしまう場合（小動物や人が見え，追いかけるなど）は転倒などの事故につながるため注意が必要となる．また，幻覚が攻撃してくるといった妄想が出現した場合は，治療継続が困難になるだけでなく，他者とのトラブルの元になるため，早急に対処すべきである．多くは内服薬を減量するが，その分動きが悪くなるため，向精神薬を併用する場合もある．

ポイント！ 抗パーキンソン病薬の効果・副作用を理解しておこう

　黒質神経細胞は神経終末で化学伝達物質としてドパミンを産生している．パーキンソン病では黒質神経細胞の変性によって欠乏するドパミンを薬剤（レボドパ）として補充すると症状の著明改善がみられるが，パーキンソン症候群では改善が乏しい．これは多くの場合パーキンソン症候群ではドパミンの受け手である線条体にも変性があるためといわれている．パーキンソン病では病初期はレボドパやドパミンアゴニストにより症状はよくコントロールされる．しかし罹病期間が長くなると，薬効の減弱（効果時間の短縮により動けない時間が出てくる：ウェアリングオフ）や副作用（不随意運動：ジスキネジア，精神症状：幻覚・妄想）の出現により治療は難しくなり，ADLも低下していく．ウェアリングオフは薬効時間が短くなり次の服薬の前に薬が切れて動きが悪くなる現象である．特にレボドパは血中半減期が短く頻回の投与を行っていることが多く，飲み間違いのリスクがあるので注意が必要である．レボドパは空腹時

に服用したほうが吸収がよく効果が強くなるのだが，わが国では服薬のしやすさもあり他の薬とともに食後に飲むことが多い．現在のパーキンソン病薬物療法のトレンドは，できる限り安定して持続的にドパミン受容体を刺激するということである．多くの患者で1日1回服用の長時間作用型，あるいは貼付剤のドパミンアゴニストが使用されてきている．貼付剤では貼付部の皮膚反応が問題になることがあるが，保湿剤などを使用すれば多くの方で継続が可能である．最も問題になるのは精神症状である．レボドパは非常に有用な薬剤であり，振戦と筋強剛（固縮）に対しては病期が長くなっても薬効が比較的保たれるものの，無動に対する効果は残念ながら徐々に減弱することが多く，このためにADLが低下してきてしまう．ドパミンは錐体外路系の他に辺縁系でも働いており，おそらく辺縁系のドパミン受容体の慢性的な過剰刺激が精神症状の発症要因と考えられる．古典的な抗精神病薬は強力なドパミンブロッカーでパーキンソン病症状を悪化させるので使用しにくかったが，現在では効果はマイルドであるもののあまり運動症状を悪化させない非定型抗精神病薬（クエチアピンなど）が使用できるようになっている．パーキンソン病では他の神経変性疾患と違いレボドパという症状緩和に非常に有効な薬があり，長期にわたり服用するので，薬の効果に伴う現象（ウェアリングオフなど）と副作用について知っておくことが非常に重要である．

ポイント！ 緩和ケアのタイミング

やはり診断告知のときには大きなストレスがある．外来で泣いてしまう人もいるが，「すぐに命が奪われる病気ではありません．根治はできなくても薬をうまく使うことで10年以上日常生活が送れるようになります．うまく病気と付き合いながらいかにしてよい人生を送るかを考えていきましょう」と説明している．楽しいと症状がよくなることが多く，できるだけ積極的に出かけたり趣味をもつように勧めている．ある程度高齢発症で予後もよくなっているので，パーキンソン病以外の疾患で亡くなる方も多い．薬物調整が難しくなりHohen-Yahr分類の4度以上となると介護が必要になり，この段階で患者は「他人の世話にならなければならなくなった」ことにストレスを感じるので，そのケアが重要になる．最終的に薬効不十分となれば他疾患同様に胃瘻の選択などの問題がでてくる．また，パーキンソン病ではいわゆる呼吸筋麻痺は起こらないが，誤嚥性肺炎など合併症で亡くなることが多い．

ポイント！ 病期に応じたケア

パーキンソン病では緩徐に症状が進んでいくため，疾患の進行度を評価し，病期に応じた看護介入をする必要がある．

発症初期や病名告知直後は精神的に不安定になることが考えられる．傾聴的態度で接し，今後の療養に対して前向きに取り組めるように支援する必要がある．患者会や社会福祉資源などについて情報提供すると同時に，発症初期から軽い運動を取り入れた，規則正しい生活を送るよう指導することで，今後のADL・QOLの維持・改善につなげていく．

病状が進むと，姿勢反射障害やすくみ足，突進歩行などが出現し，転倒事故が増える．家事が十分できなくなり，特に若年で発症した患者の場合は，仕事や子育てに関して苦悩が多い時期である．経済的な困窮も考えられ，看護師としてはより深く患者の生活にコミットすることが求められる．

Ⅱ　パーキンソン病

ポイント！ 転倒予防

すくみ足がある患者には，歩き出しの声かけや，床に線を引くなどの工夫をすると自力歩行が容易になる．逆に突進傾向のある患者には，急に声をかけたり，追いかけたりしないことが大切である．またカーテンを引く，振り返るといった動作は後方への転倒の引き金となる．洗濯物を干すなど，腕を上にあげて動作をするときは足を前後に広げて立つなど，日常の動作の中で転倒のリスクを軽減できる習慣をつけるよう指導を行う．

パーキンソン病患者の転倒を100％防ぐことは不可能である．転倒時の外傷を防ぐために，保護帽や膝・肘のパッドを装着するなどの対策を行い，転倒を恐れてADLが低下することのないようにすべきである．

症状の進行に応じて薬剤が増えるとともに，薬が効いている時間（オン）が減って，効いていない時間（オフ）との差が明確になり，次の薬を飲むまでに効果が切れてしまう．これをウエアリングオフ症状と呼び，薬剤の調整を行う必要が出てくる．同時に「オンの時間帯に，自分でできることはしておく」といった生活上の工夫も必要である．これは介助者の負担を減らすことにもつながる．

ポイント！ 自律神経症状への対応

パーキンソン病患者では，自律神経症状に薬剤の副作用が加わり，便秘を起こしやすい．便秘になると内服の効果も減弱するため，最低でも3日に1回は排便があるようコントロールすべきである．また夜間の頻尿がある場合，介護者の手を煩わすまいとして水分摂取を控えると，脱水から全身状態の悪化にもつながるため，主治医と相談して内服の調整を行うとともに，安全・安楽に排泄できるような工夫をする必要がある．

起立性低血圧がある場合は，起き上がる際にゆっくり起き上がることなどを指導し，転倒の予防に努める．

ポイント！ 精神症状への対応

精神症状が出たときは精神科ではなく，なるべく早く脳神経内科専門医の診察を受けるように指導する．普段から夢や幻覚の内容について話す習慣を作っておくと異常の早期発見につながる．精神症状に対しては頭ごなしに否定すると興奮する場合があるため傾聴姿勢で関わり，幻覚などは明るい場所で一緒に確認することで納得できる場合がある．部屋の隅においてある紙袋が動物にみえるなど，幻覚の誘因になりやすいため，部屋は片付けてなるべく明るくしておく．また，感冒や脱水，便秘などが精神症状の引き金となる場合もあるため，普段からの体調管理が重要であることを家族に伝える．

ポイント！ 療養環境の調整

Hoehn-Yahr分類の3度以上は，指定難病の認定時期でもあり，介護保険などを利用して在宅環境の調整を行う必要がある．パーキンソン病は発症からの余命が長く，症状の進行に伴い介護負担は徐々に増大していく．地域と病院の連携を密にして，患者と家族がよりよい生活が送れるよう，長期にわたって支えていく必要がある．

パーキンソン病の症状により運動機能が低下し日常生活動作に時間を要し，転倒のリスクが高くなるなど日常生活に支障がでる．また，便秘やよだれ，発汗などの自律神経症状や幻視，不眠などの精神症状もみられるが，患者により症状が異なり，パー

キンソン病という疾患名だけで症状や生活障害を決めつけることなく，本人に，今何が起こっているのかをよく聞き状態を観察することが必要である．

在宅生活を継続するために薬は欠かせないものであるが，パーキンソン病の治療薬により状態の日内変動が生じ，進行によってその頻度が高くなってくることから，オン・オフの時間帯を把握し，食事や入浴の支援や外出支援などは，比較的身体を安全に動かすことができるオンの時間帯に行うなど，状態に合わせて生活の支援を柔軟に組み立てることが大切である．オフの状態のときには前述の運動症状や自律神経症状が出現する．坐位の場合には自然に体が一方に傾きそのまま転落してしまうことも考えられるため，肘かけやクッションなどで姿勢が保持できるように整える．あるいは移動しなくても必要なものが手に届くように準備しておくことも必要であるが，薬が効きすぎることにより，無意識に体がくねくねと動いてしまう，あるいは上半身が大きく旋回してしまう運動がみられることもあり，机の上のものが障害物となる場合もあるので，症状を把握しながら，関係者で情報を共有し支援内容を検討していくことが必要である．

主治医から処方された薬を処方通りに服用するための工夫として，病期にもよるが，細かいものが掴みにくくなるため筒状の容器（カメラのフィルムケースなど）や浅い湯呑・御猪口などに薬をシートから出してまとめて準備しておくと，飲み忘れを防止し落薬することなく一人で飲むことができる．また，1日6回あるいは数時間おきの服薬については，アラームを鳴らすことや服薬チェックシートを作成することで飲み忘れを防ぐことができる．薬の種類が多くなるため，状況によっては，訪問の薬剤師を導入し服薬の管理を依頼することを検討するとよい．

ポイント！ 目的・ゴール設定の留意点

リハビリテーションのゴールは，「機能維持」および「二次的障害の予防」である．「機能改善・回復」といった言葉は患者が混乱するため使用しない．具体的には，「あなたとご家族が，安心・安全に生活できるように，ともに考えていく場所である」という説明をすることが多い．特にパーキンソン病は経過が比較的緩徐であるため，これから起こるであろう心身機能の変化に本人が対応していけるように，疾病や症状との付き合い方や生活上での動作方法の工夫などについて提示する「患者教育：自己管理の定着」もゴールの一つとなる．

ポイント！ 評価

まずは，基本情報として，診断時期，Hoehn-Yahrの重症度分類，脳深部刺激療法deep brain stimulation (DBS)歴やリハビリテーション歴の有無などを確かめる．また，服薬状況については，抗パーキンソン病薬内服状況の確認だけでなく，ウェアリングオフやジスキネジアの有無などを含めて情報を得ることが，生活支援において重要である．

パーキンソン病の症状である，振戦・無動・固縮・姿勢反射障害については，重症度だけでなく，オン・オフを含めた日内変動についても聴取が必要である．また，自律神経系症状（起立性低血圧や排尿・排便障害，抑うつ感）も生活に大きな影響を与えるので把握する必要性がある[1]．特に排便については，便秘のため坐薬・浣腸を使用している患者も多く，生活スケジュールに大きく関与しているので，考慮が必要と

いえる.

　機能障害については，聴取や観察をもとに，歩行・バランス・手指巧緻性・構音・嚥下などを評価する．住環境や転倒歴，就労状況についても聞いておくとよい．標準化された評価尺度としては，症状からADLまで全般的な評価に用いられるUnified Parkinson's Disease Rating scale（UPDRS）や，疾患特異的なQOL尺度であるParkinson's Disease Questionnaire-39（PDQ-39）などが用いられる．

ポイント！👉 リハビリテーションアプローチ（PT・OT・ST）

　筋強剛（固縮）・無動は1章-B「固縮・無動による機能低下」（p.27）を参照．

　また，振戦に関しては，1章-D「運動失調」（p.42）を参照．生活上の工夫については**図I-1～3**を参照．

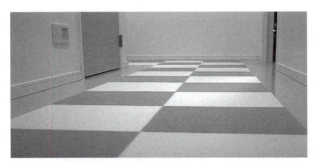

図I-1　すくみに対する工夫（市松模様のカーペット）

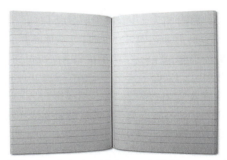

図I-2　小字症に対する工夫（罫線ノート）

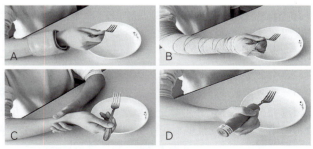

図I-3　振戦に対する工夫（A：垂錘，B：弾性包帯，C：両手動作，D：太柄のスプーン）

ポイント！ 患者・家族教育

パーキンソン病は進行が比較的緩徐でリハビリテーションの間隔が開きやすいため，自己管理が重要となる．自身でできるストレッチ方法や体操，すくみや振戦などの症状への対処方法・生活上の工夫の方法など，患者自身が理解し応用できるように，書面にて提示していくことが重要である．

また，パーキンソン病は高齢者に多いため，介護保険が利用できる患者も多い．そのため，利用できる福祉サービスの情報提供を行うとともに，役所と連携することも重要である．

ポイント！ 症状予後や進行後の対応

進行に伴い動作方法の工夫などが随時必要となる．前述のとおりパーキンソン病は進行が比較的緩徐なため，リハビリテーションの間隔は数ヵ月〜半年程度でもよいが，新たに生活に支障をきたした際にはすぐにリハビリを受けられる体制は必要である．

また，パーキンソン病は高齢者に多く介護保険下でデイサービスや訪問リハビリテーションなどを利用している患者も多いため，病院と地域との連携が必要不可欠となる．

ポイント！ 疾患進行によって生じうる合併症の予防と対応

合併症として，特に誤嚥性肺炎・褥瘡・拘縮などへの注意が必要である．特に呼吸機能や咳嗽力の低下，嚥下機能の低下による誤嚥性肺炎は，重篤になりうる危険性が高く，呼吸ケアや食事姿勢の評価，嚥下機能の評価，食形態の工夫など，リハビリが介入する必要性は高い．また，褥瘡や拘縮の予防として，適切なベッド上姿勢や体位変換の指導，エアマットやクッションなどの福祉用具の紹介，ストレッチ方法の指導なども重要である．

患者にも一緒に治療を考えてもらおう

もちろん現在ではすべての疾患において，十分な説明の上自分で治療法を決めていただくということがされている．パーキンソン病の場合はより積極的に治療の決定に関与していただくことが非常に大切である．

筆者が患者や家族の方々にパーキンソン病の講演をするときに必ずお話しする「患者としての心得十ヵ条」がある．

1) パーキンソン病をよく知ろう
2) パーキンソン病は付き合っていく病気
3) パーキンソン病治療ではあなたも主役
4) 規則正しい生活をしよう
5) パーキンソン病だからやってはいけないことはない
6) できることは自分でやる
7) 薬は頼りすぎず，怖がりすぎず
8) 遊び・お出かけの誘いは断らない
9) 民間療法や俗説に惑わされない
10) ケセラセラ　なるようになるさ

第1項は「パーキンソン病についてよく知ろう」である．パーキンソン病は運動障害の病気ととらえられがちであるが，実際には多くの非運動症状があり，また幸いにも症状は薬物療法で大きな改善がえられるものの，薬の副作用による症状も起こってくる．知ることが怖いという方もいる

が，病気をよく知ってこそ，早めの対処はもちろんこれからの人生をいかに生きるかというプランも考えていただけるのである．

第3項が「パーキンソン病治療ではあなたも主役」である．「あなたが」ではなく，「あなたも」であることに留意いただきたい．パーキンソン病症状はどこまで改善するべきかというのは大きな問題である．「日常生活に大きな支障がなくすごせるようにできる量でできるだけ少なく」といえば大きな異論は出ないであろうが，実際問題として医師の中でもかなりの差があり，副作用を嫌がりかなり少ない量でキープされている方もいるかと思えば，服用量をもう少し抑えてもいいのではと思う処方をみることもある．もちろん感じる筆者の感覚も筆者の個人的な考え方にしばられているのではあるが……．一方，患者の中でも副作用を非常に怖がり動きがかなり悪いのに増量を躊躇する人もいる．

患者にいつもお願いするのは
・できるだけ自分の日常生活を客観的に見てください．そして今の治療薬の効果は十分であるか，不十分で困っているのか伝えてください．
・パーキンソン病はいろいろな症状が出ます．気になることは医師に伝えてください．パーキンソン病に関連した症状で治療できることもあります．
・あなたの症状や思いを私と共有しましょう．あなたの現状と考え方を私は十分理解し，専門家としてあなたによいと思う対策を伝えます．そして二人で話し合いながら方針を最終的に決めましょう．

パーキンソン病の治療ではあなた（患者）も主役！
関わっている患者にぜひ伝えてあげてください．

文　献

1）長谷川一子：自律神経症状. Journal of Clinical Rehabilitation 17：227-233，2008.

（脳神経内科医の視点，コラム：荻野　裕／看護の視点：徳永恵美子／
介護の視点：早田　榮／リハビリの視点：髙橋香代子）

III

大脳皮質基底核変性症／進行性核上性麻痺

ポイント！ **どのような病気なのか**

　大脳皮質基底核変性症 corticobasal degeneration（CBD）および進行性核上性麻痺 progressive supranuclear palsy（PSP）は各々典型的には異なる臨床病型を呈し，同一の疾患ではないものの2つの疾患の間には共通点が多くみられる．すなわち，
・どちらも比較的高齢者に発症する神経変性疾患である．
・タウタンパクの蓄積がみられ，類似の発症機序を有する可能性がある．
・無動を中心としたパーキンソン症状を呈し，パーキンソン症候群に分類される．
・臨床的に一見症状がオーバーラップするようにみられる例がある．
　これらが共通点であり，そのためにしばしば診断が難しいことがある．

ポイント！ **進行性核上性麻痺の特徴は？**

　病名から疾患のイメージがつかないと思うが，進行性核上性（外眼筋）麻痺として本疾患では特に垂直方向から始まる核上性（随意的には動かせないが反射では動く）眼球運動障害が印象的なため，この病名がつけられた．しかし本質は無動と考えられる．パーキンソン病と異なり前屈姿勢はとらず，むしろ頸部を伸展した姿勢をとる．姿勢反射障害も強く，非常に転倒が多いので特に注意が必要である．皮質下認知症と呼ばれる認知機能低下があり，こちらの指示に対してはその場ではうなずいてもまったく守らないことが多く，転倒を繰り返す．治療法はなく経過も早く数年で車いす，全経過も10年以内のことが多い．

ポイント！ **大脳皮質基底核変性症の特徴は？**

　本疾患の名称は病理学的な病巣分布から名づけられている．特徴的な症状としては片側発症する手指の失行（麻痺や失調がないのに動作がうまくできない状態）がある．初診時によく聞く訴えは「片手の動作がうまくできない」である．症状が進行すると全身の無動，ジストニアを呈する．皮質症状として認知症状，失語，把握反射などもみられる．病像には広がりがあり，認知症と失語が前景に立つ場合もある．核上性外眼筋麻痺を呈することもあるため，臨床的に進行性核上性麻痺と考えられていたものの病理所見で大脳皮質基底核変性症と診断された例などもあり，生前診断は難しい場合がある．本疾患も有効な治療はない．

ポイント！ **緩和ケアのタイミング**

　これらの疾患ではやはり診断告知前後に強いストレスがかかる．治療法もなく数年

で車いす，余命も10年以内程度と非常に厳しい予後予測がされる．ある程度進行してくるとむしろ発語も少なくなり訴えが本人からは聞けなくなってくる．しかし無動や皮質下性認知症の影響がある場合，診察上の印象よりも患者本人はわかってくれていることも多い．反応があまり帰ってこなくてもこちらから「つらさ」をわかろうとするスタンスが重要である．

ポイント！👉 患者の困惑を理解する

　大脳皮質基底核変性症の患者で問題となる症状は認知機能障害および失行である．失行は指示されていることは理解できるが，その行動がとれないことで，日常生活のあらゆる場面で支障を生じる．衣服の着脱や排泄などに関わる一連の動作ができなくなり，指示したまま患者を一人にすると，患者は何もできずそのまま待っている．把握反射によって，トイレや入浴の際に手すりをつかんだまま離せなくなる．固縮と運動失行によって歩行も障害され，転倒しやすくなる．患者は認知機能の低下から自分のいる場所の把握ができず，いったん自室から出ると，何をしようとしていたのか，どこにいるのかわからなくなってしまう．危険防止行動もとれないため，転倒が大きな外傷につながることも多い．おのずと患者のすべての行動に見守りや介助が必要となるため，介助者にとって在宅での介護負担は大きくなる．多くの患者は自分の置かれている状況がわからず，いつも困惑を感じている．たとえ同じことを繰り返しても，毎回落ち着いた声かけで誘導を行い，患者を安心させることも大切である．また，できることとできないことを看護師間で共有し，自分でできることはしてもらうことでADLの維持を図る．

ポイント！👉 転倒と誤嚥に注意

　進行性核上性麻痺の患者では特に転倒のリスクが高い．発症から1年以内に転倒が出現する例が多く，患者の認知機能が保たれていても十分な注意が必要である．歩行の際は付き添う必要があるが，認知機能が低下している患者では，ナースコールを押して看護師を呼ぶことができないため，センサーマットの使用や保護帽の着用など，転倒対策を充分にすべきである．進行性核上性麻痺の患者では，転倒の際に姿勢反射障害によりとっさに手が出ず，顔面を打撲するケースが多い．頭部外傷を受けた場合は，転倒後しばらくしてから症状が出てくる場合も多いため，転倒後の観察も重要である．

　またもう1つの問題として，嚥下機能の障害がある．患者は頸部が後屈し，眼球運動障害のため下方視ができなくなることに加えて，球麻痺症状を呈するため誤嚥のリスクは非常に高い．一人で食事をすると，むせていてもまったく気にせず食事を口に運んでしまう．一口の量も多く，十分咀嚼せず丸のみするような食べ方で，窒息のリスクもあるため，介助者の見守りや食事介助が必要である．患者の多くは楽天的で，疾患や転倒に関する理解度や危機感が低いため，何度も同じこと（転倒，転落，誤嚥）を繰り返す．

　いずれの疾患も発症から5〜10年で車いすや寝たきり状態に移行することが多く，発症初期から公的支援が受けられるように情報提供や支援を行い，在宅の療養環境の整備を行わなければならない．その間にも胃瘻造設などのイベントが考えられ，家族は大きな介護負担を負うことになる．

薬剤による治療がほとんど無効であり，何度も同じ声かけや介助が必要になるため，家族は「患者に言ったことが伝わらない，何度言ってもわかってくれない」と強いストレスを感じる．患者自身の意思も認知機能の低下や失語により，早期に確認しにくくなるため，発症初期から将来を見据えた，患者と家族を支える看護介入が重要となる．また本疾患では終末期のコミュニケーションが難しくなるため，意思決定などに対する支援も必要となる（8章「協働意思決定」〈p.215〉を参照）．

どちらもパーキンソン病と似た症状が出現する．いずれも診断確定までに時間がかかり本人や家族は，「なぜ転ぶのか？」，「呂律が回りにくく，しゃべれなくて脳梗塞だと思う」など転倒やしゃべりにくさの原因探しを始める声を聞くことがある．進行性核上性麻痺の患者は，目の動きが悪く（常に前を見つめているように見える），転倒は頻回で，バランスがとりにくく，動きがぎこちないことから，立ち上がりのときに後方に転びやすい．ベッドからの起き上がり時の転落や，便座への移乗時に加減なく座り込むことを繰り返すことで便座が破損した例もある．家族から「ゆっくり座れと言っても聞かない」などの声があがるように，一人での移動動作では，手すりなどを取り付けても動作時には転倒が繰り返され，怪我が絶えない．また，言葉がスムーズに出なくなりコミュニケーションがとりにくくなってくるため，時間をかけてゆっくりと対峙することが必要である．加えて食事でもむせこみがみられるようになってくると，誤嚥防止のために食事の形状を変更するなどの対策が必要となる．転倒や嚥下障害により，家族は目が離せない状況となり介護負担は大きくなる．

在宅生活をなるべく長く可能とするために，家族の介護負担の軽減と日常生活動作の維持を目的として通所リハビリテーションなどを利用し，日常生活動作の維持に効果的なリハビリテーションや言語リハビリテーションに取り組むとよい．また，自宅内の介護においては，転倒への対策として家具の角にクッション性のものを取り付ける．風呂場には滑り止めのマットを準備するなど環境を整えることが必要である．本人が危険の認識が十分にできないこともあるので，周囲につまずきそうなものがあれば，整理整頓できるように支援する必要がある．

疾患の特性を理解し，本人・家族の生活に合わせた支援を心がけたい．

ポイント！ 患者・家族へ指導・助言すべきこと

CBD，PSPに対して有効とされる疾患特異的なリハビリテーション治療法は確立されていない．これらの患者では特に歩行やバランス障害による易転倒性および随伴しうる外傷が問題となるため，PTは安全に生活するための動作や介助指導，歩行補助具の選定などを行う．CBDで失行を伴う患者では，日常生活用具や福祉機器の使用方法が習得できず，これらを用いたADL能力改善が困難なため，OTは代償方法の検討や家族への介助指導，在宅生活継続に必要な福祉サービス内容について助言を行う．会話による意思疎通が困難な患者にはOT，STが協力し，適正なコミュニケーション機器の検討を行う．機能障害と能力低下により患者と家族に生じうる社会的不利の解消を目的に，リハビリテーション職種は退院後の在宅環境調整に関与し，住環境の整備や家族への介助方法，自主トレーニング指導を行うと同時に，日常生活用具・福祉機器の選定や介護保険サービス内容に関する助言などを行う．患者が身体・

精神機能維持を図りつつ安全に在宅生活を継続でき，かつ家族が疲弊せずに患者のケアが行えるよう援助する．

患者家族の声

　現在の医学では治すことができない神経疾患になった家族とつきあうこと約30年になり，自分も間もなく92歳となる．

　最初の病人は夫で，病気は進行性核上性麻痺．パーキンソン症状からはじまるが，パーキンソン病の治療薬が効果なく，発症後7年半を経て確証診断があり，全経過13年の自宅療養の末に亡くなった（詳しくは「フォト・ドキュメント いのち抱きしめて―在宅介護13年」日本評論社，2002を参照）．

　さらに夫が亡くなる2年ほど前から，若い家族が若年性アルツハイマー病を発症した．最初の5～6年は自宅で看ていたが，どうしても無理で今は入院中，というわけで，治らない神経疾患の家族として30年に及ぶ．世にいう老老介護どころではない経験は今も継続中．

　夫のときには，まだ介護保険以前であり，緩和ケアを助けてくださったのは，市役所のサービス（国，都，市の税金による）と，武蔵野市福祉公社のサービス（実費負担）であった．困ったときに，福祉公社の係に電話すれば市役所とも保健所とも連絡をとって，その日のうちに看護師やヘルパーが助けにきてくれた．

　介護保険ができて，こういうサービスはどうなったのだろうか．じつは2015年の夏の終わりに，私は転んでひざに怪我をして50日間入院．退院後，思いがけなく介護保険のサービスを受ける経験をした．

　市役所がサービスの責任をとっていたときにくらべて，家庭や施設で働く人，つまり直接サービスを担当する看護婦やヘルパーではなく，間に入る責任者のごとき人が多すぎて，必要なサービスが遅れることがわかった．

　私の場合"怪我であって，病気とはちがうから手続きに時間をかけないでほしい"と入院中から何回も頼んであるのにもかかわらず，訪ねてきたのは，近くの支援センターの職員，ケアマネジャーの候補者，ヘルパー派遣事業所責任者，ベッド屋さん（いずれも中年男性）．こちらは退院直後で日常生活に困るというのに，それを援助するのではなく，契約書をいくつも出してサインをすることを求められた．説明を聞くだけで疲れた．結局，以前から手伝ってくれたヘルパーさんに介護行動を助けてもらった．それでも間に入った事業所や責任者に対する一部負担金（私の場合は2割）は当然の如く支払わざるを得なかった．

　病気や怪我など，生病老死にかかわることは予定通りにゆくものではない．だから医療や介護の仕組みは，社会福祉の原則に従って行われるのが，当然である．それを福祉産業にしてしまったのが介護保険なのではないか，と私は思う．私たちが支払う介護保険税のすべてが"現場（家庭や施設）で働くヘルパーやケアマネジャーなどの労働に支払われてほしい"というのが私のささやかな感想である．

文　献

1) 饗庭郁子：1．高齢期のパーキンソン病の類縁疾患　4) 進行性核上性麻痺．Geriatric Medicine（老年医学）47：981-985, 2009.

2) 中島健二：1. 高齢期のパーキンソン病の類縁疾患　5) 皮質基底核変性症. Geriatric Medicine（老年医学）
47：987-991，2009.

3) Soliveri P, Piacentini S, Paridi D, et al.：Distal-proximal differences in limb apraxia in corticobasal
degeneration but not progressive supranuclear palsy. Neurol Sci 24：213-214, 2003.

4) Steffen TM, Boeve BF, Mollinger-Riemann LA, et al.：Long-term locomotor training for gait and
balance in a patient with mixed progressive supranuclear palsy and corticobasal degeneration. Phys
Ther 87：1078-1087, 2007.

（脳神経内科医の視点：荻野　裕／看護の視点：徳永恵美子／
介護の視点：早田　榮／リハビリの視点：早乙女貴子／
コラム：田沼祥子）

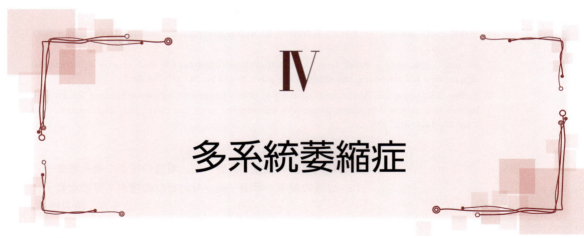

IV 多系統萎縮症

■ 多系統萎縮症とは

多系統萎縮症 multiple system atrophy（MSA）は中枢神経系のうち錐体外路系，小脳系，自律神経系などの複数が障害される病気である．遺伝性は非常にまれで，グリア細胞および神経細胞内にα-シヌクレイン陽性の封入体が出現するのが特徴である．わが国における患者数は約1万2,000人と推定されている．進行するといずれも同様の症状となるが，初期症状の特徴から次の3型がある．

1) 線条体黒質変性症 striatonigral degeneration（SND，MSA-P）

50歳代の発症が多く，パーキンソン病様症状から発症し，自律神経症状が加わる．MSAの約20〜30％を占める．

2) オリーブ橋小脳萎縮症 olivopontocerebellar atrophy（OPCA，MSA-C）

40歳代以降の発症が多く，小脳性運動失調から発症し，進行すると自律神経症状やパーキンソン病様症状が出現する．MSAの約70〜80％を占める．

3) シャイ・ドレーガー症候群

50代で多く発症し，男性のほうが女性よりも3倍多い．成人発症，自律神経症状で発症し，小脳症状やパーキンソン症状が出現する．MSAの16％を占める．

■ 注意すべき症状と対処方法

ポイント！ 運動症状

パーキンソン病様症状に対する抗パーキンソン病薬の効果は乏しく，早期から姿勢反射低下が目立ち転倒しやすい．症状に合わせた生活の工夫，介助，環境整備，リハビリを行う（1章-B「固縮・無動による機能低下」〈p.27〉，2章-A「摂食・嚥下障害」〈p.51〉および2章-B「構音障害」〈p.62〉を参照）．

運動失調をコントロールする薬物はなく，同様の対処を行う（1章-D「運動失調」〈p.42〉，2章-A「摂食・嚥下障害」〈p.51〉および2章-B「構音障害」〈p.62〉を参照）．パーキンソン病様症状が加わるとADLが急速に低下する．

胃瘻や気管切開後，長期寝たきり状態になってから反射性局所性ミオクローヌスが出現する．ADLなどに影響がなければ経過観察とするが，横隔膜に出現する（吃逆）場合，頻回に起きると胃内容物が逆流することがあるため，このときは抗けいれん薬

を使用して吃逆を抑制したり，半固形食への変更や1回の注入量を減らし回数を増やしたりする必要がある．

ポイント！ 自律神経症状

各種症状が出現することを念頭に置き，症状を早期に把握し対処することが重要である．特に注意する点は，残尿による尿路感染症の合併，起立性低血圧や血圧変動，うつ熱による発熱時に安易に抗菌薬を使用しないなどである（詳しくは4章「自律神経系障害に伴う症状」〈p.114〉を参照）．

ポイント！ 呼吸障害

声帯麻痺による閉塞性呼吸障害や中枢性呼吸障害が出現しうる．声帯麻痺は定期的に喉頭鏡での観察をすることである程度評価可能であるが，いずれも睡眠中に顕著となるため，**睡眠中 SpO$_2$ モニターや簡易アプノモニターによる呼吸状態の把握**が重要である．いずれの場合も患者さん自身は**呼吸苦を自覚しない**のが特徴である．

声帯麻痺（声帯開大不全）は，睡眠中の声帯外転筋麻痺から始まり著明ないびきで気付かれることが多く，進行すると声帯が正中に固定され覚醒時にも吸気時の喘鳴が生じる[1]．中枢性呼吸障害は，無呼吸，低呼吸，チェーン・ストークス呼吸を生じ，睡眠中から始まり進行すると日中にもみられる．

MSA において夜間のうるさいいびきと無呼吸には注意が必要である．なぜならば，主な死因は夜間突然死であり，閉塞性睡眠時無呼吸症候群 obstructive sleep apnea syndrome（OSAS）や中枢性睡眠時無呼吸症候群 central sleep apnea syndrome（CSAS）の関与が知られている[1]．

MSA のうるさいいびきは気道確保をしても改善しない．したがって，OSAS の原因として後輪状披裂筋麻痺による声帯外転麻痺 vocal cord abductor paralysis（VCAP），喉頭蓋の運動を司る舌骨喉頭蓋靱帯の障害で誘発される floppy epiglottis（FE），舌根から下方の上気道閉塞があげられるからである．また，OSAS のみならず，CSAS があり，その原因として延髄呼吸中枢の炭酸ガス応答の障害があげられ，激しい呼吸と無呼吸を繰り返すチェーン・ストークス呼吸となる[2]．

OSAS は激しい喘鳴であり，上気道閉塞のため酸素療法は無効であり，上気道閉塞に対し非侵襲的陽圧換気療法 non-invasive positive pressure ventilation（NPPV）が試されるが，CPAP は持続圧力により気道閉塞を助長するため禁忌となる．

気管切開術により OSAS は解消されるが，CSAS があれば気管切開術では突然死は完全に防ぐことはできない．そのため継続した PSG 検査，血液ガス検査，酸素モニターを行い CSAS の出現・増悪の有無の確認が必要となる[3]．

突然死について

声帯麻痺や中枢性呼吸障害は睡眠中に顕著となり，睡眠中の呼吸停止の危険性が高く，突然死が起こりうるため前もって説明をしておく必要がある．声帯麻痺への対処法には NPPV や気管切開がある．中枢性呼吸障害は気管切開下陽圧換気療法 tracheostomy positive pressure ventilation（TPPV）しか対応できず，気管切開をしているからと安心してはいけない．MSA では進行すると意思疎通が困難となるため，これらの医療処置を行うかどうかを，患者自身の意思を確認できるときに話し合って決めておく必要がある．

循環動態の障害による心停止はいつ起きるかの予測は困難であり，前もっての意思決定が重要である（8章「協働意思決定」〈p.215〉を参照）．

ポイント！ 転倒対策

パーキンソン症状や失調症状による転倒のリスクは高く，症状の進行とともに転倒は増加する．転倒の原因は歩きにくさなど動作の問題ではなく，実は起立性低血圧によって意識を消失して転倒したといったエピソードも少なくない．どのように転倒したのかを丁寧にアセスメントし，多職種とともに対策をたてることが大事である．また，患者の価値観や習慣，大切にしていることなどを知ると，行動パターンなどが理解でき，転倒対策のヒントとなる．「転倒」という現象にとどまらずに患者自身の生活や背景に視野を広げて転倒予防に努める．

ポイント！ 甲高いいびきに注意

24時間夜間も途切れなくケアする看護師は，睡眠時呼吸障害の徴候にいち早く気付く医療者である．特徴はヒーヒーといった甲高いいびき様の呼吸であり，ときに廊下やナースステーションまで響き渡る．この原因は上気道の閉塞であり，気道確保や酸素療法でも改善が見込めない．ただちに主治医に報告し，対応を検討しなければならない．主治医から病気の説明をするときには，この睡眠時呼吸障害についても説明があり，「突然死」という言葉も登場する．いびき様呼吸の出現は，呼吸苦とともに患者家族に不安や不快な思いを抱かせる．看護師は患者の心情を理解し気遣うとともに，体位の交換をするなど，患者にとっての安楽なケアを検討し提供することを心がける．この呼吸障害については，家族が入院前に気付いていることもあるので，入院時の情報収集で聞き漏らしてはならない事項でもある．

ポイント！ 患者のQOLや価値観を共有

神経疾患患者ケアの目標はQOLの維持・向上である．病状が進行しても，患者家族にとって「よい生活」が送れているかがケアのポイントとなる．症状の進行とともにコミュニケーションが障害され，患者は思いや考えを表出することが難しくなってくる．不随運動や振戦から文字盤や意思伝達装置をうまく利用できなくなることもある．したがって看護師は，病初期から患者とのコミュニケーションを積極的にとり，患者の人となりや価値観，大切にしている事柄などを把握することが大切である．それがケアの基盤となるので，地域の多職種とも共有し，連携し協働して支援を継続することが重要である．

ポイント！ 診断確定時から支援体制の構築を

多系統萎縮症は，世間では認知度が低い疾患であり，病名告知時もどのような病気なのかわからない患者家族が多い．「パーキンソン病じゃないんですね」と喜んでいる患者家族や，反対に「そんな恐ろしい病気を本人には伝えないで欲しい」と反応する家族までさまざまである．

病状初期は少し動きづらいといった症状くらいで，ADLはなんとか自立レベルであることが多い．そのため，中には今後どのような経過をたどるのか考えない（考えたくない）患者がいる．看護師は今後起こりうることが想定できるため，関わりにジレンマを抱えることもよくある．看護師ができることは，そのような状況と心情を把握・理解し，病状が進行してから携わるのではなく，その経過に応じた支援ができる

ように早期から支援体制を構築することである．早期から訪問看護や訪問リハビリなどの医療者が関わることにより，症状が進行しADLやQOLに影響が生じても，早急に支援を検討することができる．また，在宅医療者が患者家族との関係性を早期から構築することで，患者理解を深め，QOLの維持・向上の支援を継続できるという利点もある．

初期には運動失調，ゆっくりとした動きになる，起立性低血圧，排尿障害などの症状が組み合わさって出現するため，ここでは初期にみられる症状に対しての日常生活場面での支援を考える．

起立性低血圧は，急な起き上がりや立ち上がりにより，立ちくらみや失神を引き起こし転倒や転落の要因となる．そのため，起き上がりは特殊寝台を利用し，本人に確認しながら少しずつギャッジアップし体を慣らしていく．寝台の場合は，クッションや座布団などを使用し上体を少しずつ高くして慣らしていく．椅子や便座からの立ち上がりはゆっくりと行うように声をかける．立ち上がったときに失神が認められた場合は，その場で身体を横にする．

排泄や入浴動作後は血圧が下がるため，倦怠感の訴えがある場合には臥床を促す．

運動失調やパーキンソン病に似た症状の場合にも転倒や転落に注意が必要で，自宅内の生活動線上には，移動しやすいようになるべく物を置かないようにし，状態に合わせて手すりの取り付けや福祉用具を活用するなど環境を整える．

排尿障害については，特に異性の介護者には話しにくい内容であることを認識した上で，本人の負担とならないことに配慮して状況を把握する．夜間の頻尿などが継続すると睡眠の妨げや生活リズムの乱れにもつながり，転倒や感染症のリスクも高くなるため，早めに主治医に相談をするなどの対応が必要である．

便秘も起こりやすいといわれていることから，排便の状況を把握し便コントロールが順調でない場合は，薬と合わせて便秘によいとされている食事の提供も考えられる．

ポイント！👉 転倒・転落で大怪我をしないために

MSAは病状の初期より転倒・転落のリスクが高く，パーキンソン病や脊髄小脳変性症とは異なり薬物療法の効果が乏しい．また起立性低血圧などの自律神経障害が出現することが多く，さらに病状の進行が早い．転倒・転落による外傷率は高く，頭部外傷や骨折などによりADLが低下し，生命予後を脅かすことも少なくない．

そのため転倒・転落の予防としても発症早期からのリハビリテーションは重要であり，廃用予防に努め筋力を維持し，将来を見据えた環境整備や福祉機器の導入を多専門職種と協力し行っていく．具体的には，患者がどのような場面で，どの方向に倒れやすいかについてあらかじめバランスの評価を実施し，次に転倒・転落しないための人的・物的支援を進めていく．視覚や聴覚的な刺激によりすくみ足が改善する場合や腹帯や重錘の使用で運動失調が改善する場合，それらを利用した環境整備を行う．また，転倒・転落しやすい場所に手すりを設置することや保護帽や保護パットを利用し，転倒・転落後の外傷を軽減させる．さらに，転倒・転落の要因が起立性低血圧である場合，低血圧治療薬に加え，弾性ストッキングや腹帯の利用もあるが，急に立ち上がらないよう指導することや立ち上がる前に正座の姿勢をとることで症状が軽減さ

れることがある．そのため関節可動域訓練やストレッチにより関節を軟らかく保つことは有効であり，外傷の軽減にもつながる．

可能な限り抑制しない療養生活を構築するために，転倒・転落に対し患者や家族を含め多専門職種において検討していくことは患者のアドヒアランスを高め，緩和ケアとしても重要な役割を果たす．

ポイント！👆 コミュニケーション手段の確保

MSA患者で最も重要なリハビリテーションは，コミュニケーション手段の確保である．病状の進行により構音障害が悪化し，言語での意思疎通が困難な場合，50音表やあらかじめ日常生活でよく使う定型文を紙に書き，患者に指し示してもらうポインティングを，コミュニケーションの補助として利用する．眼振や運動失調のためにポインティングが困難な場合，誤操作を起こしにくいフレーム付きのトーキングエイドを利用する他，感度を調整した特殊なスイッチによる意思伝達装置の利用でコミュニケーション手段を維持する．

認知機能障害や病状の進行により意思疎通が困難となることもある．また，強制笑いにより意思疎通を阻害することもある．言語による意思疎通が不能な場合，これまでの患者の背景や思いを知っていることや，患者のわずかな表情の違いを読み取ることが重要である．MSA患者は喜怒哀楽などの表情や態度は保たれることが比較的多く，非言語的なコミュニケーションを活用する．ここで重要なことは，わずかな反応であってもMSA患者が意思疎通を図ることは可能であり，多専門職種チームによるケアを含め，多くの人達と交流を図り，情報を共有し，患者や家族を孤立させないことである．

ポイント！👆 うるさいイビキと無呼吸には注意

リハビリテーションとして，症状の緩和には，呼吸しやすいポジションを模索することが重要となり，深側臥位や腹臥位がよい場合がある．また，呼吸苦・呼吸困難感が強いため頻呼吸で吸気努力が激しく呼気しないため，まずは呼気を行えるよう呼吸介助をすることでVCAPやFEによる上気道閉塞を解放する．また，呼吸介助を行いながら低圧で漸増しながら陽圧をかけることができるジャクソンリース回路やLIC機能があるバックバルブマスクの利用，またBiPAP機能があるNPPVを使用する．

---

*C*ase 50歳代，男性

2006年3月，排尿障害で発症．2007年夏頃より立ちくらみ，構音障害，失調性歩行が加わり，11月専門病院にてMSAと診断．2008年10月より失神発作を頻繁にきたし，歩行も困難となる．2010年9月尿路感染症をきたし加療．この頃より臥位高血圧と血圧変動あり．尿路感染症を繰り返し，2011年1月から自己導尿，その後膀胱留置カテーテル．2011年3月，血圧モニターで176/112〜57/45と著明な血圧変動，夜間SpO_2モニターはSpO_2 95％とやや低下のみ．3月末より訪問診療開始．食道アカラシアの合併あり．同居は妻と長男，主介護者は妻．在宅サービスは訪問看護，訪問リハビリテーション，訪問入浴．性格は明朗でユーモアがある，趣味はオートバイで各地を旅行．

訪問診療後の経過：軽介助で移乗，刻み・軟菜をスプーンで経口摂取，ベッド柵を持って

側臥位・起き上がり可能以外は全介助で，会話は聞き取りにくいが可能．坐位でも失神発作を起こすため脚を高くする，ギャッジアップの角度に注意する，血圧変動が大きいため昇圧薬中止，尿の性状・発熱に注意する，体温調節に注意するなどを助言．胃瘻や気管切開・NPPVなどの医療処置については十分な説明を受けておらず未決定であった．病気について説明すると患者は積極的にいろいろと質問され，医療処置について随時説明を行った．2011年5月食道アカラシアによる嘔吐のため飲食量が減少（この後も時々出現），患者自身が胃瘻造設を希望し，6月PEG施行し，経口摂取と流動食を併用，9月より経口摂取は楽しみ程度．10月には妻の誕生日にお祝いの手紙を書きたいと希望し訪問PTの援助で無事書いて渡す．11月REM睡眠行動障害出現．2012年4月うつ熱出現し室内の温度調節を指示．症状は進行し随意運動はまったく不能，会話はかろうじて聞き取れる状態．元来の性格なのか病状に対する深刻味や悲観的態度はみられず，いつも笑顔で対応．6月気管切開，人工呼吸器などの延命処置は希望しないと表明．10月より反射性局所性ミオクローヌス出現．2013年2月，NPPV，気管切開，TPPVについて再度説明を行うが考えは不変．4月入院中の父を見舞いたいとの希望があり，階段が狭いため消防署から担架を借りるなど訪問スタッフが尽力し，無事見舞い非常に喜ばれた．6月より分泌物の貯留・喀出困難のため吸引要．この頃は，ビデオにはまり洋画やコメディー映画を楽しむ．2014年2月顔色不良にて緊急往診，永眠された．経過中，いびきや声帯部の吸気時狭窄音はみられず，著明な血圧変動から心停止が原因と考えられた．ご本人は最期まで生活を楽しみ，妻への感謝を述べられ，父の見舞いも訪問スタッフの尽力により行うことができた．妻は「（何度も説明はされていたが）こんなに急とは思わなかった」，「最期まで自宅で過ごせ，苦しまなかったようなのでよかった」と言われた．

文 献

1) 礒崎英治：神経変性疾患における声帯麻痺．耳展 41：393-403，1998.
2) 西澤正豊，下畑享良：多系統萎縮症の臨床．臨床神経 49：249-253，2009.
3) 作田英樹，鈴木圭輔，宮本雅之，他：多系統萎縮症における咽喉頭所見と睡眠関連呼吸障害．自律神経 50：48-52，2013.
4) 小長谷正明，安間文彦，加藤隆士，他：多系統萎縮症における中枢性呼吸障害の検討．医療 7：407-411，2002.

（脳神経内科医の視点，症例：難波玲子／看護の視点：花井亜紀子／
介護の視点：早田　榮／リハビリの視点：寄本恵輔）

V

脊髄小脳変性症

脊髄小脳変性症とは

脊髄小脳変性症 spinocerebellar degeneration（SCD）は小脳・脊髄を中心に障害され運動失調を主症候とする疾患の総称であり，疾患によって症候・経過が非常に異なる．遺伝性と非遺伝性があり，遺伝性のタイプでは遺伝子変異が明らかにされつつある．患者数は SCD のみで約 1 万 8,000 人と推定されている．

ポイント！ 孤発性脊髄小脳変性症（皮質小脳萎縮症）

成人発症で，病変はほぼ小脳に限局され，非常に緩徐進行性の疾患で疾患自体が死因になることはないと考えられている．有効な治療薬はないが，環境整備や生活の工夫により長期間自立した生活を送ることができる（1 章-D「運動失調・不随意運動」〈p.42〉を参照）．

ポイント！ 遺伝性脊髄小脳変性症

小脳症状を主体とする遺伝性 SCD は常染色体優性遺伝と常染色体劣性遺伝形式があり，日本では劣性遺伝のものは 1.8 ％でほとんどが優性遺伝である．代表的な疾患を**表V-1** に示す．これらのほとんどはグルタミン酸をコードする CAG のリピート数の増加によって起こり，継代ごとにリピート数が増加する場合発症が若年化する．進行はいずれも緩徐であるが，症状，経過は疾患によって大きく異なり，若年に発症するほど症状が重篤で進行が速く，寝たきりと，嚥下障害が高度となり誤嚥性肺炎などの合併症により死に至ることが多い．

遺伝性痙性対麻痺は，緩徐進行性の下肢痙縮と筋力低下を主徴とする．痙性対麻痺のみを示す純粋型と，痙性対麻痺以外に小脳失調，末梢神経障害，脳梁の菲薄化，精神発達遅延，痙攣，難聴，網膜色素変性，魚鱗癬などの随伴症状を認める複合型がある．常染色体優先遺伝の場合は純粋型が多く，常染色体劣性遺伝や伴性劣性遺伝では複合型が多い．

複合型では，最終的には寝たきり，嚥下障害も高度となり誤嚥性肺炎などの合併症が死因となることが多い．

いずれも有効な治療薬はなく，各症状への対症療法を行う（5 章「各障害によって生じる苦痛症状」〈p.121〉を参照）．

表V-1 遺伝性SCD

疾患名	型	発症年齢	臨床症状	頻度	高頻度地域
SCA3（マチャド・ジョセフ病）	Ⅰ型	20～30歳	錐体路症状，錐体外路症状，痙性，外眼筋麻痺	29.5%	北海道，関東甲信越
	Ⅱ型	20～45歳	小脳症状，錐体路症状，外眼筋麻痺		
	Ⅲ型	40～65歳	小脳症状，末梢神経障害，筋萎縮，外眼筋麻痺		
	Ⅳ型	まれ	パーキンソン症候群，末梢神経障害		
SCA6		20～60歳代	小脳症状，進行は非常に緩徐	18.3%	地域差少
DRPLA	若年型	20歳未満	ミオクローヌス，てんかん，精神発達遅延，認知機能障害，小脳性運動	17.0%	中国，四国，関西
	早発成人型	20～40歳	遅発成人型＋ミオクローヌス，てんかん		
	遅発成人型	40歳以上	小脳症状，舞踏様アテトーゼ，認知機能障害，性格変化などが主		
SCA1		4～70歳代	小脳症状，錐体路徴候，ときに認知症・錐体外路症状	5.8%	山形，宮城，北海道
SCA2		2～70歳代	小脳症状，緩徐眼球運動，末梢神経障害，乳幼児期発症では精神発達遅滞・てんかん	3.2%	地域差少
SCA31		60歳前後	小脳症状	12.8%前後	日本に特有

（辻省次，西澤正豊（編）：小脳と運動失調．アクチュアル脳・神経疾患の臨床．中山書店，2013より作成）

遺伝性SCDの問題点と対処

ポイント！ 遺伝の問題

遺伝性疾患は家系内に複数の患者さんがおられることが多く，子供さんが将来発症するかどうかの不安や，遺伝性への偏見もあり，何重もの苦悩を抱えている．これらを理解して対応することが重要である．必要なときは遺伝相談を紹介する．詳しくは6章「遺伝性疾患」〈p.198〉を参照．

ポイント！ 精神症状を伴う場合

歯状核赤核淡蒼球ルイ体萎縮症 dentatorubral-pallidoluysian atrophy（DRPLA）は著明な精神症状を伴い，介護者の苦労は計り知れないものがある．症状に応じて抗精神病薬や非定型抗精神病薬を服薬することが重要である．小児期発症は精神発達遅滞を伴う場合は教育問題も大きく，関連教育機関への相談が必要である．

脊髄小脳変性症では，小脳失調により手指の巧緻性が低下するなどし，全般的なADLの低下が起こる．どこまでADLが自立しているかを確認し，不足している部分は自助具を用いたり介助をしたりしてADLを保つ必要がある．口腔ケアは自身で十分に行えているのか，入浴は危険なく行えるのか，排泄のセルフケアはどこまで自立しているのかも確認する．在宅療養の場合は，廊下や風呂場，トイレの中などに手すりをつけることで，ふらつきに対応できる場合もある．疾患が進行すると，夜間の

体位変換が自身で行えていない場合もある．その場合は褥瘡発生のリスクもあるので，エアマットの導入や夜間の体位変換の看護を行う．歩行障害や転倒リスクについては，杖や歩行器の使用が望ましい場合もある．他職種とも相談し，適切な時期に歩行補助具が導入できるようにする．

症状の進行により構音障害が起こり，意思の疎通が困難になることがある．筆談しようとしても，手の振戦によって字がうまく書けなかったり，文字盤を指さすにも振戦のために指先が定まらず，時間がかかったりする．穴あき文字盤を使用するなど，その人に合ったコミュニケーション方法を工夫する必要がある．

また嚥下障害が起こる場合もあり，その場合は誤嚥にも注意が必要となる．医師と協働し，嚥下障害についてアセスメントしたうえで，適切な食事形態を検討する．食事摂取量が低下している場合は，胃瘻造設の検討も必要になる．胃瘻を造設する場合は，胃瘻を引き抜いてしまう患者もいるので，その患者の状態に合わせた対応策が求められる．嚥下障害に伴い，唾液を誤嚥したり痰の喀出が困難になったりして吸引を要する場合もある．

ポイント！👉 病型ごとに異なる症状の特徴を知っておく

脊髄小脳変性症は，病型により，特徴となる症状や進行の早さも異なってくる．同じ脊髄小脳変性症という診断名でも症状が異なる場合がある．病型が判明している場合は，その病型に合わせた看護を提供する必要がある．たとえばDRPLAにおいては，てんかん発作が起こる場合があるので，てんかん発作への対応が必要となる．

優性遺伝形式をとる脊髄小脳変性症の場合，at risk者がどのように疾患をとらえているのかを確認し，不安や悩みがある場合は相談にのることも必要である．

1章-D「運動失調・不随意運動」(p.42)を参照．

1章-D「運動失調・不随意運動」(p.42)を参照．

Case 60歳代，男性

2001年（48歳）頃バランスをとりにくいのを自覚し，2002年春頃から舌もつれも出現し，親に同疾患があり優性遺伝形式の遺伝性脊髄小脳変性症と診断．遺伝子診断は本人が希望されず未施行だが，臨床的にSCA6と考えられた．同年秋頃から歩行時のふらつきを自覚，2003年1月より書字が下手になり，その後も緩徐に進行したが，定年近くまで仕事を継続．子供3人（18〜30歳）は現時点では未発症．2003年6月より当院外来通院．

経過：2004年4月頃には書字をしにくくなり，カップを持つ手が震えるようになる．2005年夏頃より階段昇降に手すりが必要となり，会話もしにくく，書類を書けない状態となるが，職場の理解があり仕事は続けられた．2007年夏頃よりときに水分をむせ，歩行中に尻

餅をつくようになる．2008年夏頃より視線を動かしたとき焦点が合いにくくなり，2009年から長距離歩行に杖が必要となる．2010年春頃より伝い歩きとなり，2011年3月（58歳）より休職（その後退職），この頃にはボタンかけなどに介助を要するようになる．2012年には，更衣・入浴・整容は部分介助，屋内移動は這うか伝い歩き，屋外は車いす，食事・トイレ動作は何とか自立．食事のむせは時々あるが注意して普通食を食べている．2013年からは伝い歩き困難となり屋内は這って移動．運動失調は高度であるが筋力はよく，自立心が強く何とか工夫して生活し，更衣・入浴・整容は部分介助であるが，他の屋内動作は自立している．

疾患の受容：遺伝性であるが，本人・妻とも，「なるようにしかならない」と淡々と受け止めておられる．親も緩徐進行性（本疾患での死亡ではない）の様子をみていたことが受容態度に影響しているのかもしれない．職場の理解もあり定年近くまで仕事を継続できたことも好影響を及ぼしていると思われる．

（脳神経内科医の視点，症例：難波玲子／看護の視点：須坂洋子）

VI ハンチントン病

脳神経内科医の視点

ポイント！ ハンチントン病とはどんな病気か？

　ハンチントン病は常染色体優性遺伝形式をとる遺伝性神経疾患で，緩徐に神経細胞が死滅する「神経変性疾患」と呼ばれる疾患群の一つである．舞踏運動 chorea と呼ばれる不随意運動が初発症状となることが多く，特徴的でもあるため以前は「ハンチントン舞踏病」と呼ばれていたが，実際には舞踏病運動のみでなく認知機能低下・精神症状を含む広汎な神経症状を呈するため，「ハンチントン病」と呼ばれるようになった．

ポイント！ 原因はなにか？

　第4染色体短腕 4p16.3 に存在するハンチンチン遺伝子が原因遺伝子である．遺伝子異常のタイプとしては脊髄小脳変性の多くと同様のトリプレット病（CAG リピート）である．

ポイント！ 実際の症状はどのようなものか？

　発症年齢にはばらつきがあるが，30～40歳前後に発症することが多い．舞踏運動で発症する場合と，行動異常やうつなどの精神症状で始まる場合がある．舞踏運動は四肢遠位から現れることが多い．徐々に頭部，顔面や体幹にも及ぶ．舞踏運動とは比較的速い不規則な運動であり，あたかも「踊っている」ように見えるということで舞踏病運動といわれている．もちろん舞踏運動も日常生活を阻害するが，本疾患で最も問題となるのは認知機能低下と精神症状である．遂行能力が障害されやすくさまざまなことがきちんとできなくなる．徐々に進行し，最終的には失外套状態（まったく自発的に動かない状態）に至る．病気が進行するとむしろ舞踏運動は目立たなくなることが多い．現状では進行を止める手立てはなく，非常に厳しい予後（通常10～20年）をとる．

　約10％は20歳以下で発症するが，この場合は若年型ハンチントン病と呼ばれる．てんかんや知的障害が早くからみられ，またむしろパーキンソン症状である固縮を主に呈する例もあり，固縮型と呼ばれる．

ポイント！ 治療法はあるのか？

　舞踏運動についてはドパミンブロッカーがある程度の効果を有する．知的機能を含む全体的な進行についての治療はない．

ポイント！ 緩和ケアのタイミングは？

　本疾患では終末期においてはすでに本人が苦痛を認識できない状態になっているこ

とが多い．緩和の視点から最も重要な時期は，まずは診断の告知の時期である．この時期はある程度知的レベルは保たれていることが多いので，患者の精神的な苦痛は非常に大きい．また，遺伝性疾患であるためその家族に対するアプローチも重要である．知的機能が保たれている間は疾患の進行の自覚による苦痛がある．ただし精神症状や行動障害もあるため対応は非常に難しい．胃瘻を含む延命のための医療処置も，多くの場合本人には十分な判断能力がなくなっていることが多く，家族に判断をゆだねざるを得ないことが多い．

ポイント！ 不随意運動に対する看護

ハンチントン病の特徴として，舞踏運動とも呼ばれる不随意運動があげられる．この不随意運動により，転倒したり，物にぶつかったりしてけがをすることがある．転倒予防として車いすを利用することは一般的だが，防護用の帽子や膝当てを利用したり，見守りの下で歩行器を利用してみたりするなど，できるだけ歩行できるように工夫することも重要である．また不随意運動によってベッドからの転落も起こりうる．転落防止のためにベッド柵が必要となるが，このベッド柵に四肢や頭部をぶつけてしまうこともある．打撲を避けるため，ベッド柵は厚みのあるベッド柵カバーで覆う必要がある．また不随意運動によってシーツと皮膚にズレや摩擦が生じているため，褥瘡のリスクは高い．しわができにくいベッドメイキングや，他動的に体位変換を行うなど，褥瘡予防に努めていく必要がある．

胃瘻を造設している場合は，不随意運動によって胃瘻チューブやボタンが皮膚と擦れて，胃瘻部分の皮膚が傷ついたり，炎症を起こしたりすることがある．このため腹帯などを使用して刺激を避け，また皮膚の観察によって異常を早期に発見できるようにする．チューブ式の胃瘻の場合は，引っ張られることで抜去されてしまうこともある．腹帯などを利用してチューブが収納されているようにする．また経管栄養の注入中はチューブに手が届かないように，チューブを服の中に通すなどの工夫が必要である．

ポイント！ 精神症状への対応

ハンチントン病は，運動症状だけでなく精神症状もある．穏やかだったのに怒りっぽくなったり，整理整頓が好きだったのに片づけが苦手になったりと，その症状は人によりさまざまである．場合によっては暴言や暴力をふるうこともある．それは，特に自分の気持ちを伝えやすい相手・親しい相手（家族など）にふるわれることが多く，第三者が気づきにくいことがある．睡眠障害（不眠，断眠，昼夜逆転など）が現れることも多い．睡眠障害がある場合，介護者の負担も特に大きくなる．昼間の活動を促して昼夜逆転の解消を試みるほか，主治医に相談して適切な薬物を処方してもらうことも考慮する．

ポイント！ 家族への看護

家族は介護者の役割を果たしていることがほとんどである．定期的に介護者の心理的・身体的負担をアセスメントし，介護環境・療養環境を見直す必要がある．また配偶者の場合はハンチントン病を発症する可能性はほとんどないが，子や兄弟姉妹が介護を担っている場合，その人たちもハンチントン病を発症する可能性がある at risk であることに注意が必要である．「自分も同じ病気になるのか」と不安に思いながら

介護を担っていたり，将来のことなどに悩みを抱いていたりすることがある．at risk という遺伝的な背景があることを考慮して，家族のアセスメントをする必要がある．

介護の視点

聞きなれない病名に戸惑いをもつ人がほとんどであろう．支援者としても関わることが少ない疾患である．また，症状の個人差も大きいと思うが関わらせていただいた方の支援を通して在宅での支援の内容について記載する．

50代の男性でご家族は奥様と子ども2人で子どもは独立し，妻との二人暮らし．

ご本人は，自力での歩行は可能であったが，ふらつきがあり腕や足に不随意運動がみられた．食事なども自力摂取が可能であったが，うまく口にスプーンを運べないことから介助が必要であった．また，声を荒げて妻に対して怒鳴ることもあり，「病気になる前と人が変わったようだ」，「大声を出すので隣近所にどう思われているか！」と妻には戸惑いがあった．

支援の中で留意したいことは，手足が不意にであっても介護者に接触した場合，本人や家族が申し訳ないという気持ちをもってしまうことがあるため，介護者がそばについたときには本人の意思ではない手足の運動が生じることを理解して介護にあたることである．そして家具などにぶつかることで，外傷や転倒の危険性も高い．家具などの角にはクッション性のものを貼り付ける．足がぶつかるところにも同様の処理をすることが望ましい．

食事については，定期的な体重の測定でカロリー摂取の状況に注意をする．

舞踏運動などの不随意運動により代謝は亢進し，エネルギー消費はかなり多く，体重減少が起こる．食事は衝動的に食べ物を一気に口に入れることや病状の進行により嚥下障害が起こることもある．その際はゆっくり食べることを声かけすることや，小さいスプーンを利用し，嚥下しやすい食事形態に変更することも必要となる．体重減少が起こる前に高カロリー補助食の摂取を始めるとよい．病気の進行とともに認知機能の低下もみられることを理解しておきたい．

最後に，在宅の生活の支援においては，本人はもとより，介護者の疲労や負担感にも留意をし，その軽減を図りたいところであるが，遺伝性疾患ということ，あるいは病気そのものの認知度が低いことからの無理解も多い中で，「近隣の理解を求めると楽になる」とは一概にいえず，本人・家族の"知らせたい・知らせたくない"意向に沿って対応することが必要ではないだろうか．

リハビリの視点

ポイント！ **活動性の維持と将来を見据えた生活環境設定**[1]

舞踏運動が目立たなくても易疲労のため身体を動かさなくなり，運動量の減少により二次的に運動機能が低下する．したがって，活動性を維持する理学療法が必要であり，精神症状や認知機能低下に対して作業療法の適応がある．

若年性やリピート数が多いほど症状の進行が速く，**将来を見据えた生活環境設定や福祉機器の導入**が必要である．患者の機能や能力が低下し，家族はそれを目の当たりにすることで大きな喪失があり，在宅療養が破綻し，家庭崩壊の危機となる場合もある．そのような際もわれわれは寄り添い，患者や家族が路頭に迷わないよう**多専門職種と連携し，継続的な支援**をし続けていかなければならない．

ポイント！ 精神症状がある中で動ける工夫[1]

　この病気の主症状は器質性の精神症状であり，感情が不安定で，短気で怒りっぽく，1日に何度もトイレに行くなど同じ動作を繰り返すような強迫行動が多い．そのためリハビリテーションを拒否することもあり，衝動的な行動として，急に立ち上がったり急接近してくるなど粗暴な反応のため介入が困難な場合がある．しかしながら，その反応自体が精神症状であることが多く，リハビリテーションの拒否はあっても本人の行動に結びつけた動作を一緒に行うことが可能である場合や，具体的に行う運動の目的と内容をわかりやすく提示することで拒否反応ではなくなる場合もある．また記憶障害は比較的軽く，性格の変化や感情のコントロール障害が主体であり，意欲の低下やこだわりが強いために反応が遅いこともある．患者は問いかけの答えを長く考えている場合もあるため，じっくり待つことやナラティブに話を聞き出すことが必要である．意思疎通が困難となる場合は，ゆっくり話すことを促し，文章ではなく重要な単語のみを言ってもらったり，指折りをしながら話すと聞き取りやすい場合がある．また，本人から聞き取った単語をヒントにこちらで内容を構成し，「はい，いいえ」で答えられるようにする他，こちらからの質問も同様にクローズドクエスチョンに工夫する．また，あらかじめよく使う定型文を作成し，それをポインティングや選択できるようなコミュニケーションの工夫も必要となる．

　抑うつや妄想などがある場合は，まず薬物療法も含めた適切な治療をし，精神科医とよく相談しながらリハビリを行う．

ポイント！ 転倒・転落予防について[1]

　病状の進行により，歩行障害は悪化し，突進歩行や酩酊歩行，通常では姿勢保持が困難な特異的な立位姿勢を示すことが多く，見ている方が不安になることが多い．また認知機能の低下で徘徊することや注意力の欠如により転倒・転落することが多く，若年型ではてんかん発作が誘因となる場合もある．歩行障害には，歩行器や車いすの使用，離床センサーや徘徊予防ブザーなどの環境整備，転倒外傷予防での保護帽や膝・肘パットの使用などの対応があり，抑制を可能な限り行なわなくても済むことが重要である．転倒・転落のリスクが高い場合は，メイウォーク®（体を支えるトランクサポート付きの歩行器）の使用や，ハンチントン病患者が考案したいすの紹介がなされている．

　また，慣れない環境や緊張により不随意運動が強くなることもあるため，生活をパターン化することや患者が好む音楽や趣味，または患者が興味を示すものを一緒に探すことなどを通して，患者や家族との関係性を深め，療養生活を支援していくことが重要である．

ポイント！ アプローチ具体例

1）症例1

　65歳で発症した成人型ハンチントン病．1年経過し，独歩可能だが不安定性が増し，転倒を繰り返す．指示を守れず1日に何度もトイレに行き，リハビリテーションは拒否をする．そこで，リハビリテーションという言葉を使わず，「一緒にトイレまで歩きましょう」と声かけをしたところ「トイレはいけます」と反応があった．トイレに寄った後にも歩行を促すと歩くことが可能であった．ふらつきがあり，長い距離では突進歩行となるが見守りがあれば歩行可能であった．また安静時よりも歩行時の

Ⅵ　ハンチントン病　317

方が舞踏運動が目立たなかった．離床した際にブザーがなるセンサーを利用し，転倒予防に努めつつ活動性が維持できるように支援をした．

2）症例2

40歳で発症した成人型ハンチントン病．10年経過し，舞踏症状が強く，終日臥床状態で発汗を伴う不随意運動が続き著しい体重減少があった．誤嚥性肺炎を繰り返し，胃瘻造設目的で入院した．これまでは舞踏運動を伴うが臥床した状態で経口摂取を試みていたため，胃瘻造設後に頸部支持付きでティルトリクライニング可能な車いすを使用し，良好な姿勢が長期間取れるようクッションを利用し坐位を保持しやすいよう試みた．またメイウォーク® 歩行器での歩行は安全に患者に歩行を促すことが可能であったため継続的な歩行訓練を行った．結果，在宅において離床した生活が営めるようになり，十分な栄養を確保したことにより体重が増加し，安定した療養が行えるようになった．

文　献

1) 「神経変性疾患における基盤的調査研究」班編：ハンチントン病と生きる―よりよい療養のために―. Ver.2. 2017.〈http://plaza.umin.ac.jp/neuro2/huntington.pdf〉

（脳神経内科医の視点：荻野　裕／看護の視点：須坂洋子／
介護の視点：早田　榮／リハビリの視点：寄本恵輔）

VII 多発性硬化症

ポイント！ 多発性硬化症とは

多発性硬化症 multiple sclerosis（MS）は原因不明の中枢性慢性炎症性脱髄疾患，自己免疫疾患である．発症因子として複数の遺伝因子と環境因子が関与する多因子疾患である．脱髄による神経症状の再発と寛解を繰り返す病態と，慢性に進行する病態が混在し，臨床的には時間的・空間的多発性を特徴とする．したがって，さまざまな神経症状を繰り返しながら慢性的に進行する．わが国での疫学調査（2004年）では，有病率は7.7人/10万人，男女比は2.9と女性に多く，2万人（2016年度）を超え増加傾向である．発症年齢のピークは20歳代後半で若年女性が増加している．したがって，後遺症のため就労，妊娠，出産，育児など社会生活に支障が生じることが少なくない．臨床経過は，再発と寛解を繰り返す再発寛解型 MS relapsing remitting multiple sclerosis（RRMS）と，発症当初から進行性に障害が増悪する一次性進行型 MS primary progressive multiple sclerosis（PPMS）に大別される．RRMSの約半数は15～20年の経過で，再発がなくても次第に障害が進行する二次性進行型 MS secondary progressive multiple sclerosis（SPMS）へ移行する．平均寿命は一般人と同程度か10年ほど短縮するとされる．また，MSの経過は身体機能障害度のスケール（Expanded Disability Status Scale〈EDSS〉）が3.0までの経過は患者によりさまざまであるが，3.0～6.0まではほぼ同じ経過をたどるとされる．一方，MSの20％には発症10年でEDSSが3.0（または2.0）以下の群がある．そのため，早期の適切な疾患修飾薬 disease modifying drug（DMD）の必要性が示唆される．

ポイント！ 多発性硬化症の臨床症状

MSの臨床症状は，中枢性炎症性脱髄がどの部位に起きるかによって多様な症状を呈しうる．代表的なものとして，視力・視野障害，眼球運動障害，複視，めまい，構音障害，運動障害，感覚障害，小脳症状，膀胱直腸障害などがあげられる．また，付随症状として，易疲労感，ウートフ現象（体温の上昇により一過性に神経症状が出現・増悪する），認知機能障害，抑うつ，多幸などの精神症状を認める．

ポイント！ 多発性硬化症の治療

MSの治療は，急性増悪期治療，再発予防・進行抑制療法，対症療法に分けられる．急性増悪期は早期に高容量メチルプレドニゾロン静注療法を行い，急性期を短縮することが重要である．効果が不十分な場合血漿浄化療法が選択される．再発予防・

進行抑制療法としては，最近，さまざまな DMD が発売され進行抑制治療の選択肢が増えた．病初期から適切な治療が求められるが，その投与方法，効果の程度，副作用などに違いがあり，どのように使用するかは重要なポイントである．治療の開始や治療薬の選択にあたっては，治療の必要性や各薬剤の特徴，特に有効性と安全性を十分に患者に説明し，患者の理解と同意を得ることが必須で，薬剤の有効性と安全性，アドヒアランス，認容性，個人の年齢や生活背景，依存疾患，疾患活動性などの特性を考慮しながら病態に応じて行うことが推奨される．

ポイント！ 多発性硬化症の緩和ケア

MS 診療は診断・治療に焦点が当てられがちであり，緩和ケアについては十分に論じられてはいない．しかし，疾患の特徴から病初期からの緩和ケアは必要であることは他疾患と同様である．疾患の特徴からいくつかのポイントをあげておく．

1) 経過が長く，若年発症が多いことから，その後の人生設計（就労，結婚，出産，育児など），社会生活に大きな影響を及ぼす可能性が高い．診断，治療，予後について十分説明することはもちろん，患者の生活背景，人生観，価値観を共有し，協働意思決定（shared decision making, collaborative decision making）を心掛けることが MS 診療においても重要である．
2) 運動症状以外に，感覚障害，疲労，精神症状などさまざまな症状が出現することから，緩和ケアという点でも，それらに対して適切な対応が必要である．
3) 自身が抱えている症状が，なかなか周囲に理解されないことが多く，精神的なサポートは重要である．

ポイント！ 身体症状への関わり

視力低下や中心暗点などの視力低下に関しては，カーテンやサングラスを使用し強い光を避けるほか，障害物を取り除き事故の起きにくい環境を調整する．直接的な身体的援助の場面においては，看護師は患者が見え難いことを前提に援助を行う．患者に触れる前に「〇〇です．これから△△を援助しますね」などと声をかけて受ける側がケアのイメージをできるよう説明する．それにより，患者は不安感が少なく援助が受けられる．有痛性強直性けいれんは，リハビリや体位変換などで他動的ないしは自動的に動かしたことが契機となって出現することも多いため，リラックスした状況でケアが受けられるように配慮する．

インターフェロンβなどの自己注射が導入されている場合では，慢性的に視力障害や感覚障害が進行すると正しい手技で自己注射が継続されない場合もあり，皮膚症状の発見が遅れることが予測される．そのため，外来受診や訪問の際には注射手技の確認だけにとどまらず，全身の皮膚症状に注意して問診したり，直接観察したりする．注射手技や皮膚症状に何らかの問題が生じていれば医師に報告をする．自己注射の継続が困難であれば家族などの代行者が注射を実施するための指導が必要となる．代行者がいない場合や副作用により自己注射の継続が困難であると医師が判断すれば，治療方針の見直しがなされる．

感染は MS の再発を誘発するため，マスクを着用したり人混みを避けるといった一般的な感染予防対策を指導する．ステロイドの大量投与では，長期にわたってステロイドを内服するため，ステロイドの副作用から骨折や易感染性，糖尿病，ムーンフェ

イスなどを生じやすくなる．

ポイント！ 精神症状への関わり

　MSでは大脳が障害されることで，うつ症状や多幸的な認知機能低下などの精神症状を引き起こす場合がある．また，再発と寛解を繰り返すうちに症状が悪化していくことや，いつ再発するかわからないという日常的な再発への恐怖を感じさせる．また，病気の根治療法が確立されていないことは将来の不安へとつながっている．排尿障害により，導尿や留置カテーテルの挿入などの他者の援助を受けることは羞恥心を伴うため，精神的苦痛の原因となる．そのため，看護師は十分にプライバシーが保てるよう配慮する．

　治療に自己注射が導入される場合，医療者にとって日常業務である注射という手技は，患者にとっての非日常であることを十分に頭に置かなければならない．一般的に自分の身体に針を刺す行為は受け入れがたく，治療と頭で理解していてもいざ針を刺す段階で動揺し泣いてしまう患者もいる．注射を家族が代行する場合も同様のことがいえる．初めて針を刺すときの患者や家族の大きな覚悟に看護師も覚悟を決めて寄り添い，患者の小さな表情の変化も見落とさず観察し対応していくことが重要であると考える．

　MSにはしびれや痛みといった感覚障害など，他者に理解してもらいにくい症状があり，それは患者に孤立感を与える（ある患者は「正座の直後のピリピリ感」や「手袋や靴下を3枚重ねて履いているよう」と表現した）．MSではこういった孤立感から二次的に精神症状が引き起こされる場合が少なくない．しかし，ストレスは再発の誘因となるため患者の生活背景を理解し，ストレスが少なく日常生活が送れるよう援助していく．

　また，MSの好発年齢は15〜50歳であり，働き盛りであることや女性の場合は妊娠・出産・育児といったライフイベントが多い年代となる．発症や再発は社会生活そのものに影響を与えるため，家族の理解が得られるような働きかけも重要となる．

　なお，出産は再発の誘発因子ではあるが妊娠自体ができないわけではない．患者は現在の症状と直接関係しないことについては診察時に医師に言い出しにくい傾向がある．しかし，出産は時期を逸してしまうとその機会を永遠に失う場合がある．看護師だからこそ，そのときの症状だけでなく今後も見据え，患者が人生設計の中で出産を希望しているのかを確認し，患者や家族が神経内科医と相談できるよう調整することが必要だと考える．

介護の視点

　MSの症状はしびれや痛み，視力の障害，足に力が入らない，忘れっぽくなるなどさまざまで個人差が大きく，一度の症状では診断ができないために病院を転々としてしまうこともある．再発の不安に対しては，性格やものの考え方にも左右されるが，個人差はあるとはいえ，誰もが抱えていると理解をしておきたい．

　在宅生活の支援においては，関わる年齢によって，支援内容も多岐にわたることになる．

　例えば就労中の夫であれば，家事を担うことが多くなり仕事と家事とで介護負担が増大する可能性がある．また，子供の病気に対しての理解など，家族の状況も十分に理解し，必要に応じて家族への支援と合わせて制度を超えた支援を検討する必要が生

表Ⅶ-1．疲労に対する患者指導内容の例

	疲労に対する患者指導内容
1	翌日に疲労を持ち越さない
2	こまめに休憩をとる
3	作業を行う30分に一度は休憩を挟み，1日に少なくとも60分は休憩をする
4	少し手抜きをし，できないことは他者に頼む
5	活動の全部を怠ける
6	仕事量を減らす努力をする
7	1日のスケジュールを管理する
8	同じ姿勢で過ごさず，適度に姿勢を変える
9	動線に合わせてものの配置を変える
10	力がいらない道具を使用する

じる．また，病気が進行し認知機能の低下がみられるようになると，目が離せなくなり，薬の管理にも工夫が必要となる．服薬ポケットを使用することや薬が皮下注射の場合が多く，家族の在宅時に注射をするように主治医と相談をする，注射の手順書を作るなどの工夫が状態に合わせて必要となる．

支援にあたっては，家事などはなるべく本人と一緒に行うようにするが，疲れやすく集中力が低くなっていることを理解して，本人のペースに合わせるように対応する．外出の付き添いなどでは，危険を十分に認知できないこともあり，転倒には十分に注意をする．

ポイント！ 評　価

MSの障害は多様であり，個人差が大きいため，患者の訴えに沿った評価が必要である．初発症状は，視覚障害，しびれ（感覚障害），運動麻痺，歩行障害が多い．また，その他に膀胱直腸障害や性機能障害などの自律神経障害も出現する．他の症状に比べて見逃されやすい症状として，高次脳機能障害や，うつや不安，多幸などの精神障害があり，服薬自己管理の可否に影響するので，評価を忘れないようにする．長期のステロイド薬投与により，骨粗鬆症や大腿骨骨頭壊死が生じることがあり，ADL指導や機能訓練時のリスク管理に必要となるため，定期的な情報収集が必要である．

ポイント！ 易疲労性への対応策

MSに特徴的な症状として易疲労性があげられる．易疲労性に対しては，安全かつエネルギー効率のよい動作や生活パターンの獲得を目標に，補装具の導入や環境調整なども考慮する．必要な活動を整理し，家事や仕事のエネルギー配分や活動時間帯に配慮するなど，翌日に疲労を残さないための自己管理能力を身につけてもらう（表Ⅶ-1）．

ポイント！ ADL支援

歩行が可能な時期に視覚障害が生じた場合には，白杖使用が必要となる．ライトセンターなどの専門機関でのリハビリテーションが必要である．大きく見やすい表示や定位置にものを置くなど，視力障害者としての環境整備を行う．感覚異常から生じや

すい火傷などを避けることや，骨粗鬆症を合併している患者に対しては，移乗時の骨折予防の指導を行う．

ポイント！ 再発への問題

MS患者は，リハビリテーションや環境調整などにより一時的に症状の改善がみられても，再燃により，徐々に症状は悪化する．リハビリテーション職種はその都度，原病による機能低下であるのか，廃用や誤用によって二次的に機能低下したもので改善が見込める症状も含まれているのかを判断する．評価より短期ゴールを設定し，患者と短期ゴールを共有しながらリハビリテーションを進める．

ポイント！ 装具・車いす

介護保険における特定疾患に該当しないため，対象者が65歳未満の場合には利用できる福祉サービスが限定されることに注意する．補装具の作成は，症状に変動があると，身体障害者手帳の取得が難しい場合があり，医療保険での対応が主体となる．

MSの場合，介護保険の2号保険者ではないので，他に2号に該当する疾病がない限り，介護保険利用は65歳からになる．障害者総合支援法による福祉サービス利用が中心となるので，福祉サービスのケアマネジャーにあたる相談支援専門員によるケアプラン作成が必要となる．MSの大きな特徴は病状がよくなったり悪くなったりすることである．筋萎縮性側索硬化症 amyotrophic lateral sclerosis（ALS）や脊髄小脳変性症 spinocerebellar degeneration（SCD）などは少しずつ悪くなり，相当によくなるということは少ないが，MSの状況はかなり大きく変動する．ケアプランを作成する相談支援専門員は医療機関との連携を頻繁にしなくてはならないだろう．医療従事者は意識して情報を相談支援専門員に提供する必要がある．

Case 48歳，女性

既往歴なし，元来健康．
X-21年 複視を自覚した．総合病院にて多発性硬化症を疑われたが初発であることから経過観察となった．症状は自然軽快した．
X-20年 複視が再発したが軽快した．
X-11年 同様に複視が出現したため，他院へ受診したところ，多発性硬化症と診断された．ステロイドパルス施行され軽快した．再発予防薬投与はされなかった．
X-6年 両下腿の感覚障害を自覚し前医受診した．多発性硬化症との因果関係は不明といわれ経過観察となった．1ヵ月後症状が改善しないため当科受診した．

【神経学的サマリー】
・意識障害なし
・脳神経系異常なし
・運動機能異常なし
・両下腿（膝から遠位側）に異常感覚と触覚低下
・自律神経症状なし

【経過】
　脊髄Th8に病変を認めたため，多発性硬化症の再発とし，ステロイドパルスを施行したところ症状は軽快した．それまで，病気について十分説明がなされておらず今後に対する不安が強かった．病気について，今後の治療方針を説明し，特定疾患を申請し，インターフェロンβの導入を行った．

　経過中，ときに症状の増悪はあるものの比較的落ち着いていたが，症状や今後に対する不安が強く，対症療法だけではなく看護師にも関わりをもつようにしたところ不安を訴えることが少なくなった．

　経過中，インターフェロンβの副反応により就労に支障がでてきたため，2年前よりフマル酸ジメチルに変更したところ，副反応もなく生活は安定し現在に至っている．

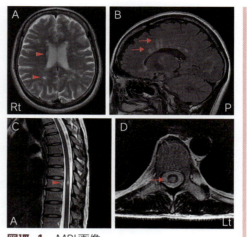

図Ⅶ-1　MRI画像
A：頭部MRI　T2強調画像，B：頭部MRI　FLAIR画像，C，D：脊髄MRI　T2強調画像．
A，Bでは深部白質に病巣が多発しており（小矢頭），脳梁に垂直に病変が広がる（細矢印）．C，Dでは第8胸髄に病巣を認める（大矢頭，太矢印）．

（脳神経内科医の視点，症例：北山通朗／看護の視点：野田涼子／介護の視点：早田　榮／リハビリの視点：大寺亜由美／制度について：植竹日奈）

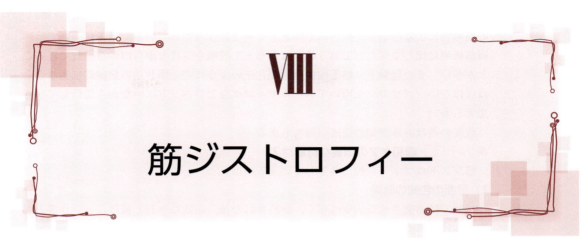

VIII 筋ジストロフィー

ポイント！ 筋ジストロフィーとはどのような疾患か？

骨格筋の壊死・再生を伴う遺伝性の筋疾患の総称である．多数の疾患が知られているが，共通して中心をなすのは筋力低下である．それぞれの疾患で知的機能低下，心筋障害，他臓器の障害などさまざまな合併症状を呈する．

ポイント！ 筋ジストロフィーの患者の症状をいかに理解するか？

遺伝性であり進行性の筋力低下を呈するという基本的な特徴を抑えた上で，それぞれの疾患の特徴をつかむようにする（表VIII-1）．生命予後という点で問題になるのは心筋障害の有無である．また知的障害の合併は方針決定などに大きな影響がある．筋強直性ジストロフィー myotonic dystrophy（MD）は知的障害，白内障，内分泌障害，耐糖能障害，心伝導障害などさまざまな症状を呈し，全身性疾患ととらえることができる．

ポイント！ 代表的な筋ジストロフィーであるデュシェンヌ型について

デュシェンヌ型筋ジストロフィー Duchenne muscular dystrophy（DMD）は伴性劣性遺伝形式をとり，男児に発症する．3～5 歳頃に歩き方がおかしいことを指摘されることが多い．筋内への脂肪の沈着により下腿がむしろ太く見え，これは仮性肥大と呼ばれ特徴的な所見とされている．症状は徐々に進行し，おおむね 10 歳前後には車いすとなり，上肢筋力も低下する．以前は呼吸筋麻痺により 20 歳前に死亡することが多かったが，近年では人工呼吸療法の普及や合併症の治療の進歩があり，平均死亡年齢は 30 歳を上回るようになっている．呼吸管理で余命が伸びたことで合併する

表VIII-8　各疾患の特徴

	特　徴	生命予後
デュシェンヌ型筋ジストロフィー	伴性劣性遺伝，幼児期発症，進行速い	平均余命 30 歳過ぎ
顔面肩甲上腕型筋ジストロフィー	常染色体優性，顔面肩甲帯に強い分布	比較的良好
肢体型筋ジストロフィー	もともと上記 2 疾患に入らない疾患をまとめた名称．現在は次々と原因遺伝子が同定されている．	さまざま
筋強直性ジストロフィー	常染色体優性遺伝，ミオトニア，さまざまな全身症状の合併	

心筋障害による心不全が死亡の原因として重要になってきている．嚥下については呼吸筋麻痺に比して保たれており鼻マスクで人工呼吸を受けながら口から摂食できることが多い．また経験上，筋萎縮性側索硬化症のように完全閉じ込め症候群に至ることはほぼない．パソコンを用いてメールやブログなどでベッドにいながら発信している患者も多い．

程度の差はあるが知的発達の障害もある．

ポイント！ 緩和ケアの重要な時期は？

筋ジストロフィー全般に共通していえるのは，

1）診断の告知の時期

現状では治癒させる治療はなく，診断された後，症状は進行し続けるという事実を突きつけられる．また遺伝性疾患が多く患者本人以外の家族にも影響が及ぶ．患者の親が自身を責めるということも起こりうる．

2）歩行ができなくなるなど大きなADLの変化があったとき

疾患の病理学的変化はあまり急速に変化するものではないが，患者はなにか大きなADLの変化などがあると，病気が進行したと強く感じることがある．

3）経口摂取が困難になったとき

誤嚥のリスクと「口から食べたい・食べさせてあげたい」という思いの間でいつも難しいかじ取りが必要になる．経管栄養の開始，胃瘻を作るのかなどさまざまな判断が必要となる．

4）呼吸障害が出現した時期

マスク式（非侵襲的人工呼吸）にせよ気管切開する（侵襲的人工呼吸）にせよ，人工呼吸器を装着して生きていくかどうかというのは非常に大きな決断である．

筋ジストロフィー症はさまざまな病型があるが，最も重要な予後決定因子は呼吸筋障害である．デュシェンヌ型筋ジストロフィーでは，以前は呼吸筋力低下によりおおむね20歳前後までに死亡した．デュシェンヌ型では人工呼吸器による呼吸管理を行うようになり平均余命が30歳を超えるようになったが，この疾患では心筋障害もあるため現在では心筋障害に伴う心不全が生命予後を決定する大きな因子となっている．筋ジストロフィー全般に嚥下障害あるいは呼吸筋力低下があると排痰が困難となり肺炎が死因となることも多い．

ポイント！ 自分でできることは自分でやる

DMDでは成長発達の過程で，患者の獲得し得たADLを維持できるように関わることが必要となる．できることは自分でさせる，さまざまな道具や工夫をすることで，なるべく自分の力でできるように，一緒に考えていくことが必要である．遠位機能は最後まで保たれるため，手先を使ったリハビリや活動を早期から導入する．進行すると関節の拘縮や骨格の変形が起こるため，廃用性筋萎縮や拘縮の予防のためにも毎日のリハビリが重要になる．リハビリや移乗の際には脱臼や骨折に注意して行う．

ポイント！ 排痰ケアと呼吸器感染症の予防

疾患の進行に応じて呼吸器ケアが不可欠になってくる．早期からカフアシストなどで肺の柔軟性と肺活量を維持し，呼吸器感染症の予防や，禁煙の取り組みを行う．また全身機能が良好なうちに胃瘻や気管切開を行い，終末期に備えておくことも多い．

その移行期，限界の見極めは近くにいる看護師の目によることが大きい．看護師はできるだけこの限界を先に延ばすことができるように援助していくことが求められる．

ポイント！👉 心理面の理解

幼児期に発症し，疾患の進行とともに成長していく患者に対しては，複雑な心理状態を理解し，残存機能を最大限活用させ，なるべく健常者と同じような経験を多く体験できるよう援助する．苦悩を抱えた家族を支えていくことも看護師の重要な役割となる．またボランティアやインターネットなどを活用し，病院外へのアクセスが容易にとれる環境を保つよう心掛ける．在宅療養の際には環境の整備を行い，患者の主体的な活動を支援することでQOLの拡大を図る．

ポイント！👉 身体合併症の予防

患者を看ていく上では筋力低下によるADLの低下をケアするとともに，多彩な合併症の早期発見と予防が必要になる．MDでは突然死が多く報告されているため，嚥下機能や睡眠時の呼吸検査，24時間心電図などの定期的評価と早期の対応が予防策として重要となる．

また毎日のリハビリを行い，関節の拘縮を予防すること，杖や装具を使用して歩行機能を維持することも大切である．患者は進行する疾患に対しての危機感が薄いため，看護師の働きかけが重要となる．

ポイント！👉 遺伝看護

遺伝性疾患である筋ジストロフィーは，患者の発症・確定診断によって影響を受ける家系者が少なからず存在する．病棟看護師は，遺伝について悩み，口に出せない患者や家族の思いをくみ取り，遺伝カウンセラーなどにつなげていく役割を果たさなければならない．

発症年齢は幅広く，タイプは多様である．成人で多いのは筋強直性ジストロフィーである．日常生活の支援においては，筋力の低下から指先に力が入らないことで，ドアノブの開閉やペットボトルのふたの開閉など生活上での支障も多い．どのような合併症があるかを確認し，疾患に合わせた日常生活への支援が必要となってくる．

子どもの筋ジストロフィーでは，胸郭の変形があることから安楽な生活のために呼吸と姿勢保持に支援が必要となる．呼吸障害は，本人には非常に苦痛を与え，疲れの原因ともなるため，姿勢保持補助具を活用し，呼吸がしやすい姿勢がとれるように支援することが必要である．

支援時には，呼吸音や呼吸数をよく観察し異常がある場合にはこまめに体位を変換する．

筋ジストロフィーのタイプをすべて理解することは困難であるが，関わるにあたっては，事前に疾患の理解を深め症状を知ることが不可欠である．子供の場合には子供を知り個別の症状と対応について理解することが必要であり，できれば実習などを重ねた上で訪問できることが望ましい．

遺伝性の疾患であり，子供に対しての罪悪感や複雑な思いを持っている親は少なくない．進行性の病気であり，死を受容しなければならない親の心理状態にも配慮した支援が求められている．

リハビリの視点

ポイント！👉 リハビリテーションは人生を肯定する最大のツール

　出生時や小児期に発症する患児の多くは，患者自身が病名や予後について知らない場合が多い．したがって，われわれは主治医や多専門職と情報を共有しながら将来起こりうる障害の予防を早期より行っていく．また，筋ジストロフィー患者に対しては，従来から行われている発達学的アプローチでは困難な場合が多く，緩徐に進行するため一度獲得した動作が困難となることや動作が獲得できない場合もある．そのため，代償動作に伴う側彎などの変形や疼痛などの問題が増え，思春期には「どうして自分は歩けないのか，どうしてみんなと違うのか，なぜ自分だけこうなのか，何か自分が悪いことをしたからこうなったのか」と親やリハビリテーション職種に尋ねてくることもある．これは単に病名を告知し，予後について説明すれば解決する問題ではない．自責がある親の気持ちや生まれながらにして多くの喪失を繰り返す患児の思いに対し，傾聴や共感的態度からナラティブに関わり，自己表出ができるように努め，人生を肯定できるように支援していくことが重要なリハビリとなる[1]．

　また，成人発症の筋ジストロフィー患者も含めリハビリテーションはつらいものではなく，患者がもつ機能や能力を最大限に引き出すことに加え，多くの支援を受けていても患者自らが自律し，主体的に人生を歩めるように教育することも必要な取り組みとなる[1,2]．

ポイント！👉 将来を見通した家族ケアをする

　介護者となる親や家族の緩和ケアは患者と同様に重要なことである．兄弟で同疾患である場合や介護者である家族の中に症状は軽度であっても遺伝性を有する場合もあるため，療養指導は画一的に行うのではなく，個々の家庭環境に合わせて実施する．

　各地域により環境や制度に差異は多少あるものの，身体機能の評価や生活の様子から介護負担のみならず，多くの場合社会的な問題に直面する．例えば，就学や学校生活における課題として，通学中の家族や介護者の付き添い，行事の参加（体育の授業，運動会，修学旅行など），普通学級から特別支援学級や特別支援学校への変更の時期，車いす環境の整備（トイレやエレベーターなど），医療的処置（人工呼吸器，吸引など）の対応などがある．このような場合，行政や学校と密な連絡を取りながら地域のコミュニティを最大限利用できるよう支援する．また，フォーマルサービスに加え，ボランティアなどのインフォーマルサポートを必要に応じて活用する．さらに家族が筋ジストロフィーの患者家族会に参加し，具体的な学校での過ごし方を知ることにより問題が解決することもある．

　近年では，病状の進行により医療依存度が高い状態となっても，電動車いすや人工呼吸器などのテクノロジーの利用とインターネットの普及や，生活環境の整備により大学・大学院への進学や，就職し社会的活動を行う患者が増えてきた．このような生活が行えるようにリハビリテーション支援を行い，適合 adapt することにより QOL を高めることが可能である．患者や家族に対し，将来を見通したビジョンをもてるよう早期かつ継続的に関わっていくことが重要なリハビリテーションとなる．

ポイント！👉 将来を見据えた継続的な評価とケアをする

　筋ジストロフィーにおいては，病型により程度が異なるが，筋力低下，脊柱の変形，四肢拘縮，呼吸機能低下，心機能低下が起こる．しかし，ステロイドなどの薬物

療法，非侵襲的陽圧換気療法 non-invasive positive pressure ventilation（NPPV）などの呼吸ケア，早期からの継続的なリハビリテーションが広まり，生命予後は大幅に延長している．リハビリテーションは将来起こるべき問題を見据え，評価や介入をしていく．

　評価として，ADLに加え，6分間歩行やNorth Star Ambulatory Assessment（NSAA）などの performance test は継時的な病状把握に有効である．また徒手筋力検査 manual muscle testing（MMT）やハンドヘルドダイナモメーターを用いた筋力評価，関節可動域テストを行い，呼吸機能評価として肺活量 vital capacity（VC）や咳のピークフロー cough peak flow（CPF）を測定し，咳嗽力を把握することで肺合併症の予防に役立てることが可能である．しかしながら，われわれは評価に終始するのではなく，患者や家族がこれらの評価に対し，どのように感じているのかを察知し，喪失感があれば，緩和ケアが必要となる．患者が前向きにリハビリテーションに取り組めるように支援するため，例えば，関節可動域を保つ目的は廃用を予防するという抽象的な視点ではなく，2016年より医療保険として利用が可能となったロボットスーツHAL® を着用するために関節可動域を保持する，という具体的かつ希望のある目的をもつことは重要な緩和ケアとなる．

　筋力訓練は過用症候群を考慮し，翌日にまで筋肉痛を残さないよう指導する．関節拘縮を起こしやすい股関節伸展や足関節背屈などに対して関節可動域訓練やストレッチを行う．成長期や歩行困難時期を経て起こりやすい脊柱の側彎予防として，長下肢装具や坐位保持装置を用いて，腰椎前彎や骨盤前傾を誘導する．呼吸不全兆候があれば早期にNPPVを導入し，気道クリアランスを保つ．活動性を維持するため簡易電動車いすや坐位保持装置付き電動車いすを適切な時期に導入することが必要である．また，パソコンやナースコールを操作するためのスイッチの工夫や住環境の整備を含めた包括的な関わりが重要となる．これらについてもリハビリテーション職種が介入し，テクノロジーや人的支援を用いることでよりよい生活に適合 adapt することを目標とする．

Case

　32歳（死亡時），男性，二人兄弟，姉は特に症状なし．出生後の運動発達に問題なし．3歳頃より歩き方がおかしいことを指摘されるようになった．症状が徐々に進行するため神経内科を受診しデュシェンヌ型筋ジストロフィーの診断を受けた．この時両親には遺伝病であること，次のこどもが男子であるなら1／2の確率で発症すること，姉は変異遺伝子を持つ可能性があることなどが説明されたという．遺伝カウンセリングなどは行われなかったという．歩行障害は進行し12歳頃に車いす生活となった．18歳頃には呼吸筋力低下により呼吸不全状態におちいった．当時の意思決定の状況の詳細は不明だがご両親の希望もあり気管切開人工呼吸となった．心機能については心エコーで左室後壁の動きの低下が認められアンギオテンシン変換酵素阻害薬の投与を開始した．介護量と医療処置の必要の増加により在宅療養が困難となり入院し以後は病院で生活していた．だんだんとベッド上の生活となったがリクライニング車椅子で呼吸器を装着し家族と外出することもあった．気管切開のため声は

だせないが口腔咽頭の動きは比較的保たれており，コミュニケーションはその動きを読むことで比較的スムーズに行えていた．嚥下も柔らかいものであれば介助で摂取できていた．四肢の拘縮や側弯が強くなり疼痛を訴えるようになりマットレスの交換やクッションなどを用いて苦痛の軽減をはかった．26歳くらいから定期的に行っていた検査で心拍出率の低下やBNPの上昇が出現したため少量のβ-ブロッカーの投与を開始．本疾患ではよく経験されるが浮腫などの一般的な心不全症状はみられなかった．30歳時，誤嚥性肺炎を発症，幸いに抗菌薬治療により治癒させることができた．本人と両親に経管栄養について説明を行ったがリスクはあっても口から食べたいという希望が強く補助としての経管栄養も希望しなかった．しばらくは小康状態であり時々は外出し好きな電車を見に行ったりして過ごしていた．その後も徐々に心機能低下は進行し駆出率は10％まで低下．倦怠感が強くなりまた食思不振となり食事がとれなくなってきた．本人と両親に状況を説明したところ本人は経管栄養などは望まず苦しさやつらさをとる治療を優先してほしいと希望したため末梢静脈からの少量の輸液のみを行った．SpO$_2$も低下傾向あり呼吸苦と全身の苦痛の訴えがあり十分な説明の上，何とか飲めるということで塩酸モルヒネを1回量2.5 mgで開始，一日2〜4回程度の服用で苦痛は改善し，しばらく小康状態が続いた．数ヵ月後，心不全の進行により徐々に血圧が低下し苦痛を訴えることなく永眠した．

文献

1) 寄本恵輔，中島孝：リハビリはあらゆる緩和ケアに不可欠 〜英国研修から学んだ緩和ケア〜．難病と在宅ケア 17：7-12，2011．

2) 寄本恵輔：神経難病患者リハビリテーションの新しい目的と考え方．難病と在宅ケア 17：58-61，2011．

（脳神経内科医の視点：荻野　裕／看護の視点：花井亜紀子，徳永恵美子／
介護の視点：早田　榮／リハビリの視点：寄本恵輔／症例：荻野美恵子）

IX

認知症

ポイント！ 認知症とは

ICD-10によれば認知症は「通常，慢性あるいは進行性の脳疾患によって生じ，記憶，思考，見当識，理解，計算，学習能力，言語，判断等多数の高次脳機能の障害からなる症候群」と定義されている．認知症にはアルツハイマー型認知症 dementia of Alzheimer type（DAT）・脳血管性認知症 vascular dementia（VaD）・レビー小体型認知症 dementia with Lewy body（DLB）・前頭葉側頭葉型認知症 frototemporal dementia（FTD）・正常圧水頭症などがある．これらの認知症は原因も異なり，若年性アルツハイマー病のように発症年齢もさまざまである．わが国ではDAT＞VD＞DLBの順で頻度が高いとの報告がある[1]．

ポイント！ 疾患の経過と予後

スウェーデンでの報告によれば，1974年〜2004年で，認知症と診断された524例（女性55.3％，平均年齢80歳）の病理解剖の結果，最も多い死亡原因は気管支肺炎で38.4％，次に虚血性心疾患で23.1％，悪性新生物は3.8％であった．またDATの死因は，呼吸器疾患が55.5％，循環器疾患が23.2％で，VaDではそれぞれ54.8％，33.1％という結果であった[2]．認知症の自然経過は図IX-1に示す経過であることが多い．

また65歳未満で発症する若年性認知症もある．全国における若年性認知症者数は3.78万人であり，10万人あたり47.6人と推計されている．基礎疾患としては，脳血管性認知症（39.8％），アルツハイマー病（25.4％），頭部外傷後遺症（7.7％），前頭側頭葉変性症（3.7％），アルコール性認知症（3.5％），レビー小体型認知症（3.0％）の順で，推定発症年齢の平均は51.3±9.8歳（男性51.1±9.8歳，女性51.6±9.6歳）であった[3]．

若年ゆえに生じる問題も多々あり，働き盛りであるのに症状が進行し仕事が続けられず経済的に厳しい状態になるなどの問題が指摘されている．高齢者の認知症とはまた違った対応が必要になる．相談先の一つとして2009年10月，「若年性認知症コールセンター」が開設され[4]，以後も各地で相談窓口が開設されている．

ポイント！ 緩和すべき症状

緩和ケアとしては患者本人の苦痛を緩和することが第一であり，具体的な苦痛としては嚥下障害・呼吸困難・発熱などがあげられる．これらの症状を緩和するために対症療法として胃瘻造設などの経管栄養や抗生剤投与を検討するが，患者本人が症状を

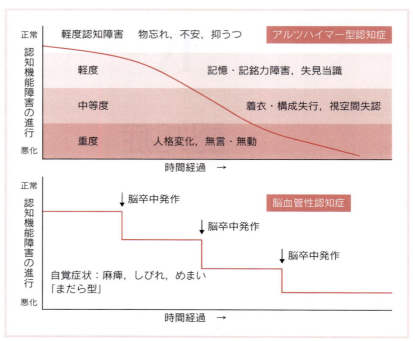

図IX-1 アルツハイマー型認知症と脳血管性認知症の経過

うまく伝えられないことや，通常より症状を感じにくい場合もある．さらに認知症が進行すると大脳の萎縮が強くなって本人の意識レベルが低下し，呼びかけに対しても反応がないことが多い．ただこのような状態になってしまうと患者本人の意思決定ができない・確認できない．そのためどこまで対症療法を行うか・どこまで治療を行うかが問題になる．この場合，これまでの患者本人の生活背景・事前の意思の確認・家族の希望などによって決定することが多い．

本人の苦痛に関しても，意思疎通ができない時期になると意識レベルや全身の状態，バイタルサインなどからどのような対症療法をとるのかを判断する必要がある．

なお，認知症特有の症状に対する家族の苦痛の緩和も必要である．これも認知症により違いがあり一概にはいえないが，周辺症状，例えば患者による暴言や暴行で苦痛を感じている家族もいる．環境的なアプローチなども重要であるが，状況によっては薬物による症状緩和，すなわち漢方（抑肝散_{よくかんさん}など）・一部の抗てんかん薬や抗精神薬の投与も検討する．

このように診察時に家族のみに話を聞く時間を数分でも作り，状況や対症療法の希望を確認するなどして，定期的に家族の意思を確認・支援することも必要である．

看護のポイント

ポイント！　認知症の理解

老年期に入ると家族（死別や巣立ち）や友人，健康や仕事，社会的役割などさまざまな喪失体験を繰り返している．加えて認知症患者は記憶や判断が障害され，これま

で築いてきた価値・信念，人間関係が脅かされる．これらは生きる上での拠り所であり大切なものである．そのうえ自分の意思や感情を十分に表現することができず，生きることに大きな不安を抱える．ただし喜びや悲しみなどの感情や思いやり，自尊心などは認知症が相当進行した段階でも維持されることが多い．そのため普段は認知症に伴う行動障害と精神症状 behavioral and psychological symptoms of dementia（BPSD）で表面にみえてこない「その人らしさ」を理解し，安全安楽な環境を提供することで，「その人らしさ」を引き出せるような関わりが重要である．

ポイント！👆 認知症患者の看護目標

病院では「中核症状を的確にアセスメントした上で，BPSD の発症時，要因に対するケアが受けられ，安全安楽に生活することができること」を目標に看護している．具体的には後述の項目について，注意深く観察したり家族から情報を得る．また患者の反応から BPSD 出現の要因をアセスメントし，その要因を取り除いたり最小限にできるように看護計画を立案し，安心できる環境の中で患者の「その人らしさ」を引き出せるように関わることが重要である．また認知症を患っていても，患者の尊厳を保てるような関わりが重要である．あたかも赤子に対するような話しかけをすることがあるが，大抵の患者はさまざまな経験をしてきた人生の先輩である．敬意をもって対応することが患者の自尊心や意欲の維持に寄与し，患者の安心感にもつながると考える．また施設においては生活の場であるため，役割を発揮し人としての喜びや誇りを感じながら生活することが目標となると考える．

ポイント！👆 認知症患者の観察項目

- 患者がどのような生活をしてきたのか
- どのような仕事に従事していたのか
- 趣味は何か
- 好きなことや好きなものは何か
- どのような経験を積んできたのか
- BPSD の症状出現時の周囲の環境（騒音・照明や人通りなどの刺激，家族の面会の有無，どのようなケアを行っていたかなど）

家族への支援

家族には元気だった頃の患者の姿が色濃く記憶にあるため，認知機能が低下していく姿を受け入れられず「しっかりしてほしい」と患者に迫る場面や，間違いを訂正しようと患者の言動を否定する場面を経験する．自宅では 24 時間の介護が求められるため，家族の負担感や介護疲労は強い．そのため家族が認知症の症状とその対応方法を理解できるように支援することが望ましい．

そのためのポイントは以下の通りである．

1) 家族が患者に対して「しっかりしてほしい」と思うこと，患者に対して抱く苛立ちは当然の心理であり，家族の思いにも共感し否定しない．今ある症状や行動パターンに対して，患者がどのようにしたら安全に過ごせるようになるか，家族の負担が軽減できるか対策を一緒に考えることで，病状の受け入れの手助けとなる．
2) 一つ一つの患者の症状や行動に対する対応方法を説明し，対応している様子を家族に見せるとイメージがつきやすい．

IX　認知症　333

3) 家族の生活パターンも情報を共有し，休息が得られるようにサービスを導入する．相談窓口を確保して家族の孤立を避ける．

意思決定支援

　認知症が進行すると患者自身は意思決定が困難となり，主に家族が代理判断することが多い．家族は患者が嫌がることはなるべくしたくないと考えることが多く，患者は快・不快の表出ができるため，それを頼りに家族が判断することになる．しかし例えば胃管カテーテル挿入時に自分で抜去してしまうことは，単に挿入の刺激が不快なのであって，患者が食べられなくなり衰弱するという状況を理解して抜去していると判断することは困難である．そのため家族は上肢の抑制も視野に入れて胃管カテーテルを留置するべきか，抜去して自然に任せるべきか辛い選択を迫られる．

　このように，認知症が進行してからどのように生きるかが問題となることが多く，患者の意思表示ができるうちに話し合われていることが少ないように思われる．そのため患者が病初期の，自宅で過ごしているうちから外来看護師や訪問看護師（検査入院している場合は病棟看護師）が家族に病状の理解や，周辺症状への対応を促し今後起こりうる，食事摂取困難な状況や合併症の情報を提供し，どこまで治療を望むか患者の意思を医療者と家族が一緒に確認しておくことが，今後の家族の意思決定時の拠り所となる．

　認知機能の低下は，本人の苦しみや不安はもとより，これまでともに生活をしていた，あるいは育ててくれた家族にとっても大きな不安となる．忘れっぽくなった，同じ話を繰り返す，できていた着替えなどがうまくできなくなってきた，理解するのに時間がかかるなど日常生活の中での変化に戸惑い，「進行しないようにできないものか」と悩む家族は多い．認知症や家族の方のみならず，認知症についての正しい知識を広め，認知症になっても安心して暮らせる地域作りが必要である．

　また，認知症の方へのケアを考えるときに，生活歴や家族の関係性を理解していくことは介護力をアセスメントする上で必要なことである．

　「先生にアルツハイマー型認知症です，と言われたとき，何もする気がなくなった．辛かった」と語った当事者がいた．認知症に対して負のイメージが強い現在において，告知は生きる意欲をなくしてしまうことにもなりかねない．認知症だからといって，すべてがわからなくなった人ではないことを理解し，本人の意思を聞き取っていくことが求められる．意思表出が困難な場合には，これまでの本人の生き方や価値観などをもとに家族などが意思決定代行者として決定していく．

　認知症の方の場合，利用中は楽しそうに過ごしていても，帰宅後「つまらなかった」，「もう行くのは嫌だ」と口にすることがある．同居の家族に対して，拒否的な態度が示されることも多く，デイサービスの送り出しなどに訪問介護を導入し第三者が関わることも効果的である．

　本人は，自分の身に起こっていることを正確に伝えることができないでいる．食事も食べなくなったときなど，食事拒否であるのか，便秘が続いているのか，体調に変化がないか，食べる行為を忘れた進行段階なのか，薬の影響はないか，など食べなくなった原因をさまざまな情報から特定し対応していくことが必要である．

支援者も含め，「認知症だから○○」と疾患でくくるのではなく，これまでの人生を考え生きてきた人として認め接することが，本人の安定に大きく影響する．

ポイント！ 評価：認知機能，重症度，ADL/IADL，生活歴，環境

認知症患者の認知機能の評価に関しては，改訂長谷川式簡易知能評価スケールHasegawa's Dementia Scale-Revised (HDS-R) や Mini-Mental State Examination (MMSE) が代表的である．HDS-R や MMSE は認知症のスクリーニングを目的とし，認知機能全般をスクリーニング的に評価するものである．したがって，総得点だけでなく，どの項目（認知領域）で減点となっているかも併せて評価すると，リハビリテーションのプログラム立案やケアの際の情報となることがある．また，認知症の重症度の評価としては，臨床的認知症評価 clinical dementia rating (CDR) がある．CDR は家族や介護者の情報による観察評価の尺度である．一方で，認知機能や重症度の評価は，認知症の程度や病状の経過を判断するためには必要な情報であるが，ADL や IADL といった生活機能の障害と絶えず一致するわけではない．したがって，ADL/IADL についても詳細に評価しておく必要がある．

ADL/IADL の評価では，実際の生活状況に即して評価を行うことが重要である．認知症患者では，その場で ADL/IADL 動作の評価を行っても，実際の生活状況を反映した正確な情報を得られるとは限らない．日々の生活状況をよく知る介護者からの情報を評価していくことが重要である．介護者からの ADL/IADL の評価として，Disability Assessment for Dementia (DAD) や Physical Self-Maintenance Scale (PSMS) などの評価表がある．無論，脳卒中の既往や神経変性疾患の合併がある場合には，運動麻痺や筋力低下などの運動機能の問題で ADL や IADL が障害されていることもある．運動機能低下の可能性がある既往症や合併症がないか，病歴はよく確認し，認知機能低下によって ADL や IADL 動作の遂行が妨げられているのか，運動機能低下によって動作の遂行が妨げられているのかは判別する必要がある．加えて，認知症患者では，日内変動や抑うつの有無によっても ADL/IADL は変化しうるので，評価の際には留意する必要がある．

認知症患者では，生活歴や環境も重要な情報となる．生活歴では，過去の職業や暮らしてきた地域，習慣やこだわり，食べ物や物事に対する好き嫌い，これまでの趣味活動などを評価しておくとよい．過去の生活歴を把握しておくことは，潜在的な能力を引き出し，リハビリテーションを実施する際のプログラム立案に重要な情報源となりうる．また環境については，介護者に関する人的環境，生活している自宅内の物理的環境，介護保険などの福祉サービスの利用状況などの社会的環境について評価をしておくことが重要である．

介護者については，介護を行っているのが誰かということだけでなく，介護者の健康状態やストレスが溜まっていないかも評価する．介護者のストレスは，患者のケアと症状に大きく影響するため重要である．

自宅内の環境については，動作の遂行を妨げるような環境がないか，福祉用具を利用しているか，居場所の認知を補助するような目印がつけられているか，必要に応じて離床センサーや徘徊感知機器が設置されているかなどを評価しておく．

また，福祉サービスを利用できるのにもかかわらず利用していなかったり，そもそ

も必要な申請をしていなかったりする場合もある．介護保険の認定の有無やサービスの利用状況と内容について，十分確認しておく必要がある．

ポイント！ リハビリテーションの目的

認知症患者にリハビリテーションを行う目的は，認知機能を向上させ，認知症の症状を改善させることではない．認知症による日常生活の活動制限の予防と，活動制限の結果として起こる身体機能や精神機能の低下を予防することが目的である．日々の活動が制限されると，筋力や歩行能力などの身体機能が低下し，ADL/IADL障害がさらに重症化する．また，身体機能が低下すると，外出が困難になり，他者との関わりも減っていく．結果として外部からの刺激が減り，不安や抑うつといった精神機能の低下をもたらす．理学療法による身体機能の維持・向上，作業療法での作業活動による精神機能の維持・向上は，認知症患者のADL/IADLの維持および精神状態の安定につながり，認知症患者へのケアを円滑にしていく役割を担う．加えて，リハビリテーションにより患者の活動性を高めることで，生活リズムを整え，日課をもつよう働きかけることも役割の一つである．

ポイント！ 認知症に対するリハビリテーションの具体的内容紹介

認知症に対しては，定型的なリハビリテーションプログラムを提供することは望ましくない．患者にとって方法や目的の理解が難しい運動や作業活動を実施しても，意欲は失われるだけであり効果は望めない．前述したように生活歴を評価し，患者にとって馴染みがある，または好きな運動や作業活動を選択し，患者が「できること・やりたいこと」を運動や作業活動に取り入れて実施することが重要である．例えば，手芸や囲碁などが好きな患者であれば，それらを作業活動に取り入れたり，手芸や囲碁を行う部屋への移動を歩行練習に活用したり，手芸や囲碁を通して他者との交流を図ったりする，などが具体例として考えられる．

ポイント！ 家族指導，ケア，病状進行した際の予後や進行に対する質問への応答の仕方

家族は，患者が同じ失敗を何度も繰り返す，何度指示してもできない，といったことへのストレスを抱えることが多い．家族指導では，患者の失敗を指摘したり叱責したりすることは，患者の精神状態の悪化につながりやすいことを説明する．逆に，失敗の指摘や修正をしなくても症状は悪化せず，むしろ精神状態が安定することを伝える．それでも，家族はストレスを溜めることが多い．決して無理はせず頑張らないように伝えるとともに，ストレスが高まっていると判断できれば，必要に応じて福祉サービスの紹介や仲介を行うことや，家族の訴えを傾聴することも重要である．

ケアについては，患者の自尊心を最大限尊重し，患者が「できること」は見守り，「できないこと」についても，手助けが必要な部分だけを手伝い，残りは見守るという姿勢が必要である．「できないこと」についても，誤りを指摘したり，叱責したりすることは，患者の不安や苛立ちを助長し，ケアにとっても逆効果である．できる部分を見守り，さらにできたことを称賛することで，患者の精神状態は安定し，結果としてケアも行いやすくなる．

病状が進行した際の予後や進行に対する質問に対しては，進行した際に起こりうる症状や状態を説明しても，家族の不安やストレスを助長するだけであると考える．また，症状や状態は，生活状況やケアの内容で変動しうるものであり，今現在の状況で

「できること」,「少し手伝えばできること」,「できないこと」について整理して伝え,患者に必要なケアを説明することが重要である.

　認知症がもたらすさまざまな影響は介護保険や福祉サービスでストレートにカバーすることは難しい.例えば,おむつ交換をする人がいないという状況ならヘルパーという制度がすぐに役立つ.しかし,認知症が引き起こす混乱,例えば,通帳をしまい忘れて家族を疑いはじめ,何度も同じ質問を繰り返し,疑われた家族が疲弊するという状況にすぐにフィットする仕組みはなかなかない.まずは,その人と周囲に起こっている状況をよく知ることが必要である.診断（認知症の種類）により,こういう出来事が起こりやすいという推測はある程度できるとはいうものの,認知症による出来事は病気の症状,というより,その人の人生における出来事であり,一人一人違う.よく聴くこと,その上で,いくつかの部分を取り出して,または全体をとらえて,制度利用を考えていくことが大切である.

　認知症においては制度利用にたどりつくまでが,援助,支援のしどころといえるかも知れない.認知症の患者（利用者）の多くは,自分の機能低下に気づいていて,大きな不安を感じている.覚えられなくなり,失敗をしていることには気づいているから,新しいことを取り入れることにはかなりの抵抗を感じる人が多い.デイサービスを利用しましょう,ということを,患者（利用者）にどう納得してもらうか.患者（利用者）を理解し,（不安や苛立ちなどの）気持ちを共有しながら,丁寧に制度導入していくことが必要となる.日常生活自立支援事業や成年後見制度の導入ならなおさらである.お財布の管理を人（他人）に任せましょうということなのだから,提案された人の不安や驚きを十分推測できなければ,任せてはもらえないだろう.

介護保険

ポイント！ デイサービス

　少しでも人とふれあい,会話したほうがよい,ということは確かだが,新しいことをうまく覚えられない,自分が（認知症ゆえに）失敗していることには気づいているというような状況の人にはかえって強いストレスになって,うつ状態などを招くこともある.導入は丁寧に（見学や家族の同行から始めるなど）ゆっくりと行う.

ポイント！ グループホーム

　認知症のケアを専門とするスタッフの対応により,穏やかに生活できるようになる人は多い.他の介護保険の施設に比べて費用負担が少し多い.身体機能の低下に伴って利用できなくなることもある.

ポイント！ 小規模多機能型施設

　同じ場所で同じ顔ぶれが続けてケアを提供し,自宅での時間もある程度とれる小規模多機能型施設の利用により状況が落ち着くこともよくある.グループホームに比べて費用負担も少なく,地域に密着したパターンでのサービス利用ができる.

福祉サービス

ポイント！ 精神保健福祉手帳

　認知症でも等級の基準に該当していれば精神保健福祉手帳の取得はできる.申請は

対象となる疾患の初診日から6ヵ月以上経過してからとなる．診断書作成は精神保健指定医でなくても認知症の診療経験がある医師なら可能である．

ポイント！ 日常生活自立支援事業

認知症，精神障害などで判断能力が低下した場合の支援である．福祉サービスの利用手続きや金銭管理の代行などを行う．

その他

ポイント！ 成年後見人（法定後見・任意後見）

判断能力の不十分な場合に本人を保護するために，本人のために法律行為を行う（後見），または法律行為を助ける（補佐，補助）．財産管理，療養上の手続きなどを行うが，実際の看護，介護を行うことは課せられていない．医療同意については，検討されているが平成30年4月時点では，成年後見人にはその権限はない．

Case

X-6年夏
転倒し腰痛出現，A病院整形外科受診，腰椎圧迫骨折で通院開始．

X-5年秋
物忘れ出現．

X-3年3月
物忘れ悪化・徘徊出現しB病院神経内科でHDS-R16/30，アルツハイマー型認知症と診断，リバスチグミン開始．A病院内科紹介．

X-3年8月
HDS-R11/30．

X-2年12月
易怒性（家人に暴言/暴行）/妄想出現，抑肝散・リスペリドン開始．

X-2年5月
無気力状態で食事量減少，抑肝散/リスペリドン中止．食事量増加．

X-2年11月
自宅で包丁を持って暴れる．

X-1年1月
再度易怒性/興奮がみられるために抑肝散再開．

X-1年3月
認知症が進行，メマンチン開始/増量．

X-1年4月
HDS-R8/30．

X-1年10月
尿路感染症，セフカペンで治癒．

X年1月 上旬
水と酒の区別がつかない，台ふきを食べようとする，トイレの認識ができずどこにでも排泄

するなどの状態に．杖歩行も転倒頻回，通院困難となりA病院より当院の訪問診療希望で紹介．

X年1月下旬
当院初診．HDS-Rは施行困難も5/30前後か．本人は「腰が痛い」と．家族によると週1〜2回興奮することがあるが以前よりは頻度が減った，食事量は変わらないが寝ている時間が1日8〜10時間と多くなった，リバスチグミンは自分ではがしてしまうと．
家族に今後の予想される経過と時期を説明．看取りは自宅を希望．胃瘻など経管栄養希望されず．訪問看護導入．リバスチグミン減量開始．

X年3月
診察時，3回自分の頬を自分の右手で平手打ち．興奮は2週間に1回程度に．食事量は維持．

X年4月
食事回数2回/日が多くなる．リバスチグミン終了．歩行する時間が減り徘徊もほぼなくなる．

X年5月
食事量は減りむせが増加．発語も少なくなり1日12〜14時間程度睡眠．

X年6月上旬
食事量・発語はさらに減少．ADLも低下，立位になるのはデイ利用の移動時のみに．むせがさらに増加，ゼリーに混ぜて飲ませていた薬でも内服困難に．メマンチン減量開始．

X年6月下旬
38℃台の発熱，往診．痰・咳多く誤嚥性肺炎と診断．家族は在宅での治療を希望・看取りも自宅で希望を再度確認．夏場にかけて脱水に対する対応も相談，少量の点滴は希望．抗生剤内服は困難でイミペネム筋注5日間使用し治癒．ただその後食事量も1日1回ミキサー食のことが増える．メマンチン終了．

X年7月
ほぼ1日中傾眠傾向，食事は1日1回，水分摂取量もかなり減少．

X年8月Y-3日
誤嚥性肺炎再発．38℃台の発熱，一時SpO_2 80％前後に．イミペネム筋注希望，施行．意識レベルJCS2-3桁台で努力性呼吸も苦痛様表情は見られず．食事・飲水はできず家族皮下点滴希望，生理食塩水500 ml/日の皮下点滴開始．

X年8月Y-1日
JCS-300，苦痛表情はない．37℃前半の発熱継続，SpO_2 84％台，尿量減少．筋注・皮下点滴は継続．

X年8月Y日
家族が朝食事前に様子を見に行くと寝ているようであったが朝食後に様子を見に行くと息をしていない，と連絡あり．往診，死亡確認．家族より「診療所/訪問看護師さんのおかげで希望通り家で，それも苦しまずに看取ることができました，ありがとうございました」と．

 当事者の声

　私は営業の仕事をしていました．しかし35歳の頃から人よりも物覚えが悪いなと感じていました．だんだんお客様の顔を忘れるようになり，毎日顔を合わせているスタッフの名前を忘れてしま

い，声をかけたくてもかけられなくなりました．疲れているのかストレスかなと思い，近くの脳神経外科に行きました．すぐに大きな病院を紹介され検査入院，検査の結果，先生に言われたのはアルツハイマーの疑いがあるがこの若さでは考えにくい，大学病院に行ってくれと言われ大学病院に再度入院し，39歳のときにアルツハイマー型認知症と診断されました．診断後，妻と二人で会社の社長にアルツハイマーと診断されたことを話し，現在は会社の理解のもと，時間を短縮し，事務の仕事をしています．仕事は記憶が悪いのでノートに仕事のやり方，やることのリスト，終わったらチェックをつけるなど工夫をすることで間違いも少なく仕事ができています．告知された後，不安で一杯で認知症とはどんな病気なのか知りたいと思いインターネットでアルツハイマーについていろいろと検索しました．「30代 アルツハイマー」と検索すると若年性認知症は進行が早く，何もわからなくなり，寝たきりになるなどの情報しかありませんでした．また，悪い情報ばかりが目につきました．調べれば調べるほど早期絶望だと感じていきました．そして，「認知症＝終わり」だと感じました．また，「宮城県 アルツハイマー」と検索し，そこで認知症の人と家族の会があるのを知りました．この先どうしたらよいか，仕事をクビにならないかなど不安で一杯だったので何か国からの援助がないかと思い区役所へ行くと，40歳以下は介護保険が使えないので何もありませんと言われました．その後，家族の会でサポートしてくれる人と出会い，いろいろなことを教えて頂き，また，認知症当事者との出会いにより「認知症＝終わり」でないことに気づきました．いろいろな情報を知ることで私の不安も少なくなってきました．現在，生活していて困ることは，障害者だと誰も気がつかないことです．

初期の認知症の方は身体障害者と違い，見た目には普通の人と何も変わりがないからです．なので，普通に物事を頼まれます．普通にやろうとしますができないこともあり，そうするとすべてが嫌になってしまいます．そこで，私は病気をオープンにしようと思いました．病気ということをわかってもらうことで，サポートをしてもらえ支えてくれる人がたくさんいることを知ったからです．しかし，病気をオープンにしようと思うまでにはいろいろと葛藤がありました．まだまだアルツハイマーに偏見をもっている人が多いからです．私自身がオープンにしてもよいと思っても家族に迷惑がかかるのではないか，子ども達がいじめられたりしないかなど考えていました．両親や子ども達の理解もあり，私は病気をオープンにしようと決めたのです．私が告知され不安で一杯だったときどこに何を聞いたらよいのかもわからずにいました．何もわからないことが不安を増し，本人や家族を鬱などの他の病気にしてしまうのだと思います．認知症は，けっして恥ずかしい病気ではありません．誰でもなりえる，ただの病気です．病気によってできなくなることもありますが，できることもたくさんあります．これからますます増えてくる認知症，みなさんもいつなるかわかりません．ぜひみんなで支えあう社会をつくりましょう．私も認知症ですが，同じ認知症の仲間を支えていきたいと思っています．

文 献

1) Matsui Y, Tanizaki Y, Arima H, et al.：Incidence and survival of dementia in a general population of Japanese elderly：the Hisayama study. J Neurol Neurosurg Psychiatry 80：366-370, 2009.
2) Brunnström HR, Englund EM：Cause of death in patients with dementia disorders. Eur J Neurol 16：488-492, 2009.
3) 厚生労働省：若年性認知症の実態等に関する調査結果の概要及び厚生労働省の若年性認知症対策について．〈http://www.mhlw.go.jp/houdou/2009/03/h0319-2.html〉
4) 若年性認知症コールセンター〈http://y-ninchisyotel.net〉

5) 日本神経学会（監）：認知症疾患治療ガイドライン2010. 医学書院, 2010.
6) 平原佐斗司, 他：非がん疾患の在宅ホスピスケアの方法の確立のための研究（2006年度後期在宅医療助成・勇美記念財団助成）, 2006.

（脳神経内科医の視点, 症例：橋本　司／看護の視点：大永里美／
介護の視点：早田　榮／リハビリの視点：上出直人／
制度について：植竹日奈／コラム：丹野智文）

X

脳卒中

ポイント！　脳卒中とは

　脳卒中とは，脳梗塞・脳出血・クモ膜下出血などの脳血管障害の総称である．障害部位によって麻痺・感覚障害・構音障害・嚥下障害や失語などの高次脳機能障害など，さまざまな症状を起こす．場合によっては無症状のこともあるが，部位や大きさなどによっては致死的な状況に陥る．

　また再発した場合も，誤嚥性肺炎など他の疾患で致死的な状況になるなど個々によって予後の違いもある．

　再発予防として，脳梗塞の場合，非心原性など脳血栓の場合は抗血小板剤，心原性など脳塞栓の場合は抗凝固剤で予防する．また高血圧や高脂血症，糖尿病などがある場合はこれらの疾患のコントロールを行っていく．一例として血圧は目標として少なくとも140/90 mmHg 未満，ラクナ梗塞や抗血栓薬内服中ではできるだけ低い血圧レベルを目標にし，130/80 mmHg 未満を目標にする[1]．また生活習慣としては禁煙を勧める．脳出血，特に高血圧性脳出血の再発予防の場合は，血圧を140/90 mmHg 未満，可能であれば130/80 mmHg 未満を目標にする[2]．

ポイント！　疾患の経過と予後

　再発予防をしていても，脳卒中は再発を繰り返すことが多い．再発時はどこに病巣ができるかにもよるが，再発前に存在していた症状の悪化，すなわち麻痺の悪化・嚥下機能や構音障害の悪化，脳血管性認知症の出現や悪化などが起きることが多い．

　オーストラリアの脳卒中患者370人を初回発症後5年間追跡した研究では，277人（77 %）が発作後30日生存していたが，5年後では277人のうち125人（55 %）が生存していた．ただ，この生存者の36 %に新たな障害が発生していた[3]．またこれもオーストラリアでの報告だが，脳卒中発症1年から10年の間の死亡原因としては，**図X-1** のように心血管系疾患によるものが多い[4]．このように脳卒中では予後にかなりの違いがあり，症状や亡くなり方にも違いがある．

　再発時も脳卒中に対する治療やリハビリテーションでの対応を行うが，治療やリハビリテーションの効果の限界を迎えることも多い．例えば嚥下障害が悪化し経口摂取が厳しいと判断された場合には，胃瘻などの対症療法を行うかどうかも問題になってくる．脳卒中の状況によっては本人の意思が確認できない場合もあり，家族のみでどこまで対症療法を希望するかを決める必要が出てくる．また家族の介護力によって在

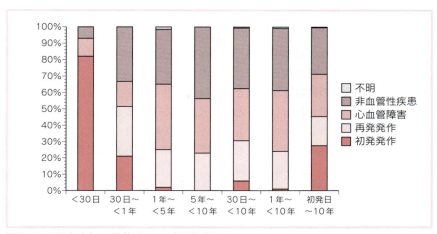

図Ⅹ-1 脳卒中初回発作からの時間経過と死因
（Hardie K, Hankey GJ, Jamrozik K, et al.：Ten-Year Survival After First-Ever Stroke in the Perth Community Stroke Study. Stroke 34：1842-1846, 2003 より）

宅療養を行うか施設や療養型病院への長期入院になるかも違ってくる．本人・家族の経済面も重要であり，それぞれのケースごとで個別に対応していくしかない．

ポイント！ 緩和すべき症状

　前述のように脳卒中の予後や症状はかなり異なるので，緩和する症状にも違いがある．初回発症時に重症である場合は患者本人の意識がないことも多く，患者本人の事前の明確な意思表明がなかった場合はどのような対症療法をどこまで行うかなどについて家族などが意思決定を行う必要があり，意思決定支援が重要である．

　致死的な症状ではない，あるいはそれを脱した脳卒中患者の場合，麻痺や高次脳機能障害などに対するリハビリテーション，薬物治療の対象になる症状としてはしびれや疼痛（視床痛など）などの広義の感覚障害，うつなどの精神症状などがあげられる．視床痛を含む中枢性疼痛にはアミトリプチリン，次いで抗てんかん薬のゾニサミドやメキシレチンの投与を検討する[5]．漢方の使用も検討する．うつについては選択的セロトニン再取り込み阻害薬 selective serotonin reuptake inhibitor（SSRI）などを使用する[6]．

　また経口摂取が難しい場合は胃瘻などの経管栄養も検討するが，誤嚥性肺炎の可能性を下げるなど広い意味では緩和ケアになるといえるが，患者本人や家族の意思によるところが大きい．

ポイント！ アセスメント

　脳卒中は脳梗塞，脳出血，くも膜下出血の総称であり，現在介護が必要となった原因の第2位（2016 国民生活基礎調査より）である．症状は障害を受けた場所によりさまざまであるが，直接的援助だけでなく福祉サービスや家屋調整など，その人の日常生活場面すべてにおいての情報収集とアセスメントが必要である．

　脳卒中では，障害部位によって運動・感覚・構音障害や高次脳機能障害などの症状がみられる．運動障害の中では片麻痺が多く，さまざまな文献においても介助方法が

紹介されている．構音障害（2 章-B「構音障害」〈p.62〉参照）や嚥下障害（2 章-A「摂食・嚥下障害」〈p.51〉参照）では栄養摂取方法も課題となり，状態によっては胃瘻も検討される．脳卒中では，基礎疾患として高血圧・糖尿病・脂質異常症・心房細動などの基礎疾患を抱えている場合も多く，血圧・食事・内服による副作用などの**日常生活すべての見直しが必要となる**．再発すると障害の範囲も拡大し介護度はさらに増すことが予想されるため，**とにかく再発を予防できるように援助する**．また，再発したときや現状においても，「どういった医療行為を選択していくか」について患者や家族と話し合っていくような**精神面への関わりも非常に重要となる**．

ポイント！👆 身体面への関わり

1）運動障害

　発症が急であればあるほど，多くの患者や家族は，目がさめると患者が自由のきかない身体になっていることに衝撃を受ける．それは突然の出来事であり，患者は状況を受け入れていくことからはじまる．脳卒中では障害の程度は固定となる場合が多く，障害を理解して残された機能を生かしながら日常生活を整えていくこととなる．そのため，急性期からベッド上で可能なリハビリを取り入れていくことが推奨されている．

2）感覚障害

　感覚障害は麻痺側に生じやすいが，脳卒中の程度や障害部位によっては，麻痺がなくても痺れや痛みのみが出現する場合がある．感覚障害は打撲や火傷へとつながる場合もあるため，温度の確認など注意を促す．採血，血圧測定は麻痺側ではなく健側で確認する．

3）構音障害

　2 章-B「構音障害」〈p.62〉を参照．

4）高次脳機能障害

　高次脳機能障害には，失語症，記憶障害，失行，失認，注意障害などがあり，感情のコントロールが難しくなる場合がある．感情が爆発することもあるが，それを説得しようとしても困難である場合が多い．話題を変えたり場面を変えることで興奮が収まることもあることを家族にアドバイスしていく．高次脳機能障害は，その場での会話は成立していたり，患者自身も理解していない場合が多く周囲からの理解が得られにくい．その結果，家族は高次脳機能障害による変化を受け入れることがなかなかできない場合が多い．そのため，高次脳機能障害を抱えた患者をサポートしていく介護者も多くの精神的負担がかかる．日常的に患者のどの場面で困っているかを確認し，それに対し具体的に対応をアドバイスしていく．

ポイント！👆 日常生活対策：副作用への対応

　脳梗塞で血栓溶解療法が取り入れられた場合，カミソリは電動を使用したり歯ブラシは先の柔らかめの物にしたりするなどして，日常的に出血のリスクが低くなるよう説明する．また，歯科で抜歯をするときは歯科医師にお薬手帳の内容確認をしてもらう他，血栓溶解薬を処方している主治医にも抜歯の予定を伝え，きちんとした治療計画を立ててもらう．普段きちんと内服していても，予定外の出来事が起きれば内服を忘れる場合もある．その場合，どの段階で思い出したかによってもその後の対応が異なるため，あらかじめ確認しておくことが望ましいが，患者には医師に内服忘れを隠

さずに相談するよう説明しておく．

ポイント！ 精神面へのアプローチ

　障害の程度はさまざまであるが，脳卒中の発症は患者や家族にとって予期せぬ出来事である．生命の危機を乗り越えても，そこから先は後遺症とともに生きるといった課題が発生する場合が多い．終わりのみえない介護は介護者自身の気力を奪うことさえある．そのため，看護師は介護者を身体的にも精神的にも孤立化させてはならない．業務が多忙であればあるほど，看護師は患者の状態が安定している家族に対して精神面でのケアが後回しになってしまう傾向がある．看護師が患者の小さな表情の変化を家族に伝えることや，人生の先輩として敬意を持ってケアを行うこと，その姿を家族にみせることや，「肌がとてもきれいですね」，「（胃瘻周囲や褥創好発部位の皮膚を確認し）日常の手入れを頑張りましたね」といった，患者のケアに対する家族の頑張りに対し，それを認める言葉かけは重要な看護ケアである．そして，介護者である家族に対しても「あなた自身の体調はいかがですか」といった言葉かけを心がける．患者の家族に対して「誰々を介護している妻，夫，嫁」などの呼び名ではなく，個人の名前で呼びかけることは，患者や家族に親近感を抱かせることができ，ちょっとした相談から大きな悩みまで打ち明けやすくなる．看護師だからこそ話せる相談内容もあり，そこに重大な問題点が潜んでいることもある．このような関わりこそが緩和へとつながる看護の力の見せ所だと考える．

　近年「アドバンス・ケア・プランニング advance care planning（ACP）」がこれからの意思決定支援において非常に重要であるといわれている．すべていかなる症例も全力で最新の治療を提供していくだけでなく，現状の治療方法の選択も含めて，今後の意思決定能力の低下した状態のときにどのように治療方法を選択していくかを，人生を送る上でかけがえのない家族と話し合っていくことであるが，看護師はそれまでの価値観や人生観を知り，患者がその人らしい選択ができるよう支えていくことが重要であると考える（詳細は8章「協働意志決定」〈p.215〉を参照）．

　患者は今後の生活に強い不安や焦燥感を感じてしまうことがある．入院中の場合は，退院前に，本人・家族を含め病院と在宅での支援スタッフによるカンファレンスで病状や生活の意向などを共有することが，退院後の生活への不安の軽減につながる．

　在宅生活においては，まず本人や家族が変化した状態での生活に慣れて自信がもてるように支援していくことが必要であり，支援に当たっては**障害受容の段階を理解**しておきたい．

　段差解消や手すりの取り付けなどの住宅改修を，本人の状態や家屋状況に合わせて介護保険や障害者総合支援法を利用して行うことで，日常生活動作が簡易となり，介護負担を軽減し転倒を予防することにもつながる．また，状態や状況に応じて特殊寝台や歩行補助具，入浴補助具などの導入により生活環境を整える．

　感覚障害がのこる場合，貼るカイロや湯たんぽなどが原因で患側の低温火傷が起こることが多い．低温火傷を予防するには，寒さ対策として居室全体を温め，レッグウォーマーやアームウォーマーなどを使用する．

　脳卒中は再発が多いとされており，再発を予防するために生活リズムの確立や食事内容が大切である．食事の提供が必要な場合には，基礎疾患や服薬内容により禁止食

品や塩分，カロリー制限があることを念頭に，医師や栄養士からの指示内容を支援者で共有しておく．また，調理提供が困難な場合には，療養食の宅配弁当などを利用することも考えられる．

嚥下障害が残っている場合には，食事の姿勢や形状を工夫し，むせこみが少なく本人が食事に負担を感じないように支援する．

言語障害がのこる場合は，言語障害のタイプを理解し本人とコミュニケーションを図れるようにSTなどの専門職と連携してコミュニケーション方法を確立していく．

発症，再発時は，速やかに医療機関につなぐことで，治療による改善が図られる確率が高いことを理解し，「受診先，受診科，主治医，受診券番号，緊急時の対応」を共有しておく．

脳卒中に対するリハビリテーション評価

ポイント！ 脳卒中の総合評価

脳卒中によって起こりうる症状は多岐にわたるが，症状を総合的に評価する方法として，National Institutes of Health Stroke Scale（NIHSS），stroke impairment assessment set（SIAS），Fugl-Meyer assessment（FMA）などがある[1]．NIHSSは，急性期の入院時に用いられることが多く，神経所見の変化を客観的に評価できる．SIASやFMAは，脳卒中による機能障害や運動障害を総合的に評価する方法で，リハビリテーションの効果判定にも用いられる評価法である．なお，ADLの評価に関しては，functional independence measure（FIM）やBarthel Indexが用いられる[1]．

ポイント！ 運動麻痺，筋緊張，バランス・歩行能力の評価

運動麻痺の評価としては，Brunnstrom stageが臨床では頻繁に用いられている．これは上肢・手指・下肢の運動麻痺をそれぞれ6段階で評価するものである．また，運動障害に伴うバランス障害や歩行障害の評価には，Berg balance scaleや歩行速度，Timed Up & Go Test，6分間歩行距離試験などがある（1章-A「筋力低下」〈p.2〉および1章-D「運動失調・不随意運動」〈p.42〉を参照）．さらに，筋緊張の異常には，modified Ashworth Scaleなどの評価が用いられる（1章-C「痙性による機能低下」〈p.35〉を参照）．

ポイント！ 高次脳機能障害の評価

高次脳機能障害が疑われる場合には，認知機能や言語機能に対する詳細な評価が必要である．認知症などの知的能力低下の評価にはMini-Mental State Examination（MMSE）がある．ただし，MMSEでは言語性検査を多く含むため失語症では成績が低下しやすい．また，半側空間無視には線分二等分試験や抹消試験，注意障害には標準注意検査法clinical assessment for attention（CAT），記憶障害にはBenton視覚記銘検査，などがそれぞれ用いられる．さらに，言語機能障害の検査には標準失語症検査プロフィールstandard language test of aphasia（SLTA）が一般的に用いられる．

ポイント！ 嚥下機能評価

嚥下機能評価には，簡易的なスクリーニング検査として水飲みテストや反復唾液嚥下テストがある．嚥下障害の精査には，嚥下造影検査や嚥下内視鏡検査が必要となる．

病期によるリハビリテーションの考え方

ポイント！ 急性期

早期の ADL 向上と社会復帰を図るために，発症後早期から坐位・立位訓練，歩行訓練，摂食・嚥下訓練，セルフケア訓練などのリハビリテーションを積極的に行う[1]．ただし，意識レベルや神経兆候の変化，合併症など早期リハビリテーションの実施の可否を医学的に確認した上で開始し，さらに実施中は十分なリスク管理のもとに行いながら進める必要がある．

ポイント！ 回復期

退院後の生活を見据えた ADL・IADL 練習やさまざまな環境下での応用動作練習が重要である．特に，生活に必要な動作を繰り返して練習し，実生活につなげていくことが重要である．また，カンファレンスをとおして患者にとって適切な目標を設定し，目標達成のために必要な動作能力の向上や環境設定などについて，PT・OT・ST といったリハビリテーション職種のみならず，医師・看護師・ソーシャルワーカーなど，関係する職種が協働してアプローチをすることが重要である．

ポイント！ 維持期

慢性期であっても，運動療法を行うことで筋力や歩行能力の改善は期待できる．運動療法が継続できるように，通所リハビリテーションや訪問リハビリテーションの活用を検討してもよい．また，能力に応じた福祉用具の使用や家屋環境の調整も重要である．慢性期では，就労も含めた社会参加の促進や QOL の改善を図っていくことが肝要である．

リハビリテーションアプローチ

ポイント！ 理学療法

理学療法では，起居動作，坐位・立位保持能力，移乗動作，歩行動作などの基本的動作能力の改善を目指す．発症早期から坐位保持訓練，起立や歩行などの下肢機能訓練を積極的に行うことが ADL の改善につながる．下肢の運動麻痺に対しては，下肢装具を用いて歩行訓練を行うことで麻痺側下肢の機能回復を図る．近年では，機能的電気刺激装置を用いた歩行練習や免荷式トレッドミル歩行訓練が行われることもある．

ポイント！ 作業療法

上肢機能や高次脳機能障害による ADL 障害に対しては，作業療法が行われる．上肢機能については，麻痺側上肢が実用手，補助手，廃用手のいずれかの状態となるかによって，日常生活における麻痺側上肢の使用方法を指導していく必要がある．麻痺側上肢を強制使用させる CI 療法が行われることもある．また，適切な環境調整や自助具の選定も重要である．

高次脳機能障害については，ADL・IADL に大きく影響するため，詳細な評価が必要である．高次機能障害に対しては，必要に応じて患者や家族への指導も重要である．

ポイント！ 言語聴覚療法・摂食嚥下療法

失語症や構音障害に対しては言語聴覚療法を行う．失語症については，言語機能訓練と実用コミュニケーション訓練を行い，コミュニケーション能力の向上を目指す．

X 脳卒中 347

摂食嚥下療法は，頸部聴診法や摂食中のSpO_2などで誤嚥に注意しながら進めていく．嚥下反射惹起不全にはのどのアイスマッサージ，喉頭運動障害には空嚥下や頭部挙上練習などが行われる．その他，頸部の可動域や坐位保持能力，呼吸機能なども嚥下障害に関連するため，各々の評価も重要である．経口摂取が困難な場合は，嚥下機能に合わせて，食物を用いない間接嚥下訓練を行う．

装具・福祉機器

片麻痺者では麻痺側肩関節の亜脱臼が生じる場合があり，アームスリングや肩装具は亜脱臼の予防に有効である．下肢の運動麻痺に対しては，必要に応じて適切な下肢装具を選定する必要がある．下肢装具には，長下肢装具 knee ankle foot orthosis（KAFO）と短下肢装具 ankle foot orthosis（AFO）があり，運動麻痺が重度な場合はKAFOが適応になる．AFOには，金属支柱付き AFO やプラスチック製 AFO があり，足部の痙性の程度に応じて選択する．また，在宅生活を円滑に送るためには，福祉機器の選定や家屋環境の調整も必要となる．段差，階段，浴室，トイレなどへの手すりの設置，介護用ベッドや車いすの選定をすることで，患者と家族がともに快適な在宅生活を送れるように提案しなければならない．加えて，歩行能力に応じた杖などの歩行補助具，食事や調理などのための自助具の選定も重要である．

機能的予後の予測

さまざまな予後予測の報告はあるが，その予測精度にはいずれも限界があるとされている．機能的予後には，入院前や入院時の ADL，機能障害の程度，認知機能，栄養状態，合併症や併存疾患，社会的背景，年齢，性別，などさまざまな要因が関連する．まずは，予後に影響しうる要因について評価を詳細に行うことが重要である．予後については，評価結果を基にカンファレンスなどでの議論を通じて予測していくのがよいであろう．

*C*ase

X-10年
A病院にてCOPDと診断．
X-4年
HOT導入．
X-1年
呼吸苦悪化，A病院入院し肺動脈性肺高血圧症と診断．内服薬追加で症状やや改善，退院．
X年Y-2月
呼吸苦悪化，A病院入院し肺高血圧症悪化認め内服調整，やや症状改善し安静時のSpO_2はO_2 6 L/分で94～95％も，食事や労作時は60～70％に低下．maxTRPG70.0 mmHg．家族には肺高血圧のコントロールは限界で予後不良と説明，急変時は蘇生措置を行わないことに．同時期主介護者の妻が入院，自宅退院も難しいためB病院循環器内科に転院．
X年Y-1月Z-5日

左片麻痺出現，当科にコンサルト．
JCS2桁レベル，構音障害あり．左上肢挙上不能・指握れず，左膝立ては可能も保持は不可，左上下肢腱反射亢進，左バビンスキー陽性．NIHSS 13．感覚系はJCS2桁ではっきりしない．
頭部CTでは出血なし，右中大脳動脈領域early signともとれる変化あり．MRIでは拡散強調画像で右側頭葉から頭頂葉・島後方に高信号域，前頭葉傍矢状部など他部位にも小さい高信号域を認めた．末期の肺高血圧があり出血のリスクを考え，ヘパリン少量とエダラボン・グリセリンを使用．家族に全身状態悪化の可能性が高いなど説明，急変時はこれまでどおり蘇生措置を行わないこととなった．肺高血圧に対する薬などの投与が必要で経鼻胃管を挿入．
X年Y-1月Z-4日
意識レベル改善JCS-0，構音障害も改善し本人より「脳梗塞ですか」との質問あり．左上肢は麻痺残存も左下肢膝立保持可能に．感覚障害なし．
X年Y-1月Z日
37.8℃の発熱，SpO_2は著変ないが痰が増加，採血でWBC9190，CRP13.40．肺炎疑いでCAZ＋CLDM開始．意識レベルはJCS-0，家族と会話もでき麻痺のレベルは変化なし．家族に肺炎悪化などで呼吸苦などの苦痛症状が出た場合について相談．家族は本人が苦しまないことを最優先してほしいとのことで，そのような場合はセデーション施行することに．
X年Y月-25日
発熱なくなり痰も減少．SpO_2も安定，本人「ここ最近では一番夜眠れて楽でした」と．息子より「この状態なら最後に5〜10分でいいから一度家を見せてあげたい」と（自宅はB病院玄関より100 m以内）．病棟スタッフとも相談，希望される場合はリスクが高いことを了解・主治医同伴・病院の患者搬送車利用などの条件で対応は不可能ではないと説明．
X年Y月-23日
NSVT10連発出現，その後夜間入眠中も$SpO_2$70％台頻回に．
X年Y月-20日
採血でWBC5610，CRP3.21で肺炎は改善傾向，本人呼吸苦なし．CAZ＋CLDM終了．
X年Y月-21日
心エコーでmaxTRPG92.3 mmHgと悪化．肺炎症状はないが覚醒時も$SpO_2$80％台になることが増える．家族に肺高血圧／心機能など悪化と説明，娘さんより「自宅を見せるのは負担をかけるだけと思うので残念ですが見ることができなくても構いません」と．
X年Y月-6日
意識レベルJCS-300桁に低下．血圧も低下・尿量減少，心機能低下の可能性．呼吸状態も悪化，$O_2$10〜15 L/分の投与に．ただし意識もなく呼吸苦もなく眠っているような状態で，家族もこのまま苦痛がないままでお願いしますと．
X年Y月0日未明
苦痛表情なく永眠される．

一人暮らし

その日は70歳の誕生日を4ヵ月後にした月曜日の朝，突然の異変で，それは予想をしていな

かった私の人生の始まりでした.

60才を越えて健康にもすこし気を使い，運動も心がけ，血液検査はコレステロールが少し高い程度での脳梗塞の発症でした.

知人にも私も脳梗塞の知識はまったくなく，救急で入院した病院で退院の日程を告げられても自宅に戻れると思いリハビリ病院を手配することもせず，いざ退院となってから手配する有様でした.

それから10年になります.

現在は介護保険要支援Ⅱ認定を受け独居の生活を送っています（退院時は要介護Ⅱ）.

10年間にはそれまでとは違ったいろいろな人との出会いがあり，失った友人もありますが，新しくできた友人，より深くなった友情があり現在の生活の潤いとなり，介護保険の制度が日常生活を支えてくれて，リハビリを前向きに考える糧となっております.

10年間私のリハビリ環境は次のようなものです.

・リハ病院担当者の患者に寄り添う心と工夫

退院時，自宅での自主トレメニューの作成，現在も月1回の通院にて指導をうける.

・リハビリ環境を調えてくれた行政

高齢者介護予防事業のマシントレーニングを要望にて週2回利用可能.

・家事援助の補助（介護保険）

行政に働きかけ1時間の延長が実現，家事の負担が軽減され自主トレの意欲を生んでいる.

・ケアマネジャーの利用者に寄り添ったプラン

要支援になってからも見守ってくださる温かさ.

・患者会での会合

月1回の会合や旅行などで患者同士の心のふれあい.

・趣味仲間の付き合い

一人暮らしの私を不自由な身体で世間にでる手助けをしてくれる.

・遠方の親族の手助け

年に4回位宿泊しての季節の衣類の取り換えなど生活環境を整えてくれる.リハビリ用具を作成し宅急便で郵送してくれる.

これらのすべてが私の毎日の自主トレの頑張りを支え，前向きになれた生活につながっています.すべての人に感謝する日々です.

文 献

1) 日本脳卒中学会脳卒中ガイドライン委員会（編）：脳卒中治療ガイドライン2015. Ⅱ 脳梗塞・TIA 3脳梗塞慢性期.pp.88-122，2015.

2) 日本脳卒中学会脳卒中ガイドライン委員会（編）：脳卒中治療ガイドライン2015. Ⅲ 脳出血 4高血圧性脳出血の慢性期治療.pp.151-152，2015.

3) Hankey GJ, Jamrozik K, Broadhurst RJ, et al.：Long-term disability after first-ever stroke and related prognostic factors in the Perth Community Stroke Study, 1989-1990. Stroke 33：1034-1040, 2002.

4) Hardie K, Hankey GJ, Jamrozik K, et al.：Ten-Year Survival After First-Ever Stroke in the Perth Community Stroke Study. Stroke 34：1842-1846, 2003.

5) 日本脳卒中学会脳卒中ガイドライン委員会（編）：脳卒中治療ガイドライン2015. 2-6 中枢性疼痛に対する対応.pp.301-302，2015.

6) 日本脳卒中学会脳卒中ガイドライン委員会（編）：脳卒中治療ガイドライン2015. 2-13 うつ状態に対する対応.pp.317-318，2015.

7) 平原 佐斗司：非がん疾患の予後予測の指標作成に関する研究. （財）在宅医療助成勇美記念財団・2009 年度後期在宅医療助成研究, 2009.

8) 日本脳卒中学会脳卒中ガイドライン委員会（編）：脳卒中治療ガイドライン 2015. 協和企画, pp.270-318, 2015.

（脳神経内科医の視点, 症例：橋本　司／看護の視点：野田涼子／
介護の視点：早田　榮／リハビリの視点：青木拓也, 上出直人／コラム：渡邉いつ子）

XI

神経感染症

神経系の感染症には多彩なものがある．本項では障害を残したり，経過が長いものを中心に解説する．

ポイント！ 髄膜炎

髄膜炎は脳・脊髄の表面を覆う髄膜の感染症である．原因となる病原体によりウイルス性，細菌性，結核性，真菌性に分けることができる．ウイルス性は一般に経過がよく後遺症を残さないことが多い．

共通する症状としては発熱と頭痛と嘔気・嘔吐が中心となる．診察所見としては項部硬直が重要である．重症例における合併症としては意識障害，脳神経症状（難聴の頻度が高い），てんかん発作などがある．後遺症としては，それらに加え認知機能障害がある．

ポイント！ HIV 感染症

ヒト免疫不全ウイルス human immunodeficiency virus（HIV）はリンパ球やマクロファージに感染し免疫能を低下させ，後天性免疫不全症候群 acquired immunodeficiency syndrome（AIDS）をきたすことがよく知られている．実は HIV 感染症では神経系の症状が多くみられる．大きく 2 つに分けられ，1 つは免疫不全による感染症に伴うものであり，もう 1 つはウイルスの直接感染あるいは感染細胞を介した免疫反応によって起こる．最も問題となるのは AIDS 脳症である．認知障害に加え，さまざまな精神症状をきたす．

緩和ケアで注意すべき点として，疾患自体の苦しみに加え，以前よりは社会の理解が進んできているもののやはり AIDS に対する偏見は強く，患者は強いストレスにさらされている．AIDS 脳症の問題があるため，患者の理解力の変化に注意が必要である．

ポイント！ HAM

HTLV-1 関連脊髄症 HTLV-1 associated myelopathy（HAM）は，HIV と同様のレトロウイルスの属する human T-cell leukemia virus type 1（HTLV-1）感染に伴う，主に脊髄をおかす疾患である．胸髄レベルを中心とした病巣がみられ，主たる症状は痙性対麻痺である．下半身の感覚障害や異常知覚，排尿障害もみられる．感染しても必ず発症するわけではなく，感染者中 0.3 ％で HAM を発症する．単純な感染ではなくホスト側の因子が影響していると考えられる．

ポイント！ 帯状疱疹

　水痘ウイルスによる疾患である．このウイルスは初回感染で水痘を発症し，症状が消失した後もウイルスはすべて消えずに後根神経節などに潜伏している．何らかの原因で免疫機能の低下があると再び活性化し当該神経節の支配領域に水疱形成や神経痛をきたす．治癒した後も神経痛が残ることがあり，これに対し継続的な加療が必要となる症例がある．

ポイント！ 髄膜炎

　髄膜炎の原因により症状や予後は異なるが，総じて強い頭痛や発熱を生じるため，処方された適正な鎮痛薬の使用とともに静かな環境を提供するように心がける．また，ときに意識障害や痙攣を起こすこともあるため，全身状態の把握は非常に重要である．

　なかでも単純ヘルペス脳炎では重篤な後遺症を残すことが多い．全失行，全失認状態となる失外套症候群を始め，記銘力障害や知能障害，人格変化などさまざまな神経症状を示す．安全管理が重要であり，ルート管理や転倒転落予防に注意する必要がある．急激な経過をたどるため家族の動揺も大きい．そのため患者本人の身体的苦痛のケア，安全管理と同時に家族への精神的ケアも重要となる．細菌性髄膜炎などで劇症型の患者は短時間で症状が悪化し，予後不良のため家族が病気を受け入れられないことが多い．家族の動揺する気持ちや不安な気持ちに配慮し，不安や疑問に思うことは医師に伝え，家族の不安が軽減できるように支援する．

ポイント！ HIV感染症

　HIVキャリアでは無症候性であることが多く，AIDS発症までの期間が数年から10数年と個人差がある．根治治療は現状では困難であり，HIV陽性と診断された時からAIDS発症の恐怖を長期間抱えながら生きていくことになる．まだまだ偏見や差別も根強く残っているため，会社や地域，家族から理解されない苦痛もある．治療の鍵となるのは無症候キャリア期の内服治療であるが，中途半端な内服で早期に耐性ができることが明らかになっているため，確実に長期間内服をしなくてはならない．抗HIV薬は高額であるため，経済的な負担も重くのしかかる．患者は社会から孤立しやすい状況になりやすく，そうなると治療の継続も危ぶまれる．全国にHIVの拠点病院が定められているため，早期に地域と拠点病院とが連携をとり，患者を支援する必要がある．患者が孤立しないように信頼関係を構築し，内服を継続できるように内服の効果と副作用だけでなく，治療・療養計画を患者と医療者がともに検討する必要がある．

　HIV患者の感染拡大防止のために，セルフマネジメント支援が必要となる．HIVは精液・膣分泌液・血液・母乳に含まれており，唾液などでは感染しないため，キスや同じ食器の使用，入浴などの日常生活では感染のリスクはない．感染の原因の8割が性感染であり，無症候キャリア期に感染拡大してしまうことが問題である．オーラルセックスも含めて，コンドームを使用した安全な性交渉を指導する．地域のヘルパーやデイサービスのスタッフの中には，HIV患者と接する経験が少なく，不安を感じている場合もある．そのため必要であれば正しい知識をもてるように支援することも重要である．

発症後は免疫不全により急激に日和見感染や悪性腫瘍などさまざまな合併症が生じるため，早期から患者の「どう生きていきたいか」をチームで話し合い，共有していくことが重要である．

ポイント！ HAM

両下肢の痙性対麻痺が特徴であり，個人差はあるが緩徐に進行する疾患である．脊髄が障害されるため運動障害や感覚障害，自律神経障害，排尿排便障害など，症状は多岐にわたる．特にほとんどの患者で排尿障害が起こり，患者の苦痛で訴えが多いのが痛みやしびれであり，その対策が重要である（痙性については1章-C「痙性による機能低下」(p.35)，排泄関連トラブルについては5章-E「排泄関連トラブル」(p.149)を参照）．長期間の活動性の低下が運動機能低下に結び付くため，痛みや排尿などの不安，孤立による外出機会の減少や，意欲低下による活動性低下を招かないように支援することが重要である（詳細は5章「各障害によって生じる苦痛症状」(p.121)内の各症状のページを参照）．併せて患者会の紹介や治験の情報提供を行う．

感染経路としては母子感染や性感染，輸血がある．患者の中には子どもに感染させてしまった罪悪感を抱えて生きていく患者もいる．どの疾患にも共通することだが，患者のつらさに耳を傾け理解を示すこと，そのつらさをいかに軽減・解消できるかをチームで検討することが重要である．

在宅での支援をする場合，感染症のあるなしにかかわらず予防する視点をもってケアに当たることが必要である．訪問の前後には手指消毒やうがいを徹底する．創傷部や粘膜に直接接触しないようにする．また，免疫力の低下している利用者の介護にあたる場合は，介護職者が風邪などを持ち込まないような対応が必要となる．

神経感染症の利用者のケアについては，まず，疾患を十分に理解し感染源や感染方法，予防法などについて学び過度な反応とならないことに留意したい．

必要に応じて主治医および医療関係者から対応についての説明を受け，介助方法や対応については本人と相談をしながら，気持ちにも十分配慮をしたうえで，共通の方法で行っていく．

個別の支援マニュアルなどが作成されると，担当者が変更しても適切な対応が継続される．

ポイント！ 目的・ゴール設定の留意点

神経感染症と一概にいっても，ウイルス・細菌の種類や炎症の箇所によって症状は多岐にわたる．そのため，患者個々の症状や治療過程に合わせたゴール設定が必要となる．また，HIVなど感染者として生活していく場合もあり，病状の理解や受診・加療のタイミングなど，「患者教育：自己管理の定着」もゴールの一つとなる．

ポイント！ 評　価

まずは疾患情報として，感染時期や発症時期，治療内容，禁忌事項・安静度の確認が必要となる．また，意識障害，身体機能障害（麻痺・失調・痙性など），高次脳機能障害（失行・失語・失認・記憶障害・遂行機能障害・脱抑制などの性格変化），自律神経障害についても，炎症箇所によって出現する可能性があるため評価が必要となる．

症状の個別性が高いため，まずは患者や家族が困っている ADL や IADL などの生活障害に焦点をあて，その原因を特定するために多方面からのスクリーニングをしつつ，必要に応じて詳細な評価を実施していくことがポイントとなる．

ポイント！ リハビリテーションアプローチ（PT・OT・ST）

炎症の箇所によって症状が異なるため，疾患にとらわれない介入が重要となる．神経症状として現れた際には，それぞれに対するアプローチが重要となる．各身体症状への具体的な介入方法については，失調（1 章-D「運動失調・不随意運動」〈p.42〉），痙性（1 章-C「痙性による機能低下」〈p.35〉），自律神経系障害（4 章「自律神経系障害に伴う症状」〈p.114〉）など各々の章をご参照いただきたい．特に，治療による長期臥床や易疲労に由来する「廃用症候群」に対してリハビリテーションを依頼されることも多く，身体機能の維持や活動量の増加などを目的としたリハビリテーションを行う場合もある．

高次脳機能障害について，記憶障害や遂行機能障害に対しては OT が詳細な評価を実施した上で，時間やタスクを管理する機器やアプリを紹介することが多い．また，失語に対しては，認知的な理由以外に器質的な口腔内炎症など，理由は多岐にわたるため，介入方法も多様となる．

また，リハビリテーションは治療と並行して実施することが多いため，時間帯・介入頻度・負荷量については，治療内容や安静度，禁忌事項などを考慮する必要がある．また，他者への感染リスクが高い場合は，リハビリテーションの実施時間帯や場所をずらし，社会的に偏見をもたれやすい疾患（HIV，梅毒など）の場合は，疾患名が他患者に伝わらないようにするなど，配慮が必要となる．

ポイント！ 家族指導

感染経路によって家族が心的負担を感じる場合もあり（先天梅毒や HIV 母子感染など），家族が疾患について理解していることは重要である．また，易疲労性や高次脳機能障害など見た目でわかりにくい症状もあるため，まずは家族が偏見をもたずに患者と接することができるよう，家族指導は極めて重要といえる．

ポイント！ リハビリテーション継続・機能予後について

抗生物質の進歩により，神経感染症で死亡する例は少なくなっている．一方，再燃や悪化により入院した際には，リハビリテーションが再び依頼されることが多い．症状が比較的落ち着いた際に家庭や社会に戻れるよう，在宅生活のサポート，通所・リハビリテーション継続先への情報提供・連携は重要である．

ポイント！ 障害受容

神経感染症は症状の重症度によらず，心的ケアが重要である．特に HIV や梅毒など性行為感染症 sexually transmitted disease（STD）による感染・発症である場合や，他者への感染リスクが高い疾患になると，他者の理解が得られにくく疎外感を感じる患者も少なくない．患者自身の揺れる気持ちを傾聴しつつ，精神的苦痛・スピリチュアルペインに対してもリハビリテーション介入する必要性は高い（5 章-H「精神的苦痛」〈p.173〉および 5 章-I「スピリチュアルペイン」〈p.182〉を参照）．

（脳神経内科医の視点：荻野　裕／看護の視点：大永里美／
介護の視点：早田　榮／リハビリの視点：髙橋香代子）

XII

その他の神経免疫疾患

脳神経内科医の視点

ポイント！ 神経免疫疾患とは？

本来は自分の体の一部ではないもの（非自己）に対する生体の防御反応である免疫反応の制御がうまくいかずに，自分自身の臓器を攻撃して（自己免疫）障害を起こす疾患である．本項でふれるギラン・バレー症候群と慢性炎症性脱髄性多発ニューロパチーは末梢神経髄鞘に対する，重症筋無力症は神経筋接合部に対する自己免疫反応で引き起こされる．

ポイント！ ギラン・バレー症候群とは

多くは上気道感染や下痢などの感染症状が先行し，数日くらいで進行する筋力低下を呈する疾患である．一般にある程度自然経過でも軽快してくる疾患であるが，重症例では麻痺が十分改善せず障害が残存することもある．発症1年後に約20％程度の症例で症状の残存がみられる．感覚障害を伴う場合もあり，特に自覚的な異常感覚が多い．急性期の治療としては血漿交換や静脈内グロブリン投与などが行われる．重症例では急性期に人工呼吸を必要とすることもある．また自律神経症状を呈する患者もあり，急性期には血圧の激しい変動や，ときには不整脈による突然死などの危険がある．長期にわたり障害を有する患者は重症例の一部である．比較的若い患者が多いので，生活への支援も重要になる．

ポイント！ 慢性炎症性脱髄性多発ニューロパチーとは？

ギラン・バレー症候群の慢性型と考えると理解しやすいであろう．経過はゆっくり進行する場合も，ある程度の増悪寛解を示すこともある．治療としてはステロイド剤，免疫抑制剤，血漿交換，静脈内グロブリン投与などが行われるが，根治は難しく障害を残す場合が多い．主症状は筋力低下であるが，ギラン・バレー症候群と比べると感覚低下や異常知覚などの感覚障害が強くみられる．特に異常知覚に対しては薬物療法を行うことがある．長期にわたりステロイド剤や免疫抑制剤を服用しながら療養を続けなければならない患者が多い．

ポイント！ 重症筋無力症とは？

神経筋接合部に対する自己免疫反応によって引き起こされる疾患であり，その機能から推定されるように筋力低下を症状とする．最も頻度が多いのは比較的若年の女性である．外眼筋や眼瞼挙筋の症状が目立ち，初発症状は複視や眼瞼下垂である．また神経筋接合部障害の特徴として易疲労性があり症状が夕方に悪化，また疲労により悪

化するという訴えがある．重症と名付けられているが現在は治療法が進歩し多くの例は大きな障害なく日常生活を送れるようになってきている．一部の患者は治療への反応が不十分で障害を有したままの療養を余儀なくされる．感染などを契機に急性に増悪し呼吸不全を呈することがあり，クリーゼと呼ばれる．早急に入院加療を必要とする．

ポイント！ 緩和の特徴

神経免疫疾患ではある程度の治療が可能になっている．このため最初の告知のときのみでなく経過中に何回も症状の変化，治療の選択，選択した治療の効果が不十分などのさまざまな要因が影響する．また副作用や侵襲のある治療が多く，病気と向き合い治療を続けていくというモチベーションを保てるように支援することが大切である．

ギラン・バレー症候群

急性期を脱し慢性期へと移行すると回復状況にも個人差が生じてくるため，**慢性期に関節拘縮となっていることがないよう，看護師は急性期からベッド上で行える関節可動域運動を行っていく．**しびれや痛みなどの感覚障害は，急性期から回復期において出現する症状の一つである．病期によって原因は異なるが，痛みによって関節運動ができなくなることから，痛みに合わせて他動的に体位変換や関節運動を行い間接拘縮を予防する必要がある場合もある．ベッド上ではエアマットを使用したり，車いすには低反発のマットや車いす用のエアマットを使用したりして各体位での痛みに対応した援助を行う．また，嚥下障害（2章-A「摂食・嚥下障害」〈p.51〉を参照）や自律神経系障害（4章「自律神経障害に伴う症状」〈p.114〉を参照）に対してはそれぞれの症状に合った援助をする．

回復過程は年単位に及ぶ場合もあり，看護師は回復がゆっくりであっても患者が諦めないでリハビリを継続できるように励まし支えていく．ゆっくりと筋力が回復している場合においても，動かない自分の身体を情けないと感じたり，今後の人生に悲観的になったりとうつ的になることがある．**医療者はこれらが患者の予期せぬ事態への当たり前の反応であることと認識する．そして家族にとってもまた予期せぬ事態であったことを忘れてはいけない．**そのため，小さなことでも症状が改善していれば変化をともに認めたり，家族がその場に立ち会えなければ変化があったエピソードを家族に伝えたりする．そのためには，看護師は患者の小さな表情の変化も見逃さないように関わっていくことが重要である．また，症状が固定されてきた段階においては，現状を受け入れるための相談相手となるような関わりが大切である．

ポイント！ リハビリテーション看護師の立場から

ギラン・バレー症候群はリハビリ内容が患者の回復過程に非常に大きな影響を与える．人工呼吸器が装着されている段階でも呼吸状態が安定していれば，リハビリ室で訓練することで得られるものは大きい．そのため，リハビリ担当看護師が人工呼吸器の管理だけでなく文字盤や単語表などで患者の訴えが理解できるようになることで，患者は安心してリハビリ室に出向くことができる．よって，各セラピストとともにリハビリ担当看護師がベッドサイドに出向き，患者とコミュニケーションを確立することは非常に重要である．

慢性炎症性脱髄性多発ニューロパチー

　筋力低下で発症し，再燃と寛解を繰り返すうちに症状が進行していくため，患者はいつ再発するかわからないといった，将来に大きな不安を抱えながら生活をしていくことになる．**発症年齢も小児から高齢者と幅広いため，発症時期のライフスタイルに合わせた援助が必要となる．**経済的な主導権を担っている者の発症や，育児や家事を担うものの発症は病気の治療だけではなく，症状が再燃した場合の役割代行が可能かといった生活スタイルそのものの見直しが求められる．患者は筋力低下に対して，過剰な運動を行う傾向にあるため，翌日に疲労が残るような生活を送らないように，ヘルパーや福祉用具などの介護サービスを取り入れながら日常生活を調整していく．

　治療方法はステロイド・経静脈的免疫グロブリン療法intravenous immunoglobulin（IVIg）・血漿交換療法・免疫抑制剤といくつかあるが，治療内容に顕著に反応する患者もいれば十分に反応しない患者とさまざまである．いずれにせよ，長期的に治療の継続が必要となるため，そのときの患者の症状や背景に合った治療方法を医師とともに選択していく．

重症筋無力症

　20〜40代の女性に多くみられ，症状は朝よりも夕方に増悪しやすく日内変動をきたす．また，運動により症状の増悪をきたすため，日常的な部屋の掃除やお風呂の掃除，布団の上げ下ろしや天日干し，洗濯物を干したり取り込んだりする行動といった家事動作すべてに家族や周囲の協力が不可欠である．難治性重症筋無力症は**外見からは症状がわかりにくく**，易疲労感という症状は**家族や周囲の人間から理解されにくい**．そのため，看護師は病気の説明の際に，**家族もともに医師から説明が受けられるよう調整する**．また，睡眠不足であっても，禁忌薬が多く存在するため自己判断で内服をせず，不眠の相談をする場合は医師や薬剤師にきちんと原疾患の説明をするよう指導する．さらに注意すべき症状として，クリーゼという急激な筋力低下と呼吸困難がある．これは，気道感染や過労，妊娠，禁忌薬の内服などに誘発される場合が多く，急性増悪するため注意を要する．全身型では構音障害（2章-B「構音障害」〈p.62〉を参照）や嚥下障害（2章-A「摂食・嚥下障害」〈p.51〉を参照）などの球麻痺を認めるため，症状に合った対応が必要となる．

　重症のギラン・バレー症候群では，両下肢や上肢に後遺症が残り車いすの生活になる患者もいる．病気については入院中に説明を受けていても，突然歩けなくなったことになぜ自分が？と自問自答しながら在宅生活に戻られる方もいる．介護職者は，急に変化した状態と生活に希望を見いだせず苦しみを抱えていることにも理解を寄せ，目標をもち新たな生活スタイルを作っていく支援をすることが必要である．状態に合わせて環境の整備を図り，本人の考えていることをしっかりと確認する．脳卒中の場合と同様に，障害受容の段階を理解しておきたい．

　難治性重症筋無力症は，全身の筋力低下，疲れやすいことを理解し，無理をしないで休息をとるように声をかけることが必要である．また，時間帯によって状態に変化があり，朝の方が良好な場合が多い．時間帯によって変化することを理解し，症状に

合わせた生活支援を行うことが望ましい．

　各疾患ともに特徴はあるものの，症状は個人差があり，在宅においては地域の環境，住環境や介護力など個別性があることを理解し，画一的な支援内容とならないように留意したい．

　また，発症年齢が稼働年齢層に多く，発症を機に治療と就労の両立に困難さを感じ離職につながるケースもみられるが，経済基盤の確保や社会参加を目的とした就労については，一人で悩まず，専門医，難病相談支援センター，医療ソーシャルワーカーなどから疲れやすく日内変動があることなどの疾患の篤節についての説明や制度説明などの情報提供・助言を得るとよい．またハローワークや障碍者職業センターなどでは，適した職種の紹介や事業所の紹介を依頼・相談するとよい．加えて，修学支援に関しては，幼稚園や学校は社会生活の大切な場であり，例えば休息場所の確保や通学方法などについて相談しておく．学生では，入学試験時間の延長や場所の確保など個別に必要な対応について，学校と連携を図ることが必要である．

ギラン・バレー症候群

ポイント！ 評価の留意点

　予後予測を考慮して，可能な限りの筋力回復や耐久性・易疲労性を改善することが目標となる．筋力は回復の目安となるが，すべての筋力の評価は患者の疲労を引き起こすため，指標となる筋群を特定し，その変化を定期的に記録していき，症状の悪化や改善の目安とする．

ポイント！ 急性期：関節可動域の維持が大切である一方で，過伸展にも注意する！

　症状の変動があり，1) 症状の正確な把握，2) 廃用症候群の予防，3) 筋力の回復促進が重要である．手指や足関節の関節拘縮は回復の阻害因子となるので，予防が必要である．異常感覚や拘縮の出現に伴い，他動的な関節可動域訓練時に耐え難い痛みの訴えがあることが多い．PT・OT・ST は可動域訓練の必要性を説明した上で，他愛ない会話をもちかけたり，患者の好きな音楽をかける，動画を流すなどの環境設定をして，疼痛に気分が集中しない配慮をする．

　一方で筋緊張低下によって関節は過伸展となりやすいため，正常可動域を超える伸張は避ける．呼吸筋麻痺のある患者には，体位排痰や胸郭ストレッチなどの呼吸リハビリテーションが必要である．

ポイント！ 回復期〜生活期

　呼吸器管理下の患者の場合は，呼吸器の離脱から進め，続いて個々の筋力の回復に合わせて筋力増強訓練を行う．筋力訓練は過負荷になり，かえって筋力低下が悪化することがある点に配慮し，他動運動から自動介助運動，自動運動，抵抗運動と負荷量を変更させていく．発病後2〜3年を経過しても機能改善が得られる症例の報告もあり，長期的な改善を念頭に置き，環境調整や補装具の紹介を行うことも重要である．

慢性炎症性脱髄性多発ニューロパチー

ポイント！ 日常生活への支援が中心

　慢性進行性，再発性の疾患であることから，日常生活の視点に立った，長期的なリ

表XⅡ-1 生活用途に合わせた自助具

自助具名	使用例
ユニバーサルカフ	手指の筋力や持久力が低下した場合に，スプーンをカフに固定して，疲労感の軽減につなげる
ボタンエイド	指先の筋力低下によりボタンをつまむことが難しくなった場合に使用する
長柄ブラシ	肩周り，肘の筋力低下により腕を持ち上げられない場合に，柄を長くして，髪にリーチしやすくなったブラシを用いる

ハビリテーションアプローチが必要である．例えば，上肢筋力低下に起因した疲労感により活動制限が生じた場合には，ユニバーサルカフ，ボタンエイド，長柄ブラシなどの自助具の使用を進め，疲労感の緩和を図る（**表XⅡ-1**）．

ポイント！ 在宅支援

歩行障害が出現した場合は，杖や歩行器，車いすなどを導入する．また，屋内移動ではわずかな段差が転倒の引き金となるため，床をバリアフリーにする．

重症筋無力症

ポイント！ 評価

四肢では，近位筋が主に障害され，多くは下肢よりも上肢の方が強く疲労する特徴がある．四肢筋力低下以外に視覚に影響する症状として，眼瞼下垂，複視，兎眼などがある．舌や咽頭に筋力の疲労が生じると嚥下障害や構音障害などもみられるようになるので，それらの症状を見逃さないように評価する．

ポイント！ 患者指導

一般的に午前中よりも午後から夕方の方が筋力低下が顕著なため，買い物や掃除などを行う時間帯については，自身で管理できるように指導する．具体的には，PT・OTが1日や1週間のスケジュールを患者と面談しながら書き出し，どの時間帯や曜日に疲労がたまりやすいかなど，ともに検討する．スケジュールを書き出すことで，患者自身も自分では気が付かなかった症状の特徴を見いだせることがある．

また，仕事を継続している若年の患者には，通勤時の自動車運転について，疲労出現時は極力運転しないことなど安全管理について指導を行う．

（脳神経内科医の視点：荻野　裕／看護の視点：野田涼子／
介護の視点：早田　榮／リハビリの視点：大寺亜由美）

索 引

日本語索引

あ
あせも　161
圧支持換気　102
アドバンス・ケア・プランニング　244, 246, 345
アミトリプチリン　127
アメジニウム　115
アラーム対策　100, 112
アルツハイマー型認知症　331
安否確認　271

い
意思決定　179
意思決定支援　259, 334
意思決定能力　215
意思決定の時期　281
痛み　321
一次性進行型MS　319
遺伝カウンセリング　203
遺伝看護　327
遺伝性疾患　198
　──の診療　200
遺伝性脊髄小脳変性症　310
移動用リフト　16
いびき　305
医療者のこころのケア　265
医療的ケア　226
医療費　229
医療保険　229
胃瘻　54, 161, 217, 254
　──造設　288
インソール　127
院内連携　242
インフォーマルサービス　258
インフォームドコンセント　280

う
ウェアリングオフ　292
運動失調　42
運動障害性構音障害　193

え
エアマット　6
栄養　165
易疲労性　3, 322
嚥下機能検査　60
嚥下障害　51, 346
嚥下食　143
嚥下内視鏡検査　52
延髄　116

お
オーバーホール　274
オシャレガード　148
頤部マッサージ　57
オピオイド　131, 137
おむつかぶれ　160
オリーブ橋小脳萎縮症　304

か
介護支援専門員　227
介護体制　289
介護保険　323
　──法　231
介助の工夫　9
介助ベルト　16
咳嗽反射　140
階段昇降　35
回復期リハビリテーション病棟　247
開放性湿潤療法　159
回路外れ　104
かかりつけ医　245
下肢筋力低下　13
過伸展　359
家族ケア　255, 328
家族指導　336
カニューレ抜去　104
カフアシスト®　108
カフ圧管理　85
カプノメーター　103
痒み　125
カロリー摂取　316
簡易スロープ　6
感覚障害　121
　──のリハビリ　127
感覚性運動失調　43
患者の知りたいこと　214
患者の尊厳　253
関節可動域　359
関節拘縮　357
完全閉じ込め症候群　102, 278
甲高いいびき　306
眼の乾燥予防　161
緩和ケア　251
　──サポートチーム　268

き
キーボードの誤入力　49
機械的咳介助　108
機械浴　96
気管カニューレ　68
気管切開　53, 67, 221, 254
　──下人工呼吸器　288
　──下人工呼吸療法　102, 269
　──による人工呼吸　102
起坐呼吸　135
偽性アテトーゼ　43
機能的予後　348
吸引器　6
救急搬送　245
吸入器　6
球麻痺　51
胸郭の可動域訓練　76
共助　275
協働意思決定　215, 320
局所スパズム　36

ギ
ギラン・バレー症候群　356
起立性低血圧　114, 116, 307
筋萎縮性側索硬化症　278
緊急時　12
　──対応　284
　──連絡カード　270
緊急入院　253
筋強剛　291
筋強直性ジストロフィー　325
筋緊張亢進　123
筋ジストロフィー　325
筋力低下　2

く
苦痛緩和　252
首さがり　21
くも膜下出血　342
グループホーム　337
車いす　6
　──での外出　22
クローズドクエスチョン　317

け
ケアマネジメント　257
ケアマネジャー　227, 244, 257
ケアリング　175
経管栄養法　54
経済的負担　225
痙性　35
　──対麻痺　354
　──麻痺　2, 35
経皮的pCO$_2$モニタ　101
下痢　153
幻覚妄想症状　170
言語障害　346

こ
構音　190
　──障害　62
抗菌薬　90
口腔ケア　56, 85
口腔内分泌物嚥下障害スケール　147
口腔リハビリ　56
抗コリン薬　155
高次脳機能障害　344
公助　275
抗てんかん薬　127
喉頭気管分離術　53
喉頭ストロボスコピー　67
喉頭ファイバースコープ　52
抗パーキンソン病薬　292
高頻度胸壁振動　80
誤嚥　300
　──性肺炎　84
　──に対する外科的治療　60
　──防止術　60
　──予防　53, 86
呼吸介助　283
呼吸器感染症　83, 326
　──予防　84

日本語索引　361

呼吸筋筋力低下 70
呼吸筋の筋力トレーニング 78
呼吸筋のストレッチ 76
呼吸筋麻痺 129
呼吸筋力低下 96
呼吸苦 129
呼吸困難 132
　——感 72, 129
呼吸障害 305
呼吸理学療法 76
呼吸リハビリテーション 72
固縮 27, 291
個人的達成感 266
孤発性脊髄小脳変性症 310
コミュニケーション 63, 176, 284, 308
　——機器 196
　——障害 189
　——ツール 64, 193
こむら返り 36

さ

災害 269
　——対策準備 270
最大強制吸気量 98
在宅ケア 244
在宅酸素療法 89
在宅小児経管栄養法 58
在宅成分栄養経管栄養法 58
在宅療法の医療費 110
再発寛解型MS 319
サイレントアスピレーション 108
作業療法 7
嗄声 62
サポート 179
酸化マグネシウム 151, 156
三環系抗うつ薬 127
酸素飽和度測定器 6

し

シガーソケットケーブル 274
弛緩性麻痺 3
自己導尿 152
死後の対応 262
四肢機能障害 2
自助 275
歯状核赤核淡蒼球ルイ体萎縮症 311
視床下部 116
自助具 285, 360
自助具箸 32
ジスキネジア 292
視線入力装置 192
自宅療養 236
自治体窓口 229
室温管理 31
失業保険 230
失語症 62
自動採尿機 153
しびれ 125, 321
死別 261
シャイ・ドレーガー症候群 304
社会資源 223
社会福祉協議会 229
芍薬甘草湯 36
シャワーチェアー 18

就業規定 236
重症筋無力症 356
住宅改修 24
充電スポット 270
重度心身障害者医療費助成制度 230
終末期 246
　——の痛み 124
就労支援 233
就労支援ネットワーク 234
守秘 236
障害者総合支援法 231
障害年金 230
上肢筋力低下 7
小脳障害 62
小脳性運動失調 42
傷病手当 230
情報共有 244
情報収集 212
情報提供 215
食形態 142
食事 10
褥瘡 159
　——予防 165
職場復帰支援 236
書字 190
知らないでいる権利 201
自律 282
自律神経系障害 114
自律神経症状 294, 305
知る権利 201
神経感染症 352
神経障害性疼痛 123
神経変性疾患 62
神経免疫疾患 356
人工呼吸器 78, 109, 217
　——関連事故 104
　——関連肺炎 103
人工呼吸療法 134
進行性核上性麻痺 27, 299
振戦 291
身体障害者手帳 5
診断告知 235

す

髄膜炎 352
睡眠障害 81
スイングアウト 24
スピリチュアリティ 185
スピリチュアルペイン 182
　——への対応 187
スラー様発音 48
スライディングボード 16

せ

生活保護 230
性行為感染症 355
精神症状 292, 294, 315
精神的苦痛 173
精神保健福祉手帳 337
声帯麻痺 62
性的な問題 119
制度 225
成年後見人 228, 338
整容動作 8

セカンドオピニオン 216
脊髄小脳変性症 44, 310
脊髄性筋萎縮症 279
摂食障害 51
舌接触補助床 55
セミファーラー位 77, 135
セロトニン・ノルアドレナリン再取り込み阻害薬 177
前傾側臥位 74
センサーマット 300
線条体黒質変性症 304
染色体異常 199
尖足 35
選択的セロトニン再取り込み阻害薬 177
前頭葉機能評価 190
前頭葉側頭葉型認知症 331
センノシド 156
せん妄 167
　——のマネジメント 168

そ

早期リハビリテーション 12
装具 348
操作スイッチ 195
喪失感 3
相談支援専門員 227
ソーシャルワーカー 226, 227

た

体位交換 162
体位の工夫 9
退院支援 106
体温調整困難 117
体幹機能障害 2
体幹筋力低下 13
体細胞遺伝病 199
帯状疱疹 353
代替コミュニケーション 195
大脳皮質基底核変性症 27, 299
多因子遺伝病 199
唾液 146
　——用低圧持続吸引器 87
多系統萎縮症 43, 304
多職種連携 241
多発性硬化症 319
単一遺伝子疾患 198
段階的告知 206
痰吸引 271
男性更年期 118
痰詰まり 74

ち

地域包括支援センター 227
治験 248
窒息 139, 140
　——の対処方法 141
　——の治療 140
中枢性筋弛緩薬 41
中枢性呼吸障害 130
長期入院 236

つ・て

杖 6

ディサースリア　193
デイサービス　337
停電時　271
デスカンファレンス　267
デュシェンヌ型筋ジストロフィー
　　　　　　　　　　　　　325
てんかん発作　312
転倒　300
　――対策　20, 306
　――転落アセスメントシート　14
　――予防　46, 294
電動歯ブラシ　32

と
同期式間欠的補助換気　102
疼痛　121
トーキングエイド　64
特定医療費　214, 229
特別障害者手当　230
特別養護老人ホーム　256
特例補装具　192
突然死　305
ドパミン　33
ドロキシドパ　115

な
ナースコール　8
軟口蓋挙上装置　66
難病医療法　231
難病相談支援センター　229
難病ロードマップ　223

に
肉芽形成　158
二次性進行型MS　319
二次的関節拘縮　123
二次的障害の予防　30
24時間NPPV　289
日内変動　358
尿閉　152
尿路感染　155
認知症　331
認定遺伝カウンセラー®　203

ぬ・の
ヌシネルセン　279
脳血管障害　342
脳血管性認知症　331
脳梗塞　342
脳出血　342
脳卒中　247, 342

は
パーキンソン症候群　27
パーキンソン病　44, 291, 297
　――薬　28
バーンアウト　265
排泄　8
　――介助　282
　――関連トラブル　149
排痰　78
　――機器　73, 136
　――ケア　73, 326
バイトブロック　66

肺内パーカッションベンチレータ　80
排尿　149
　――障害　118, 149
排便コントロール　149
排便姿勢　150
廃用症候群　88
ハザード　270
播種性血管内凝固　84
パソコン　49
バッテリー　273
話す技術　220
鼻マスク　92
ハフィング　89
パルスオキシメータ　101
ハローワーク　232
反回神経麻痺　62
半夏厚朴湯　53
反射局所性ミオクローヌス　304
ハンチントン病　44, 314
パンテノール　151
反復唾液飲みテスト　52

ひ
ピアカウンセリング　258
鼻口マスク　92
ピコスルファート　156
非侵襲的陽圧換気療法　91, 269
悲嘆　261
必要エネルギー　58
皮膚関連トラブル　158
病名告知　206
病名告知後　211
病名告知前　211
平川プレート®　105
ヒラメ筋　40
ビリーブメントケア　253, 261
　――プログラム　263
頻尿　151

ふ
ファイバースコープ　67
腹臥位　135
福祉用具　285
腹部圧迫　135
ブクブク体操　57
不顕性誤嚥　108
不随意運動　42, 315
復帰プログラム　237
フットケア　126
不動　123
舞踏運動　314
不眠症　81
フルドロコルチゾン　118

へ
閉塞性呼吸障害　130
ペースメーカー　254
ベッド　6
ヘルパー　228
ベンゾジアゼピン　171
便秘　149, 153, 156

ほ
ボイスバンク　192

剖検　254
訪問看護師　227, 245
ポータブル人工呼吸器　111
ポータブルトイレ　18, 154, 272
保健福祉事務所　229
歩行器　317
保護帽　300
ポジショニング　126, 163
ボタンエイド　32
ボツリヌス毒素　41
ボランティア　258

ま
マウスピース　66
マスクフィッティング　93, 99
末梢性筋弛緩薬　41
慢性炎症性脱髄性多発ニューロパチー
　　　　　　　　　　　　　356

み
水飲みテスト　52
ミトコンドリア遺伝病　199
ミドドリン　115
看取り　251
　――の場　254

む
無気肺　72
むせ込み　139, 141
無停電電源装置　274
無動　27, 291

め・も
メチシリン耐性黄色ブドウ球菌　83
モーニングケア　11
文字盤　63, 191
モチベーション　177
モルヒネ　131, 137
　――の導入時期　289

ゆ・よ
有痛性攣縮　36
陽・陰圧対外式人工呼吸器　81
陽圧に慣れるための工夫　97

ら
ラップ療法　159
ラポール　202

り
離床生活　107
リハビリテーションアプローチ　347
流涎　145
留置カテーテル　155
療養環境　294
臨床試験コーディネーター　248
臨床心理士　213
臨床的認知症評価　335

る・れ
ルビプロストン　150
レーザー発光杖　29
レビー小体型認知症　331
レボドパ　33, 292

連携　255

ろ

ロードマップ　223
ログデータ　101
6分間歩行　329
ロボットスーツ　329
ロンベルク徴候　42

外国語索引

A

abdominal thrusts　135
ADL/IADL障害　9
advance care planning(ACP)　246, 345
ALS患者の終末期　125
amyotrophic lateral sclerosis(ALS)　278
at risk　201, 312
auto EPAP　92
average volume assured pressure support(AVAPS)　92
AVX-101　279

B

behavioral and psychological symptoms of dementia(BPSD)　333
Berg Balance Scale(BBS)　47
biphasic cuirass ventilation(BCV)　81

C

chorea　314
clinical dementia rating(CDR)　335
clinical research coordinator(CRC)　248
collaborative decision making　320
corticobasal degeneration(CBD)　299
dementia of Alzheimer type(DAT)　331

D

dementia with Lewy body(DLB)　331
dentatorubral-pallidoluysian atrophy(DRPLA)　311
disseminated intravascular coagulation(DIC)　84
do not attempt resuscitation(DNAR)　252
Duchenne muscular dystrophy(DMD)　325

F

Frontal Assessment Battery(FAB)　190
frototemporal dementia(FTD)　331
Functional Reach Test　47
high-frequency chest wall oscillation(HFCWO)　80

H

HIV感染症　352
HTLV-1 associated myelopathy(HAM)　352
human immunodeficiency virus(HIV)　352
informed concent(IC)　280
interprofessional work(IPW)　241
intrapulmonary percussive ventilator(IPV)　80

I・L

IT機器　191
LOH症候群　118
lung insufflation capacity(LIC)　98

M

MARTA　171
MAS　38
Maslach's Burnout Inventory(MBI)　265
maximum insufflation capacity(MIC)　98
mechanical insufflation-exsufflation(MI-E)　108
methicillin-resistant *staphylococcus aureus*(MRSA)　83
MI-E　136
Modified Ashworth Scale　38
MSA-C　304
MSA-P　304
multiple sclerosis(MS)　319
multiple system atrophy(MSA)　304
myotonic dystrophy(MD)　325

N

non-invasive positive pressure ventilation(NPPV)　91, 269
noradrenergic and specific serotonergic antidepressant(NaSSA)　178
North Star Ambulatory Assessment(NSAA)　329
NPPV　91, 269
　——からTPPVへの移行期　97
　——導入時　99
　——における加温加湿　100
　——の種類　94

O

olivopontocerebellar atrophy(OPCA)　304
oral secretions scale(OSS)　147

P

palatal augmentation prosthesis(PAP)　55
palatal lift prosthesis(PLP)　66
PDE-5阻害薬　118, 155
pressure support ventilation(PSV)　102

primary progressive multiple sclerosis(PPMS)　319
progressive supranuclear palsy(PSP)　299

R

relapsing remitting multiple sclerosis(RRMS)　319
repetitive saliva swallowing test(RSST)　52

S

scale for the assessment and rating of ataxia(SARA)　47
Schedule for Evaluation of Individual Quality of Life(SEIQoL)　266
secondary progressive multiple sclerosis(SPMS)　319
selective serotonin reuptake inhibitor(SSRI)　177
serotonin noradrenaline reuptake inhibitor(SNRI)　177
sexually transmitted disease(STD)　355
shared decision making　216, 320
SPIKES　207
spinal muscular atrophy(SMA)　279
spinocerebellar degeneration(SCD)　310
striatonigral degeneration(SND)　304
synchronized intermittent mandatory ventilation(SIMV)　102

T

Timed Up & Goテスト　48
totally locked-in　183
totally locked-in status(TLS)　102, 278
TPPV　102, 269
　——開始後の機能評価　190
　——における加温加湿　111
tracheostomy positive pressure ventilation(TPPV)　102, 269
TUGテスト　22

U・V

uninterruptible power supply(UPS)　274
vascular dementia(VaD)　331
ventilator-associated pneumonia(VAP)　103
videoendoscopic evaluation of swallowing(VE)　52
voice output communication aids(VOCA)　191

W

water swallowing test(WST)　52
wide-based gait　42

神経疾患の緩和ケア

2019年 8月 1日　1版1刷　　　　　　　　Ⓒ2019
2022年 6月30日　　　2刷

編　者
荻野美恵子　　小林　庸子　　早乙女貴子　　中山　優季
成田　有吾　　野田　涼子　　服部万里子　　花井亜紀子

発行者
　　株式会社 南山堂　代表者 鈴木幹太
　〒113-0034　東京都文京区湯島 4-1-11
　TEL 代表 03-5689-7850　　www.nanzando.com

ISBN 978-4-525-24201-5

[JCOPY] ＜出版者著作権管理機構 委託出版物＞
複製を行う場合はそのつど事前に(一社)出版者著作権管理機構(電話03-5244-5088，FAX 03-5244-5089，e-mail: info@jcopy.or.jp)の許諾を得るようお願いいたします．

本書の内容を無断で複製することは，著作権法上での例外を除き禁じられています．また，代行業者等の第三者に依頼してスキャニング，デジタルデータ化を行うことは認められておりません．